Charlotte Gerson

Beata Bishop

Die Gerson-Therapie

Chronische Erkrankungen bio-logisch heilen

AKSE

Bibliografische Information der Deutschen Nationalbibliothek

Die Deutsche Nationalbibliothek verzeichnet diese Publikation in der Deutschen Nationalbibliografie; detaillierte bibliografische Daten sind im Internet über http://dnb.d-nb.de abrufbar.

Charlotte Gerson
Beata Bishop

Die Gerson-Therapie
Chronische Erkrankungen bio-logisch heilen

Neubearbeitung und Herausgabe 2011:
Wolfgang Gerz, AKSE-Verlag, Wörthsee©

Coverfoto: Inge Ofenstein©
Fotonachweise: Archiv Gerson-Familie©, Beata Bishop©

Layout und Herstellung: Silvia Pohl
Übersetzung: Martina Klein, Wolfgang Gerz
Druckerei: Steinmeier, Nördlingen

ISBN 978-3-9811286-6-6

Titel der amerikanischen Originalausgabe:
Gerson Charlotte, Bishop Beata
Healing The Gerson Way
Defeating Cancer and Other Chronic Diseases

ISBN 978-0-9760186-2-9

Originally published: Totally Books, Carmel, California

„Für mich ist Gerson eines der größten Genies in der Geschichte der Medizin. Andere haben viele seiner grundlegenden Ideen übernommen, ohne seinen Namen zu nennen.
Dennoch hat er mehr erreicht, als unter den ungünstigen Bedingungen möglich schien. Er hinterlässt ein Vermächtnis, das Aufmerksamkeit verlangt und das ihm den Platz sichert, der ihm gebührt.
Diejenigen, die er geheilt hat, bezeugen die Richtigkeit seiner Ideen."

Dr. Albert Schweitzer

„Seit über 30 Jahren empfehle ich Krebspatienten die Gerson-Therapie und hatte niemals Grund, es nachträglich zu bedauern. Bei diesem neuen Gerson-Buch handelt es sich um das beste, was je zu diesem Thema geschrieben wurde: Es ist umfassend, aktuell, detailliert mit Quellen belegt, und vor allem sehr gut verständlich. Die Therapie wird anhand exakter Instruktionen beschrieben.
Der Leser erfährt dabei genau, wie er sie eigenständig durchführen kann. Das Wichtigste: „Die Gerson-Therapie" ist nicht nur ein Buch über Krebs, sondern auch ein Buch über die Heilung chronischer Erkrankungen.
Es schließt viele ein, die nach wie vor als unheilbar gelten.
Lassen Sie sich das bitte von niemandem ausreden: Es gibt viel mehr als nur Hoffnung für die so genannten unheilbar Kranken: Es gibt die Gerson-Methode. Das vorliegende Buch ist ein Kompendium des Wissens, das auf jahrzehntelangen Therapieerfolgen basiert. Sie werden dieses neu erworbene Wissen mit jedem Ihrer Bekannten teilen wollen."

Andrew W. Saul, stellvertretender Chefredakteur,
Journal für Orthomolekulare Medizin

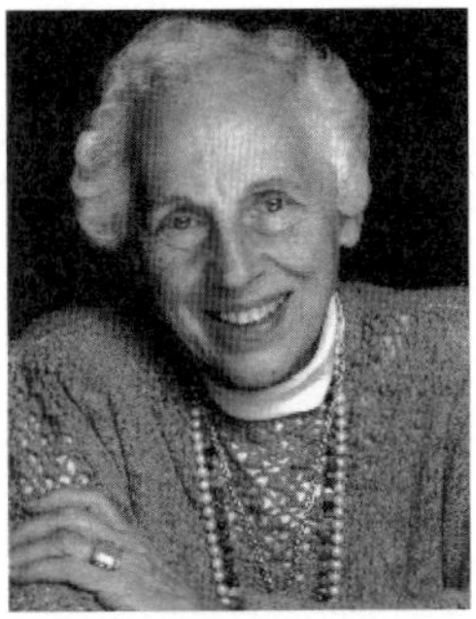

Vorwort von Charlotte Gerson

Es war immer Dr. Gerson's Hoffnung, dass seine Heilmethode soweit wie möglich verbreitet würde. Er wollte nur der kranken Menschheit helfen, die Krankheit und das Leiden zu überwinden – auf einfache und natürliche Art, mit den „ewigen Lehren der Natur". Anstatt dessen ist die Welt mehr und mehr vergiftet, der Boden mit Chemikalien behandelt. Pflanzen, Tiere und Menschen müssen mit chemisch vorbereiteten Speisen, soweit sie können, überleben. Daher ist jetzt jede neue Generation, schon von der Kindheit an, geschwächt und krank. Diese gestörten Stoffwechsel werden dann mit Drogen behandelt, welche neue Krankheiten hervorrufen, aber nicht heilen.

Es muss aber nicht so sein! Das Buch „Die Gerson-Therapie – Chronische Erkrankungen bio-logisch heilen" gibt genaue Angaben, wie sogar die Menschheit heutzutage gesund essen kann, damit alle körperlichen Funktionen normal arbeiten, und der Mensch – und besonders auch die Kinder – sich körperlich und geistig normal entwickeln können.

Auch die so genannten chronischen Krankheiten, welche unheilbar sein sollen, reagieren positiv und die meisten sind heilbar, wie Dr. Gerson schon vor 60 – 70 Jahren beschrieb. Es ist immer noch so, und die Menschen haben allmählich zunehmend die schulmedizinische Behandlungsart satt, weil sie sehen, dass sie nicht gesund werden. So ist dieses Buch sehr beliebt, weil es zeigt, wie man sich am besten selbst heilen kann.

Zusätzlich zu zwei englischen Auflagen ist das Buch bereits in sieben anderen Ländern erschienen.

Ich wünsche nun auch der deutschen Auflage die Verbreitung, die sie verdient!

Charlotte Gerson (im Frühjahr 2011)

Vorwort des deutschen Herausgebers

Aller guten Dinge sind drei!

In diesem Sinne freue ich mich, den deutschsprachigen LeserInnen nach der Biographie von Dr. Max Gerson und seinem klassischen Lehrbuch „Eine Krebstherapie – 50 Fälle" nun die lange erwartete Übersetzung des amerikanischen Buches „Healing The Gerson Way" vorlegen zu können.

Die Autorinnen – Charlotte Gerson und Beata Bishop – fassen darin den derzeitigen Stand des Wissens in der klassischen Gerson-Therapie zusammen, so wie er sich seit Gersons Tod im Jahre 1959 und v. a. basierend auf den Erfahrungen in der Klinik in Tijuana/Mexico, aber auch vielen Beratungen von Gerson-Patienten durch die beiden Autorinnen ergeben hat.

Für den Arzt oder Heilpraktiker, der die Gerson-Therapie erlernen möchte, ersetzt dieses Buch nicht die Auseinandersetzung mit den „50 Fällen" und entsprechende Kurse – es gibt aber wertvolle zusätzliche praktische Informationen und moderne Literaturangaben, sodass man die Entwicklung seit 1959 nachvollziehen kann.
Wir haben bei der Übersetzung bewusst auf jegliche Ergänzungen oder Kommentare verzichtet und lediglich deutsche Bezugsquellen im Anhang aufgeführt.

Bei den umfangreichen Quellennachweisen haben wir möglichst die Originalquellen belassen; wenn aber deutsche Quellen ins Englische übersetzt wurden, haben wir die usprüngliche deutsche Quelle verwendet. Wir haben alle www-Angaben überprüft und dabei einige nicht mehr gefunden – sie aber trotzdem belassen, da ja nicht klar ist, ob bzw. warum die Quellen aus dem Internet entfernt wurden.

Neben dem Gerson-Institut (www.Gerson.org) steht in Europa seit 2008 das Gerson Health Center in Ungarn (www.gersontherapy.eu und www.gerson.hu) für Interessenten und Rückfragen zur Gerson-Therapie zur Verfügung.

Ich wünsche dem Buch das gebührende Echo und viele Auflagen!

Wolfgang Gerz, Arzt (im Frühjahr 2011)

Danksagung

Mit diesem Buch möchte ich zunächst einmal die Leistung meines Vaters, Dr. Max Gerson, würdigen. Er war nicht nur Arzt, sondern ein wahrer Heiler. Wie kaum ein anderer verstand er die grundlegende Ordnung des so unglaublich komplexen und wunderbaren menschlichen Organismus. Durch geniale Beobachtung und Intuition vermochte er es, diese Ordnung wiederherzustellen und damit wahrhaft zu heilen. Er war nicht nur Heiler, sondern auch erfüllt von dem Wunsch, diese Heilung in die ganze Welt zu tragen, um so Krankheiten und Leid zu beenden.

Basierend auf seinem breiten Wissen und seiner reichen Erfahrung waren wir oft imstande, vollständig zu heilen, die Rückkehr ins Leben und in die Gesundheit zu ermöglichen – selbst bei Menschen, die als „unheilbar" abgestempelt den Tod oder lange Jahre des Leidens erwarteten. Mit diesem Buch wollen wir Ihnen die Details der Gerson-Methode an die Hand geben und Ihnen dadurch einen neuen Weg in ein glückliches und produktives Leben zeigen.

In den letzten 30 Jahren hat sich die Welt massiv verändert. Dabei haben sich auch unsere Lebensumstände noch weiter verschlechtert. Es war notwendig, die Gerson-Therapie an diese Veränderungen anzupassen. Viele erfahrene Experten und Visionäre waren daran beteiligt. Noch mehr Menschen haben uns dabei geholfen, die zahllosen Details der Gerson-Therapie festzuhalten.

Es ist so gut wie unmöglich, all jenen, die an diesem Buch beteiligt waren, namentlich zu danken. Es handelt sich hierbei um die Gerson-Therapeuten, die Krankenschwestern und Helfer, die die stündlichen Säfte zubereiten. Von entscheidender Bedeutung sind die engagierten Pflegekräfte, die für die Einhaltung der so wichtigen täglichen Routine sorgen. Auch die Patienten mit ihrer unverzichtbaren Disziplin und Beständigkeit im Befolgen der Therapie verdienen unser großes Lob. Nicht zuletzt waren es die Freunde, Bekannten und Familienmitglieder, die die Betroffenen ermutigten, nicht aufzugeben – und das trotz der vielen, seitens der Erstbehandler ausgesprochenen Todesurteile.

Ich danke meinem Sohn Howard Straus, der mit unzähligen Stunden von Quellenstudien, Ideen und Vorschlägen zu diesem Buch beigetragen hat. Er machte diese wichtigen Informationen auch im Internet verfügbar und hielt Vorträge in den USA, Kanada und Asien. Mein Dank gilt auch meiner Tochter,

Margaret Straus, deren Vorträge, Seminare und Artikel die Gerson-Therapie in England und Italien bekannt gemacht haben. Sie unterstützte und ermutigte zahlreiche Krebspatienten und inspirierte so auch eine meiner liebsten Freundinnen, Beata Bishop, für die Gersonbehandlung. Beata Bishop zählt zu unseren beeindruckendsten Therapie-Erfolgen. Sie hatte die Therapie konsequent angewendet und wurde dadurch belohnt, dass sie wieder vollkommen gesund wurde. Sie widmete daraufhin sehr viel Zeit und Energie der Erstellung und Herausgabe dieses Buches, welches bis heute in neun Sprachen übersetzt wurde.

Ihr eigenes Buch, „A Time to Heal", in welchem sie ihre lebensbedrohliche Erkrankung und vollständige Genesung durch die Gerson-Therapie behandelt, wurde bereits in acht Sprachen übersetzt und hat vermutlich weltweit viele Leben gerettet. Vor 20 Jahren führte Beata Bishop die Gerson-Therapie in Ungarn ein und konnte dadurch aktiv zur Genesung vieler Patienten beitragen.

Sie gründete die ungarische Gerson-Selbsthilfegruppe, die nun auch über ein eigenes Behandlungszentrum verfügt (www.gerson.hu): info@gerson.hu. Geleitet wird das Zentrum von einer ausgebildeten Gerson-Therapeutin, die von weiteren Ärzten unterstützt wird.

1993 war Beata Bishop eine der Gründerinnen der „British Gerson Support Group", zu deren aktiven Mitgliedern sie bis heute zählt. Mein herzlicher Dank gilt den Mitgliedern dieser Selbsthilfegruppe, von denen wir nahezu alle Rezepte aus ihrer Publikation „Gerson Gourmet" übernehmen durften. Neben genesenen Gerson-Patienten haben außerdem Yvonne Nienstadt und Susan DeSimone an den Rezepten dieses Buches mitgewirkt.

Zahlreiche weitere Menschen, zu viele, um sie namentlich zu erwähnen, waren an diesem Projekt beteiligt. Sie haben uns geholfen, uns ermutigt und psychologisch wie finanziell unterstützt und damit einen wesentlichen Beitrag zur Realisation dieses Buches geleistet. Erfüllt von tiefer Dankbarkeit widme ich dieses Buch all jenen, die durch ihren tatkräftigen Einsatz entscheidend dazu beigetragen haben, die Heilarbeit von Dr. Gerson so erfolgreich fortzusetzen.

Charlotte Gerson
Bonita, Kalifornien
März 2011

Wichtige Mitteilung für den Leser

Das Buch, das Sie in der Hand halten, kann für Sie zu einem überaus wertvollen Begleiter werden. Wenn Sie im Großen und Ganzen gesund sind, hilft es Ihnen, Ihre Gesundheit zu erhalten oder zu verbessern. Im Falle einer Erkrankung können Sie damit Ihre Gesundheit zurückerlangen. Egal, um welche Motivation es sich handelt, Sie finden darin alle Hinweise, die Sie brauchen. Im Folgenden haben wir einige Punkte aufgelistet, die besonders wichtig sind, wenn Sie sich für die Gerson-Therapie entschieden haben. In Ihrem eigenen Interesse bitten wir Sie, sich diese zu Herzen zu nehmen und dann auch wirklich umzusetzen.

Die Gerson-Therapie ist eine fein abgestimmte, hochpräzise Methode, bei der jedes einzelne Modul eine wichtige Rolle spielt und damit Einfluss auf alle anderen Bausteine der Therapie hat. Es ist daher zwingend notwendig, dass die Therapie in ihrer Ganzheit durchgeführt wird, und zwar ohne einen einzigen Baustein wegzulassen. Wenn Sie sich nicht daran halten, dann kann dies nicht nur die Wirksamkeit der Therapie beeinträchtigen, sondern auch weitere gesundheitliche Probleme verursachen.

Betrachten Sie die Therapie nicht als vorübergehendes Experiment, das Sie jederzeit wieder beenden können, wenn es Ihnen zu schwierig erscheint. Das Therapieprogramm ist fordernd, intensiv und ausgedehnt. Es ist weit entfernt von den Sofortmaßnahmen der konventionellen Medizin, wo es für jedes Symptom die entsprechende Tablette gibt. Anstatt einfach nur Symptome zu unterdrücken, ist die Gerson-Therapie imstande, wahrhaft zu heilen und damit eine Zukunft in Gesundheit zu ermöglichen. Die Entscheidung liegt bei Ihnen. Studieren Sie dieses Buch und finden Sie heraus, was es heißt, die Therapie durchzuführen. In Ihrem eigenen Interesse möchten wir darum bitten, dass Sie sich nur für die Therapie entscheiden, wenn Sie fest entschlossen sind, auch dabei zu bleiben, bis Sie vollkommen geheilt sind. Auf der ganzen Welt haben Menschen dies befolgt. Sie haben es geschafft, lebensbedrohliche Erkrankungen in strahlende Gesundheit und ein Leben mit einer bis dato nicht gekannten Qualität zu verwandeln. Sie sind herzlich willkommen, diesem Kreis beizutreten.

Beim Lesen dieses Buches werden Ihnen viele Verweise auf das Epoche-schreibende Werk von Dr. Max Gerson „Eine Krebstherapie – 50 Fälle"[1] begegnen. Die Erstveröffentlichung dieses Werkes erfolgte 1958, ein Jahr vor dem Tod des Autors. Das Buch ist jetzt in der 6. Auflage und wurde in vier Sprachen übersetzt; im August 2010 erschien die deutsche Neubearbeitung durch Wolfgang Gerz.

Seit 1958 haben Medizintechnik und -forschung enorme Fortschritte gemacht und bieten heute Möglichkeiten, die zu Dr. Gersons Zeit kaum vorstellbar waren. Es kann daher passieren, dass dem heutigen Leser Abschnitte aus „Eine Krebstherapie“ veraltet oder nicht mehr relevant erscheinen.

Was jedoch nicht nur hochaktuell ist, sondern heute relevanter denn, ist Dr. Gersons grundlegend neue Herangehensweise in der Ursachenforschung, Behandlung und Heilung von Krebs. Dieser Ansatz unterscheidet sich gänzlich von den derzeitigen Methoden der Onkologie. Der vollständige Zusammenbruch des menschlichen Organismus auf zellulärer Ebene, aus dem der Krebs hervorgeht, ist auch heute noch derselbe wie damals – wie auch die Fähigkeit der Gerson-Therapie, diesen Zusammenbruch zu beheben.

Es sollte nicht vergessen werden, dass Dr. Gerson neben seiner Tätigkeit als praktizierender Arzt zudem ein herausragender Wissenschaftler war. Als solcher war er eng eingebunden in die politische Debatte des US-Kongresses zur Behandlung von Krebserkrankungen.

Auch der Nobelpreisträger Dr. Albert Schweitzer würdigte Gersons herausragende Erkenntnisse und Fähigkeiten, dessen Publikationen allen traditionellen Voraussetzungen der wissenschaftlichen Medizin entsprachen.

Die modernen wissenschaftlichen Ansätze von heute haben damit begonnen, zu beleuchten, warum und wie genau diese Methode funktioniert.

Quellennachweis

1 Gerson M. Eine Krebstherapie – 50 Fälle. 30 Jahre klinische Erfahrung in der Behandlung fortgeschrittener Krebsfälle durch Diät-Therapie. AKSE-Verlag, Wörthsee. 2010.

Einleitung

Wir leben in kritischen Zeiten, die von Attacken auf die Gesundheit geprägt sind wie nie zuvor – und zwar unsere eigene wie auch die des ganzen Planeten. Die beiden sind untrennbar miteinander verbunden. Für diese Krise können wir keine externen Kräfte verantwortlich machen: wir haben sie selbst hervorgebracht.

Es liegt klar auf der Hand, dass wir unsere Erde, unsere einzige Wohnstätte, über viele Jahrhunderte misshandelt und brutal ausgebeutet haben, so als wäre sie mit ihren für uns so wertvollen und lebensnotwendigen Rohstoffen ein lebloser Brocken.

Heutzutage, und damit Fünf vor Zwölf , haben wir erkannt, dass unser Planet in der Tat ein komplexer lebender Organismus ist, der zwar über immense, aber dennoch nicht unbegrenzte Selbstregulierungskräfte verfügt – und dass dieser Planet imstande ist, auf dramatische Weise zurückzuschlagen, wenn die menschlichen Aktivitäten zu weit gehen. Derjenige, der noch nicht bemerkt haben will, dass dieser Prozess des Zurückschlagens bereits begonnen hat, ist von außergewöhnlicher Blindheit geschlagen.

Denn alles beeinflusst uns auf ganz direkte Weise. Indem wir die Natur nicht respektierten, haben wir uns von ihr entfernt, und das sowohl in globaler wie individueller Hinsicht. Brillante High-Tech-Geräte, kleine elektronische Wunder, Raumfahrt, unbegrenzte EDV-Kapazitäten und der ganze Komfort der Konsumgesellschaft haben uns die Grundlagen der menschlichen Existenz vergessen lassen, die wie folgt zusammengefasst werden können:

- Das gesamte Leben auf der Erde hängt ab von nicht mehr als 30 Zentimetern fruchtbaren Mutterbodens. Dieser sollte in der Lage sein, pflanzliches Leben zu unterstützen, welches im Gegenzug das Leben von Mensch und Tier erhält. Die kostbare Substanz der Ackerkrume geht derzeit weltweit rapide verloren durch Fluten, Erosionen, intensive landwirtschaftliche Bearbeitung, Abholzung und andere destruktive Praktiken. Wenn die Zerstörung so weitergeht, dann wird in naher Zukunft keine auch noch so riesige Anzahl an High-Tech-Geräten in der Lage sein, uns zu ernähren.

- Wir sind ein Teil der Natur und haben uns über die Jahrtausende neben anderen Lebensformen entwickelt. Als Reaktion darauf kann unser Organismus nur mithilfe von natürlicher Nahrung, sauberem Wasser, reiner Luft und einer giftfreien Umgebung gedeihen.

Bedauerlicherweise leben wir in unserer „zivilisierten Welt" nicht nach diesen Naturgesetzen. Trotz hohen Lebensstandards, guter Hygiene, den Fortschritten der modernen Medizin und zunehmenden Wohlstands ist der allgemeine Gesundheitszustand der Bevölkerung nicht zufriedenstellend und verschlechtert sich noch dazu konstant weiter. Zugegeben, die Menschen leben zwar länger, die zusätzliche Lebenszeit erscheint jedoch wertlos, wenn die Älteren während dieser Zeit von Erkrankungen geplagt werden, die von lähmender Arthritis bis hin zu Alzheimer reichen. Eingeschränkte Mobilität, Verdauungsstörungen und die tägliche Einnahme von zahlreichen Medikamenten kennzeichnen diesen Zustand. Am anderen Ende der Altersskala befinden sich die Kinder. In immer jüngeren Jahren leiden sie unter chronisch-degenerativen Erkrankungen, welche noch vor kurzem nur Menschen in den mittleren und älteren Jahren betrafen. Fettsucht breitet sich in allen Altersgruppen wie eine Epidemie immer weiter aus. Die gesundheitlichen Folgen sind mehr als bedenklich. Berücksichtigt man die astronomischen Summen, die in medizinische Forschung und das Gesundheitswesen fließen, so ist das Gesamtbild bedrückend.

Ironischerweise sind die Menschen in Entwicklungsländern, wo noch die traditionelle, landwirtschaftlich geprägte Lebensweise existiert, im Allgemeinen gesünder – und das trotz der dort vorherrschenden Armut. Diese Menschen wurden (noch) nicht von den Wurzeln getrennt, die sie mit der Natur verbinden – und werden nur dann krank, wenn sie zu unserem irrtümlich beneideten westlichen Lebensstil überwechseln.

Es ist offenkundig, dass wir unsere Lebensweise verändern müssen. *„Lasst uns zur Natur zurückkehren"*, so ein Vorschlag des französischen Philosophen Jean-Jacques Rousseau im 18. Jahrhundert. Seine Worte bezeichnen exakt das, was wir tun müssen. Wir müssen unseren Weg zurück zu einem unverfälschten natürlichen Lebensstil finden. Wir müssen lernen, wie wir unsere Gesundheit zurückerlangen können und zwar, indem wir den Ursachen unserer Probleme auf den Grund gehen, statt uns nur mit den Symptomen zu befassen.

Die in diesem Buch dargestellte Methode ursächlicher Heilung nach Dr. Gerson ermöglicht uns, genau das zu tun – ganz gleich, ob es dabei um die Heilung einer der unzähligen chronisch-degenerativen Erkrankungen geht oder darum, von einem Zustand oberflächlicher Nicht-Krankheit – mit vielen kleinen unspezifischen Symptomen – in einen Zustand von energiegeladener Leistungsfähigkeit und Gesundheit zu kommen.

Das Grundprinzip der Gerson-Methode ist die Ganzheitlichkeit. Das heißt: Es ist unbedingt notwendig, den ganzen Organismus zu beachten und sich mit all seinen Problemen und Schwächen auseinanderzusetzen, anstatt nur ein einzelnes Symptom oder Organ herauszugreifen, so als wäre es unabhängig vom Rest des Körpers. Damit ist auch gemeint, dass wir die Bedingungen des individuellen Lebensalltags berücksichtigen, also Beruf und Lebensstil mit einbeziehen. Dieser Ansatz unterscheidet sich grundlegend von dem der konventionellen Medizin, der gekennzeichnet ist von immer größer werdender Spezialisierung. Der Fokus liegt auf dem jeweiligen Symptom, dessen individuelle Ursache man sucht und das man dann mit Medikamenten zu unterdrücken versucht.

Es wird oft behauptet, dass die konventionelle Schulmedizin die einzige große Wissenschaft ist, die noch in der Ära vor Albert Einstein stecken geblieben ist. Tatsächlich orientiert sie sich immer noch am Gedankengut von Louis Pasteur, dem Wissenschaftler des 19. Jahrhunderts und so genannten „Vater der Keimtheorie". Pasteur hielt sein ganzes Leben die These aufrecht, dass Krankheiten im Wesentlichen durch Keime – die er als erster zu identifizieren vermochte – verursacht werden und dass Heilung durch Zerstörung der Keime (Bakterien) erzielt wird. Dies stand im krassen Gegensatz zu seinem Zeitgenossen und Gegner Claude Bernard. Dieser vertrat die Ansicht, dass das, worauf es ankam, nicht die Keime waren, sondern der Zustand des jeweiligen Organismus, den sie attackierten. Pasteur hielt an seinem Dogma bis zum Lebensende fest. Erst auf seinem Totenbett gab er schließlich zu, dass *„der Keim nichts und das Terrain alles ist".*[1]

Dieser späte Sinneswandel blieb bedauerlicherweise so gut wie unbekannt. Der modernen Medizin wurde damit der Weg geebnet. Sie steckt bis heute in der Falle der Keimtheorie, vernachlässigt das „Terrain" und hat sich noch dazu rücksichtslos spezialisiert.

Die Gerson-Therapie geht den umgekehrten Weg. Ihre Heilmethode ist nicht spezifisch. Das erklärt, warum sie sich auf so viele Krankheiten anwenden lässt: Sie zielt darauf ab, das „Terrain" (d.h. den ganzen Organismus) wiederherzustellen, um diesen in die Lage zu versetzen, sich selbst zu heilen. Die verblüffenden Selbstheilungskräfte des Körpers, die bei dieser Methode vollständig integriert sind, werden von der Schulmedizin nicht nur schmerzlich vernachlässigt, sondern sogar komplett ignoriert. Es versteht sich, dass die Nicht-Selektivität – das Gegenteil der Spezialisierung – den nur rein schulmedizinisch ausgebildeten Ärzten ein Dorn im Auge ist. Das hat schon der junge Dr. Gerson am eigenen Leib erlebt, als er entdeckte, dass er seine häufigen und extrem beeinträchtigenden Migräne-Anfälle durch eine fett- und salzarme vegetarische Ernährung loswerden konnte. Dies war für Dr. Gerson der erste Schritt auf dem Weg zu der Erkenntnis, dass seine Ernährung nicht nur ein einzelnes Leiden, sondern den ganzen Organismus heilte und dass demzufolge die heilenden Kräfte des Körpers nahezu unbegrenzt waren. Die seit fast 80 Jahren andauernden verblüffenden Erfolge seiner Therapie beweisen, dass er Recht hatte.

Im Vergleich zu der Zeit, in der Dr. Gerson lebte, hat sich heute einiges geändert: Die Welt ist noch weitaus toxischer geworden! Auch die westliche

Ernährung schadet dem Menschen mehr, als es noch zu Lebzeiten von Dr. Gerson der Fall war. Trotz dieser Tatsache erzielt die Gerson-Therapie immer noch außergewöhnliche Resultate, wenngleich die Anstrengungen heute intensiver sein müssen und auch eine längere Zeit erfordern.

Trotz aller Erfolge möchten wir betonen, dass die Gerson-Therapie weder ein Allheil- noch ein Wundermittel ist. Die Therapie kann aus verschiedenen Gründen auch fehlschlagen:

- Der Patient beginnt zu spät mit der Therapie, nachdem die ganze Palette der konventionellen Behandlungsmethoden zu keiner Besserung geführt hat;
- Der Patient hält die Regeln nicht ein;
- Dem Patienten wurde ein lebenswichtiges Organ entfernt.

Nimmt man die genannten Fälle aus, dann übersteigen die Erfolgsraten der Gerson-Therapie bei Krebs und anderen ernsthaften degenerativen Erkrankungen bei weitem die der konventionellen Behandlungsmethoden. Die folgenden Kapitel erklären im Detail, warum das so ist und wie die Therapie funktioniert.

Quellennachweis

1. *„Das Terrain ist alles, der Keim ist nichts“*, Claude Bernard (1817-1878). Nachdem Louis Pasteur (1822-1895) seine gegenteilige These bis zum Schluss aufrechterhalten hatte, gab er dann auf dem Sterbebett zu, dass Bernard Recht gehabt hatte. *„Claude Bernard hatte Recht“*, räumte Pasteur ein. *„Die Mikrobe ist nichts, die Umgebung ist alles.“* Dies erklärte sein Sohn Louis Pasteur Valéry-Radot.

Teil I

Gesundheit und Heilung in einer kranken Welt

Wissen ist Macht. Es hilft uns dabei, unseren Weg auf fremdartigem Gelände zu finden, wie eben hier den Gerson-Weg hin zu Heilung und Gesundheit.

Der erste Teil dieses Buches enthält alles, was Sie über den Hintergrund und die streng wissenschaftliche Theorie dieser Behandlungsmethode wissen müssen. „Theorie" mag trocken klingen. Das Gegenteil ist hier der Fall: die bedrückenden Gesundheitsprobleme der modernen Zivilisation werden aus einem erstaunlich neuen, geradezu revolutionären Blickwinkel beschrieben.

Denn: wir müssen zunächst einmal wissen, was falsch läuft in unserem Leben, bevor wir es richtig machen können.

Bitte lesen Sie die folgenden Kapitel sorgfältig durch. Sie sind der Schlüssel zu dieser ungemein stärkenden Behandlungsmethode, die sich direkt aus der Theorie ableitet. Alles, was Sie jetzt lernen, wird Sie dazu befähigen, selbst die Verantwortung für Ihre Gesundheit und Ihr Wohlbefinden zu übernehmen – und diese dann zu schützen und bewahren, anstatt sich auf Schadensbegrenzungs- und Reparaturmaßnahmen zu verlassen.

Kapitel 1

Wie alles begann

„Große Denker sind schon immer auf heftigen Widerstand seitens des mittelmäßigen Geistes gestoßen."

Albert Einstein

Einige der größten wissenschaftlichen Errungenschaften entstanden durch plötzliche Erkenntnis oder Inspiration, die völlig unvermittelt, wie ein Blitz vom Himmel kam. Wiederum andere erforderten lange Jahre geduldiger und sorgfältiger Bemühungen. Die faszinierendsten Errungenschaften aber sind jene, bei denen eine Reihe von offenkundigen Zufällen zu erstaunlichen Resultaten geführt hat. Die Gerson-Therapie gehört in diese letzte Kategorie. Sie kam ans Tageslicht, weil ein außergewöhnlicher Mann, der deutschstämmige Arzt Dr. Max Gerson, die Fähigkeit besaß, zur rechten Zeit die richtigen Fragen zu stellen und anschließend mit größter wissenschaftlicher Unerbittlichkeit nach den Antworten zu suchen. Seine Geschichte hilft uns, zu verstehen, wie die nach ihm benannte lebensrettende Therapie entstand.

Schon als kleiner Junge war Max Gerson von einer wissenschaftlichen Neugier erfüllt. Er liebte es, im Garten seiner Großmutter zu spielen, die Blumen, aber auch Obst und Gemüse zog. Als sie eines Tages einen neuen Kunstdünger ausprobierte, der größere und bessere Erträge versprach, beobachtete Max bestürzt, wie die Regenwürmer von den chemisch gedüngten Beeten zu den anderen, mit den altbewährten natürlichen Substanzen behandelten Beeten hinüber wanderten. Der junge Max kam zu dem Schluss, dass in dem neuen Kunstdünger etwas Schädliches und Störendes sein müsse, welches die Regenwürmer zur Flucht zurück in die natürliche Umgebung veranlasste. Diese frühe Erfahrung hat er nie vergessen.

Nach seinem Abitur entschied sich Max für den Arztberuf und begab sich zum Studium an die Universitäten von Breslau, Würzburg, Berlin und Freiburg. Die gerade beschriebene Neugier, bei der er alle Eventualitäten in Betracht zog und ständig hinterfragte, *„Was wohl passieren würde, wenn ...?"*, hat er sich übers Studium hinaus bis ans Ende seines Lebens bewahrt. Während seiner Zeit als junger Assistenzarzt von Prof. Ottfried Förster in Breslau bestellte er die edelsten Rosenbüsche aus Holland. Er pflanzte sie in seinen Garten, experimentierte mit Dünger, Wasser und, indem er Sonnenfilter installierte, sogar mit dem Ausmaß an Sonnenlicht herum, das die Pflanzen erhielten. Damit schaffte er es, sogar die Farben der Rosen zu verändern.

Die Experimente lehrten ihn, dass Nährstoffe und Licht imstande waren, den Metabolismus einer lebenden Pflanze zu verändern. Er hatte jedoch keine Ahnung, wie er diese Entdeckung auf Menschen übertragen sollte, geschweige denn, wie er diese heilen könne. Erst seine eigenen gravierenden Gesundheitsprobleme – immer wiederkehrende schwere Migräne-Anfälle – wiesen ihm den Weg.

Die Migräne-Attacken waren so katastrophal und wiederholten sich derart häufig, dass er unbedingt etwas dagegen tun musste. Die von ihm konsultierten Ärzte und Professoren wussten sich keinen Rat. Sie meinten lediglich, dass sich sein Zustand in einem Alter um die 50 wahrscheinlich bessern würde. Der junge Arzt konnte sich jedoch nicht vorstellen, für die nächsten 30 Lebensjahre von derart heftigen Migräne-Anfällen geplagt zu werden. Häufig konnte er während dieser Anfälle, in einem abgedunkelten Raum liegend, das Bett für zwei bis drei Tage nicht verlassen und wurde dabei von heftigen Schmerzen und ständiger Übelkeit geplagt. Es musste eine bessere Lösung geben und er war entschlossen, diese herauszufinden.

Zu Beginn seiner Suche las er alles irgendwie relevant Erscheinende, das er finden konnte. Nichts Brauchbares war darunter. Er begab sich als Patient in die Hände verschiedener Professoren, fand aber keine Hilfe. Eines Tages stolperte er durch Zufall (wenn man an Zufälle glaubt) über eine Veröffentlichung, bei der einer Migräne-Patientin durch Veränderung ihrer Ernährung geholfen worden war. Ernährung! Niemand hatte ihn bis dato irgendetwas über Ernährung gelehrt, noch hatte einer seiner Lehrer jemals die Möglichkeit in Betracht gezogen, dass eine chronische Erkrankung mit der Ernährung in Verbindung stehen könnte. Wie gewöhnlich war er zu Experimenten bereit, sogar mit sich selbst als Versuchskaninchen. Er ließ ab von seiner bisherigen Ernährung und probierte verschiedene Diäten aus. Er brauchte eine Weile und erlitt dabei auch nicht wenige Fehlschläge, bis er herausfand, dass eine salzlose vegetarische Diät ihn von den schmerzvollen Migräne-Anfällen befreite.

Sogleich begann er damit, Ernährungsempfehlungen in seine Behandlung mit einzubeziehen. Wenn Migräne-Patienten in seine Bielefelder Praxis kamen, teilte er ihnen offen mit, dass es gemäß der medizinischen Literatur keine Heilung für dieses Problem gäbe. Er sagte ihnen aber auch, dass er selbst unter Migräne gelitten hatte, bis eine Ernährungsumstellung ihm Erleichterung verschafft hatte und schlug seinen Patienten vor, dasselbe zu tun. Als er seine Patienten drei oder vier Wochen später erneut sah, berichteten sie ihm gewöhnlich, dass die Migräne vorüber sei – zumindest so lange, wie sie sich an die strikte Diät hielten, ohne zu schummeln.

Aufgrund dieser Erfahrungen bezeichnete Dr. Gerson seine Behandlungsmethode als „Migräne-Diät“ – eine einzelne Behandlungsmethode für ein einzelnes Symptom, so wie es auch schulmedizinisch gemacht wird ... bis etwas geschah, das seine Meinung änderte. Eines Tages kam ein weiterer Migräne-Patient in seine Praxis. Gerson drängte ihn, die „Migräne-Diät“ durchzuführen, was dieser auch tat. Als der Patient einige Zeit später wieder erschien, hatte er Außergewöhnliches zu berichten. Nicht nur seine Migräne war verschwunden, auch die Hauttuberkulose (Lupus vulgaris), unter der er ebenfalls gelitten hatte, war im Begriff zu heilen. Gerson war skeptisch: „Nein, Sie können keine Tuberkulose (TB) gehabt haben. Es muss etwas anderes gewesen sein. Lupus ist unheilbar“, erklärte er. Der Patient überbrachte die Ergebnisse der Labortests, die bewiesen, dass die Wunden in der Tat von Tuberkel-Bazillen befallen waren. Gerson war sprachlos. Er konnte keine Verbindung zwischen Migräne und Lupus erkennen, warum also hatten beide zu heilen begonnen?

Dies war ein weiterer entscheidender Moment in seinem Leben, der ihn vor eine Frage stellte und ihn die Antwort finden ließ. Er begann damit, den Patienten zu fragen, ob er weitere Tuberkulose-Patienten kenne. Falls ja, wäre er bereit, jene zur kostenlosen Behandlung zu ihm zu schicken? Einige kamen und wurden geheilt. Dr. Gerson musste akzeptieren, dass seine „Migräne-Diät“ auch die angeblich unheilbare Hauttuberkulose heilen konnte.

Seine bemerkenswerten Ergebnisse kamen auch dem bekannten Lungen-TB-Spezialisten Prof. Ferdinand Sauerbruch aus München zu Gehör. Er setzte zusammen mit Gerson 450 seiner als „unheilbar“ geltenden Lupus-Patienten auf die Gerson-Diät. Sollte Gerson in der Lage sein, auch nur bei einem dieser Patienten den Krankheitsverlauf zu stoppen, so würde er jeder Aussage des jungen Arztes Glauben schenken, so Sauerbruch. Mithilfe der Gerson-Diät wurde nicht nur der Krankheitsprozess aufgehalten, sondern sogar 446 der 450 als unheilbar geltenden Patienten geheilt. Daraufhin veröffentlichte Sauerbruch „seine“ Ergebnisse in zahlreichen wissenschaftlichen Fachzeitschriften.[1]

Dr. Gerson war noch nicht zufrieden. Er stellte sich folgende Fragen: Da Hauttuberkulose positiv auf die Therapie ansprach, würde es nicht bei anderen Formen von TB ebenso sein? Was wäre mit der tödlichen Lungentuberkulose? Was mit Nieren-, Knochen- oder Gehirntuberkulose sowie anderen Formen der Erkrankung? Er begann, auch diese Patienten – darunter die Frau von Dr. Albert Schweitzer – mit seiner Ernährungstherapie zu behandeln und auch sie wurden wieder gesund. Was noch wichtiger war: Viele der Patienten hatten neben der TB noch weitere gesundheitliche Probleme – wie zum Beispiel zu hohen oder zu niedrigen Blutdruck, Allergien, Asthma, Nierenerkrankungen und andere. Auch diese Erkrankungen verschwanden durch die „Migräne-Diät“!

An diesem Punkt wurde Gerson klar, dass er nicht länger eine einzige Erkrankung mithilfe einer Ernährungsumstellung erfolgreich behandelte. Der Metabolismus und das Immunsystem der Patienten reagierten auf die Therapie, was dafür sprach, dass er den ganzen Organismus heilte. Damit öffnete sich die Tür zur erfolgreichen Behandlung aller als unheilbar geltenden chronischen Erkrankungen. Von diesem Moment an bewegte er sich in die entgegengesetzte Richtung wie die orthodoxe Medizin. Seine Patienten wurden geheilt, nicht mit Tabletten kuriert.

Der erste große Schritt in Richtung Krebsheilung ergab sich 1928, als eine Frau ihn nach Hause zu sich ans Bett rief. Den Worten Gersons zufolge fragte er sie, was sie hatte, sie wollte es ihm jedoch am Telefon nicht sagen.[2]

Als er bei ihr eintraf, erzählte sie ihm, dass sie vor kurzem wegen Gallengangskrebs operiert worden sei. Jetzt hatte sie Gelbsucht, hohes Fieber und brauchte dringend Hilfe. Gerson teilte ihr mit, dass er nicht wisse, wie man Krebs behandle. Sie aber gab nicht nach und bezog sich auf seinen Erfolg mit den TB-Patienten. Dann bat sie ihn, das dicke Buch auf ihrem Tisch zu öffnen und das Kapitel „Die Heilung von Krebs" aufzuschlagen. In diesem Buch über Volksmedizin, so entsann sich Gerson, stand Folgendes: *„Darin war etwas über Hippokrates, der 425 Jahre vor Christus gelebt hatte. ... Er hatte die Idee, Patienten mit einer besonderen Suppe und mit Einläufen zu entgiften."*[3]

Gerson teilte der Patientin erneut mit, dass er sie nicht behandeln könne, aber als sie weiter darauf bestand, stimmte er schließlich zu, es zu versuchen. Er schrieb einen Behandlungsplan für sie, der im Wesentlichen identisch mit dem seiner TB-Behandlung war. Gerson hielt diesen Fall mit den Worten fest: *„Ich versuchte es – und nach ca. sechs Monaten war sie geheilt! Sie konnte aufstehen und war in der besten Verfassung. Sie schickte mir zwei weitere Krebsfälle. Der eine hatte metastasierende Drüsen um den Magen herum – ebenfalls geheilt! Der dritte Fall konnte auch geheilt werden! Ich hatte es mit drei Fällen versucht und alle drei wurden geheilt!"*[4]

Später, in Wien, versuchte er es erneut und behandelte sechs Fälle, aber alle sechs schlugen fehl. Er war schockiert und entmutigt, aber *„... sobald ich es im Kopf, in den Händen und im Herzen trug, konnte ich mich diesem Problem nicht mehr verweigern."*[5]

Einige Jahre später siedelte Gerson in die USA über. Um dort seine Zulassung zu erhalten, musste er zunächst das medizinische Examen bestehen. Danach war es ihm nicht möglich, eine Klinik zu finden, in der er seine Patienten behandeln konnte. *„Ich bekam die ersten drei Krebsfälle nicht aus meinem Kopf heraus. Ich dachte unaufhörlich: Es muss möglich sein. Es wäre ein Verbrechen, es nicht weiter zu versuchen."*[6]

Er studierte die ganze medizinische Literatur und sämtliche Forschungsartikel, die er finden konnte und entdeckte, dass es einen Unterschied gab zwischen chronisch kranken Patienten und jenen, die unter Krebs litten.

Später beschrieb er diesen Unterschied noch genauer: *„Patienten mit chronischen Erkrankungen haben eine schwache, geschädigte Leber; Krebspatienten haben eine vergiftete Leber."*[7]

Gerson fand ebenfalls heraus, dass der Krebspatient Fette und Öle nicht richtig verdauen und aufnehmen kann. Diese unverdauten Nahrungsbestandteile werden vom Tumorgewebe aufgenommen, welches dadurch wachsen und gedeihen kann. Nach Jahren des systematischen Ausprobierens, in denen er zahlreiche Erfahrungen am Krankenbett sammelte, entwickelte er eine bemerkenswert effiziente Behandlungsmethode, die sogar bei terminalen Patienten funktioniert.

Gersons unglaublich originelle Ideen und Methoden passten in keiner Weise in das allopathische medizinische System. Er schrieb eine Reihe von Artikeln über seine Arbeit und deren Ergebnisse und schickte sie an verschiedene medizinische Fachzeitschriften. Alle wurden mit verschiedenen Begründungen abgewiesen. Als Folge wurde Patienten, die sich bei der American Medical Association (AMA = amerikanische Ärztekammer, d. Red.) nach Gerson erkundigten, mitgeteilt, diese Methode sei *„geheim"*, da Gerson *„sich weigern würde, darüber zu veröffentlichen."*[8]

Das Board of Censors der New York Medical Association schrieb fünf Mal an Dr. Gerson mit der Bitte, er möge die Akten zum Beweis seiner Ergebnisse einreichen.[9]

Fünf Mal schickte er nicht nur geduldig jedes Mal ein größere Anzahl von Akten ein, er stellte sogar einige seiner geheilten Patienten persönlich vor. Seine einzige Bitte war die, dass das Gremium seine Ergebnisse veröffentlichen möge. Eine Bitte, der nie entsprochen wurde!

Gerson, der sicherstellen wollte, dass sein Werk fortgesetzt würde, war erpicht darauf, andere Ärzte und/oder Assistenten in der Anwendung der Therapie auszubilden. Bei verschiedenen Gelegenheiten kamen junge Ärzte, die noch nicht etabliert waren, auf Gerson zu und erkundigten sich, ob sie als seine Assistenten die Therapie bei ihm erlernen könnten. Gerson war immer dazu bereit, seine Erfahrungen an interessierte junge Kollegen weiterzugeben und nahm diese Angebote gerne an.

Die „Assistenzzeit" dauerte nie länger als vier oder fünf Tage. Danach erklärten die jungen Ärzte Dr. Gerson jeweils betreten, dass sie ernste Drohungen im Falle einer weiteren Zusammenarbeit mit ihm erhalten hatten: Ausschluss aus der Vereinigung der Krankenhäuser, keine Überweisung von Patienten, Praxisverbot. Die jungen Ärzte, die nach dem Medizinstudium hohe Schulden abzutragen hatten, konnten sich eine derartige Situation finanziell nicht leisten und mussten enttäuscht die Zusammenarbeit mit Gerson aufgeben. (Ähnliche Situationen ereignen sich auch heute, wenn ein noch nicht ausreichend etablierter Arzt in der Gerson-Klinik in Mexiko zum Studium der Therapie hospitieren möchte und dann von seinen Vorgesetzten erfährt, dass das seine Karriere gefährden würde. Das erklärt, warum es so wenige Ärzte gibt, die in der Gerson-Therapie ausgebildet sind.)

Dr. Gerson ließ sich von all diesen Hindernissen nicht abschrecken und setzte seine Arbeit unbeirrt fort, indem er die Therapie immer weiter perfektionierte. Da er trotz aller Anstrengungen daran gehindert wurde, seine Arbeiten in medizinischen Fachzeitschriften zu publizieren, stellte er seine Unterlagen in seinem Buch „Eine Krebstherapie“[2] zusammen, das zu seinem dauerhaften medizinischen Testament wurde.

Vor einigen Jahren erhielten wir ein erstaunliches Schreiben von einem bekannten New Yorker Gesundheitsautor und Publizisten. Er war dabei, Unterlagen für seine Arbeit zu sammeln und plante, die Zeugenaussage Gersons zu veröffentlichen, die dieser 1946 vor der parlamentarischen Kommission[10] unter der Leitung von Senator Pepper abgegeben hatte. Er begab sich nach Washington D.C., um einen Einblick in die Kongressakte zu nehmen, bei der davon auszugehen war, dass sie als offizielles Dokument der US-Regierung weder verändert noch verfälscht werden konnte. Er wusste, dass das Dokument aus mehreren Seiten bestand, die Antworten Dr. Gersons auf eine Reihe von Fragen über seine Arbeit eingeschlossen, ebenso wie die Vorstellung von fünf seiner geheilten Krebspatienten, die ursprünglich als Patienten im Endstadium zum Sterben nach Hause geschickt worden waren. Der Recherchierende inspizierte die Kongressakte und fand nur ein leeres Blatt unter dem Datum, wo die Zeugenaussage hätte abgelegt sein sollen. Gegen alle Regeln war das Dokument ohne jede Erklärung entfernt worden.

Die orthodoxe „wissenschaftliche“ Medizin weist routinemäßig Studien ab, die auf einer geringen Anzahl von Teilnehmern (weniger als 250) basieren – unabhängig von Wert und Aussage der Studie. Das folgende bedeutsame Zitat kann nicht losgelöst von der Gerson-Geschichte betrachtet werden:

„Die geringe Anzahl an Teilnehmern der Studie wurde für die gleiche lächerliche Taktik verwendet, mit der die medizinische Forschung seit über hundert Jahren alle Studien und Experimente abwertet, die ihr gegen den Strich gehen:

‚Wo sind die Kontrolldaten?‘ ‚Wo ist die Statistik?‘ ‚Woher wissen Sie, dass es den Patienten nicht durch etwas anderes besser ging?‘ ‚Ihre Statistik hat mathematisch keinen Bestand.‘ ‚Haben Sie wirklich alle Variablen überprüft?‘ ‚Woher wissen Sie, dass Medikamente nicht genauso gut sind?‘ ‚Herzschrittmacher funktionieren genauso gut.‘ ‚Das, was wir schon haben, ist gut genug, wenn es nur richtig angewandt wird.‘“[11]

Quellennachweise

1. Sauerbruch F. Ein Leben für die Chirurgie. S. Hirzel Verlag, 1979; s. auch: Straus H, Marinacci B. Dr. Max Gerson – Eine Biographie. AKSE-Verlag, Wörthsee. 2008.
2. Gerson M. Eine Krebstherapie – 50 Fälle. 30 Jahre klinische Erfahrung in der Behandlung fortgeschrittener Krebsfälle durch Diät-Therapie. AKSE-Verlag, Wörthsee. 2010.
3. Ibid.
4. Ibid.
5. Ibid., S. 333
6. Gerson Margaret. Dr. Max Gerson: A Life Without Fear. New York: unveröffentlichtes Manuskript, 1968-1969.
7. Zit. 2 (Gerson), s. oben
8. Patricia Spain Ward. History of the Gerson Therapy. Unter Vertrag beim U.S. Congressional Office of Technology Assessment: *„Im Vergleich zu Mileys Aussage war die von Gerson bescheiden. Er konzentrierte sich auf die Fallbeschreibungen der Patienten, die mit ihm gekommen waren, und auf die möglichen Mechanismen, durch die seine Diät Tumorrückbildung und Heilung bewirken könne. Nur auf Drängen von Senator Pepper erklärte Gerson, dass etwa 30 % der von ihm behandelten Patienten günstig auf die Diättherapie ansprächen (US Congress, 1946, 115). Trotzdem widmete JAMA zwei Seiten dem Ansinnen, Gersons Integrität unterminieren zu wollen (JAMA, 1946). Fishbein zeigte keinerlei Zurückhaltung in Bezug auf Gerson und behauptete im Gegensatz zu den Fakten, dass die positiven Ergebnisse mit der Gerson-Sauerbruch-Hermannsdorfer-Diät ‚von den meisten anderen Untersuchern anscheinend nicht reproduziert werden können'. Ebenso behauptete er, dass Gerson sich mehrfach geweigert habe, der AMA Einzelheiten der Diät mitzuteilen. Fishbein erläuterte, dass er in diesem Leitartikel nur deshalb den Diätplan mitteilen könne, weil er ihn zufällig von einem künftigen Patienten Gersons erhalten habe. Fishbein wies kommentarlos auf Gersons Warnung vor anderen Medikamenten und insbesondere einer Narkose hin, weil diese bei Patienten, die gut auf die Therapie ansprechen, in dem äußerst empfindlichen Zustand bedenklich starke Reaktionen auslösen könne."* Aus: Straus H, Marinacci B. Dr. Max Gerson – Eine Biographie. S. 381. AKSE-Verlag, Wörthsee. 2008.
9. Haught SJ. Censored for Healing Cancer. Gerson-Institut, San Diego, 1991.
10. a) Gerson M. Case histories of ten cancer patients: clinical observation, theoretical considerations and summary. National Archives, Center for Legislative Archives, Rec. Grp. 46, Rec. US Senate, Papers Relating to Specific Bills and Resolutions, S. 1875, 79th Cong., 2nd Session. Box 110, 8E2 24/14/4, July 1946.

b) A Bill to Authorize and request the President to Undertake to Mobilize at Some Convenient Place in the United States an Adequate Number of the World's Outstanding Experts, and Coordinate and Utilize Their Services in a Supreme Endeavour to Discover Means of Curing and preventing Cancer. Washington, DC: United States Printing Office, 1946

11. Glasser RJ. The Body is the Hero. S. 242. Random House, New York. 1976.

Kapitel 2

Die Therapie entwickelt sich weiter

Neulinge in der Gerson-Methode vertreten oft den Standpunkt, dass eine Therapie, die vor ungefähr 60 Jahren entwickelt und seitdem nicht bzw. nur geringfügig verändert wurde, heute gewiss überholt ist. Immerhin hat die Medizin seit dem Tod von Dr. Gerson 1959 enorme Fortschritte gemacht. Diese Kritik ist in jeder Hinsicht falsch.

Die menschliche Physiologie wie auch die Natur chronischer Erkrankungen haben sich nicht verändert. Deshalb ist auch der Ansatz Gersons zur Heilung nicht überholt. Das Gegenteil ist der Fall. Eine vor kurzem durchgeführte weltweite Untersuchung erzielte Resultate, die die von Dr. Gerson ausgesuchten Methoden und Materialien bestätigen und rechtfertigen.[1]

Die Therapie wurde mit den Jahren um sorgsam ausgesuchte Ergänzungen bereichert. Damit stagnierte sie weder, noch blieb sie unverändert. Diese Erweiterungen geschahen im Geiste Dr. Gersons, der nie mit den erzielten Resultaten zufrieden war, egal wie exzellent oder drastisch sie waren. Er war der Meinung, dass sie stets noch verbessert werden konnten.

Seit seinem Tod sind die Möglichkeiten der Heilung zunehmend schwieriger geworden. Die Luft, der Boden und das Wasser sind weltweit verschmutzt; Nahrung, die auf verarmten Böden heranwächst, hat einen Großteil ihrer Nährwerte verloren, abgesehen davon, dass sie weiter verarbeitet und durch chemische Zusätze verfälscht ist. Noch schlimmer ist, dass der Gebrauch von Medikamenten, sowohl der verschreibungspflichtigen wie der frei verkäuflichen, gewaltig zugenommen hat. Selbstzerstörerische Gewohnheiten (z.B. Rauchen, Alkoholmissbrauch und die so genannten Partydrogen wurden Teil der modernen Lebensweise. Als Folge davon sind die Menschen immer vergifteter und ihre Organismen immer stärker geschädigt.

Dies hat sich in der Gerson-Klinik in Mexiko bestätigt, wo wir feststellten, dass die Ergebnisse, die heute unter strikter Einhaltung der Gerson-Therapie erzielt werden, nicht mehr so gut und herausragend sind wie die, die Gerson erzielt hat. Darüber hinaus wurden einige der ursprünglichen Medikamente verändert, während andere heute nicht mehr eingesetzt werden können oder auch nicht mehr erhältlich sind. Zum Beispiel verwendete Dr. Gerson rohen Leberextrakt (Fa. Lilly), um die Leberfunktion seiner Patienten wieder zu stärken. Der heutige Leberextrakt ist sehr verfeinert und dadurch vermutlich nicht mehr so effizient. Um den durch Pestizide verursachten Leberschaden zu beheben, verwendete er außerdem frisch gepressten Kalbslebersaft. Das ist heute nicht mehr möglich, da selbst die jungen Lebern aus den besten Quellen bereits mit Campylobacter infiziert sind, wie Untersuchungen ergeben haben. Dies ist eine Bakterienart, die Durchfall, Bauchschmerzen, Fieber, Übelkeit und Erbrechen hervorrufen kann.

Um die daraus resultierenden Mängel auszugleichen, wurden verschiedene neue Substanzen in das Gerson-Protokoll aufgenommen. Eine davon ist Coenzym Q10. Es ersetzt gewisse Funktionen des rohen Lebersaftes und stärkt das Immunsystem. Damit ermöglicht es dem Körper, Infektionen und verschiedene Krebsarten abzuwehren.

Eine andere Substanz ist fettfreies Kolostrum – die erste Flüssigkeit, die in der Mutterbrust (oder der vergleichbaren Drüse aller Säugetiere) gebildet wird, um das Baby zu füttern. Diese wertvolle Substanz hilft, das Abwehrsystem des Säuglings aufzubauen. Dasselbe passiert im defizitären Abwehrsystem des immungeschwächten Patienten, welches ebenfalls gestärkt wird.

Seit Beginn der Therapie zählten Bauchspeicheldrüsenenzyme zur Basismedikation. Dr. Gerson verwendete sie, um Tumorgewebe zu attackieren, aufzulösen und zu verdauen. Um den heute weitaus geschädigteren Patienten noch besser zu helfen, werden jetzt höher dosierte Bauchspeicheldrüsenenzyme in größeren Dosen eingesetzt. Die Therapie wurde dadurch noch weiter angepasst. Auch abwehrstärkende Tabletten mit Antitumorsubstanzen von Wobe-Mugos haben sich als wirksam erwiesen. Eine Funktion dieser Medikation besteht darin, die externe Schicht der Krebszellen zu zerstören, damit letztere von den genau darauf ausgerichteten Substanzen der Therapie erkannt und vernichtet werden können.

Die Gerson-Therapeuten setzen zudem eine künstliche Fieberbehandlung (Hyperthermie) ein, mittels derer nicht nur die Abwehrfunktion, sondern auch die körpereigenen Heilreaktionen erhöht werden. Dabei wird das aus Aprikosenkernen gewonnene Laetrile verwendet, auch bekannt als Vitamin B17. Das von dem Arzt Ernst Krebs zusammen mit seinem Sohn entwickelte Laetrile besteht aus einem Cyanidanteil, der in der Lage ist, Krebszellen zu attackieren und zu zerstören, ohne dabei gesunde Zellen zu schädigen. Man hat herausgefunden, dass die intravenöse Injektion von Vitamin B17 die Temperatur des Tumorgewebes um ein ganzes Grad erhöht – ein großer Vorteil im Hinblick darauf, dass Tumorgewebe in höheren Temperaturen, die der normale Organismus problemlos toleriert, nicht überleben kann. Um diesen Effekt noch zu verstärken, nimmt der Patient ein heißes Bad, das die Körpertemperatur noch weiter ansteigen lässt und „Fieber“ verursacht (Hyperthermie). In ihrer Gesamtheit begünstigt die Behandlung eine Zerstörung des Tumors, sie verringert Schmerzen und verbessert das Wohlbefinden. (Selbstverständlich lässt sich ein Tumor nicht durch eine einzige Behandlung zerstören!)

Bitte beachten Sie: Obwohl Laetrile hilfreich ist, um Tumormassen wie auch Schmerzen – v. a. Knochenschmerzen – zu reduzieren, so vermag es dem Organismus weder bei der Wiederherstellung der Körpersysteme und Organe noch beim Abtransport der Toxine zu helfen. Es ist eine nützliche Ergänzung zur Therapie, aber es heilt nicht.

Ozon (als rektale Insufflation) oder auch als Peroxid (auf die Haut aufgetragen), ist eine weitere hilfreiche Ergänzung zum Gerson-Protokoll. Es ist entsprechend in zwei Formen verfügbar: als Wasserstoffperoxid oder Ozongas. In beiden Formen weist es zahlreiche positive Eigenschaften auf: es tötet Bakterien und Viren ab, zerstört Krebsgewebe, reichert die Blutversorgung mit Sauerstoff an, ebenso wie auch die anderen Organsysteme, und wandelt schädliche freie Radikale in einfache Verbindungen um, die leicht ausgeschieden werden können. Der ganze Körper wird ein- bis zweimal am Tag mit flüssigem Wasserstoffperoxid (Konzentration von 3 % oder niedriger, so wie es in Apotheken erhältlich ist) eingerieben, damit es durch die Poren vom Organismus aufgenommen wird. Sollte Wasserstoffperoxid nur in höherer Konzentration verfügbar sein, dann muss es auf 3 % oder weniger verdünnt werden. Es darf niemals innerlich angewendet werden.

Ozon-Raumgeneratoren sind grundsätzlich in den Gerson-Kliniken vorhanden. Wir empfehlen sie zusätzlich Patienten, die entweder in Hochlagen (über 1.000 Meter) und/oder Gebieten leben, wo sehr viele Spritzmittel eingesetzt werden oder die industrielle Verschmutzung sehr hoch ist. Die Inhalation von Ozon-angereicherter Luft erfrischt, energetisiert und hat sogar die Stimmung der Patienten verbessert.

Ernährungstechnisch eine Ausnahme sind Patienten mit Kuhmilchunverträglichkeit. Sie sind unfähig, die fettarmen und vorverdauten Milchproteine aus Yoghurt oder Frischkäse, die normalerweise dem Protokoll nach 6 bis 10 Wochen beigefügt werden, zu verdauen. Sie erhalten stattdessen vegetarische proteinreiche Substanzen, wie z. B. Spirulina.

Grapefruitsamen-Extrakt

Da die Immunkompetenz der Krebspatienten generell niedrig ist, wird große Sorgfalt darauf verwendet, sie vor Erkältungen oder – schlimmer – einer Grippe zu bewahren. Grapefruitsamen-Extrakt mit seinen antiviralen und antibakteriellen Eigenschaften wurde kürzlich dem Programm hinzugefügt und hat sich als sehr nützlich erwiesen. Die Tropfen müssen mit Wasser verdünnt werden und können geschluckt oder als Gurgellösung verwendet werden. So kann eine Erkältung abgewehrt werden, wenn der Extrakt beim allerersten Verdacht angewendet wird. Weitere exzellente Vorbeugungs- und Therapieansätze bietet die Homöopathie – z. B. Gripp-Heel®, Engystol® u.a.m.!

Pau d'Arco oder Lapacho (Tahebo)

Pau d'Arco oder Lapacho ist die innere Rinde des Pinienbaums aus den Anden, der von vielen südamerikanischen Stämmen traditionell für Heilzwecke verwendet wird. Zahlreiche unserer Patienten haben ihn als Tee in Ergänzung zum Gerson-Protokoll getrunken. Sie schätzten ihn sehr und fanden, dass er nicht nur ihr Wohlbefinden verbesserte, sondern auch hilfreich war bei der Verkleinerung der Tumore. Lapacho besteht aus dünnen Holzsplittern, die man für den Gebrauch zuerst fünf bis zehn Minuten in siedendem Wasser aufquellen lässt und dann abseiht. Dieses Heilmittel, das von nicht wenigen Stämmen angewendet wird, ist als Lapacho, Pau d'Arco oder auch Tahebo bekannt.

Selen

Dieses Spurenelement wurde von verschiedenen Forschern – darunter Prof. Gerhard N. Schrauzer von der Kalifornischen Universität in La Jolla[2] sowie Prof. Harold D. Foster aus Victoria, B.C., Kanada[3] – als wichtiges Immunstimulans hervorgehoben. Aus diesem Grund ergänzt Selen das Gerson-Protokoll vieler Patienten.

Glukose-Kalium-Insulin-Behandlung

Die intravenöse Glukose-Kalium-Insulin-Gabe wurde von dem bekannten Herzspezialisten Demetrio Sodi-Pallares, M.D., entwickelt. Glukose und Insulin liefern die benötigte Energie, um das Kalium durch die Zellmembran ins Gewebe zu transportieren. Da das Gerson-Protokoll allein durch die Säfte bereits reich an beiden, Glukose und Kalium, ist und auch viele Kaliumsalze enthält, wird nur eine kleine Menge Insulin (3-5 Einheiten) verwendet. Es wird subkutan angewandt (d. h. unter die Haut injiziert).

Chrompicolinat

Man hat herausgefunden, dass Chrom in Form von Picolinaten die Produktion von Insulin durch die Bauchspeicheldrüse stimuliert. Kapseln oder Tabletten mit 200 mcg dieser Substanz wurden dem Protokoll beigefügt – hauptsächlich für Diabetiker, um beim Ausgleich ihrer Defizite zu helfen.

Zusammenfassung

Dies sind nur einige der Substanzen und Methoden, die in letzter Zeit dem Gerson-Programm beigefügt wurden, um dessen Wirksamkeit zu erhöhen. Es versteht sich von selbst, dass diese nachgewiesenermaßen nicht-toxisch sein müssen. Die Austestung der verschiedenen Innovationen und möglichen Ergänzungen wurde mit extremer Vorsicht überwacht. Es kann deshalb versichert werden, dass die Gerson-Therapie auch unter den heute immer schwieriger werdenden Umständen gut funktioniert.

Quellennachweise

1. Wheatley C, in Gearin-Tosh M. Living Proof: A Medical Mutiny. Appendix. London, Simon & Schuster, 2002.
2. Olmsted L, Schrauzer GN, Flores-Arce M, Dowd J. Selenium supplementation of symptomatic human immunodeficiency virus infected patients, 1: Biol Trace Elem Res. (April/Mai 1989); 20 (1-2): 59-65. Department of Family Medicine, School of Medicine, University of California, San Diego, La Jolla.
   „Die durchschnittlichen Selenwerte im Blut männlicher AIDS-Patienten aus San Diego, Kalifornien, betragen 0,123 +/- 0,030 µg/mL (n = 24), und 0,126 +/- 0,038 µg/mL (n = 26) bei Patienten mit einem AIDS-bezogenen Komplex (ARC), verglichen mit 0,195+/- 0,020 µg/mL (n = 28) bei einer gesunden männlichen Kontrollgruppe aus San Diego. Um herauszufinden, ob die intestinale Aufnahme von Selen durch AIDS oder ARC beeinträchtigt wird, wurde eine zusätzliche Versuchsreihe ins Leben gerufen, bei der 19 symptomatische HIV-positive männliche Patienten mit AIDS oder ARC 400 µg Selen täglich in Form von Selenhefe für bis zu 70 Tage einnahmen. Die durchschnittlichen Selenwerte im Blut erhöhten sich auf 0,28 +/- 0,08 µg/mL nach 70-tägiger Supplementierung. Die Selen-Supplemente wurden dabei gut vertragen. Daraufhin wurde eine Richtlinie für die adjuvante Selen-Supplementierung von symptomatischen und asymptomatischen HIV-Trägern vorgeschlagen.“ PMID: 2484402 [PubMed – indiziert für MEDLINE].
3. Foster HD. What really causes AIDS. Victoria, BC, Trafford Publishing, 2002.

Kapitel 3

Erkennen, was uns schadet

Der Ansatz der Gerson-Therapie in Bezug auf Gesundheit und Krankheit ist so verschieden von den üblichen medizinischen Ansätzen, dass es wichtig ist, die Grundprinzipien vollständig zu verstehen. Ist das erfolgt, dann erkennt man die Theorie in ihrer vollkommenen Klarheit und profunden Logik. Viele genesene Patienten haben in der Tat zugegeben, dass sie sich angesichts ihrer lebensbedrohlichen Erkrankung für das Gerson-Programm entschieden haben, weil es Sinn machte und glaubhaft versprach, sie wieder gesund zu machen.

Das Ziel der Therapie besteht darin, sich mit der Ursache der Erkrankung – und nicht mit ihren Symptomen – zu befassen. Der Fokus liegt auf den beiden Hauptwidersachern von Gesundheit: Toxizität und Nährstoffmangel. Beide resultieren aus der heute vorherrschenden denaturierten künstlichen Lebensweise. Bis zu einem gewissen Ausmaß sind sie sowohl mit der modernen westlichen Ernährung wie auch der verschmutzten Umwelt eng verbunden. Lassen Sie uns einen genaueren Blick darauf werfen.

Toxizität

Die Luft, die wir atmen – absolut notwendig für unser Überleben – ist belastet von den Auspuffgasen des Straßenverkehrs, den unsichtbar kleinen Partikeln, die sich von den Reifen lösen und in unseren Lungen einnisten, den Rückständen des aus der Atmosphäre wiederkehrenden Flugbenzins wie auch dem giftigen Rauch unzähliger industrieller Abläufe, die von den Fabrikschornsteinen oder den chemischen Reinigungen in der Umgebung ausgestoßen werden. Auch die Qualität des Wassers – einer weiteren lebensnotwendigen Substanz – hat sich konstant verschlechtert. Es ist dermaßen verunreinigt durch Chlor, Fluor und die Rückstände einer großen Anzahl von Medikamenten, das es allen existierenden Reinigungstechniken widersteht – mit Ausnahme der des Distillierens. Industrielle und landwirtschaftliche Abflüsse vergiften Flüsse und Seen.

Elektrosmog ist die jüngste Ergänzung in punkto Umweltverschmutzung. Es handelt sich dabei um unsichtbare, aber konstant verdichtete elektromagnetische Felder, die uns überall umgeben. In Innenräumen werden sie verursacht durch TV-Anlagen, Kühlschränke, Computer, Mikrowellen und Mobiltelefone. Sie wirken störend auf die elektromagnetischen Felder des menschlichen Körpers ein und schaden dadurch der Gesundheit.[1, 2]

Im Freien sind es die mittlerweile überall aufgestellten Funkmasten, welche für den Empfang der Mobiltelefone sorgen. Auch sie sind eine ernstzunehmende Bedrohung für unsere Gesundheit: So hat man herausgefunden, dass ganze Gruppen von Erkrankungen, vor allem Krebs, vermehrt dort aufgetreten sind, wo vor kurzem neue Funkmasten in direkter Nachbarschaft aufgestellt wurden.[3] (s. auch Kap. 5)

Toxizität beginnt bereits im Boden und in den Pflanzen, welche ihn ihm heranwachsen. Die in der konventionellen Landwirtschaft oft bis zum Tag der Ernte eingesetzten hochgiftigen Pestizide, Fungizide, Herbizide und andere Chemikalien hinterlassen Rückstände auf den Pflanzen, die wir über die Nahrung aufnehmen. Viele dieser Gifte sind systemisch (d. h. sie durchdringen das Obst und Gemüse und können durchs Waschen nicht entfernt werden). Diejenigen, die sich nicht ausschließlich biologisch ernähren, nehmen täglich einen Cocktail dieser Agrochemikalien mit der Nahrung auf. Der kumulative Effekt dieser Gifte wurde übrigens nie getestet.

Im Zuge der Nahrungsmittelverarbeitung werden noch zahlreiche weitere chemische Zusätze beigefügt, von denen viele gefährlich sind.[4] Ihr Zweck besteht darin, die Haltbarkeit der Ware nahezu unbegrenzt zu verlängern, das Produkt noch verlockender aussehen zu lassen und die fehlenden natürlichen Aromen durch künstliche zu ersetzen. „Nahrungsmittelkosmetik“, wie sie ironischerweise genannt wird, dient allein den profitorientierten Interessen der Hersteller und hat nichts mit gesunder Ernährung zu tun.

Die hier aufgeführten Gefahren der Nahrungsmittelzusätze sollten uns dennoch nicht von dem ersten Hauptschuldigen der modernen Ernährung ablenken: Salz (Natriumchlorid) – die Substanz, die am schwierigsten zu vermeiden ist. Trotz offizieller Warnungen vor übermäßigem Gebrauch[5] ist der Salzkonsum in der westlichen Welt alarmierend hoch. Infolge des überhöhten Salzverzehrs speichert der Körper Wasser in den Zellen, was zu Ödemen führt. Salz belastet die Nieren, lässt den Blutdruck steigen und tötet die Geschmacksnerven ab mit dem Resultat, dass man immer mehr davon braucht, um einen Effekt zu spüren. Es behindert außerdem den Verdauungsprozess. Salz spielt – wie wir später noch sehen werden – auch eine gefährliche Rolle bei den intrazellulären Vorgängen, die zum Krebs führen.

Fleisch wird als wichtiger Bestandteil der modernen Ernährung geschätzt. Die Behauptung, dass sich ein Übermaß an tierischem Eiweiß wie Gift im Körper verhält, wird mit Sicherheit zu Erstaunen führen. Tatsache ist, dass der lange Darmtrakt des menschlichen Organismus nicht dafür geschaffen ist, eine derart große Anzahl tierischer Proteine zu bewältigen. (Im Gegensatz dazu ist der Darmtrakt von Fleischfressern wie Löwen und anderen großen

Raubkatzen kurz – so können die Abfallprodukte des verdauten Fleisches schnell ausgeschieden werden.) Die ideale Ernährung für den Menschen sollte daher hauptsächlich pflanzlich sein und pro Tag lediglich ein Minimum an tierischen Proteinen beinhalten. Das Gegenteil ist heute der Fall.

Mit zunehmendem Alter sinkt die Fähigkeit des Körpers, tierisches Eiweiß zu verdauen. Diese halbverdauten, nur unvollständig aufgespaltenen Proteine verbleiben wie Toxine im Körper. Auch die so gut wie in jedem Fleisch, Geflügel oder Milchprodukten enthaltenen tierischen Fette können nur unzulänglich verdaut werden, da auch die körpereigenen Enzyme mit zunehmendem Alter nicht mehr so effizient funktionieren. Die Tiere der menschlichen Nahrungskette werden darüber hinaus mit höchst unnatürlichem und ungesundem Futter großgezogen, welches Hormone, Antibiotika und synthetische Wachstumsförderer enthält. All diese Substanzen bleiben im Fleisch, den Eiern und Milchprodukten enthalten, die auf unseren Tischen landen und „bereichert" damit die sowieso schon heftige toxische Ladung, die wir unwissentlich mit uns herumschleppen.

Der Körper versucht, sich davor zu schützen und all die schädlichen Substanzen wieder loszuwerden. Leider kommt zu der massiven Last der Toxine, mit denen der Körper fertig werden muss, noch die des Nährstoffmangels hinzu.

Nährstoffmangel

Analog zur Toxizität hat auch dieser Widersacher von guter Gesundheit seinen Ursprung im Boden. Seit mehr als 150 Jahren wird Kunstdünger in einem immer größeren Ausmaß in der konventionellen Landwirtschaft eingesetzt. Der Boden wird dabei mit drei Hauptmineralien versorgt: Stickstoff, Phosphor und Kalium. Auf diese Weise erhält der Boden nicht die etwa 50 Mineralien und Spurenelemente, die notwendig sind, um ihn gesund, fruchtbar und reich an Enzymen zu erhalten, ganz zu schweigen von den zahlreichen Mikroorganismen, die in natürlich gedüngtem, humusreichem Boden vorkommen. Der verarmte Boden kann demzufolge nur defizitäre, nährstoffarme Pflanzen hervorbringen, die zu unserer ebenfalls nährstoffarmen Nahrung werden.

Durch die Weiterverarbeitung der Nahrung wird dieser Mangel noch verstärkt. Jedweder Dosen- oder Konservennahrung ebenso wie allem Geräucherten, Eingelegten, in Flaschen oder sonst wie Abgefüllten wurden damit auch noch die letzten übrig gebliebenen Nährstoffe entzogen. Durch hohes Erhitzen und Zugabe von Konservierungsstoffen wird die Nahrung noch weiter geschädigt. Diese weiterverarbeitete Nahrung dürfte streng genommen gar nicht mehr als Nahrung bezeichnet werden, da es ihr an nährenden

Vitaminen und Enzymen mangelt. Gerade die Enzyme, von extremer Wichtigkeit für eine gute Verdauung, werden bei Temperaturen von mehr als 60° C zerstört. Sie können dem Körper nur durch frische Rohkost, Früchte und Salate zugeführt werden. Allerdings nehmen nur wenige Menschen ausreichend Rohkost zu sich, um die für einen gesunden Organismus benötigten Enzyme in ausreichender Menge zuzuführen.

Mittlerweile sollte klar geworden sein, dass die beiden Hauptwidersacher einer guten Gesundheit – Toxizität und Nährstoffmangel – sich zu einem Teufelskreis verbinden. Das Gerson-Programm attackiert genau diese beiden mit oberster Priorität. Wäre unsere Nahrung wirklich nährstoffreich, dann wäre unser Organismus besser in der Lage, mit Toxinen umzugehen, was er aber so nicht kann. Als Folge davon beginnt früher oder später der Prozess der Degeneration, der ernsten chronischen Erkrankungen Tür und Tor öffnet. Damit Heilung eingeleitet und die natürlichen Abwehrkräfte des Körpers wiederhergestellt werden können, muss, wie gesagt, gegen beide Widersacher vorgegangen werden. Das ist das Thema der folgenden Kapitel.

Quellennachweise

1. a) Becker RO, zitiert in: Mobile Phone Mast Radiation and Breast Cancer: Eileen O'Connor's Personal Story. ICON Magazine, The Interdisciplinary Centre for Obesity, Nutrition and Health (ICON-Health), University of Leeds (UK), No. 34, Winter 2006.
   b) Mercola J. Are EMFs Hazardous to Our Health?
   www.mercola.com/article/emf/emf_dangers.htm.
2. Wolf R & Wolf D. Increased Incidence of Cancer near a Cell-Phone Transmitter Station. International Journal of Cancer Prevention 1 (2), April 2004.
3. Fallon S. Dirty Secrets of the Food Processing Industry; Präsentation auf der Jahreskonferenz „Consumer Health of Canada", März 2002.
   www.westonaprice.org/modernfood/dirty-secrets.html.
4. Excessive Sodium is One of the Greatest Health Threats in Foods. Report der Weltgesundheitsorganisation (WHO) vom Meeting im Oktober 2006; Teil der Inkraftsetzung der Strategie der WHO zu Ernährung, körperlicher Aktivität und Gesundheit.

Kapitel 4

Die körpereigenen Abwehrkräfte

Der menschliche Organismus ist ein auf wunderbare Weise hochkomplexes und -präzises lebendes Instrument, bei dem jedes einzelne Teilchen in enger Verbindung zu allen anderen Teilen steht. Jede seiner Trillionen Zellen hat ihre eigene Intelligenz, Funktion und ihren bestimmten Platz im Gesamtsystem. Wir übertreiben nicht, wenn wir behaupten, dass der menschliche Körper ein lebendes Wunderwerk ist, dessen Potential noch längst nicht vollständig verstanden wurde. Trotz der rasanten Entwicklung der Forschung im Bereich High-Technology hat die Wissenschaft gerade erst damit begonnen, die gewaltige Komplexität des Lebens auf zellulärer Ebene zu entschlüsseln.

Der auf sich selbst gestellte, mit den richtigen Lebensbedingungen versorgte menschliche Körper funktioniert im Sinne von Überleben und Erhaltung nach dem Prinzip der Homöostase (Zustand eines dynamischen Gleichgewichts). In diesem Zustand bewahrt der menschliche Organismus ein Gleichgewicht, obwohl er sich permanent an wechselnde Gegebenheiten anpasst. Sobald dieses Gleichgewicht in Gefahr gerät, laufen automatisch verschiedene eingebaute Abwehrsysteme an. Lassen Sie uns diese raffinierten Systeme genauer betrachten.

Das Immunsystem

Überall in der Natur machen tagtäglich Millionen lebender Organismen Jagd auf andere. Das trifft auch auf den menschlichen Organismus zu, der jeden Tag zahllosen Angriffen von Krankheitserregern wie z. B. Keimen, Viren und Parasiten ausgesetzt ist. Sein Hauptschutz ist das Immunsystem, welches in letzter Zeit eine gewisse Bekanntheit in der Öffentlichkeit erlangt hat. Dies geschah hauptsächlich durch Werbekampagnen für Präparate, die versprachen „das Immunsystem zu stärken". Ob diese nun wirken oder nicht, die meisten Menschen kaufen sie, ohne auch nur die leiseste Ahnung davon zu haben, was das Immunsystem ist, woraus es besteht oder wo es sich befindet. Das Thema verdient jedoch Beachtung.

Das Immunsystem ist kein einzelnes Organ oder eine einzelne Drüse, sondern verteilt sich über den ganzen Körper. Verschiedene Organe (wie z. B. Leber, Gehirn und Bauchspeicheldrüse) sind so wichtig, dass sie ein eigenes Abwehrsystem besitzen – das retikulo-endotheliale System (RES), welches ihnen zusätzlichen Schutz verleiht.

Zum Immunsystem gehört auch das lymphatische System, das überschüssige Flüssigkeiten aus den Körpergeweben in den Blutkreislauf weiterleitet. Die Lymphe selbst ist eine strohfarbige Flüssigkeit, die Abwehrzellen enthält. Das lymphatische System hat bei einer Normalperson ungefähr 700 Knoten, die sich auf den ganzen Körper verteilen. Im Gegensatz zum Blutkreislauf, der über die Pumpleistung des Herzens zirkuliert, wird die Lymphe durch muskuläre Aktivität im Körper hin und her bewegt.

Der Hauptbestandteil des Immunsystems befindet sich im Knochenmark, wo die weißen Blutkörperchen gebildet werden. Bei Abgabe durch das Knochenmark sind diese noch nicht vollständig. Einige wandern zur Thymusdrüse, wo sie vervollständigt werden und zu T-Lymphozyten heranreifen. Andere begeben sich in die Milz und das Lymphgewebe und reifen zu B-Lymphozyten heran. Sie alle verschlingen Keime, Viren, bösartige Zellen und toxische Substanzen, die sie töten oder auf andere Weise unschädlich machen.

Wie alle anderen Teile des gesamten Organismus, so besteht auch das Immunsystem aus Zellen, die ernährt werden müssen. Sie benötigen Mineralien, Enzyme und Vitamine in ausreichender Menge – und zwar am besten in ihrer natürlichen Form, damit sie möglichst leicht aufgenommen werden können. Dieser Bedarf kann natürlich von Pillen und chemischen Medikamenten nicht gedeckt werden.

Auch viele der synthetischen Vitamin- und Mineralstoffpräparate kann der Körper nicht optimal aufnehmen und verwerten. Das Immunsystem – wie auch der Rest des Körpers – benötigt frische, lebendige, biologische Substanzen. Nur wenn es optimal genährt wird, ist es in der Lage, seine essentiellen lebenserhaltenden Funktionen richtig auszuüben.

Das Enzymsystem

Enzyme werden von Laien oft nicht richtig verstanden. Einer anerkannten Definition zufolge handelt es sich dabei um *„komplexe Proteine mit der Fähigkeit zu chemischen Veränderungen in anderen Substanzen, ohne sich dabei selbst zu verändern."*[1] Alles, was im Körper vor sich geht, wir sprechen hier von mehreren hundert biochemischen Prozessen – vom einzelnen Atemzug mit dem Ziel, dem Blut Sauerstoff zuzuführen, bis hin zur Verdauung der Nahrung, die anschließend zwecks Energieerzeugung mit Sauerstoff angereichert wird – erfordert die Aktivität von Enzymen.

Da er sogar die in Rohkost oder tierischen Produkten enthaltenen Enzyme nicht ausreichend aufnehmen kann, ist der Körper gezwungen, seine eigenen Enzyme zu produzieren. Um die Hundertschaften dieser dringend benötigten

Enzyme verfügbar zu haben, muss das Organsystem auf bestimmte Mineralien zurückgreifen, die als Katalysatoren fungieren (Katalysatoren sind Substanzen, die eine Reaktion beschleunigen, ohne dabei selbst verändert zu werden).

Die beiden Forscher Dixon und Webb[2] haben in einer detaillierten Studie untersucht, wie der menschliche Organismus Enzyme produziert. Sie fanden heraus, dass der Körper bei den meisten der untersuchten Enzyme Kalium als Katalysator benötigte, wohingegen sich Natrium wie ein Enzyminhibitor (eine Substanz mit hemmender Wirkung) verhielt. Da Enzyme bei Temperaturen von mehr als 60° C zerstört werden, stehen sie dem Körper durch gekochte oder weiterverarbeitete Nahrung nicht zur Verfügung. Wenn der Organismus keine frische, lebendige Nahrung – wie die Gerson-Therapie sie liefert – erhält, entstehen ernsthafte Schwierigkeiten. Dies gilt im Besonderen für Patienten, die bereits von wesentlichen Gesundheitsproblemen wie schlechter Verdauung, Appetitlosigkeit, Verstopfung, Durchfall und Blähungen betroffen sind. Um nur einige der Mängel bei Krebspatienten zu nennen: bei Ihnen vermögen weder die Enzyme ihrer Bauchspeicheldrüse (Pankreas) ihre eigentliche Aufgabe – den Angriff auf das Tumorgewebe – zu erfüllen, noch produzieren die Oxidationsenzyme die dafür benötigte Energie.

Der Grund, warum Enzyme, vor allem die der Bauchspeicheldrüse, in der Lage sind, auch während der Nahrungsverdauung Tumorgewebe zu attackieren und zu zerstören, liegt darin, dass sie die Tumorzellen als „fremde" Strukturen erkennen, die eliminiert werden müssen. Die Hauptfunktion dieser Enzyme besteht jedoch in der Eiweißverdauung. Da die durchschnittliche Ernährung reich an tierischem Eiweiß ist, wird ein Großteil der Pankreasenzyme für die Verdauung dieser Proteine benötigt. Die Folge ist, dass – wenn überhaupt – nur wenige Enzyme da sind, um Tumorgewebe zu zerstören, das auf diese Weise wachsen und sich ausbreiten kann.

Die unzureichende Enzymaktivität zählt mit Sicherheit zu den Hauptproblemen, die kranke Menschen, und vor allem Krebspatienten, angehen müssen. Die Lösung besteht darin, den Organismus mit genügend toxinfreien, frischen biologischen Nahrungsmitteln zu versorgen und die dadurch in Gang gebrachte Entgiftung noch durch Kaffee-Einläufe zu beschleunigen. Die zusätzliche Versorgung mit Pankreasenzymen ist integraler Bestandteil des Gerson-Protokolls, die neben den frisch gepressten Säften mit ihrem hohen Sauerstoffanteil erfolgt.

Das Hormonsystem

Hormone sind Substanzen, die in verschiedenen Drüsen produziert werden und von diesen direkt in den Blutstrom abgegeben werden. Deshalb werden sie auch endokrine (innersekretorische) Drüsen genannt. Die meisten Men-

schen assoziieren Hormone nur mit der Sexualfunktion. Dabei gibt es viele andere, die verschiedene, überaus wichtige Aufgaben im Körper erfüllen (z.B. Insulin, Thyroxin und Adrenalin). Hormone, vor allem Thyroxin und Adrenalin, regulieren den gesamten Metabolismus.
Die Schilddrüse verdient als wichtiger Teil des Immunsystems unsere besondere Aufmerksamkeit. Neben ihren vielen anderen Funktionen reguliert sie die Körpertemperatur und auch das Fieber. Wird der Körper von Keimen oder Viren angegriffen, dann produziert das Immunsystem als Antwort darauf übermäßige Hitze, also Fieber. Bitte erinnern Sie sich daran, dass Keime und Viren wie auch Tumorgewebe keine erhöhten Temperaturen vertragen, die gesunden Zellen nichts anhaben können. Folglich kann die gut funktionierende Schilddrüse bei der Wiederherstellung der Gesundheit helfen, vorausgesetzt sie erhält genug Jod, welches sie für die Produktion des lebenswichtigen Hormons Thyroxin braucht.

Der Vorrat an Jod ist heutzutage leider knapp. Hinzu kommt, dass das im Wasser enthaltene Chlor der Schilddrüse Jod entzieht. Dieser wichtige Nährstoff wird noch stärker durch Fluoride blockiert – ein gefährliches Gift. [3]

Außerdem ist als Konsequenz der Methoden der konventionellen Landwirtschaft auch im Boden zu wenig Jod enthalten, weshalb dieser auch nichts anderes als jodarme Pflanzennahrung hervorbringen kann. Die Regierungen vieler Länder haben daraufhin verordnet, dem Speisesalz Jod zuzugeben. Da in der Bevölkerung viel Salz konsumiert werde, sei es so leicht möglich, auch die entsprechende Menge Jod aufzunehmen, so ihre Begründung. Auf der anderen Seite haben wir ja gerade erfahren, dass hoher Salzverzehr nicht gesund ist. Auch von offizieller Seite wird mittlerweile davon abgeraten[4], da selbst bei Personen mit ausgewogener Ernährung ein ernstzunehmender Jodmangel zu verzeichnen ist.

Weitere Hormoninhibitoren sind in Lebensmittelzusätzen wie Konservierungsstoffen, Emulgatoren, Farbstoffen, künstlichen Aromen und vielen anderen der so genannten Nahrungskosmetika enthalten. Dazu zählen auch Pestizide und andere landwirtschaftliche Giftstoffe, die in unserem Nahrungsangebot zu finden sind. Man hat sogar herausgefunden, dass Pestizid-Rückstände die Produktion des männlichen Spermas unterdrücken.[5] Ein wichtiger Teil der körpereigenen Abwehr, das Hormonsystem, steht unter schwerem Beschuss.

Die essentiellen Organe

Einige unserer Organe werden als „essentiell“ bezeichnet. Dazu zählen z. B. Leber, Bauchspeicheldrüse, Lungen, Nieren, Herz und Gehirn. Die besagten Organe verdienen mit Sicherheit diesen Namen. Dennoch sollte man nicht annehmen, dass der Dickdarm für uns nicht wichtig ist! Dasselbe gilt für den Dünndarm, das

Knochenmark, die Milz, selbst den Blinddarm, der ebenso Teil des Immunsystems ist. Tatsächlich gibt es nichts „Unnützes" im menschlichen Körper.

Deshalb ist es von immenser Bedeutung, dass man sich im Verlauf der Heilung mit allen Körpersystemen befasst. Da die Leber eine Hauptrolle für die Heilung des Körpers spielt, widmet ihr die Gerson-Therapie besondere Aufmerksamkeit und versucht, ihre Funktion so schnell und sorgfältig wie möglich wiederherzustellen. Die Leber ist ein erstaunliches Organ. Als einziges Organ des gesamten Körpers ist sie imstande, sich zu regenerieren und sogar nachzuwachsen, falls Teile von ihr entfernt wurden. Sie ist an den meisten körpereigenen Prozessen beteiligt. Alle physiologischen Aktivitäten beginnen und enden in ihr. Die Leber wird oft als Organ zur Entgiftung beschrieben, das sie ohne Zweifel ist. Sie hat aber noch viele weitere Funktionen – dutzende, wenn nicht hunderte –, die selbst dank der Möglichkeiten der Spitzentechnologie moderner Medizin bis heute noch nicht erschöpfend definiert werden konnten.

Laut Dr. Gerson braucht jede neue Generation von Leberzellen ungefähr fünf Wochen, um zu entstehen. Seiner Meinung nach braucht es 12 bis 15 Generationen, um aus frischen Zellen eine völlig neue, gesunde Leber zu bilden. Gemäß diesem Modell dauerte es 18 Monate, um selbst bei einem fortgeschrittenen Krebspatienten die Leber – und mit ihr auch den ganzen übrigen Organismus – vollständig zu heilen und wiederherzustellen. Bedauerlicherweise ist dieses Zeitmodell heute nicht mehr gültig.

Die in den letzten 50 Jahren fortschreitende Zerstörung der Umwelt und des Nahrungsangebotes hat dazu geführt, dass die Patienten heute noch ernsthafter geschädigt sind als die, die ehemals von Dr. Gerson behandelt wurden. Noch weit ernster ist die Tatsache, dass nicht wenige Patienten, die sich für die Gerson-Therapie entscheiden, vorher schon mittels Chemotherapie behandelt wurden, was noch mehr Schaden für den Organismus bedeutet. Heute braucht man daher zwei Jahre, um vollständig gesund zu werden. Bei den Patienten mit vorheriger Chemotherapie kann es sogar noch länger dauern, bis sie vollkommen entgiftet und geheilt sind.

Die Mineralstoffbalance

Um gut zu funktionieren und über eine starke Abwehr zu verfügen, braucht der Körper eine große Menge – und zwar so in etwa 52 – Mineralstoffe und Spurenelemente. Die Gerson-Therapie erfüllt diesen Bedarf durch das reichhaltige Angebot an frisch gepressten, biologischen Säften, deren Produkte nährstoffreichen Böden entstammen. Dr. Gerson fand allerdings heraus, dass v. a. zwei Mineralien – Natrium und Kalium – daran beteiligt sind, eine Mineralstoffdysbalance im Körper herzustellen.

Über die Jahrtausende hat sich der menschliche Körper zu einem „Kalium-Wesen“ entwickelt, das in seiner Nahrung ungefähr 90 % Kalium im Vergleich zu 10 % Natrium benötigt. Ungefähr dieses Verhältnis findet sich in natürlicher, frischer, biologischer, vegetarischer Nahrung vor. Die durchschnittliche moderne Ernährung von heute ist jedoch weit von diesen Proportionen entfernt. Stattdessen ist sie überladen mit Natrium, das der Körper wieder ausscheiden muss. Der exzessive Konsum von Natrium fungiert als Enzyminhibitor, wie es von Dixon und Webb[6] dargelegt wurde. Es wurde ferner gezeigt, dass Natrium das Tumorwachstum verstärkt und außerdem Ödeme[7] hervorruft, da der Körper es mit Wasser bindet, um so seine Giftigkeit zu reduzieren.

Um dem entgegenzuwirken, ergänzte Dr. Gerson seine Diät mit großen Mengen an Kalium – in den ersten zwei bis drei Wochen waren es bis zu 40 Teelöffel pro Tag von einer zehnprozentigen Lösung, die die Patienten noch zusätzlich zu der natürlichen, bereits kaliumreichen Ernährung erhielten. Die Folge war eine sofortige Reduktion von Ödemen, Aszites und Schmerzen. Des Weiteren stellte er fest, dass die Mineralstoffbalance der Patienten durch Ergänzung weiterer Mineralien wie Magnesium, Calcium oder Eisen nicht nur gestört, sondern weiter geschädigt wurde. Er warnte ausdrücklich davor, der Diät Calcium beizufügen. Mit Hilfe seines engen Freundes, des Top-Biochemikers Rudolf Keller[8], fand er heraus, dass Calcium in die Natrium-Gruppe der Mineralien gehörte und zu einem Wachstum des Tumors beitrug. Selbst in Fällen starken Knochenzerfalls durch Tumorgewebe oder auch bei Osteoporose gelingt es der Gerson-Behandlung durch ihren hohen Gehalt an gut ausbalancierten Mineralien, Knochen wiederherzustellen. All dies macht deutlich, warum die Mineralstoffbalance eine so wichtige Komponente für die körpereigene Abwehr darstellt.

Quellennachweise

1. Taber's Cyclopedic Medical Dictionary. F. A. Davis Company, Philadelphia. 1993.
2. Dixon M, Webb EC. Enzymes. Academic Press, New York. 1964.
3. Yiamouyiannis J. Fluoride: The Aging Factor. Health Action Press, Delaware, OH: 1986.
4. Excessive Sodium is One of the Greatest Health Threats in Foods. Report der WHO vom Meeting im Oktober 2006, Teil der Inkraftsetzung der Strategie der WHO zu Ernährung, körperlicher Aktivität und Gesundheit.
5. Whorton D, Krauss RM, Marshall S, Milby TH. Infertility in Male Pesticide Workers. The Lancet 2 (8051): 1259-1261. 1977.
6. Zit. 2 (Dixon/Webb), oben.
7. Gerson M. Eine Krebstherapie – 50 Fälle. 30 Jahre klinische Erfahrung in der Behandlung fortgeschrittener Krebsfälle durch Diät-Therapie. S. 117 ff. AKSE-Verlag, Wörthsee. 2010.
8. Rudolf Keller, wie zitiert in 7. (Gerson M.), S. 64.

Kapitel 5

Zusammenbruch der körpereigenen Abwehr

Im vorigen Kapitel wurden die zahlreichen Abwehrmechanismen des Körpers behandelt. Unter idealen Bedingungen sind diese in der Lage, das dynamische Gleichgewicht – auch Homöostase genannt – zu erhalten. Betrachten wir den ziemlich hohen Krankheitspegel in unserer hoch entwickelten, zivilisierten Welt, so wird deutlich, dass unsere ausgeklügelten Abwehrsysteme zunehmend an der korrekten Ausübung ihrer Arbeit gehindert werden. Homöostase ist deshalb nicht länger eine Selbstverständlichkeit. Um zu verstehen, warum dem so ist, müssen wir das Problem aus einer größeren Perspektive betrachten.

Wie an anderer Stelle bereits erwähnt, entwickelte sich der menschliche Organismus über Millionen Jahre als Teil der Natur, Seite an Seite mit Pflanzen und Tieren. Er war dabei über lange Zeit nur natürlichen Substanzen ausgesetzt; Umwelt, Nahrung und Behausung enthielten nichts Künstliches oder Fremdes. Die Leben unserer entfernteren Vorfahren waren ohne Zweifel hart und kurz, ihre langsame Evolution verlief jedoch vollkommen natürlich und war gut angepasst an die Welt, in der sie lebten.

Erste Veränderungen traten schon zu Beginn der Zivilisation ein, wurden jedoch gegen Ende des 18. Jahrhunderts mit Beginn der industriellen Revolution drastisch und rasend schnell. Eine zweite Welle mit immer rasanteren Innovationen folgte nach dem II. Weltkrieg. Jetzt änderten sich drastisch die tägliche Lebensweise der Menschen, ihr Arbeitsalltag, ihre Lebensbedingungen und, an vorderster Stelle, ihre Ernährung – der wichtigste, uns alle betreffende Faktor. Die flächendeckende Einführung der primär profitorientierten Landwirtschaft wie auch die scheinbar endlose Expansion der Nahrungsmittelindustrie haben unser „täglich Brot“ fast bis zur Unkenntlichkeit verändert.

Der unendlich komplexe menschliche Organismus hatte jedoch keine Zeit, sich an diese fundamentalen Veränderungen anzupassen und sich umzustellen – und das ist der wesentliche Punkt. Aus diesem Grund ist sein Abwehrsystem den zahlreichen Herausforderungen oft nicht mehr gewachsen. Es kämpft, um weiterhin normal funktionieren zu können, wird aber durch verschmutzte Luft, verunreinigtes Wasser und falsche Ernährung ausgezehrt. Früher oder später bricht es dann zusammen. Bedauerlicherweise wird der Zusammenbruch für jede neue Generation noch etwas früher eintreten. Dieses Kapitel befasst sich detailliert mit den Gründen für diesen Zusammenbruch.

Chemische Landwirtschaft

Seit mehr als 150 Jahren werden in zunehmender Weise Kunstdünger eingesetzt. Sie verursachen eine Schädigung und Verarmung des Bodens wie auch der dort lebenden Mikroorganismen, von denen nicht nur die Gesundheit des Bodens, sondern auch die aller dort heranwachsenden Pflanzen abhängt. Pflanzen wiederum sind Nahrungsquelle für Mensch und Tier, weshalb ihre stark verminderten Nährwerte tiefgreifende Auswirkungen haben. Dr. Gerson zählte zu den wenigen visionären Wissenschaftlern, die schon früh erkannten, dass es eine eindeutige Verbindung zwischen Nährstoffdefiziten und Erkrankungen, wie auch zwischen Erkrankungen und einem kranken, ausgelaugten Boden gibt. Gerson schrieb: *„Es gibt einen externen und einen internen Metabolismus, von dem alles Leben abhängt. Beide sind eng und untrennbar miteinander verbunden. Die Reserven beider sind nicht unerschöpflich.“*[1]

Sind die Bodenreserven einmal erschöpft, werden auch die Pflanzen krank. Die nur mangelhaft genährten Pflanzen verlieren ihre Abwehrkräfte gegen Schädlinge, Rost, Pilze und eine Vielzahl anderer Eindringlinge. Um diese Angreifer unschädlich zu machen, wurden Fungizide, Pestizide und andere toxische Chemikalien entwickelt. Natürlich hatte man angenommen, diese Pflanzen“schutzmittel“ seien harmlos, wenn sie weisungsgemäß angewandt werden. Bedauerlicherweise war das genaue Gegenteil der Fall.

Die starken Pestizide – speziell DDT (= Dichlordiphenyltrichloräthan) – wurden erstmals etwa in der Mitte des II. Weltkriegs eingesetzt, ca. 1943. Dr. Gerson führt in seinem Buch[2] auf, dass Rückstände dieser und anderer toxischer Materialien in Fleisch, Butter, Milch, ja sogar in der Muttermilch innerhalb von 18 Monaten! nachgewiesen werden konnten.

Nachträglich fand man heraus, dass die toxischen Pflanzenschutzmittel bis in den Boden und das Grundwasser vorgedrungen waren. Die Resultate dieser Praktiken lassen sich in Kalifornien beobachten. Hier wurden ganze Landstriche jedes Jahr mit riesigen Mengen an Pestiziden behandelt. Wasser und Boden wurden daraufhin so toxisch, dass es eine Epidemie an Leberkrebsfällen gab. Betroffen waren v. a. die Kinder, die draußen spielten und von primärem Leberkrebs befallen wurden.[3]

Die Situation hat sich immer mehr verschlechtert. Nachdem man für eine gewisse Zeit DDT angewendet hatte, stellte man fest, dass die Schädlinge eine Resistenz gegen dieses Gift entwickelt hatten. Deshalb mussten stärkere, sogar noch toxischere Mittel wie z. B. Dieldrin entwickelt werden. Zur gleichen

Zeit sickerte durch, dass der menschliche Organismus nicht in der Lage war, Resistenzen gegen diese Gifte zu entwickeln. Die Wirkung auf Erwachsene ist schon schlimm genug. Tragischerweise erleiden aber die noch in der Entwicklung befindlichen Körper von Embryonen, Säuglingen und kleinen Kindern wegen ihrer zarten Konstitution noch weit ernsthafteren Schaden.

Es ist eine sehr ernüchternde Tatsache, dass Krebs – zu früheren Zeiten eine degenerative Erkrankung der älteren Menschen – nun auch Kinder befällt. Offenkundig steigt die Krebsrate in der Allgemeinbevölkerung heute noch weitaus schneller an.

Um Ausmaß und Geschwindigkeit der Erkrankungszunahme zu verdeutlichen, möchten wir Ihnen Folgendes in Erinnerung rufen: 1937, als die Gerson-Familie gerade in die USA übergesiedelt war, verkündeten Poster an den Straßenecken, dass eine von 14 Personen an Krebs stirbt. 1971 sagte Präsident Nixon dem Krebs offiziell den Krieg an und versicherte, dass ein Heilmittel gegen den Krebs gefunden würde, wenn genug Gelder für die Forschung bereitgestellt würden.[4] Im selben Jahr verstarben 215.000 Menschen an Krebs.[5] 1996, genau 25 Jahre später, veröffentlichte der U.S. News & World Report das Ergebnis der Forschung: Nachdem man 29 Billionen US-Dollar in die Krebsforschung gesteckt hatte, rechnete man 1996 mit 555.000 Krebstoten.[6] Die Forschung hatte sich auf Chemikalien, nämlich die immer toxischere Chemotherapie, konzentriert – und nicht auf Ernährung. Interessant: Heute sind es bereits mehr als zwei von fünf Menschen, die Hochrechnungen zufolge an Krebs erkranken[7]. Laut einer kanadischen Untersuchung[8] wird sich diese Proportion noch weiter in Richtung einer von zwei Menschen verschieben.

Mit den Jahren verstand man die schädlichen Auswirkungen der Pflanzenschutzmittel immer besser. So konnte eine schwedische Studie[9] nachweisen, dass das Non-Hodgkin-Lymphom (NHL) mit Pestiziden in Verbindung steht. (Eine frühere Studie aus dem Jahr 1981 identifizierte Phenoxyl-Herbizide als Schuldige)[10]. Ein anderes Herbizid, das mit dem erhöhten Vorkommen von NHL in Verbindung gebracht wird, ist Glyphosat, welches von Monsanto als Roundup® vertrieben wird. Es ist mehr als alarmierend, dass eine Resistenz gegen dieses Gift nun in das gentechnisch veränderte Saatgut von Monsanto Eingang gefunden hat, was wiederum den Einsatz von mehr Roundup® erlaubt, ohne dass die Pflanze getötet wird.[11] Eine frühere Studie derselben schwedischen Forschergruppe hat nachgewiesen, dass Roundup® Haarzell-Leukämie[12] verursacht. Durch Studien an Tieren konnte gezeigt werden, dass Roundup® zu Genmutation und chromosomalen Fehlentwicklun gen führen kann.[13]

Von dem Pestizid DDE (Dichlorodiphenyldichloroethylen), einem Abbau- und Nebenprodukt von DDT, ist bekannt, dass es die männliche Geschlechtsentwicklung stört, indem es die Bildung des männlichen Sexualhormons

Testosteron deaktiviert.[14] In ganz Europa geht die Fruchtbarkeit des Mannes – gemessen anhand der Spermienzahl – zurück.[15] (Die höchste Anzahl an Spermien fand man bei dänischen Bio-Landwirten, die nicht mit toxischen Pflanzenschutzmitteln in Kontakt kommen.)[16] Ebenfalls alarmierend ist die zunehmende Ausbreitung von Brustkrebs bei Frauen aller Altersgruppen. In England sind es jede Woche circa 250 Frauen, die daran versterben[17], mindestens 850 werden neu diagnostiziert.[18] Obwohl auch andere Faktoren zu dieser Entwicklung beitragen, darf die Wirkung von Pflanzenschutzmitteln nicht unberücksichtigt gelassen werden.

Die bestehenden Probleme infolge der Pflanzenschutzmittel reichen scheinbar noch nicht aus, denn die menschliche Gesundheit steht vor der nächsten Bedrohung – durch genmanipulierte Nahrung. Der hier entstandene Konflikt zwischen den mächtigen kommerziellen Interessen und der Gesundheit der Bevölkerung wird trotz der Anstrengungen der Industrie offen ausgetragen. Monsanto, einer der größten Hersteller von genmanipulierter Nahrung, hatte mit allen Kräften versucht, Daten zu vertuschen, die die Unbedenklichkeit von genmanipulierter Nahrung für den Menschen ernsthaft in Zweifel zogen.[19] Das geschieht in Einklang mit den Herstellern von Pflanzenschutzmitteln, die beständig die Sicherheit des jeweiligen Produktes nachzuweisen versuchen. Obwohl heute so gut wie keiner, der sich durchschnittlich ernährt, an Rückständen verschiedener toxischer Substanzen aus Obst und Gemüse vorbeikommt, hat noch niemand je untersucht, welche kumulative Wirkung dieser toxische Cocktail auf den menschlichen Organismus hat.

Trotz dieser düsteren Prognose ist dennoch nicht alles verloren. Nach einem eher schwachen Start ist die Produktion von biologisch angebautem Obst und Gemüse in den letzten Jahren exponentiell gestiegen. Sie erlaubt es dem aufgeklärten Konsumenten, sich von weitgehend giftfreien Produkten zu ernähren. Biologische Nahrung, die auf traditionell gedüngtem Boden herangewachsen ist, bietet den Vorteil, dass sie so gut wie alle Mineralien, Spurenelemente, Enzyme und Vitamine enthält, die der Körper für eine gute Gesundheit braucht. Deshalb sind Gerson-Patienten zur Ankurbelung der Selbstheilungskräfte ausschließlich biologische Produkte erlaubt.

Dies soll genügen, um Ihnen den Teufelskreis aufzuzeigen, in welchem Menschen mit einer durchschnittlichen modernen Ernährung gefangen sind. Diejenigen, die sich toxinreich und dabei nährstoffarm ernähren – vor allem durch „Fast Food" – werden mit der Zeit unter Kopfschmerzen, Arthritis, Schlaflosigkeit, Depression, häufigen Erkältungen, Infektionen, Verdauungsproblemen und einigem mehr leiden. Sie greifen häufiger zu frei verkäuflichen Medikamenten, die Ärzte verschreiben ihnen mehr Schmerzmittel, Schlafmittel, Antidepressiva und andere symptomkurierende Arzneimittel, die allerdings die dahinter liegenden Probleme außer Acht lassen. Da alle

Medikamente auf lange Sicht toxisch sind,[20] werden die Abwehrkräfte durch sie noch weiter geschwächt und irgendwann zusammenbrechen. Der Zusammenhang zwischen kranken Böden und kranken Menschen ist damit schmerzhaft ersichtlich.

Allopathische Medikamente

„Eine der obersten Pflichten des Arztes ist es, die Massen darin zu unterrichten, keine Medizin einzunehmen."

Sir William Osler, 1849-1919, Medizinhistoriker,
genannt „einer der einflussreichsten Ärzte seiner Zeit"

„Die Hälfte der modernen Medikamente könnten problemlos aus dem Fenster geschmissen werden, wenn sie dann nicht von den Vögeln gefressen würden."

Dr. M. H. Fischer, MD

„Eine Pille für jede Krankheit" fasst das extreme Vertrauen in Medikamente zusammen, die zu einem wesentlichen Bestandteil des heutigen Lebensstils geworden sind. Man muss nur Fernseher oder Radio anmachen und schon hört man einen endlosen Vortrag über die neuesten Medikamente – allesamt entwickelt, um jede Art von Erkrankung zu bezwingen. Dazu gehört aber auch immer eine meist schnell heruntergelesene oder vernachlässigte Liste mit den vielen schädlichen Nebenwirkungen eines jeden Arzneimittels. Zum Glück lassen sich die Risiken nicht immer erfolgreich verleugnen: Erinnern Sie sich noch an den Skandal, den es Ende des Jahres 2004 um den Pharmariesen Merck in Verbindung mit seinem Rheuma-Medikament VIOXX® [21] gegeben hat? Zunächst gab Merck öffentlich zu, es seien weltweit in den zwei oder drei Jahren davor ungefähr 16.000 Menschen an den Nebenwirkungen gestorben und nahm VIOXX® vom Markt. Interessanterweise hatte Merck jahrelang die lebensbedrohlichen Nebenwirkungen und Warnungen bezüglich VIOXX® in der Physicians Desk Reference (PDR) veröffentlicht.[22] Als die Nachforschungen sich ausweiteten, musste Merck schließlich zugeben, dass 55.000 Menschen an den Nebenwirkungen des Medikamentes gestorben waren, welches sie gegen ihre Arthritis-Schmerzen eingenommen hatten. Das wirklich Skandalöse daran ist, dass die amerikanische FDA (Behörde für Ernährung und Arzneimittel) Merck dazu aufforderte, das tödliche Medikament wieder einzuführen, da der Nutzen die Risiken übertreffe.[23]

Ein weiteres viel zu häufig verwendetes Medikament, das immer mehr in das Auge der Öffentlichkeit kommt, ist Ritalin®. Es wird routinemäßig Kindern verschrieben, die von dem so genannten Aufmerksamkeits-Defizit-Hyperaktivitäts-Syndrom (ADHS) betroffen sind. Die PDR, die sämtliche auf dem Markt erhältliche und für den ärztlichen Gebrauch bestimmte Medikamente auflistet und beschreibt, bestimmt, dass Ritalin® nicht bei Kindern unter sechs Jahren angewendet werden soll, und gibt folgende Nebenwirkungen an: Wachstumshemmung, Appetitlosigkeit, Bauchschmerzen, Gewichtsverlust, Schlaflosigkeit und Sehstörungen.[24] (Die durch Ritalin® verursachten zahlreichen Selbstmorde und grundlose Morde durch Jugendliche werden hier nicht aufgeführt!)

Trotz dieser Warnungen wurde bekannt, dass schon Kleinkinder im Alter von zwei bis vier Jahren mit diesem Medikament behandelt werden, das ein hohes Suchtpotential hat und ernsthafte Entzugserscheinungen hervorruft. Der Arzt und Direktor des Internationalen Zentrums für Psychiatrie und Psychologie, Peter R. Breggin, schrieb ein Buch mit dem Titel „Talking back to Ritalin", in welchem er die vielen wissenschaftlichen Studien auflistet, die von den Ritalin-Befürwortern ignoriert wurden. Er schreibt: *„Ritalin korrigiert keine biochemischen Dysbalancen – es schafft sie. Es gibt Beweise, dass es bleibende Schäden des kindlichen Gehirns und seiner Funktionen verursachen kann."* [26] Es fällt nicht schwer, sich vorzustellen, was es dem ganzen, noch in der Entwicklung befindlichen Organismus und seinem ebenfalls noch unfertigen Abwehrsystem antut. Im Jahr 2006, als wir dieses Buch schrieben, wurden mehr als fünf Millionen amerikanische Kinder mit Ritalin® behandelt.[27]

Wie wird ihr Gesundheitszustand in, sagen wir, 15 Jahren sein? (s. auch Kap. 6)

Betrachten wir den allgemein üblichen übermäßigen Gebrauch von Medikamenten, so liegt das eigentliche Problem darin, dass diese lediglich Symptome unterdrücken und es damit den Menschen ermöglichen, ihrem Alltag, zumindest für eine Weile, weiter nachzugehen. Wie dem auch sei – Medikamente sind niemals in der Lage, die zugrunde liegende Ursache des Schmerzes oder der Fehlfunktion zu beseitigen, geschweige denn, sie zu heilen. Das Problem schreitet fort und verschlechtert sich – und verdeckt durch das Medikament lässt es sich immer schwieriger diagnostizieren. Weil der Körper ein unteilbares Ganzes ist, greift das toxische Medikament nicht nur die Leber an, sondern auch Herz, Lungen, Nieren und das Verdauungssystem. Sie alle nehmen Schaden – und die Abwehrsysteme werden entsprechend schwächer.

Da praktisch alle chemischen Medikamente toxisch sind,[28] wird Gerson-Patienten geraten, sich davon fernzuhalten. Antibiotika bilden hier eine Ausnahme. Der inflationäre Einsatz in der medizinischen Behandlung hat zur Schwächung des Immunsystems geführt und aufgrund von Resistenzbildungen die Bakterien noch gestärkt. Trotzdem müssen Gerson-Patienten in bestimmten Fällen Antibiotika einnehmen. Vergessen Sie nie, dass das Immunsystem eines Krebspatienten ernsthaft geschwächt ist, sonst hätte er keinen Krebs bekommen!

Da sich das Immunsystem nicht innerhalb von wenigen Wochen, ja selbst Monaten (es kann bis zu einem Jahr dauern) wiederherstellen lässt, sind Antibiotika im Fall einer akuten schweren Infektion erforderlich. Bitte befolgen Sie auch im Fall einer Zahnbehandlung unbedingt die Empfehlungen des Zahnarztes. Antibiotika werden außerdem zur Bekämpfung von Erkältungen oder grippalen Infekten eingesetzt. Selbstverständlich töten Antibiotika keine Viren ab, sie helfen aber dabei, Infektionen oder auch die opportunistischen Krankheitserreger, die aufgrund des geschwächten Allgemeinzustandes eindringen können, unter Kontrolle zu halten. Penicillin ist das am wenigsten toxische Antibiotikum. Es kann bei Erkältungen zum Einsatz kommen, wenn keine Allergie vorliegt. Andernfalls verwendet man das für die jeweilige Infektion geeignete Antibiotikum. Die Wirkung des Antibiotikums lässt sich immer erheblich verstärken, und das, ohne die Dosierung zu erhöhen, wenn man es zusammen mit einer Tablette Aspirin, einer Vitamin C (500 mg) und 50 mg Niacin einnimmt.

Haben wir den ernsthaften, sich auf den ganzen Organismus ausbreitenden Schaden infolge des übermäßigen Gebrauchs von Medikamenten einmal verstanden, dann wird deutlich, warum die so genannten „Partydrogen“ eine derartige Bedrohung darstellen. Von jungen – und weniger jungen – Menschen werden sie im Alltag völlig bedenkenlos wie Bonbons eingenommen. Dabei können sie letzten Endes abhängig machen und sogar Leben zerstören. Zusätzlich zu allen anderen schädigenden Komponenten der modernen Lebensweise können diese zum Spaß eingenommenen Drogen der letzte Tropfen sein, der das Fass zum Überlaufen bringt und die körpereigene Abwehr zusammenbrechen lässt.

Nahrungsmittelzusätze

Eine Möglichkeit, sich gesund zu ernähren, ist die unter dem Namen „Steinzeit-Ernährung“ bekannte Form. Sie besagt: *„Iss' nur Nahrungsmittel, von denen nichts entfernt wurde, denen nichts hinzugefügt wurde und die verderben, wenn du sie nicht sofort zu dir nimmst.“*[29] Man hätte eine harte Zeit, wenn man versuchen würde, diese Nahrungsmittel in einem Supermarkt irgendwo auf Erden zu finden. Das, was diese Tempel der Nahrungsmittelindustrie verkaufen – falls es dort nicht eine Abteilung mit biologischen Nahrungsmitteln gibt – stellt das exakte Gegenteil der oben beschriebenen Regel dar.

Nahrungsmittelzusätze sind heute in so gut wie jedem Lebensmittel enthalten – derzeit sind es etwa 4.000 ! an der Zahl.[30] Durch ihre Verwendung sehen die industriell verarbeiteten Nahrungsmittel besser aus, schmecken gut (trotz der Tatsache, dass hierfür minderwertige Rohstoffe verwendet wurden) und sind zudem länger haltbar, was sie noch lukrativer macht. Die Nahrungsmittelchemie ist derart hochentwickelt, dass sie so gut wie jeden natürlichen Geschmack oder Geruch nachahmen kann. Bis heute gelingt es ihr jedoch nicht, den menschlichen Organismus dahingehend zu täuschen, dass dieser auf die Fälschung genauso reagiert wie auf das Original. Der Körper erkennt sehr wohl, dass hier nur Chemikalien mit wechselnder Giftigkeit anstelle lebenswichtiger Nährstoffe geliefert werden.

Die am häufigsten verwendeten Nahrungsmittelzusätze sind Natriumnitrit, Saccharin, Koffein, Olestra (ein in Deutschland nicht zugelassener Fettersatzstoff, d. Red.), künstliche Farb- und Aromastoffe, Antioxidantien, Emulgatoren, Geschmacksverstärker, Verdickungsmittel, Aspartam, Transfette und Natriumglutamat – hinzu kommen ungesunde Mengen an Zucker, Salz und Fett. Sie alle können eine Vielzahl allergischer Reaktionen hervorrufen wie z.B. Müdigkeit, Verhaltensstörungen, Gemütsschwankungen und nach langjährigem Einsatz sogar zu Herzerkrankungen und Krebs führen.

Aspartam

Aspartam – vertrieben u.a. als NutraSweet®, Spoonful®, Neotam® und Canderel® – verdient eine genaue Untersuchung, weil es in mehr als 5.000 Nahrungsmitteln[31] enthalten ist. Dazu gehören Brausegetränke, Marmeladen, Frühstückscerealien, Vitaminpräparate sowie Diät- und Diabetikernahrung. Da Aspartam keine Kalorien enthält, ist es attraktiv für gewichtsbewusste Menschen mit einer Vorliebe für Süßes. Es wurde in den USA ursprünglich als Medikation gegen Geschwüre entwickelt, doch weigerte sich die FDA acht Jahre lang, ihm die Lizenz zu erteilen. Sie betrachtete den Konsum für den Menschen als gefährlich.[32] Durch jahrelange Lobbyarbeit der Hersteller erhielt Aspartam in den späten 80ern trotz der Bedenken vieler Wissenschaftler[33] die offizielle Zulassung als Nahrungsmittelzusatz. Aspartam enthält circa sechs chemische Substanzen, darunter Methanol – ein kumulatives Gift, welches in das bekannte Karzinogen Formaldehyd[34] umgewandelt wird. Des Weiteren enthält Aspartam DKP (Diketopiperazin), das in Tierversuchen Gehirntumore[35] verursachte, und außerdem Phenylalanin, das zu schweren neurologischen Ausfällen[36] führen kann. Es wird behauptet, Aspartam helfe den Menschen dabei, ihr Gewicht zu kontrollieren. Die in den USA, England, Deutschland und anderswo aktuell vorherrschenden Epidemien in Bezug auf Übergewicht und krankhaft übergewichtige Menschen widerlegen diese Behauptung.

Noch weit alarmierender sind die Reaktionen von Konsumenten, die in großem Umfang Aspartam zu sich nehmen. So kann z. B. der regelmäßige

Verzehr von Diätlimonaden Beschwerden herbeiführen wie bei Multipler Sklerose, Depressionen, Diabetes, Lymphomen, Arthritis, Alzheimer, Panikattacken, Epilepsie/Krampfleiden, Parkinson oder Schilddrüsenunterfunktion. Der Diabetes-Experte H. J. Roberts, Arzt am Palm Beach Institute for Medical Research, hat den Begriff der „Aspartam-Krankheit“[37] geprägt, um die vielen pathologischen Befunde seiner Patienten zusammenzufassen. Fast zwei Drittel seiner Patienten ging es sofort besser, nachdem sie Aspartam aus ihrer Ernährung verbannt hatten.

Natriumglutamat

Der Geschmacksverstärker Glutamat (= Monosodiumglutamat = MSG) ist selbst vollkommen geschmacklos. Entwickelt wurde er 1907 von einem japanischen Nahrungsmittelchemiker. In seiner ursprünglichen Form handelt es sich um das Salz einer natürlichen Aminosäure mit dem Namen Glutamat, einer einfachen Substanz, die in jeder Pflanzen- und Tierart vorkommt. In chemisch veränderter Form, als Monosodiumglutamat, fand diese Substanz ihren Weg in quasi jede Art von Fertiggericht – von Suppen, Fertigsaucen und Salatdressings über Tiefkühlgerichte bis hin zu Kartoffelchips. MSG ist außerdem in den Gerichten der weltweiten Fastfood-Restaurantketten enthalten. (Auf den Etiketten versteckt es sich häufig hinter dem Namen „hydrolisiertes pflanzliches Protein.“)

John E. Erb, Forschungsassistent der Universität von Waterloo in Ontario, Canada, fand heraus, aus welchem Grund MSG so verschwenderisch zum Einsatz kommt. Er untersuchte Labormäuse und Ratten, die zu Studien an übergewichtigen Tieren herangezogen wurden, und fand heraus, dass es reichte, ihnen direkt nach der Geburt MSG zu injizieren, um sie fett werden zu lassen.[38] Unter natürlichen Umständen würde nämlich kein Nagetier jemals fett werden. Das werden sie nur dadurch, dass das injizierte MSG dafür sorgt, dass die Bauchspeicheldrüse die dreifache Menge an Insulin produziert. Die übergewichtigen Tiere werden dann „MSG-behandelte-Ratten“ genannt.

Aufgrund seiner suchterzeugenden Wirkung gelangte MSG als Zusatz auch in die Nahrungsmittelkette des Menschen. Bereits 1978 wurde wissenschaftlich nachgewiesen, dass es sich hier um eine süchtig machende Substanz handelt.[39] Seitdem die Lobby der Nahrungsmittelindustrie öffentlich zugegeben hat, dass MSG die Menschen zu vermehrtem Essen[40] – und damit zu mehr Konsum – anregen soll, wird klar, dass dieser Nahrungsmittelzusatz eine Hauptrolle in der aktuellen amerikanischen Fettsucht-Epidemie spielt. Zahlreiche Menschen leiden unter den gravierenden Nebenwirkungen von MSG, welche Kopfschmerzen, Herzrasen, Übelkeit, Erbrechen, Taubheitsgefühle, Brustschmerzen, Schläfrigkeit, Gesichtsdruck und Schwäche einschließen. Einige dieser Nebenwirkungen werden auch als das „Chinarestaurant-Syndrom" bezeichnet.

John E. Erb fasste seine Ergebnisse in dem Buch „The Slow Poisoning of America" (Die langsame Vergiftung Amerikas) zusammen. Das Buch befasst sich mit den gesundheitsschädlichen Aktivitäten der Nahrungsmittelindustrie. Obwohl die Gefahren von MSG seit Jahren weithin bekannt sind, hat die FDA den Herstellern keine Grenzen bezüglich der Dosierung in Lebensmitteln gesetzt.

Modifizierte Nahrungsmittel

Transfette

Dieser heute leider so gut wie überall verwendete Nahrungsmittelbestandteil hat verschiedene Bezeichnungen: Für die einen ist es das aller ungesündeste Nahrungsmittel, für die anderen symbolisiert es den „Herzinfarkt in der Dose". Hergestellt werden die Transfette durch Hydrogenisierung pflanzlicher Öle, welche dadurch von einer Flüssigkeit in eine feste Substanz verändert werden. Es ist bekannt, dass Transfette oder hydrierte pflanzliche Öle die Blutspiegel von LDL, auch bekannt als „schlechtes Cholesterin", erhöhen, wohingegen das HDL, die „gute Alternative", gesenkt wird. Sie verursachen Fettdepots in den Arterien, Verdauungsstörungen und hemmen die Aufnahme von Vitaminen und Mineralstoffen.

Transfette werden hergestellt, indem man pflanzliche Öle auf sehr hohe Temperaturen erhitzt. Dadurch werden sie fest und können in Margarine, Gebäck, Torten, Pasteten, Eiskrem, Süßwaren und zahllosen Fertiggerichten verwendet werden. (Unwissende Konsumenten fallen häufig auf Werbekampagnen rein, die proklamieren, Margarine aus Sonnenblumenöl sei gesünder für das Herz als z.B. Butter. Sie wundern sich nicht darüber, auf welche Weise das flüssige, goldfarbene Öl zu einer schneeweißen, festen Substanz verändert wurde.)

Hydrierte Fette sind billig, vollkommen geschmacklos und garantieren jedem Produkt eine lange Haltbarkeit, daher auch ihre Popularität in der Nahrungsmittelindustrie. Erst vor kurzem veröffentlichte wissenschaftliche Beweise besagen, dass Transfette das Herz sogar schädigen, statt es zu schützen. Sie sind letztlich toxisch, verursachen Fettsucht und werden selbst mit einigen Krebsformen in Verbindung gebracht. Eine Langzeitstudie der Harvard School of Public Health an 18.555 gesunden Frauen mit Kinderwunsch hat Folgendes ergeben: für je 2 % mehr Kalorien durch den Konsum von Transfetten stieg das Risiko der Unfruchtbarkeit um 73 %![42]

Alex Richardson, Arzt und britischer Experte auf dem Gebiet der Transfette, erklärte dazu: „*Transfette haben in der Nahrung nichts verloren. Sie sind toxisch, haben keinen einzigen bekannten gesundheitlichen Nutzen, aber viele Gesundheitsrisiken.*“[43] Einer Empfehlung der WHO aus dem Jahr 2003 zufolge sollte der Konsum von Transfetten weniger als 1% der gesamten Energiezufuhr[44] betragen. In Großbritannien haben sich die führenden Supermarktketten verpflichtet, hydrierte Öle so schnell wie möglich aus ihren Eigenmarken von Nahrungsmitteln und Getränken zu verbannen.[45]

Die Harvard School of Public Health schätzt, dass in den USA jährlich mindestens 30.000 – eventuell auch 100.000 – Menschen an den Folgen kardiovaskulärer Erkrankungen infolge des übermäßigen Verzehrs von hydrogenisierten Fetten sterben, so wie sie in den meisten Fertiggerichten enthalten sind.[46] Die amerikanische Ernährungswissenschaftlerin Mary Enig hat erklärt, dass Transfette die Zellfunktionen des Körpers stören und damit die Fähigkeit zur Ausscheidung von Abfallprodukten und Toxinen schwächen.[47] Dies öffnet Herzerkrankungen, Diabetes, Krebs, Abwehrschwäche und Fettsucht Tür und Tor.

Die gute Nachricht ist die, dass seit Januar 2006 laut den Bestimmungen der US-Regierung Nahrungsmittelhersteller den Anteil der enthaltenen Transfette auf ihren Produkten deklarieren müssen.[48] Einige haben bereits begonnen, Transfette aus ihren Produkten zu entfernen. Die British Soil Association, Flaggschiff der Bio-Bewegung in England, hat vor kurzem deklariert, dass alle Zusätze – Transfette, Glutamat und Aspartam inbegriffen – aus sämtlichen Bioprodukten verbannt worden seien.[49]

Der einzige Weg, diese und zahlreiche andere schädliche Zusätze vom Speiseplan zu streichen, besteht darin, alle konventionellen Nahrungsmittel zu meiden. Entscheiden Sie sich dafür, nur noch frische, biologische, natürliche Waren zu kaufen und begrenzen Sie Restaurantbesuche auf seltene Ausnahmen. Dies ist ein Weg, der zwar mehr Zeit erfordert, dafür aber hilft, die Gesundheit wiederherzustellen.

„Junk Food“, reich an Nahrungsmittelzusätzen, schädigt nicht nur den Körper, sondern ist auch ein mächtiger Auslöser für unsoziales Verhalten. Forscher aus England und Kalifornien führten dazu Experimente in Gefängnissen durch: Über mehrere Monate verabreichten sie jungen männlichen Kriminellen Nahrungsergänzungen, die Vitamine, Mineralstoffe und essentielle Fettsäuren enthielten. Dabei wurde das Verhalten der Insassen überwacht. In beiden Ländern sanken die kleinen Delikte um 33 %, schwere Delikte mit Gewaltanwendung gingen um 37 bis 38 % zurück.[50] Betrachtet man diese Ergebnisse aus einem größeren Blickwinkel, dann wird offenkundig, dass ein nicht unerheblicher Anteil des unsozialen Verhaltens in der Gesellschaft direkt den schädlichen toxischen Nahrungsmittelzusätzen zugeschrieben werden kann – ein weiteres schlagendes Argument, um Junk Food jeder Art zu vermeiden.

Fluoride

Unter den abwehrschädigenden Substanzen verdienen Fluoride besondere Aufmerksamkeit.

In der Werbung werden dafür seit Jahren – und zwar aus rein kommerziellen Interessen – exorbitante Behauptungen über die Bedeutung der Fluoride für die Zahngesundheit aufgestellt. Dabei handelt es sich tatsächlich um ein gefährliches Gift – ein industrielles Abfallprodukt, das kleine Mengen Blei, Quecksilber, Beryllium und Arsen enthält.[51] Der offizielle Grund, warum die US-Regierung die zusätzliche Beigabe von Fluoriden ins Trinkwasser befürwortet, besteht darin, die Zahngesundheit von Kindern zu stärken. Der gesunde Menschenverstand erkennt, dass diese nicht von einem Zuwenig an Fluoriden untergraben wird, sondern durch eine ungesunde Ernährung, mangelhafte Zahnhygiene und zu viele Süßigkeiten. Einigen Experten zufolge[52] schützt Fluorid die Zahngesundheit von Kindern nur bis zu einem Alter von fünf Jahren. Da diese Altersklasse nur einen sehr geringen Prozentsatz der Bevölkerung umfasst, erscheint es unvertretbar, diese hoch kontroverse Chemikalie über das Leitungswasser jedem aufzudrängen, unabhängig von Alter und Zahngesundheit.

Darüber hinaus gibt es wissenschaftliche Belege[53], die aufzeigen, dass Fluoridierung die Zahngesundheit der Kinder nicht dauerhaft verbessert. Bei einem von acht Kindern führt es zu gesprenkelten, verfärbten Zähnen, der so genannten Fluorose.[54] Trotz der seit 2003 in den USA erfolgten Fluoridierung leiden mehr als die Hälfte der Kinder zwischen sechs und acht Jahren und zwei Drittel aller 15-Jährigen unter Karies.[55] Es wird zudem behauptet, dass die längerfristige Aufnahme von Fluorid mit erhöhten Risiken für Krebs, Hüftfrakturen, Osteoporose, Nierenbeschwerden und sogar Geburtsdefekten in Verbindung steht.[56]

So erklärte Dean Burke, der über 30 Jahre als Arzt und Chefchemiker für das Staatliche Krebsinstitut der USA (NCI) gearbeitet hat: *„Fluoride verursachen mehr Krebstote, und zwar schneller als jede andere Chemikalie."*[57] In einer Langzeitstudie über 17 Jahre fand das NCI heraus, dass mit der erhöhten Fluoridierung bei jungen Männern verstärkt Mundkrebs und Osteosarkome, eine seltene Form des Knochenkrebses, auftraten.[58] Die im letzten Jahrzehnt beobachtete Zunahme von Mundkrebs und Osteosarkomen steht in Einklang mit Daten, die eine statistisch signifikante Verbindung zur Fluoridierung des Wassers, der Zahncremes und der Karzinogenität von Natriumfluorid für diese beiden Krebsformen belegen.[59]

Trotz der Schlussfolgerungen seitens des NCI in Bezug auf die Studie tut die Pro-Fluorid-Lobby ihr Äußerstes, um die schädlichen Auswirkungen der Chemikalie nicht nur zu verbergen, sondern auch zu leugnen. Einer dieser Versuche führte 2006 zu einem Aufstand unter Wissenschaftlern, als durchsickerte, dass Prof. Chester Douglass von der Harvard Dental School die Ergebnisse seiner Studentin Elise B. Bassin vier Jahre lang geheim gehalten hatte. In ihrer Doktorarbeit aus dem Jahr 2001 hatte Bassin die Verbindung zwischen Fluoriden und Krebs, im Besonderen Osteosarkomen bei jungen Männern diskutiert. Als ihre Ergebnisse schließlich im Mai 2006 publiziert wurden und die Wahrheit ans Licht kam, sprach Harvard zur Bestürzung vieler Wissenschaftler Prof. Douglass von jedem Fehlverhalten und Interessenkonflikt frei. Das geschah, obwohl weithin bekannt ist, dass er als bezahlter Berater der Zahnpasta-Industrie fungiert, die wiederum Hauptabnehmer für Fluoride ist.[60]

An die 500 Protestbriefe wurden seinerzeit an den Harvard-Präsidenten Bok geschickt, darunter auch ein scharfer Brief des Vorsitzenden der Koalition für Krebsprävention, Prof. Samuel Epstein. Er forderte eine *„vollständige und wasserdichte Erklärung für diese außergewöhnliche Aktion.“*[61] Zum Zeitpunkt der Erstellung dieses Buches war das Thema noch nicht erledigt.

Diese Geschichte ist nur ein Beispiel unter vielen, welches aufzeigt, dass der Industrie kein Mittel zu schade ist, wenn es um die Durchsetzung ihrer Profitinteressen geht. Selbst das Risiko, die öffentliche Gesundheit zu gefährden, zieht hier nicht. Wenn man die Wahrheit über die als harmlos propagierten Fluoride herausfinden möchte, muss man nur die auf jeder Tube für Zahncreme aufgeführte Warnung lesen: *„Die Zahncreme sollte außer Reichweite von Kindern unter sechs Jahren gehalten werden. Wenn mehr heruntergeschluckt wird als die zum Zähneputzen benötigte Menge, dann holen Sie umgehend medizinische Hilfe oder wenden sich an den Gift-Notruf Ihrer Region. Für Kinder zwischen zwei und sechs Jahren gilt: Verwenden Sie nur eine erbsengroße Menge und beobachten Sie die Kinder beim Putzen und Spülen, damit so wenig wie möglich verschluckt wird."*

Viele Hersteller von Zahncremes, Säuglingsnahrung und verschiedenen Getränken verwenden fluoridiertes Wasser. Um Fluoride gänzlich zu meiden, bedarf es also großer Vorsicht.

Nikotin und Alkohol

Die verheerenden Auswirkungen des Rauchens auf die Gesundheit sind seit langem weithin bekannt. Dennoch kommen viele nicht von dieser Gewohnheit los. Raucher verwenden Zigaretten entweder als Genussmittel oder als Hilfe zur Entspannung. In beiden Fällen lässt die erhoffte Wirkung schnell nach und muss erneuert werden, daher die selbstzerstörerische Routine des Kettenrauchens.

Der Hauptwirkstoff von Tabak ist Nikotin. Nikotin wird von den maßgebenden Institutionen beschrieben als *„eine der toxischsten und suchterzeu-*

gendsten Substanzen unter allen Giften, die so schnell wirkt wie Cyanid"[62] – dabei ist Nikotin nicht die einzige toxische Substanz beim Rauchen. Der durch den Verbrennungsprozess erzeugte Teer dichtet die Lungen ab und kann zum Emphysem (Überblähung der Lungen) wie auch zu Krebs führen.[63] Raucher neigen zu der Annahme, sie würden nur ihre Lungen schädigen.

Weit gefehlt – die in den Zigaretten enthaltenen Gifte durchdringen den ganzen Organismus und schädigen damit alle Organe. So entsteht zum Beispiel Blasenkrebs häufiger bei Rauchern als bei Nichtrauchern.[64] Nicht zu unterschätzen ist auch die gut dokumentierte schädliche Wirkung auf Passivraucher, Familienangehörige und Arbeitskollegen.[65] So ist das auch heute noch von den meisten als soziale Gewohnheit akzeptierte Rauchen in Wahrheit eine erstzunehmende Attacke auf unsere Abwehrkräfte.

Dasselbe gilt für Alkohol, der idealerweise nur gelegentlich und in sehr kleinen Mengen konsumiert werden sollte. Wird zu viel Alkohol konsumiert, kann er zu chronischem Alkoholismus führen. Er ist giftig für das Gehirn und noch giftiger für die Leber. Er kann zu Gastritis (Magenschleimhautentzündung), Pankreatitis (Bauchspeicheldrüsenentzündung), Krämpfen und zum Delirium führen. In extremen Fällen führt er zur Leberzirrhose und zum Tod.[66] Da die Leber ein Schlüsselorgan ist, lässt sich leicht beobachten, wie ihre Zerstörung durch unkontrollierten Alkoholkonsum letztlich den ganzen Organismus schädigt.

Kosmetika

Im Vergleich zu den hoch toxischen Substanzen wie Nikotin und Alkohol scheinen Kosmetika auf der schwarzen Liste fehl am Platz zu sein. Schließlich werden sie doch seit Jahrtausenden verwendet, um Schönheit und Glanz zu unterstreichen. Archäologen haben viele Hinweise auf kostbare Salben, Lotionen und andere Kosmetika in alten königlichen Stätten und Tempeln gefunden.

Die Kosmetika von heute unterscheiden sich allerdings komplett von den natürlichen Substanzen, die im alten Babylon und Ägypten verwendet wurden. Sie enthalten eine erstaunliche Menge an Inhaltsstoffen, von denen viele (z. B. das breite Sortiment der Parabene) toxisch sind. Des Weiteren werden Natriumlaurylsulfate (sie werden auch verwendet, um Garagenböden zu reinigen und Motoren zu entfetten), Dioxine (wahrscheinlich krebserregend) und Formaldehyd (eine extrem reizende toxische Substanz) zur Herstellung von Kosmetika verwendet. Da alle Toxine helfen, die körpereigene Abwehr zu zerstören, liegt es nahe, sämtliche Giftquellen – und damit auch die hochtoxischen Kosmetika – aus dem täglichen Leben zu entfernen.

Tatsächlich werden bis zu 60 % aller Substanzen, die auf die Haut gesprüht oder gerieben werden, sofort absorbiert und wandern damit direkt in die Blutbahn. Die orthodoxe Medizin macht von diesem Mechanismus bei der Applikation verschiedener Pflaster Gebrauch, die Substanzen, meist Schmerzmittel, ins Blut transportieren. Auf die gleiche Weise werden auch Puder, Cremes, Salben, Sprays und Parfums sofort vom Organismus aufgenommen. Es gibt Schätzungen, die davon ausgehen, dass Frauen jährlich an die zwei Kilogramm Chemikalien durch Toilettenartikel und Kosmetika aufnehmen.[67] Noch schlimmer daran ist: Alles, was über die Haut aufgenommen wird, umgeht das normalerweise aktive metabolische System des Körpers. Dadurch werden die Stoffe weder aufgebrochen noch neutralisiert, die krebserregenden Substanzen inbegriffen. (Zu unseren weiblichen Patienten sagen wir immer: *„Alles, was du weder essen noch trinken würdest, schmier' es auch nicht auf deine Lippen oder ins Gesicht!“* Dennoch machen wir eine kleine Ausnahme: Augenbrauenstifte sind erlaubt.)

Zu den bedenklichsten „Pflege“substanzen gehören die Deodorants. So gut wie alle enthalten Aluminium, eine extrem schädliche Substanz[68], vor allem im Hinblick darauf, dass sich unter den Achseln viele Lymphdrüsen befinden, welche die aufgenommenen Toxine ins Lymphsystem weiterleiten. Selbst Creme-Deos und Sticks, die keine toxischen Substanzen enthalten und angeblich rein biologisch sind, müssen vermieden werden; sie unterbinden die Versuche des Körpers, Gifte über den simplen Vorgang des Schwitzens auszuscheiden!

Patienten, die die intensive Form der Gerson-Therapie machen, schwitzen oft nachts sehr stark. Dabei handelt es sich um Entgiftungsversuche des Körpers im Ruhezustand. Infolge der medialen Gehirnwäsche, dass Schwitzen nicht gut ist, könnten sie zum Deo greifen. Auch gesunde Menschen, die während eines heißen Tages ins Schwitzen geraten, könnten dasselbe tun. In beiden Fällen wäre das ein großer Fehler. Die Versuche des Körpers, über die Schweißdrüsen zu entgiften, dürfen weder gestoppt noch behindert werden.

Indem man die Achseln durch Deodorants blockiert, werden die Toxine, die der Körper auszuscheiden versucht, wieder ins lymphatische System im Brust- und Schulterbereich zurückgedrängt. Dadurch steigt das Risiko für Brustkrebs, was übrigens auch für Männer gilt.[69] Da spezielle Pflegeprodukte für den Mann immer häufiger gekauft werden, ist die Häufigkeit von Brustkrebs unter Männern gestiegen. Die Vermutung ist nicht von der Hand zu weisen, dass die Verwendung von Deos bei Männern an dieser Entwicklung einen gewissen Anteil hat.

Wie sollen wir also mit dem Problem des Schwitzens umgehen? Die erste Regel ist, toxische (d.h. nicht-biologische) Nahrungsmittel und Getränke zu meiden, damit der Körper gar nicht erst hart arbeiten muss, um die Rückstände wieder loszuwerden. Wasser und Seife sind die besten Reinigungsmittel. Gesunder Schweiß ist geruchlos und erfordert keine chemische Waffe, um ihn zu beseitigen.

Auch Talkum-Puder sollte verbannt werden. Er blockiert zum einen die Poren, zum anderen konnte nachgewiesen werden, dass er, wenn er inhaliert wird, Lungenkrebs bei Babys verursacht.[70] Frauen, die den Puder im Genitalbereich verwendet haben, sind an Eierstockkrebs erkrankt.[71]

Weitere hochtoxische Substanzen, die von Männern und Frauen verwendet werden, sind in der großen Auswahl an Haarfärbemitteln enthalten. Die Kopfhaut ist sehr gut durchblutet und enthält zahlreiche, dicht an der Oberfläche befindliche Blutgefäße. Alles, was auf die Kopfhaut gegeben wird, gelangt rasch in den Blutkreislauf. Die meisten Haarfärbemittel sind hochtoxisch.[72] Selbst die neueren Produkte, die mehr nicht-toxische pflanzliche Materialien enthalten, schleusen fremde Substanzen in den Organismus ein. Deshalb ist Gerson-Patienten das Färben der Haare komplett untersagt. Es dürfen zudem nur ganz milde Shampoos verwendet werden. Empfohlen wird auch, auf Parfum zu verzichten, da es synthetische Aromen enthält. Erlaubt ist reines Glyzerin in verdünnter Form (ohne Rosenwasser), wenn man etwas gegen trockene Haut tun möchte. Männliche Patienten müssen auf After-Shave-Lotionen und Rasierschaum verzichten.

Auf dem Markt erhältlich sind sanfte, nicht-toxische Kosmetika und Pflegeprodukte, die aus natürlichen Rohstoffen hergestellt werden. Diese dürfen von Patienten in der Regenerationsphase wie auch jenen, die keine Gerson-Therapie durchführen, benutzt werden. Wahrscheinlich werden Sie vor dem Kauf emsig danach suchen und das Kleingedruckte auf den Verpackungen lesen müssen. Wenn es aber um die Erhaltung Ihrer Gesundheit geht, sollte es Ihnen die Mühe wert sein.

Immunisierung – Impfung

Impfungen können sowohl lebensrettend wie auch tödlich sein. Ihre Geschichte geht zurück auf den britischen Arzt Edward Jenner (1749-1823). Er beobachtete, dass bei Melkerinnen, die sich mit Kuhpocken infizierten, die Krankheit sehr mild verlief und diese anschließend immun gegen die eigentlichen Pocken waren. Aus dieser Beobachtung zog er den Schluss, dass eine milde Form der Erkrankung Immunität gegenüber einer tödlichen Form hervorrief.[73] Seine Annahme war korrekt. Was aber bei späteren Versuchen, wo man dieselben Resultate zu erzielen versuchte, nicht berücksichtigt wurde, war die Tatsache, dass die Melkerinnen jung und vermutlich gesund waren – und dass deshalb ihr Immunsystem fähig war, zu antworten. Seitdem wurden viele Generationen von Kindern gegen Pocken geimpft. In den 80er Jahren erklärte die Impfkommission Pocken für ausgerottet.[74]

Über Jahre haben amerikanische Kinder die DTK-Impfung (Diphtherie-Tetanus-Keuchhusten) in immer jüngeren Jahren erhalten. Dr. Robert S. Mendelsohn (1926-1988), seinerzeit Vorsitzender der amerikanischen Gesellschaft für Pädiatrie wie auch des Kinderkrankenhauses von Chicago, hat niemals aufgehört, vor der Impfung von Säuglingen zu warnen. Er bezog sich auf die vielen Kinder, die dauerhaft geschädigt blieben – auch Fälle mit umfassendem Hirnschaden. In seinen Ausführungen bezog er sich auf Dr. William Torch von der Nevada School of Medicine in Reno, der berichtet hatte, dass zwei Drittel von 103 Kindern, die am plötzlichen Kindstod verstorben waren, in den drei Wochen vor ihrem Tod mit DTK geimpft worden waren. Viele von ihnen verstarben binnen eines Tages nach der Impfung.[75]

Eine Studie aus dem Jahr 1994 zeigte, dass die Wahrscheinlichkeit bei Kindern, an Asthma zu erkranken (ein Atemleiden, das dem plötzlichen Kindstod nicht unähnlich ist), fünf mal höher war, wenn sie vorher gegen Keuchhusten geimpft waren, im Vergleich zu jenen, die keine Keuchhusten-Impfung erhalten hatten. Eine andere Studie ergab, dass die Rate der Säuglingssterblichkeit drei Tage nach Erhalt der DTK-Impfung acht mal höher war im Vergleich zu den nicht Geimpften.[76] Nachdem Japan die Immunisierung von Kindern unter zwei Jahren abgeschafft hatte, verschwand das Problem des plötzlichen Kindstodes nahezu vollständig.[77] Zwangsläufig musste die US-Regierung die Unbedenklichkeit der DTK-Impfungen garantieren, weil die Hersteller von Impfstoffen mit so vielen Gerichtsverfahren wegen der Impfschäden und Impftode konfrontiert wurden.[78]

Die DTK-Impfung wird nach wie vor in den USA verabreicht. Ihr Einsatz ist tatsächlich unwissenschaftlich, da Säuglinge noch nicht über ein eigenes Immunsystem verfügen und daher unfähig zu einer Immunantwort sind. Ein Neugeborenes verfügt in den ersten sechs Monaten nur über das Immunsystem der Mutter. Dennoch beginnen Kinderärzte immer noch bereits im frühen Alter von nur zwei bis drei Monaten mit der Immunisierung gegen DTK. Es ist offenkundig, dass sich dieser Eingriff störend auf die spätere natürliche Entwicklung des körpereigenen Immunsystems auswirkt.

In Großbritannien ist vor kurzem eine Debatte bezüglich der Unbedenklichkeit der Impfung gegen Masern-Mumps-Röteln (MMR) hochgekocht, die routinemäßig Babys verabreicht wird. Einige Ärzte warnten, die Impfung habe das Potential, Autismus und Darmerkrankungen zu verursachen.[79] Diese Behauptungen wurden vehement von den medizinischen Autoritäten zurückgewiesen.[80]

In den USA hat die in Impfungen für Säuglinge und Kleinkinder enthaltene Substanz Thiomersal eine hitzige Debatte entfacht. Auch hier wurde das toxische Quecksilber mit vielen Fällen von Autismus, Sprachverzögerungen und nervösen Tics bei Kindern in Verbindung gebracht. Darüber hinaus habe es zu mentalen und immunologischen Funktionsstörungen bei einem signifikanten Bevölkerungsanteil beigetragen.[81] Mittlerweile werden alle routinemäßigen Kinderimpfungen nur noch mit thiomersal-freien oder thiomersal-reduzierten Präparaten verabreicht. Insgesamt bleiben viele Fragen zur routinemäßigen Schutzimpfung unbeantwortet.

Allzu oft enthüllt das, was anfangs als wertvolle medizinische Innovation erschien, erst später seine beträchtlichen Nachteile. Generell gilt, dass die mächtigen chemischen Eingriffe, sei es durch Nahrungsmittelzusätze, Medikamente oder Umweltgifte, die natürlichen Abwehrkräfte des Körpers schwächen und damit ernsthaften Erkrankungen den Weg bahnen. Daraus entsteht die Notwendigkeit, sie mit der Gerson-Methode wiederherzustellen, worauf wir in den folgenden Kapiteln näher eingehen werden.

Elektromagnetische Felder

Jedes Wesen ist umgeben von seinem eigenen elektromagnetischen Feld – einer unsichtbaren, aber messbaren Hülle abstrahlender Energie. Für Millionen Jahre existierte dieses Feld ungestört. Im 19. Jahrhundert wurde zuerst in Großbritannien, später in Amerika die erste Glühbirne erfunden. Mit dieser Erfindung wurde die Elektrizität zum grundlegenden Bestandteil des täglichen Lebens, und ihre Anwendung steigt seither exponentiell an.

Heute sind so gut wie alle Völker der Erde verschiedenen Graden von elektromagnetischen Feldern ausgesetzt. Beleuchtungen, Fernseher, Radios, Kühlschränke, Elektroherde und Mikrowellen, Computer und neuerdings die Mobiltelefone – sie alle senden unsichtbare elektromagnetische Frequenzen aus. Addiert man die natürliche geopathische Strahlung zu der unserer Haushaltsgeräte dazu, dann ist weder die Behauptung übertrieben, dass wir in einer elektronischen Suppe leben, noch die Erkenntnis, dass dies eine schädliche Auswirkung auf Gesundheit und Wohlbefinden haben muss.

Aufgrund des weltweit kontinuierlich steigenden Gebrauchs von Mobiltelefonen werden mehr und mehr Funkmasten aufgestellt, um auch in den entlegensten Bereichen einen Empfang zu ermöglichen. Bis jetzt ist von offizieller Seite immer verkündet worden, dass diese Masten keine Gesundheitsrisiken für die im Umkreis lebenden Menschen bedeuten.[82]

Betroffene erzählen jedoch andere Geschichten – ganze Gruppen von Erkrankungen (darunter hauptsächlich Krebs), die in der Nähe von kurz vorher aufgestellten Handymasten ausbrechen.[83] Besagte Erkrankungen wurden begleitet von Schlafstörungen, Kopfschmerzen, Hautrötungen, Herzklopfen und Schwindel.[84]

Einige Wissenschaftler stimmen mit den Bedenken der Bevölkerung überein. In diesem Sinne bezeichnete der zweimal für den Nobelpreis nominierte Arzt Robert O. Becker die starke Zunahme der elektromagnetischen Felder als den „größten verschmutzenden Faktor in der Erdatmosphäre.“[85] Sowohl die WHO wie auch das EU-Parlament haben über die ökologischen Auswirkungen von elektromagnetischen Feldern diskutiert.[86]

Wenn man das vorbeugende Prinzip *„Hast du Zweifel, dann lass' es“* anwendet, dann sollte alles Menschenmögliche getan werden, um die Risiken des alles durchdringenden Elektrosmogs zu begrenzen. Mobiltelefone sollten auf ein Minimum begrenzt und nach dem Gebrauch sofort wieder ausgeschaltet werden. Sie sollten außerdem nicht am Körper getragen werden, selbst wenn sie ausgeschaltet sind. Wenn möglich sollten Freisprecheinrichtungen verwendet werden, um die Telefone vom Kopf und vom Körper fernzuhalten.

Abgesehen von Telefonen ist es weise, auf elektronische Geräte in der Nähe des Bettes zu verzichten, die die Schlafenden die ganze Nacht der Strahlung aussetzen würden. Überhaupt sollte das ganze elektronische Equipment ausgeschaltet sein, wenn es sich nicht im Gebrauch befindet und nicht auf „stand-by“ gelassen werden. Einigen Pflanzenarten (z.B. die Friedenslilie) wird nachgesagt, dass sie schädliche Strahlung absorbieren.[87] Sie sollten in großer Anzahl im Haushalt vorhanden sein.

Stress: der Feind in uns

Neben den von außen auf uns einwirkenden schädlichen Einflüssen, die unsere Abwehrkräfte attackieren, gibt es einen entscheidenden selbst gemachten Störfaktor – Stress – von innen her. Stress wird häufig als selbstverständlich angesehen, als Teil unserer hektischen und ruhelosen Lebensweise. Bis zur ersten Hälfte des 20. Jahrhunderts war er noch nicht mal identifiziert, geschweige denn erforscht.

Der bedeutende, in Ungarn geborene Endokrinologe Hans Selye (1907-1982) war der Erste, der sich zu wundern begann, warum so viele Menschen unter einem Symptom litten, das er als eine Art „Sub-Gesundheit“ bezeichnete. Dabei war man weder krank noch richtig gesund und es fehlte zudem an Vitalität. Schließlich bezeichnete er die Ursache als Stress, den er mit den folgenden Worten definierte: *„Stress ist die unspezifische Antwort des Körpers auf jede Art von Anforderung – egal, ob diese von einer wohltuenden oder unangenehmen Lage verursacht wird bzw. zu dieser oder jener führt. Wie Sie damit fertig werden, bestimmt darüber, ob Sie sich generell erfolgreich anpassen und entsprechend verändern können.“*[88]

Mit anderen Worten: Stress ist per se nichts Schlechtes. Im Gegenteil, auch hier wieder ein Zitat von Selye: *„Man kann generell annehmen, dass biologische Organismen für die Erhaltung ihres Wohlbefindens ein gewis-*

ses Maß an Stress benötigen. Dennoch... exzessiver Stress, mit dem der Organismus nicht umgehen kann, ruft krankhafte Veränderungen hervor.“ [89]

Das Problem besteht darin, dass die Menschen von heute auf reale oder imaginäre Gefahren mit denselben instinktiven biologischen Veränderungen reagieren wie unsere entferntesten Vorfahren es taten, wenn sie einem angreifenden Mammut oder der Steinaxt eines Widersachers gegenüber standen: Hier setzt der „Kampf oder Flucht“-Mechanismus ein und verleiht dem Organismus entweder einen Energieschub, um mit dem Angreifer zu kämpfen oder mit überdurchschnittlicher Geschwindigkeit zu flüchten. Die Alarmreaktion schaltet das Hypophysen-Nebennieren-System ein, welches als Antwort darauf die lebensnotwendigen Hormone produziert, um entweder zu kämpfen oder zu fliehen. Das Herz schlägt schneller, der Blutzuckerspiegel steigt, die Pupillen weiten sich, um besser zu sehen, und die Verdauung wird heruntergefahren, um Energie in die Gliedmaßen umleiten zu können. Die Nebennierenhormone Adrenalin und Cortisol werden in das ganze System ausgeschüttet. All diese Veränderungen verschwinden augenblicklich, sobald die Situation gelöst ist und man entweder den Feind erfolgreich bekämpft hat oder vor ihm in Sicherheit geflohen ist.

In der heutigen Zeit sind die Bedrohungen hauptsächlich gewaltlos, und die Herausforderungen verursachen häufig Frustration, siedende Wut oder unterdrückte Spannung, die allesamt nicht rausgelassen werden können. Wir können nun einmal nicht mit einem überkritischen Chef raufen oder vor einem uns in den Wahnsinn treibenden Stau davonlaufen – der Organismus bleibt auf diese Weise in einem unnatürlich erregten Zustand. Analog zu unseren höhlenbewohnenden Vorfahren geht auch der Mensch von heute durch drei Phasen: Alarm, Widerstand und schließlich Erschöpfung. Hält dieser Zustand an, dann können die stressbedingten hormonellen Veränderungen zu zahlreichen Erkrankungen führen, darunter Bluthochdruck, Koronarthrombose[90], Gehirnblutung, Magen- oder Dünndarmgeschwüre[91], Arteriosklerose[92], Arthritis, Nierenerkrankungen und allergische Reaktionen.[93] Darüber hinaus wird das Immunsystem geschwächt und wir wissen, wie gefährlich das ist.

Kaum jemand geht durchs Leben, ohne nicht mal intensive Stressphasen durchlebt zu haben. Konkurs, finanzielle Probleme, ernste Schulden, Scheidung, Krankheit in der Familie oder Jobverlust – die Liste ist lang. Die Betroffenen reagieren oft auf derartige Situationen, indem sie extra Überstunden machen, sich von Junk Food und ungesunden Snacks ernähren, Schlafmittel gegen die Schlafstörungen einnehmen sowie „Wachhalte-Drogen“, um den nächsten Tag zu überstehen. Sie trinken mehr Kaffee und Alkohol und rauchen mehr Zigaretten – und tun damit alles, um die Talfahrt in Richtung Krankheit zu beschleunigen. Wie auch immer, es ist ihre Reaktion auf den Stress, nicht der Stress selbst, der die Probleme verursacht. Stress und seine Konsequenzen können hier wie der sprichwörtlich letzte Tropfen fungieren, der das Fass zum Überlaufen bringt. Vor allem, wenn eines der von Dr. Selye so definierten „sub-gesunden" Individuen betroffen ist, dessen Leber bereits am Boden liegt, während der Rest des Körpers toxisch und mangelernährt ist.

Stress gehört unbedingt zu den Faktoren, die die körpereigene Abwehr untergraben. Ein sensibler Umgang mit dem Stress ist notwendig. Entspannungstechniken, Yoga, Atemübungen und psychologische Beratung helfen, die spontanen, zutiefst schädigenden Reaktionen auf die unvermeidbaren Turbulenzen des Lebens neu zu programmieren. (s. Kap. 25). In Kombination mit einer optimalen Ernährung kann das zu dem von Dr. Selye beschriebenen idealen Zustand führen: *„Stress ohne Distress."* [94]

Quellennachweise

1. Gerson M. Eine Krebstherapie – 50 Fälle. 30 Jahre klinische Erfahrung in der Behandlung fortgeschrittener Krebsfälle durch Diät-Therapie. S. 125. AKSE-Verlag, Wörthsee. 2010.
2. Ibid. S. 120-124.
3. Baker BP, Benbrook CM, Groth III E, Benbrook KL. Pesticide residues in conventional, integrated pest management (IPM) – grown and organic foods: insights from three US data sets. Food Additives and Contaminants 19 (5): 427–446. Taylor and Francis. 2002.
4. Ansprache zur Lage der Nation von Richard M. Nixon 1970, die zur Verabschiedung des National Cancer Act von 1971 führte.
5. Auszüge aus: War on Cancer, Special Report, U.S. News & World Report, 5.2.1995.
6. Ibid.
7. Probability of Developing Invasive Cancers Over Selected Age Intervals by Sex, US, 2001 to 2003. American Cancer Society, Surveillance Research. 2007. www.cancer.org/downloads/stt/CFF2007ProbDevelInvCancer.pdf
8. Chasing the Cancer Answer. Canadian Broadcasting Corporation broadcast 3/2006.
9. Hardell L, Eriksson M. A case-control study of Non-Hodgkin lymphoma and exposure to pesticides. Cancer 85 (6): 1353-1360. 1999.
10. Hardell L. Relation of soft-tissue sarcoma, malignant lymphoma and colon cancer to phenoxy acids, chlorophenols and other agents. Scandinavian Journal of Work, Environment, and Health 7 (2): 119-130. 1981.
11. Benbrook CM. Evidence of the Magnitude and Consequences of the Roundup Ready Soybean Yield Drag from University-Based Varietal Trials in 1998. Ag BioTech InfoNet Technical Paper, No. 1. 13.7.1999.
12. Occupational exposures, animal exposure, and smoking as risk factors for hairy cell leukaemia evaluated in a case-control study. British Journal of Cancer 77: 2048-2052. 1998.

13. Fox C. Glyphosate Factsheet. Journal of Pesticide Reform 108 (3) Herbst 1998.
14. Solomon GM. Breast Cancer and the Environment. School of Medicine, UCSF and the Natural Resources Defense Council, revidiert im April 2003.
15. Carlsen E et al. Evidence for decreasing quality of semen during the past 50 years. British Medical Journal 305: 609-613. 1992.
16. Abell A et al. High sperm density among members of organic farmers' association. The Lancet 343: 1498. 11.6.1994.
17. UK Breast Cancer Statistics. Cancer Research UK. http://info.cancerresearchuk.org/cancerstats/types/breast/
18. Ibid.
19. Lean G. Revealed: health fears over secret study into GM food. The Independent on Sunday. London. 22.5.2005.
20. a) Dean C. Death by Modern Medicine. Belleville, Ontario. Matrix Vérité, Inc., 2005.
b) Dean C, Null G. Death by Medicine.
www.healthe-livingnews.com/articles/death_by_medicine_part_1.html
Zu ihren Statistiken in Bezug auf Anzahl und Gesamtkosten der jährlichen Todesraten infolge Arzneimittel-Nebenwirkungen s. auch:
c) Lazarou J, Pomeranz B, Corey P. Incidence of adverse drug reactions in hospitalized patients. JAMA 279:1200-1205; 1998.
d) Suh DC, Woodall BS, Shin SK, Hermes De Santis ER. Clinical and economic impact of adverse drug reactions in hospitalized patients. Annals of Pharmacotherapy 34 (12): 1373-9; Dezember 2000.
e) Hoffer A. Over the counter drugs. Journal of Orthomolecular Medicine. Ontario, Canada. Mai 2003. Nachdruck in Death by Modern Medicine (oben), Appendix C, S. 349-58.
21. News Release: Merck Announces Voluntary Worldwide Withdrawal of VIOXX®. Whitehouse Station, NJ: Merck & Co., Inc., 30.9. 2004.
22. Zit. 20 (Dean), oben, S. 182. *„Die FDA hielt sich selbst bedeckt, indem sie einerseits Merck mitteilten, auf dem Beipackzettel von VIOXX® noch einen Warnhinweis für kardiovaskuläre Erkrankungen zu ergänzen, andererseits nichts gegen das Massenmarketing seitens des Unternehmens unternahmen."*
23. Adams M. Health freedom action alert: FDA attempting to regulate supplements, herbs and juices as 'drugs'. NewsTarget/Truth Publishing, Tucson. 11.4.2007.
24. PDR Drug information for RITALIN® HYDROCHLORIDE (Novartis) tablets and USP RITALIN-SR®
www.ritalindeath.com/Ritalin-PDR.htm
25. Learning and Learning Disabilities: Ritalin Side Effects. Audiblox www.audiblox2000.com/learning_disabilities/ritalin.htm
26. Breggin PR. Talking Back to Ritalin. Monroe, ME: Common Courage Press, 1998.
27. Ritalin: Keeping Kids cool and in School. *„Aktuellen Schätzungen zufolge werden derzeit ca. fünf Millionen Schulkinder mit dem Medikament behandelt. Weitere zwei Millionen Kinder sollen mit anderen psychiatrischen Medikamen-*

ten, wie z.B. Adderall® und Dexedrine® therapiert werden. Die Produktion dieser Medikamente ist um 2000 % gestiegen, so die Drug Enforcement Agency."
http://social.jrank.org/pages/1011/Special-Needs-Gifts-Issues-Ritalin-Keeping-Kids-Cool-in-School.html

28. Zit. 20 b (Dean/Null), oben. Zu den Statistiken in Bezug auf Anzahl und Gesamtkosten der jährlichen Todesraten infolge Arzneimittelnebenwirkungen s. auch
a) Lazarou J, Pomeranz B and Corey P. Incidence of adverse drug reactions in hospitalized patients. JAMA 279:1200-1205; 1998.
b) Suh DC, Woodall BS, Shin SK and Hermes De Santis ER. Clinical and economic impact of adverse drug reactions in hospitalized patients. Annals of Pharmacotherapy 34 (12): 1373-9. Dezember 2000.
29. Mackarness R. Eat Fat and Grow Slim. London. Harvill Press. 1958. Revised and extended edition: London. Fontana/Collins. 1975.
30. Tuormaa TE. The Adverse Effects of Food Additives on Health. Journal of Orthomolecular Medicine 9 (4): 225-243. 1994.
31. The Nutrasweet Co.
www.nutrasweet.com
32. Aspartame, Decision of the Public Board of Inquiry. Department of Health and Human Services, Food and Drug Administration [Docket number 75F-0355]. 30.09.1980.
www.sweetpoison.com/articles/pdfs/fdapetition.pdf
33. Ibid. Zit. 20 (Dean), oben.
34. Martini B. Aspartame: No Hoax, Crime of the Century (Front Groups in Violation of Title 18, Section 1001 When they lie about the Aspartame Issue and Stumble Others). Duluth, GA. Mission Possible International. 18.07.2004.
www.wnho.net/aspartame_no_hoax.htm
35. Elsas L. Aussage vor dem Kongress der USA. Bei Tieren haben sich Gehirntumore entwickelt. S. auch Zit. 34 (Martini), oben.
36. Ibid.
37. Roberts HJ. Defense against Alzheimer's Disease. West Palm Beach, FL. Sunshine Sentinel Press, Januar 1995. S. auch Zit. 20 (Dean), oben.
38. Erb JE, Erb TM. The Slow Poisoning of America. Available on-line at
http://www.spofamerica.com
39. Ibid.
40. Zit. 40 (Martini), oben.
41. Zit. 38 (Erb), oben.
42. Chavarro JE, Rick-Edwards JW, Rosner BA, Willett WC. Dietary fatty acid intake and the risk of ovulatory infertility. American Journal of Clinical Nutrition 85 (1): 231-237. Januar 2007.
43. Richardson A. Brain food: Why the Government wants your child to take Omega-3, the fish oil supplement. Food and Behaviour Research. 11.06.2006.
www.fabresearch.org/view_item.aspx?item_id=956

44. Diet, Nutrition and the Prevention of Chronic Diseases. Report of a Joint WHO/FAO Expert Consultation. WHO Technical Report Series 916, 2003.
45. Laurence J, Health Editor. Should trans fats be banned? The Independent. 17.11.2006.
46. a) Mozaffarian D et al. Trans Fatty Acids and Cardiovascular Disease. New England Journal of Medicine 15 (354) 13.04.2006: 1601-1613. S. auch Trans Fatty Acids and Coronary Heart Disease.
b) Willett WC, Ascherio A. Trans fatty acids: Are the effects only marginal? Am J Public Health; 84:722-724. 1994.
„In einer aktualisierten Analyse zur Korrelation von Transfetten und Herzerkrankungen fanden Forscher des HSPH Folgendes heraus: Wenn Transfette aus dem industriellen Nahrungsangebot entfernt würden, könnten in den USA jedes Jahr Zehntausende von Herzattacken und Herztoden verhindert werden. Die Ergebnisse der Analyse wurden in der Ausgabe vom 13. April 2006 des New England Journal of Medicine publiziert ...Transfette wurden auch bereits mit einem erhöhten Risiko für koronare Herzerkrankungen in epidemiologischen Studien4 in Verbindung gebracht. ... Basierend auf den verfügbaren metabolischen Studien schätzten wir in einem Report von 1994, dass sich pro Jahr nahezu 30.000 vorzeitige Todesfälle infolge koronarer Herzerkrankungen dem Konsum von Transfetten zurechnen lassen."
www.hsph.harvard.edu/reviews/transfats.html
47. Interview mit Passwater RA. Health Risks from Processed Foods and the Dangers of Trans Fats.
48. Food Labeling: Trans Fatty Acids in Nutrition Labeling ... U.S. Department of Health and Human Services. FDA 21 CFR Part 101. Federal Register. S. 41434. 11.07.2003.
49. What we can say – the quality and benefits of organic food. British Soil Association information sheet. Version 4. 24.11.2005.
50. a) Gesch B. London press conference. Royal College of Psychiatrists, 25.06.2002.
b) Schoenthaler S. Anti-Ageing Medical Publications, Vol. III. Marina del Rey, CA. Health Quest Publications. 1999.
51. Young E. Trace arsenic in water raises cancer risk. New Scientist. 14.09.2001.
52. Brunette JA, Carlos JP. Recent Trends in Dental Caries in U.S. Children and the Effect of Water Fluoridation. Journal of Dental Research 69. Spec. Issue February 1990: 723-727.
53. Ibid.
54. Awad MA, Hargreaves JA, Thompson GW. Dental Caries and Fluorosis in 7-9 and 11-14 Year Old Children Who Received Fluoride Supplements from Birth. Journal of the Canadian Dental Association 60 (4): 318-322. 1991.
55. Shiboski CH et al. The association of early-childhood caries and race/ethnicity among California preschool children. Journal of Public Health Dentistry 63 (1): 38-46. 2003.

56. Bassin EB, Wypij D, Davis RB, Mittleman MA. Age-specific fluoride exposure in drinking water and osteosarcoma (United States). Cancer Causes and Control 17: 421-428. 2006.
57. Burk D. Congressional Record. 21.07.1976.
58. Cohn PD. A Brief Report on the Association of Drinking Water Fluoridation and the Incidence of Osteosarcoma Among Young Males. Environmental Health Service, New Jersey Department of Health. 08.11.1992.
„Im Jahr 1992 gab das New Jersey State Department of Health die Ergebnisse einer Studie bekannt: Bei jungen Männern unter 20 Jahren, die sich von fluoridiertem Wasser ernährten, wurde sechs Mal häufiger Knochenkrebs diagnostiziert als bei jenen ohne fluoridiertes Wasser."
59. a) Gelberg KH, Fitzgerald EF, Hwang S, Dubrow R. Fluoride exposure and childhood osteosarcoma: a case control study. American Journal of Public Health 85: 1678-1683. 1995.
b) Maurer JK, Cheng MC, Boysen BG, Anderson RI. Two-year carcinogenicity study of sodium fluoride in rats. Journal, National Cancer Institute 82: 1118-1126. 1990.
60. Eilperin J. Professor at Harvard Is Being Investigated, Fluoride-Cancer-Link May Have Been Hidden. The Washington Post. S. A03. 13.07.2005.
61. Brief von Professor Samuel Epstein an den Präsidenten Derek C. Bok der Harvard Universität.
62. Taber's Cyclopedic Medical Dictionary. Philadelphia. F. A. Davis Company. 1993.
63. Questions About Smoking, Tobacco, and Health. American Cancer Society www.cancer.org/docroot/PED/content/PED_10_2x_Questions_About_Smoking_Tobacco_and_Health.asp
64. Detailed Guide: Bladder Cancer, What Are the Risk Factors for Bladder Cancer? American Cancer Society.
www.cancer.org/docroot/cri/content/cri_2_4_2x_what_are_the_risk_factors_for_bladder_cancer_44.asp
65. Secondhand Smoke – It Takes Your Breath Away. *„Secondhand Smoke is unhealthy ..."* New York State Department of Health
www.health.state.ny.us/prevention/tobacco_control/second/second.htm
66. Worman HJ. Alcoholic Liver Disease. Columbia University Department of Medicine. http://cpmcnet.columbia.edu/dept/gi/alcohol.html
67. Is make-up making you sick? The hidden dangers on your bathroom shelf. The Telegraph (UK). 18.03.2005.
68. Petrik MS, Wong MC, Tabata RC, Garry RF, Shaw CA. Aluminum adjuvant linked to gulf war illness induces motor neuron death in mice. Neuromolecular Medicine 9 (1): 83-100. 2007.
69. Darbre PD et al. Chemical Used in Deodorant Found in Breast Cancer Tissue. Journal of Applied Toxicology 24 (1) 2004.
70. Hollinger MA. Pulmonary toxicity of inhaled and intravenous talc. Toxicology Letters 52 (1990): 121-127.

71. Harlow BL, Cramer DW, Bell DA, Welch WR. Perineal exposure to talc and ovarian cancer risk. Obstetrics & Gynecology 80: 19-26. 1992.
72. Marzulli FN, Green S, Haibach HK. Hair dye toxicity – a review. Journal of Environmental Pathology, Toxicology and Oncology 1 (4): 509-30. März-April 1978.
73. Baron J, Colburn H. The life of Edward Jenner. With illustrations of his doctrines and selections from his correspondence. London. 1838.
74. What You Should Know About a Smallpox Outbreak. Department of Health and Human Services, Centers for Disease Control and Prevention.
www.bt.cdc.gov/agent/smallpox/basics/outbreak.asp
75. Mendelsohn RS. The Medical Time Bomb of Immunization Against Disease. East West Journal. November 1984.
www.whale.to/vaccines/mendelsohn.html
76. Shirley's Wellness Café.
www.shirleys-wellness-cafe.com/vaccine_sids.htm
77. Persönliche Kommunikation von Professor Dr. med. Takaho Watayo, Subdirector of the Ohtsuka Hospital Tokyo, an Charlotte Gerson. September 2006.
78. National Vaccine Injury Compensation Program. 01.10.1988.
79. Parish B. MMR Vaccine and Subsequent Cases of Autism Suspected. Sightings. Parish & Company. 23.05.2000. FreeRepublic.com.
80. Frequently asked questions about Measles Vaccine and Inflammatory Bowel Disease (IBD). Department of Health and Human Services, Centers for Disease Control and Prevention.
www.cdc.gov/nip/vacsafe/concerns/autism/ibd.htm
81. Balch JF, Balch PA. Prescription For Dietary Wellness: Using Foods to Heal. 2d ed. New York, Avery (Penguin Group). 26.05.2003.
82. Cell Phone Facts: Consumer Information on Wireless Phones. U.S. Food and Drug Administration.
www.fda.gov/cellphones/qa.html#4
83. Cancer clusters at phone masts. The London Sunday Times. 22.04.2007.
84. O'Connor E. EMF Discussion Group at the Health Protection Agency for Radiation Protection (HPA-RPD) on 2nd March 2006. Oktober 2006.
www.mastvictims.org/index.php?content=journal&action=view&type=journal&id=111
Sechs weitere Kurzzeitstudien über die Auswirkungen von Mobiltelefonen auf die Gesundheit stellten signifikante Beeinträchtigungen fest: Kopfschmerzen, Schwindel, Depressionen, Müdigkeit, Schlafstörungen, Konzentrationsschwierigkeiten sowie auch kardiovaskuläre Probleme:
a) Hutter HP, Mooshammer H, Wallner P, Kundi M.
„Subjektive Symptome (subjective symptoms), Schlafstörungen und kognitive Leistungen bei Menschen, die in der Nähe von Mobilfunkmasten leben. Schlussfolgerung: Trotz einer relativ niedrigen Exposition gegenüber HF-EMF dürfen die negativen Auswirkungen auf Wohlbefinden und Leistungsfähigkeit, wie es die Ergebnisse aus den vor kurzem durchgeführten Versuchen belegen,

nicht verdrängt werden. Dennoch sind die Wirkmechanismen bei diesen geringen Pegeln unbekannt...“
http://oem.bmjjournals.com/cgi/content/abstract/63/5/307
b) Santini et al. Paris [Pathologie Biologie, Paris]. 2002.
http://www.emrnetwork.org/position/santini_hearing_march6_02.pdf
c) Netherlands Ministries of Economic Affairs, Housing, Spatial Planning and Environment and Health Welfare and Sport. (TNO) 2003
http://www.mindfully.org/Technology/2004/Microwave-Syndrome-Oberfeld1may04.htm
d) The Microwave Syndrome – Further Aspect of a Spanish Study – Oberfeld, G. International Press Conference in Kos (Greece), 2004.
http://www.mindfully.org/Technology/2004/Microwave-Syndrome-Oberfeld1may04.htm
e) Der österreichische Wissenschaftler Dr. Gerd Oberfeld verschickte am 1. Mai 2005 einen Pressetext mit dieser Meldung: *„Eine Studie in Österreich ermittelte die Strahlung eines Mobilfunkmastes auf eine Distanz von 80 Metern; EEG Tests an zwölf elektrosensitiven Menschen ergaben signifikante Veränderungen der elektrischen Gehirnströme. So berichteten freiwillige Teilnehmer von Symptomen wie Summen im Kopf, Herzrasen, Unwohlsein, Benommenheit, Angst, Atemlosigkeit, Atemproblemen, Nervosität, Erregung, Kopfschmerzen, Tinnitus, Hitzewallungen und Depressionen.“*
f) Dr. C. Waldmann-Selsam und Dr. U. Säger, Bamberg, 26. April 2005, evaluierten die Beschwerden von 356 Menschen, welche in ihren Häusern einer Langzeitstrahlenbelastung durch hochfrequenzpulsierende magnetische Felder (u.a. von Mobilfunk-Basisstationen, schnurlosen DECT-Telefonen) ausgesetzt waren.
S. auch Brodey W. Radiation and Health, S. 14, Oslo, 13. Sept. 2006.
www.computer-clear.com/radiation_and_health.pdf.

85. Moulton Howe L. British Cell Phone Safety Alert and An Interview with Robert O. Becker, MD. Council on Wireless Technology Impacts.
www.energyfields.org/science/becker.html
86. Minutes of the Seventh International Advisory Committee Meeting, The International EMF Project (Genf), World Health Organization, 6. - 7. Juni 2002.
www.who.int/peh-emf/publications/IAC_minutes_2002MR_update.pdf
87. Lambert M. Clearing the Clutter for Good Feng Shui. New York. Michael Friedman Publishing Group. 1. Januar 2001.
Lambert empfiehlt die folgenden Pflanzen, weil sie sich als effizient erwiesen haben und besonders gut elektromagnetische Strahlung von Computern und anderen elektronischen Geräten absorbieren: Spathiphyllum, Peperomia, Cirrus peruvianus und die Zwergbanane. Von der National Aeronautics and Space Administration durchgeführte Studien haben gezeigt, dass es ziemlich wirkungsvoll ist, wenn in Büros oder auch zu Hause Formaldehyde, Xylene, Benzene und Carbonmonoxide aus der Luft absorbiert werden.
88. Selye H. The Stress of Life. New York, McGraw-Hill. 1956.
89. Selye H. The stress concept and some of its implications, in Hamilton V, Warbur-

ton DM. Human Stress and Cognition: An Information Processing Approach. New York, John Wiley and Sons Ltd. 1979.

90. Sood V, Chakravarti RN. Systemic stress in the production of cardiac thrombosis in hypercholesterolaemic rats, Research in Experimental Medicine 167(1): 31-45. Februar 1976.
91. Digestive disorders: Stomach and Duodenal Ulcers (Peptic Ulcers), University of Maryland Medical Center.
www.umm.edu/digest/ulcers.htm
92. Lattime EC, Strausser HR. Arteriosclerosis: is stress-induced immune suppression a risk factor? Science 198 (4314): 302-303. 21.10.1977.
93. Lekander M. The immune system is affected by psychological factors. High stress levels can change susceptibility to infection and allergy, Lakartidningen 96 (44): 4807-11. 03.11.1999.
94. Selye H. Stress Without Distress. Philadelphia, PA. Lippincott. 1974.

Kapitel 6

Erkrankungen der modernen Zivilisation

Es ist ein erstaunlicher Tatbestand des 21. Jahrhunderts, dass – anstatt sich einer guten Gesundheit und Fitness zu erfreuen – so viele Menschen in der zivilisierten Welt unter einer Vielzahl von Beschwerden und Erkrankungen leiden, die noch vor einigen Generationen sehr viel weniger verbreitet waren. Noch schlimmer: diese Beschwerden sind nicht länger nur auf die Mittelalten und Älteren begrenzt, sondern befallen im Gegenteil immer jüngere Menschen. Da es sie noch nicht so lange gibt, werden sie oft als „Erkrankungen der modernen Zivilisation" bezeichnet.

Das klingt wie eine Art Rechtfertigung, so als wäre dies der Preis, den wir für unser noch nie da gewesenes Ausmaß an technologischer Entwicklung, Komfort und freier Konsumauswahl zahlen müssen. Mit anderen Worten: Die Erkrankungen werden als direkte Konsequenz unserer denaturierten überzivilisierten Lebensweise verstanden. Egal, ob dem so ist oder nicht, die orthodoxe Medizin hält diese Erkrankungen für unheilbar. Alles, was sie dem Menschen anbieten kann, ist die Behandlung von Symptomen, die nur bis zu einem gewissen Punkt und für eine begrenzte Zeit funktioniert und noch dazu ernste Nebenwirkungen hat.

Was genau ist das Charakteristische an der modernen Zivilisation, das für die Verschlechterung der öffentlichen Gesundheit verantwortlich gemacht werden kann? Zu den allgemein anerkannten Schuldigen zählen die weit verbreitete Verschmutzung von Luft, Wasser und Boden, die Folgen des Klimawandels, die enorm angestiegenen Pegel von Lärm, Gewalt und einer generellen Unsicherheit, soziale Spannung, Stress, wie auch der Zusammenbruch von Recht und Ordnung in vielen Bereichen des Lebens. All das ist wahr und stichhaltig. Sonderbarerweise ist aber der eine durchschlagende Faktor, der jedes lebende Wesen beeinflusst, in der Liste dieser schädlichen Einflüsse nicht enthalten: die gewaltigen Veränderungen in der Ernährung, die sich im Lauf des letzten Jahrhunderts in unserer zivilisierten Welt ereignet haben. (Siehe Kapitel 3)

Angesichts der Tatsache, dass die Qualität unseres täglichen Essens und Trinkens einen mächtigen Einfluss auf unsere Gesundheit hat, ist das wirklich mehr als erstaunlich. Es überrascht weniger, wenn wir uns vergegenwärtigen, dass die Ernährungswissenschaft im Studienplan der Mediziner so gut wie gar nicht vorkommt. Aufgrund ihrer daraus resultierenden Unwissenheit werden Mediziner einer kraftvollen und dabei sanften Heilmethode beraubt, die fähig ist, offiziell unheilbare Erkrankungen zu heilen. Wir können nur hoffen, dass diese Heilmethode in Zukunft offizieller Bestandteil der Schulmedizin wird. In der Zwischenzeit hat die Gerson-Therapie mit ihrem Ernährungsprogramm die meisten „Erkrankungen der modernen Zivilisation" erfolgreich behandelt – und das seit mehreren Jahrzehnten. In diesem Kapitel führen wir einige dieser Erkrankungen auf und erklären, wie und warum die unantastbare Basis der Therapie – nämlich der Wiederaufbau des Immunsystems und die Wiederherstellung aller Abwehrfunktionen – diese umkehren und heilen kann.

Die Killer bezwingen

Krebs

Von allen problematischen Erkrankungen ist Krebs unzweifelhaft diejenige, vor der die größte Angst besteht. Krebs breitet sich immer mehr aus und ist mehr denn je präsent, die Sterblichkeit ist hoch, seine Auswirkungen sind verheerend – wie auch die Nebenwirkungen der verfügbaren orthodoxen Behandlungsmethoden. Nimmt man all dies zusammen, so ist es verständlich, dass die meisten Menschen schon allein auf das Wort „Krebs" mit Grauen reagieren.

Lassen Sie uns einen genaueren Blick auf diese Geißel werfen, die das Medizinlexikon als *„unkontrolliertes Zellwachstum von ursprünglich gesundem Gewebe"* beschreibt.[1] Ergänzend wird hinzugefügt, dass die Erkrankung mehr als 200 verschiedene Formen annehmen kann. Die genannten Behauptungen werfen Fragen auf: Warum gerät das Zellwachstum außer Kontrolle? Welches sind die normalen Kontrollmechanismen und warum greifen sie nicht? Warum ist Krebs ein Killer? Es gibt durchaus auch „unkontrolliertes" Wachstum in so genannten gutartigen Tumoren. Diese sind nichtinvasiv (d. h. sie breiten sich nicht aus) und lassen sich ganz leicht entfernen. In der Regel treten sie nicht wieder auf. Wie kommt es, dass sie sich in bösartige Killer verwandeln?

Obwohl gutartige Tumore nicht Krebs sind, handelt es sich doch um ein Wachstum, das nicht in den Körper gehört und damit einen frühen Zusammenbruch der körpereigenen Abwehr darstellt. Sie treten nicht zwangsläufig wieder auf, neigen aber dazu, sich bösartig zu verändern, wenn das Immunsystem noch weiter geschwächt wird. Tumore werden als bösartig definiert, wenn sie in benachbarte Gewebe einfallen und auch Tumorzellen in den Blutkreislauf abgeben. Diese Zellen zirkulieren und sind fähig, neue Kolonien, bekannt als Metastasen, zu bilden, welche wiederum in andere Gewebe hineinwachsen. Im Lauf der Zeit befallen sie lebenswichtige Organe und zerstören diese, was zum Tod führt.

Der Körper hat ein System von Abwehrmechanismen, welche die Homöostase – den Zustand des dynamischen Gleichgewichts der inneren Umgebung – erhalten. (s. Kapitel 4)

Es ist die Störung dieses Gleichgewichts, welche den Prozess der bösartigen Zellveränderung einleitet. Diese Störung kann durch zahlreiche Chemikalien, vor allem Karzinogene, Viren, Strahlung, ultraviolettes Licht und auch Tabak verursacht werden, aber interessanterweise auch durch zytotoxische Chemikalien, die in der Krebsbehandlung[2] eingesetzt werden, und natürlich durch falsche Ernährung.

Krebs kann nicht in einem normal funktionierenden Organismus vorkommen, denn dessen Abwehrkräfte erkennen und zerstören alle bösartigen Zellen, die sich entwickeln könnten oder erlauben es ihnen gar nicht erst, sich zu bilden. In der Gruppe der Abwehrkräfte spielt das Immunsystem die führende Rolle. Es erkennt eine maligne Zelle als fremden Eindringling und attackiert und zerstört diesen genauso, wie es jeden eindringenden Keim oder Virus zerstören würde. Das Immunsystem wie auch die anderen Abwehrkräfte (d. h. das Enzym- und Hormonsystem wie auch eine gute Mineralstoffbalance), bestehen aus Organen und Drüsen, die die richtigen Nährstoffe brauchen. Sie können nur dann gut funktionieren, wenn sie nicht durch Toxine blockiert werden. Sind diese Bedingungen nicht gegeben, dann ist es den Abwehrkräften nicht möglich, ihre Aufgaben zu erfüllen – und so gibt es nichts, was die malignen Zellen daran hindern kann, zu überleben und sich weiter zu vermehren.

Der Grund, warum dem Krebs 200 verschiedene Formen zugeschrieben werden, liegt darin, dass jede Zellart unter dem Mikroskop verschieden aussieht, je nachdem in welchem Gewebe sie ursprünglich entstanden ist. Dennoch stellt Krebs in allen Zellen im Wesentlichen unkontrolliertes Zellwachstum dar. Diese Definition schließt selbst Leukämie und Myelome mit ein, die nicht in die Gruppe der festen Tumore gehören. Sie befallen das Knochenmark, wo sich auf dieselbe Weise maligne Zellen unkontrolliert vermehren können.

Einige Krebsarten zerstören die Gewebe, die sie befallen und verursachen dort schwere offene Wunden statt fester Tumore. Der Wundsaum dieser Wunden ist in der Regel geschwollen und voll von malignen Zellen, welche jedes Gewebe befallen und zerstören, mit denen sie in Berührung kommen. Auch solche Krebsarten breiten sich stark aus.

Krebs wird weiter in verschiedene Kategorien, zwei Haupt- und einige Unterkategorien unterteilt, abhängig vom Gewebe, das befallen ist. Karzinome nennt man die Krebsformen, die Epithelgewebe befallen, welche Organe, Blutgefäße und die Schleimhäute überziehen. Sie machen die größte

Anzahl der bösartigen Tumore aus. Als Sarkome bezeichnet man jene Formen, die im Bindegewebe, in den Knochen, Blutgefäßen und im lymphatischen System entstehen. Beide Formen lassen sich mit der Gerson-Therapie erfolgreich behandeln – es sind nur ein paar Anpassungen notwendig.

Die aggressivsten Krebsformen (z.B. Melanome, aggressive Lymphome und kleinzelliger Lungenkrebs) antworten äußerst schnell auf die Gerson-Therapie. Das könnte damit zusammenhängen, dass diese Zellen die am stärksten veränderten sind und von dem sich regenerierenden Immunsystem daher sehr gut erkannt werden können. Auch bei Eierstockkrebs erzielt die Therapie hervorragende Resultate, selbst nach einigen Behandlungen mit Chemotherapie. Das heißt nicht, dass nicht auch andere maligne Formen auf die Behandlung ansprechen. Gerade bei einigen Formen des Drüsenkrebses – Brust- und Prostatakrebs eingeschlossen – kann es laut Dr. Gerson jedoch vorkommen, dass die Drüsen am Eingang und Ausgang von Tumorzellen versperrt werden. Das erschwert es dem frisch mit Sauerstoff, Enzymen und abwehrstärkenden Substanzen angereicherten Blut, die malignen Zellen zu erreichen und abzutöten. Mit der Zeit wird aber auch dieses Problem gelöst, so dass auch diese Tumore zerstört werden können. Dennoch ist dies eine mögliche Erklärung dafür, warum Brust- und Prostata-Tumore länger brauchen, um abgebaut zu werden.

Die Patienten müssen verstehen, dass selbst wenn der Tumor nicht mehr da ist, sie noch nicht geheilt sind. Dr. Gerson unterschied sich ganz deutlich von der orthodoxen Onkologie in seiner Erkenntnis, dass beim Krebs der Tumor nicht die Erkrankung ist. Er ist nur das Symptom für den zugrunde liegenden Zusammenbruch der Körpersysteme. Mit anderen Worten: Krebs ist nicht ein Gegenstand (wie z.B. der Tumor), sondern ein Prozess, der den ganzen Organismus umfasst.

Deshalb, und das ist äußerst wichtig: Das Verschwinden des Tumors bedeutet nur, dass die Immunantwort so weit wiederhergestellt wurde, dass die akute Bedrohung abgewendet werden konnte – es ist in keinem Fall vergleichbar mit Heilung. Von wahrer und vollständiger Heilung kann erst dann gesprochen werden, wenn alle Organe wiederhergestellt, buchstäblich wieder aufgebaut sind – und zwar durch die beste biologische Nahrung und fortgesetzte Entgiftung. Die Heilung ist erst dann komplett, wenn die geschädigte Leber gereinigt und so weit wiederhergestellt ist, dass sie wieder so normal wie möglich funktioniert. Die Schwierigkeit besteht darin, dass es keine Tests gibt, die zeigen können, wie gut die Leber wiederhergestellt ist bzw. wie gut sie funktioniert. Messungen der Leberenzyme sind zwar hilfreich, aber dennoch unvollständig. So kann ein Patient schon „normale" Ergebnisse haben, wenn noch bösartige Tumore vorhanden sind. Auch Klinische Chemie, Blutbild und Harnuntersuchung weisen nur daraufhin, dass die elementaren Organe wieder soweit funktionieren, wie es notwendig ist, um sich selbst zu heilen.

All diese Erklärungen mögen den genesenden Patienten beunruhigen oder enttäuschen. Darauf dürfen wir hier keine Rücksicht nehmen, denn die vollständige Heilung muss über allem und damit an erster Stelle stehen! Wenn das nicht richtig verstanden wurde, dann gibt es ein Risiko. Denn: Sind alle Tests wieder „normal“, ist der Tumor nicht länger nachweisbar. Der mit den Gerson-Prinzipien nicht vertraute Arzt erklärt daraufhin dem Patienten, er sei „praktisch geheilt“. Die Patienten brechen die Therapie ab, erleiden einen Rückfall und sterben. Unglücklicherweise ist dies mehr als einmal passiert und hat damit viele Anstrengungen, Hoffnung und wertvolle Leben gekostet.

Fallbeschreibungen

Die Liste der erfolgreichen Krebsbehandlungen mit der Gerson-Therapie ist lang. Es gäbe genügend Fallbeispiele, um das ganze Buch damit zu füllen. Für diesen Zweck gibt es jedoch andere Bücher und Broschüren, die die Heilung zahlreicher Krebsformen dokumentieren (s. dazu „Weitere Literatur und DVD" ab S. 359).

Die beiden nachfolgend aufgeführten Fälle illustrieren sehr gut, mit welcher Intensität und Dauerhaftigkeit der Körper mehr und mehr geschädigt werden muss, bevor ein bösartiger Tumor entstehen kann. In beiden Fällen waren die Patienten zu jung (32 und 42 Jahre), um an einem altersbedingten Krebs zu erkranken.

Bei Dorothea L. wurde im Alter von drei Jahren eine Lungenentzündung diagnostiziert. Im Jahr darauf entfernte man den Blinddarm. Als Teenager litt sie unter einer Reihe kleinerer Probleme und mit Anfang 20 hatte sie eine ganze Serie von Blasenentzündungen, die mit Antibiotika behandelt wurden. Die Infektionen konnten beseitigt werden, dafür trat nun Candida auf. Medikamente töteten den Candidapilz ab, dafür traten die Blasenentzündungen wieder auf. Erneut erhielt sie Antibiotika. Jahrelang litt sie an diesem Kreislauf von immer wieder auftretenden Blasenentzündungen mit anschließender Antibiotika-Gabe. Dorothea wurde depressiv und erhielt Antidepressiva. Infolge dieser kontinuierlichen Medikamentenbehandlung entwickelte sie ein ungewöhnlich aggressives Lymphom, das nicht auf konventionelle Behandlungsmethoden ansprach, wie man ihr erklärte. Alternativ bot man ihr eine Knochenmarktransplantation an. Sie verweigerte diese und entschied sich stattdessen für die intensive Gerson-Therapie, die sie drei Jahre lang durchführte. Gegen Ende der Behandlung war sie von all ihren Problemen befreit – Lymphom, Blasenentzündungen, Candida wie auch die Depression waren verschwunden. Seitdem lebt sie gesund weiter und es geht ihr gut.

Diana W. litt bereits als junges Mädchen unter Depressionen und Panikattacken und erhielt in ihren 20ern und 30ern unablässig Antidepressiva. Trotz der konstanten Behandlung mit Medikamenten verschlimmerten sich ihre Panikattacken stetig, bis sie nicht mehr fähig war, allein in einem Raum zu sein, auf die Straße zu gehen oder Menschen zu treffen. Mit Ende 30 entwickelte sie Diabetes. 1995 begab sie sich im Alter von 42 Jahren aufgrund starker Schmerzen ins San Antonio Community Hospital in Upland, Kalifornien. Die Diagnose lautete: Karzinom am linken Eierstock mit Metastasen an der Gebärmutter und am rechten Eierstock.

Diana ließ eine Hysterektomie (operative Entfernung des Uterus) über sich ergehen, bei der auch die Wände des Mastdarms repariert wurden. Während der Operation fand man viele Knoten im Darm wie auch an der Bauchdecke und entfernte sie. Eine Vielzahl kleinerer Knötchen im Darm, aber auch Absiedelungen an der Scheidenwand wurden nicht entfernt, sondern an Ort und Stelle belassen. Eine zusätzliche Magnetresonanztomographie (MRT) offenbarte eine Zyste an der linken Niere. Die Ärzte drängten Diana, sofort mit der Chemotherapie zu beginnen und legten die Termine fest. Nach intensiver Recherche stieß sie einen Tag vor der Chemo auf Informationen zur Gerson-Therapie. Sie sagte die Chemo ab und ging stattdessen zur Therapie in die Gerson-Klinik nach Mexiko. Diana behielt das Gerson-Programm für zwei Jahre bei und wurde von all ihren Krankheiten geheilt. Sie brauchte weder Hormone, um ihre durch die OP eingeleitete Menopause zu kontrollieren, noch Medikamente gegen ihren Diabetes. Ihre Panikattacken wie auch die Zyste an der Niere waren verschwunden. Diana war nun in der Lage, einen Job anzunehmen, Auto zu fahren und ein normales Leben zu führen. Sie gab an, dass zur selben Zeit, als sie ihre Diagnose erhielt, auch bei drei ihrer Freundinnen Eierstockkrebs diagnostiziert wurde. Diana lebt nun seit zwölf Jahren bei exzellenter Gesundheit weiter, während traurigerweise keine ihrer Freundinnen, die sich konventionell behandeln ließen, den Krebs länger als sechs Monate überlebt hat.

Herz-Kreislauf-Erkrankungen

Analog zu vielen anderen chronischen Erkrankungen ist auch die Häufigkeit von Herz-Kreislauf-Erkrankungen in den letzten 50 bis 75 Jahren enorm gestiegen.[3] Dr. Paul Dudley White, der berühmteste amerikanische Herzspezialist der 20er Jahre, erklärte vor einiger Zeit, dass er im Jahr 1921 seinen allerersten Herzanfall behandelt habe.[4] Der Grund, warum er nicht schon früher auf einen gestoßen war, lag wohl daran, dass Konservennahrung in Dosen oder Flaschen wie auch stark gesalzene Nahrung erst seit relativ kurzer Zeit auf dem Markt war. Dasselbe gilt für die Chlorierung des Leitungswassers, die ebenfalls erst kurz davor begonnen hatte. Beide Faktoren hatten bis dahin nicht in dem Ausmaß existiert, um metabolische Erkrankungen verursachen zu können. Das Versäumte wurde seitdem mehr als aufgeholt. Wie oft behauptet wurde, ist das erste Symptom einer Herzerkrankung bei 40 % aller Patienten ein tödlicher Herzinfarkt.[5]

Der berühmte Herzspezialist Dr. Demetrio Sodi Pallares aus Mexiko City sprach 1981, genau 60 Jahre nach der ersten Begegnung Dr. Whites mit einer Herzerkrankung, im Rahmen eines Meetings anlässlich des 100ten Geburtstages von Dr. Gerson. Während er die Behandlung beschrieb, die er für seine Herzpatienten entwickelt hatte, erklärte er, dass Herzerkrankungen keine lokale Erkrankung (d.h. des Herzens) seien, sondern eine metabolische Erkrankung, die durch den Verlust von Kalium und das Eindringen von Natrium in die Körperzellen verursacht würden[6].

Diese Erkenntnis war identisch mit der fundamentalen Theorie und Praxis von Dr. Gerson. Der große Unterschied zwischen den beiden war der, dass Dr. Sodi seine Behandlung ausschließlich bei Herz-Kreislauf-Patienten anwendete, wohingegen Dr. Gerson entdeckt hatte, dass sie eine effektive Therapie für die meisten chronischen Erkrankungen darstellte.

Dr. Sodi brachte mehr als ein Dutzend Bücher heraus und veröffentlichte Hunderte von Artikeln in Fachzeitschriften, die seine erfolgreiche Behandlungsmethode beschrieben. Eine der Techniken, die er zusammen mit dem französischen Arzt Dr. Henri Laborit entwickelte, bestand darin, den Patienten eine Glukose-Kalium-Insulinlösung (GKI) per Infusion zu verabreichen. Die beiden Mediziner entwickelten das relativ simple Verfahren, bei dem Glukose und Insulin als Energielieferanten genutzt wurden, um die erforderliche Energie bereitzustellen, damit Kalium durch die Zellmembranen ins Gewebe transportiert werden konnte.

Mittlerweile hat man auch in der klassischen Gerson-Therapie herausgefunden, dass die GKI-Lösung sehr hilfreich ist, um generell Kalium in die völlig ausgelaugten Zellen zu bringen. Da die Gerson-Therapie aber bereits reich an Glukose (wegen der vielen frisch gepressten Säfte) und Kalium (ebenfalls wegen der Säfte und der zusätzlichen Kaliumsalze) ist, benötigte man nur eine geringe Menge Insulin. Deshalb wurde die aktuelle Gerson-Therapie nur um eine geringe Dosis Insulin (3-5 Einheiten) ergänzt, die subkutan (d. h. unter die Haut) verabreicht wird.

Was aber ist aus der revolutionären Behandlungsmethode für Herzerkrankungen von Dr. Sodi geworden? Die Antwort kommt aus einem Artikel der Zeitung „Bucks County Courier" [7]: *„Eine seit längerem nicht mehr angewandte Behandlungsmethode gegen Herzanfälle, die so simpel und günstig ist, dass selbst Kliniken der Dritten Welt sie verwenden könnten, gibt neue Hoffnung und könnte die Leben von bis zu 75.000 U.S.-Patienten pro Jahr retten, wie Forscher behaupten. ... Eine Studie mit 29 Kliniken in Lateinamerika hatte ergeben, dass bei Patienten, die binnen 24 Stunden nach einem Herzanfall eine intravenöse Mixtur von Glukose, Insulin und Kalium* *erhielten, die Todesrate im Vergleich zu denen ohne Verabreichung der Mixtur halbiert werden konnte. Die Reduzierung der Todesrate ist dramatisch – die größte Reduzierung im Vergleich zu jedweder Intervention, die bisher versucht wurde, so Dr. Carl S. Apstein, Professor für Medizin an der Universität Boston. Neuere Behandlungsmethoden gegen Herzanfälle wie z. B. antithrombotische Medikamente kosten in der Regel Hunderte von Dollar im Vergleich zu den weniger als 50 Dollar für GKI."*

Während die Behandlungsmethode angeblich aufgrund von „Zweifeln an ihrer Wirksamkeit" nicht weitergeführt wurde,[8] macht der Autor des Artikels keinen Hehl aus seiner Überzeugung, dass die *„Zweifel aus der Tatsache resultieren, dass die Behandlungsmethode günstig und effektiv ist, weshalb die extrem teuren Bypass-Operationen, Angioplastien und Herztransplantationen etc. nicht länger benötigt würden. Interessant ist die Ausrede, die die Herzspezialisten heute verwenden. Sie betonen, die Therapie sei für Menschen geeignet, die sich nichts anderes leisten können, sowie für Menschen in der Dritten Welt."*[9]

Die Rolle von Cholesterin bei Herzerkrankungen

In der öffentlichen Meinung wird Cholesterin vage mit Herzanfällen und Herzschlägen in Verbindung gebracht, doch ist das wie und warum nicht allgemein bekannt. Cholesterin ist eine weiche, wachsartige Substanz, die einen Teil der zirkulierenden Lipide (Fette) darstellt und wird natürlicherweise in der Leber produziert. Es wird für viele wichtige Körperfunktionen benötigt, u. a. die Produktion der Sexualhormone und Kortikosteroide. Cholesterin wird in Lipoproteine niedriger Dichte (LDL, Low-density Lipoprotein) und hoher Dichte (HDL, High-density Lipoprotein) unterteilt. HDL wird als wichtig und nützlich angesehen. Es ist in der Lage, das Blut von dem schädlichen LDL zu befreien. Ein Zuviel an LDL kann genetisch bedingt sein. Wahrscheinlicher ist jedoch, dass die Ursache in der Ernährung begründet ist: die durchschnittliche amerikanische Ernährung enthält viel zu viele gesättigte Fette – die Hauptquelle für einen zu hohen Cholesterinspiegel.

Die Nahrungsmittel mit dem höchsten Cholesteringehalt sind laut Dr. W. Virgil Brown[10], Professor an der Mount Sinai School of Medicine in New York, Hamburger, Cheeseburger, Frikadellen, Vollmilch und Käse, Steaks, Hot Dogs und Eier. Da diese Nahrungsmittel in großen Mengen in der normalen amerikanischen Ernährung vorhanden sind, finden wir somit viel zu viel LDL-Cholesterin im Blut. Deshalb werden Blutlipide (d. h. Fette) an den Wänden der Arterien deponiert. Dort bilden sie Plaque, der wiederum Arteriosklerose verursacht und den Blutfluss in den Arterien verringert. Er ist rau, was wiederum Blutplättchen dazu verleitet, sich ebenfalls dort anzulagern, bis sich dann Klumpen bilden, die die Arterie völlig blockieren. Wenn dies bei den Koronararterien auftritt, die das Herz umgeben und versorgen, kommt es zum Herzinfarkt. Tritt es im Gehirn auf, ist die Folge ein Gehirnschlag.

Die Gerson-Therapie ist außergewöhnlich effizient nicht nur im Hinblick auf die Reduzierung des schädlichen Cholesterins, sondern auch beim Lösen der Plaques, wodurch die Arterien wieder frei werden für einen normalen Blutfluss. Es gab Fälle, wo der Cholesterinspiegel in nur einer Woche um 100 Punkte gesenkt werden konnte. Die spezielle Ernährung, die kein Fleisch, keine Fette, Eier oder Milchprodukte etc. enthält, trägt maßgeblich zu diesem Erfolg bei.

Die Verwendung von Leinöl spielt hier eine weitere wichtige Rolle. Die Biochemikerin und Heilpraktikerin Johanna Budwig[11] hat herausgefunden, dass kalt gepresstes Leinöl aus biologischem Anbau reich ist an den wichtigen Ω-3-Fettsäuren und dabei nur wenig Ω-6-FettSäuren enthält. Dieses günstige Verhältnis von Ω-3 zu Ω-6 bewirkt, dass überschüssiges Cholesterin herausgelöst und über den Blutstrom zur Leber und von dort über den Darm ausgeschieden werden kann. (Im Gegensatz dazu ist die cholesterinreiche Ernährung reich an Ω-6- und sehr arm an Ω-3-Fettsäuren).

Zu den sofortigen Ergebnissen nach Beginn der Gerson-Therapie zählt der normalisierte Cholesterinspiegel, der die Patienten in die Lage versetzt, die vom Arzt verschriebenen Cholesterinsenker (Statine) abzusetzen. Diese Cholesterinsenker bilden weltweit einen der größten Märkte für verschreibungspflichtige Medikamente. Sie sind gefährlich und giftig[12], doch sehen sich die Ärzte genötigt, sie zu verschreiben, um Herzinfarkte und Schlaganfälle zu vermeiden. Da die Gerson-Patienten auf Cholesterinsenker verzichten können, vermeiden sie somit eine weitere Giftquelle. Eventuell noch zurückbleibendes überschüssiges Cholesterin wird leicht durch Niacin (Vitamin B3) reduziert, welches ein fester Bestandteil der Gerson-Therapie ist. Selbstverständlich ist das Rauchen als weitere Quelle für einen erhöhten Cholesterinspiegel in der Therapie strikt verboten.

Die Gerson-Methode hilft, die Arterien von Plaque zu befreien, was laut Schulmedizin nicht möglich ist. Auf diese Weise können Schlaganfälle oder auch die noch ernsteren Herzinfarkt-Rezidive vermieden werden. Es handelt sich hier um eine natürliche Methode der Prävention, die selbst für Menschen mit einer genetischen Veranlagung für Herzerkrankungen geeignet ist. Sie hat auch Patienten nach einem Herzinfarkt oder Schlaganfall geholfen, wieder gesund zu werden und sogar bereits verloren gegangene Funktionen wieder herzustellen.

Fallbeschreibung

Der folgende Patientenfall ist nur einer unter vielen, die in unseren Akten festgehalten sind. Im Dezember 1993 erlitt der 87-jährige Vater der wieder genesenen Gerson-Patientin Monika W. einen Herzanfall. Nachdem er vom

Rettungswagen in die Notaufnahme eingeliefert worden war, kam noch ein Schlaganfall hinzu. Er verbrachte drei Wochen auf der Intensivstation und bekam einen Herzschrittmacher sowie zahlreiche Medikamente. Schließlich bekam seine Frau die Anweisung, ihn in ein Pflegeheim zu bringen.

Monika gelang es, ihre Mutter davon zu überzeugen, ihn nicht dorthin, sondern nach Hause zu holen und fuhr sofort zum Haus ihrer Eltern. Der Anblick ihres Vaters schockierte sie. Er saß im Rollstuhl, der Kopf hing schlaff zur Seite herunter und aus seinem Mundwinkel rann der Speichel. Monika war Tag und Nacht für ihn da und setzte ihn vorsichtig auf die Gerson-Therapie. Solange er noch all die verschriebenen Medikamente einnahm, gab sie ihm nur einige Säfte. Langsam erhöhte sie das Protokoll auf immer mehr Bestandteile der Therapie. Nach drei Monaten brauchte der alte Herr seinen Rollstuhl nicht mehr. Im August 1994, acht Monate nach Herz- und Schlaganfall ging er zur Kfz-Behörde und beantragte – und erhielt – die Fahrerlaubnis. Es ging ihm weiterhin gut, im August 1996 feierte er seinen 90. Geburtstag und verschied ein paar Jahre später.

Bluthochdruck

Der Blutdruck (d.h. der Druck, der vom Blut gegen die Arterienwände ausgeübt wird) spielt eine wichtige Rolle in Bezug auf Gesundheit oder Krankheit. Der durchschnittliche Blutdruck ist normal 120/80. Steigt er über 140/90, dann bezeichnet man das als abnormal und gefährlich. Hoher Blutdruck wird in Zusammenhang mit Nierenerkrankungen gebracht und soll auch an der Entstehung von Erkrankungen der Herzkranz- und Hirngefäße mitverantwortlich sein. Die Schulmedizin antwortet darauf, indem sie standardmäßig den erhöhten Druck mit Medikamenten absenkt und den Patienten mitteilt, dass sie diese Medikamente bis zum Lebensende nehmen müssen, um ihre Nieren zu schützen.

Der Anstieg des Blutdrucks kann verschiedene Ursachen haben. Der Hauptgrund ist die Verengung der Blutgefäße, die hauptsächlich durch Plaques infolge der Cholesterin-Ablagerungen hervorgerufen wird. Andere Ursachen sind Nierenerkrankungen, Erkrankungen der Herzkranzgefäße und Hyperthyreose (Schilddrüsenüberfunktion). Auch Stress und ein angespanntes oder gereiztes Nervensystem können zu einem vorübergehenden Anstieg des Blutdrucks führen. Die Standardbehandlung der allopathischen Medizin besteht in der Verabreichung von Cholesterinsenkern aus der Familie der Statine. Sie reduzieren den Blutdruck z. T. bis zu 25-35 mmHg (Millimeter auf der Quecksilberskala dienen als Maßstab). Dennoch sind sie hochtoxisch.[13] Darüber hinaus informieren die Ärzte ihre männlichen Patienten nur sehr selten darüber, dass die Statine impotent machen.[14] Das ist nicht verwunderlich, wenn man berücksichtigt, dass das Medikament den Druck, der auf die Arterien ausgeübt wird, reduziert.

Damit reduziert es auch den Druck, der für eine Erektion benötigt wird. Viele Ehen sind an der Wirkung dieses Medikaments zerbrochen.

Bei Hypertonie herrscht die allgemeine Meinung vor, dass sie nur auf eine palliative Medikamentenbehandlung anspricht und eigentlich unheilbar ist. Es mag daher sehr überraschen, dass die Erkrankung in den meisten Fällen ganz leicht durch die salzfreie vegetarische Ernährung der Gerson-Therapie geheilt werden kann. Zu Beginn der Behandlung nimmt der Patient seine vom Arzt verschriebenen Medikamente weiter ein. Bereits drei Therapietage haben eine so deutliche Wirkung, dass der Patient die Dosis um 50 % reduzieren muss. Nach dem sechsten Therapietag muss das Medikament meist komplett abgesetzt werden, da sich der Blutdruck des Patienten wieder normalisiert hat. Ihn medikamentös weiter zu drücken auf ein abnormal niedriges Niveau könnte zur Ohnmacht führen.

Hoher Blutdruck in Verbindung mit Herzerkrankungen ist in den USA der Nummer 1-Killer.[15] Behandelt man hohen Blutdruck mit der Gerson-Therapie, auf die er einfach und schnell anspricht, so würde er einen Großteil seiner Bedrohung verlieren. Zehntausende Menschenleben könnten jedes Jahr damit gerettet werden.

Fallbeschreibung

Als George C. in die Gerson-Klinik in Mexiko eingeliefert wurde, war er 54 Jahre alt und litt unter einer Reihe ernsthafter Gesundheitsprobleme. Wenige Wochen zuvor hatte er von seinen Ärzten das zweite Todesurteil erhalten. Er litt unter Leberzirrhose, Reflux (der höchst unangenehme Rückfluss von Säure aus dem Magen in die Speiseröhre), Magengeschwüren, Schlafapnoe (vorübergehende Atem-Aussetzer während des Schlafes), Lungenerkrankung, Diabetes, hohem Blutdruck, chronischer Müdigkeit und Depression. Er hatte eine dreifache Bypass-Operation hinter sich und es mit Viagra® probiert (auch doppelte Dosis ohne den erhofften Erfolg).

17 Monate nach Beginn der Gerson-Therapie zeigten sämtliche Testergebnisse wieder normale Werte. Bei der letzten Überprüfung wurde der gesamte Stoffwechsel durchgecheckt, darin enthalten waren auch Tests der Leber, Nieren und der anderen lebenswichtigen Organe. Er berichtet, dass er sich großartig fühlt, voller Energie ist und über Viagra® noch nicht einmal nachzudenken braucht. Seine Ehefrau hatte die Therapie mit ihm zusammen durchgeführt, und seitdem sind ihre monatlichen Migräneanfälle, deretwegen sie mit Würgereiz und sogar Ohnmachtsanfällen ins Krankenhaus gekommen war, verschwunden. Sie hat mit dem Rauchen aufgehört, sieht jünger aus, hat deutlich mehr Energie und fühlt sich rundum wohl.

Diabetes

Diabetes ist in Amerika die Nummer Drei unter den Erkrankungen mit Todesfolge und steht direkt hinter den Herz-Kreislauf-Erkrankungen und Krebs.[16] Wir müssen zwischen zwei verschiedenen Formen der Erkrankung differenzieren – dem juvenilen (Typ 1) und dem altersbezogenen Diabetes (Typ 2). Beide erfordern eine andere Herangehensweise, worauf weiter unten noch detaillierter eingegangen wird.

Es ist durchaus gerechtfertigt, zu behaupten, dass „der gewöhnliche Verdächtige", nämlich die moderne amerikanische Ernährung mit ihren exzessiven Mengen an Zucker und Fett in hohem Maß den exponentiellen Anstieg von Diabetes verschuldet hat. Addiert man all den Zucker, den der durchschnittliche amerikanische Erwachsene in Form von Süßigkeiten, Keksen, Kuchen, Fertiggerichten, Eiskrem und den Hauptschuldigen, den Softdrinks, jeden Tag konsumiert, so macht die Summe richtiggehend Angst. Der menschliche Körper wie auch das betreffende Organ, die Bauchspeicheldrüse, sind beide nicht in der Lage, mit diesem Angriff fertig zu werden. Nach einer Weile kommt es zum Diabetes. Wie bereits erwähnt ist die Ursache für den juvenilen Diabetes etwas anders.

Der juvenile Diabetes wird als „insulinabhängig" beschrieben[17]. Das ist korrekt, da die Betroffenen nicht genügend Insulin produzieren, um ihre körperlichen Bedürfnisse zu erfüllen. Insulin ist ein Hormon, das von den Langerhans'schen Inseln der Bauchspeicheldrüse ausgeschüttet wird. Es ist essentiell für die richtige Verstoffwechslung des Blutzuckers wie auch für den Erhalt des richtigen Blutzuckerspiegels. Eine unzureichende Insulinproduktion resultiert im Allgemeinen aus einer schweren Schädigung oder Infektion der Bauchspeicheldrüse. Dies führt dazu, dass die Langerhans'schen Inseln geschädigt und teilweise sogar zerstört werden. Die übrig bleibenden sind nicht mehr fähig, genug Insulin zu produzieren.

In vielen Fällen beginnt das Problem bereits in der frühen Kindheit, daher der Name „juvenile Form". Die Kinder neigen regelmäßig zu Erkältungen und Grippe und werden von den besorgten Eltern zum Kinderarzt gebracht, der ihnen routinemäßig Antibiotika verschreibt. Diese unterdrücken und beseitigen die Symptome für eine gewisse Zeit, schädigen aber auch das Immunsystem des Kindes. Weitere Infektionen sind die Folge. Das geht so weiter bis zu dem Punkt, wo die grippeähnliche Symptomatik besonders schwer verläuft, bis sie nach einigen Wochen langsam abklingt. Dann stellt sich heraus, dass diese „Grippe" eine Pankreatitis (Entzündung der Bauchspeicheldrüse) war. Kurz darauf erfolgt die Diagnose Diabetes.

In diesem Fall wird nicht mehr genug natürliches Insulin produziert und das Kind wird insulinabhängig, benötigt also eine tägliche Injektion des fehlenden Hormons. Traurigerweise besteht das Problem lebenslang weiter und verschlechtert sich noch mit der Zeit. Da den Patienten meist eine sehr eiweißreiche Ernährung mit sehr wenig Kohlenhydraten empfohlen wird, können auch die Nieren in Mitleidenschaft gezogen werden, was letztlich eine Dialyse erforderlich machen kann. Weitere Schwierigkeiten inklusive Plaque-Bildung und Kreislaufproblemen treten auf; selbst der Verlust von Zehen, Füßen oder Beinen ist wegen der unzureichenden Blutzirkulation und dem daraus resultierenden Wundbrand möglich. In der Jugend sind diese Kinder oft nicht in der Lage, sich zu konzentrieren und richtig zu lernen. Sie wachsen auch nicht im selben Ausmaß wie ihre Mitschüler.

Die genannten Probleme, die meist schon im jungen Alter auftreten, können von der Gerson-Therapie behoben werden. Es versteht sich von selbst, dass die Therapie auf die speziellen Bedürfnisse der Patienten zugeschnitten werden muss: Sie erhalten weniger Apfel-Karotten-Säfte und dafür mehr grüne Säfte. Kartoffeln sind zugunsten von Gemüse und Rohkost gestrichen. Nur wenig Obst wird gereicht, darunter hauptsächlich Äpfel und Melonen. Insulin wird je nach Bedarf injiziert. Die meisten Patienten sind allerdings in der Lage, die Dosis Insulin beträchtlich zu reduzieren.

Einem 12-jährigen Jungen gelang es, sein Insulin um zwei Drittel der ursprünglichen Dosis zu vermindern. Er wurde ein erstklassiger Schüler und hielt selbst in punkto Wachstum mit seinen Mitschülern mit. Mit anderen Worten: sein Zustand verbesserte sich hervorragend. Dennoch konnte er nicht vollständig geheilt werden (d. h. vollkommen ohne Insulinbedarf), denn es war unmöglich, die zerstörten Langerhans'schen Inseln wiederherzustellen, die das benötigte natürliche Insulin hätten produzieren sollen. Die medikamentöse Gerson-Behandlung des Jungen wurde um Chrompicolinat erweitert, um seinen Insulin-Ausstoß noch zu steigern. Dennoch ließen sich auch damit keine normalen Werte erreichen.

Achtung: Sobald ein Patient mit der Dialyse gestartet hat, kann die Gerson-Therapie nicht mehr angewandt werden.

Der altersbezogene Diabetes lässt sich mit der Gerson-Therapie heilen. Die Betroffenen produzieren meist tatsächlich noch eine angemessene Menge Insulin. Ihr Problem besteht darin, dass dieses Insulin nicht in der Lage ist, die entsprechenden Rezeptoren in den Zellen zu erreichen, da diese durch das exzessive Cholesterin blockiert sind.[18]

Die deutliche Mehrheit der Patienten mit Diabetes profitiert von der Gerson-Therapie, die aufgrund ihres Ausschlusses von tierischen Produkten cholesterinfrei ist. Was noch wichtiger ist: Die wiederhergestellte Enzymaktivität ist mit Unterstützung des im Leinöl enthaltenen hohen Ω 3 Anteils in der Lage, das Cholesterin aus den Körpergeweben herauszulösen. Bei den meisten Patienten verschwindet der zu hohe Cholesterinspiegel innerhalb von ein oder zwei Wochen, und das obwohl sie keine cholesterinsenkenden Medikamente mehr einnehmen. Es braucht nicht lange, bis das verfügbare natürliche Insulin die Zellen erreicht. Der exzessive Glukosegehalt im Blut hat wieder sein normales Niveau erreicht, weshalb es keinen zusätzlichen Bedarf für mehr Insulin gibt.

Auch bei diesen Patienten ist am Anfang der Therapie der Verzehr der Apfel-Karotten-Säfte wie auch von süßen Früchten eingeschränkt. Sie können jedoch sehr bald auf das reguläre Gerson-Programm mit den normalen Säften, kartoffelreichen Mahlzeiten und dem Früchte-Haferbrei-Frühstück umsteigen. Auch sie erhalten zusätzlich Chrompicolinat, das sie jedoch weglassen können, wenn der Blutzuckerspiegel normal bleibt.

Fallbeschreibung

Unser schlimmster Diabetes-Patient war ein 41 Jahre alter Mann, der über 135 kg wog. Sein Blutzucker lag über 340 (normal wäre unter 120) und ließ sich weder mit Insulin noch anderen Medikamenten kontrollieren. Mit 38 hatte er einen Herzinfarkt. Er wurde mit einem gefährlich hohen Blutdruck von 240/110 (normal ist 120/80) entlassen, der sich auch medikamentös nicht kontrollieren ließ. Er litt außerdem unter Gicht. Wenn er seine Gicht-Medikamente auch nur einen einzigen Tag wegließ, dann stand ihm ein qualvoller Gichtanfall bevor.

Während der Gerson-Therapie nahm er hauptsächlich Gemüse und rohe Salate mit grünen Säften und nur eine Kartoffel pro Tag zu sich. Statt des morgendlichen Porridge erhielt er eine Platte mit gemischter Gemüserohkost. Auch ihm wurden die üblichen Einläufe verabreicht. Zusammen mit der restlichen Gerson-Medizin nahm er Chrompicolinat ein. Zu Beginn der Therapie erhielt er nach Bedarf Insulin, dessen Dosis anhand von regelmäßigen Bluttests überprüft wurde. Der Patient nahm ein bis zwei Pfund pro Tag ab, ohne jemals hungrig zu sein. Zusätzlich zu den drei regulären Mahlzeiten erhielt er Snacks in Form einer Gemüseplatte. (Patienten ohne Diabetes erhalten eine Obstplatte, von der sie zwischen den Mahlzeiten und auch in der Nacht essen dürfen, wenn sie hungrig sind.) Seine Gemüseplatte enthielt Karotten- und Selleriestreifen, Tomaten, Blumenkohlröschen und Radieschen. Seine Gichtmedikamente konnte er sofort nach Beginn der Therapie absetzen, ohne von einer weiteren Gichtattacke geplagt zu werden. Nach zehn Wochen war der Blutzucker des Patienten normal und er brauchte kein Insulin mehr. Er hatte 45 kg abgenommen und wog bei 1,90 m jetzt 95 kg, was einigermaßen normal ist. Selbst sein Blutdruck war schließlich auf einen normalen Wert gefallen, weshalb er keine Medikamente mehr benötigte.

Chronischen Erkrankungen die Stirn bieten

Bedauerlicherweise sind die bis dato beschriebenen Krankheiten nicht die einzigen, die unsere falschen, gesundheitsschädlichen Ernährungsgewohnheiten der modernen Zivilisation mit sich bringen. Es ist wahr, dass die Menschen von heute sich ihr Grab mit den Zähnen schaufeln und dabei nicht den Schaden realisieren, den sie sich selbst zufügen. Zahlreiche ernste Erkrankungen haben sich langsam in unser Leben geschlichen und wurden Teil unseres Lebens wie auch unseres Sterbens. Deshalb neigen wir dazu, sie als gegeben hinzunehmen und stellen weder ihr gehäuftes Auftreten infrage, noch warum sie vorzeitig das Leben so vieler Menschen in den besten Jahren kosten. Jetzt ist der Moment, Fragen zu stellen, den Antworten zu lauschen und das Leben zum Besseren zu verändern. Die gute Nachricht ist die, dass der durch die falsche Ernährung hervorgerufene ernste gesundheitliche Schaden durch die richtige Ernährung wieder rückgängig gemacht werden kann. Das gilt in gleichem Maße für die gerade besprochenen tödlichen Krankheiten wie auch für die vielen chronisch-degenerativen Erkrankungen, die sich über viele Jahre hinziehen können und viele Schmerzen, Unannehmlichkeiten, Depressionen wie auch reduzierte Lebensqualität zur Folge haben. Die moderne Medizin ist in der Lage, den Schmerz mit allopathischen Medikamenten zu lindern, sie ist jedoch unfähig, das zugrunde liegende Problem zu beseitigen. Tatsächlich glauben viele Menschen, ihre Arthritis oder Osteoporose sei unheilbar. Da liegen sie falsch. Obwohl die bedeutendste Errungenschaft der Gerson-Therapie die Heilung von Krebs ist, blickt sie des weiteren auf eine außergewöhnliche Erfolgsgeschichte bei der Behandlung der als unheilbar geltenden chronischen Erkrankungen zurück.

Chronische Immunerkrankungen

Chronisches Erschöpfungssyndrom (Chronic Fatigue Syndrome= CFS)

Das chronische Erschöpfungssyndrom ist auch unter dem Namen Myalgische Encephalomyelitis bekannt. Wie viele andere Erkrankungen, die ebenfalls durch mangelhafte Immunkompetenz verursacht werden, breitet sich auch diese Erkrankung dramatisch aus. Früher unter dem Namen Epstein-Barr-Infektion bekannt, wird sie heute von einigen auch als „Yuppie-Syndrom" bezeichnet. Der ältere Name beschrieb die Erkrankung akkurater, denn wie man herausfand, war die Ursache die Unfähigkeit des Körpers, mit der Infektion durch das Epstein-Barr-Virus (EBV) fertig zu werden. Da es nach wie vor keine wirklich wirksame medikamentöse Behandlung gegen Viren gibt – Antibiotika sind machtlos dagegen – gilt die Erkrankung nicht nur als unheilbar, sondern auch als nicht behandelbar.

Als die Menschen seinerzeit unter zunehmenden Symptomen von Schwäche, Konzentrationsschwierigkeiten und starken Muskelschmerzen litten, fand man heraus, dass die dafür verantwortliche Ursache nicht allein EBV war. Man vermutete, dass andere Viren ebenfalls involviert waren bzw. das Virus in andere Formen mutiert war. In diesem Stadium gab man der Krankheit einen neuen Namen, der sich direkt auf eines ihrer Hauptsymptome bezieht: Erschöpfungssyndrom. Bedauerlicherweise hat die Namensänderung nichts daran geändert, dass die Erkrankung nach wie vor als unheilbar gilt.

Fallbeschreibung

Das, was wir bereits erfahren haben über die Fähigkeit der Gerson-Therapie, ein geschädigtes, schwer mangelernährtes Immunsystem wiederherzustellen, sollte deutlich gemacht haben, warum die Methode auch bei dieser Erkrankung so wirksam ist. Die drastische Besserung eines Patienten durch die Therapie veranschaulicht dies sehr gut.

Ein Ingenieur mittleren Alters wird nach 20-jähriger Berufstätigkeit infolge einer Virusinfektion gezwungen, seinen Beruf aufzugeben. Trotz der Zweifel, die man wegen seiner Fahrtauglichkeit hatte, erhielt er die kalifornische Plakette „Fahrer mit Behinderung". Es gab Zeiten, wo er selbst nicht fähig war, sein Auto zu finden. Auch konnte er sein Bankkonto nicht mehr führen und beklagte das „schwarze Tuch, das über mich fällt".

Durch die komplette Gerson-Therapie fühlte er sich „nicht nur so gut wie meine Kollegen und wie ich es mir gewünscht hatte, sondern sogar noch viel besser! Ich hatte neue Energie, sah strahlender aus und fühlte mich mit 55 wieder wie mit 25! Meine Koordination, meine Augen und mein Gehör sind so gut, dass ich heute wieder all das machen kann, was ich selbst mit 30 schon nicht mehr konnte."

Multiple Sklerose

Multiple Sklerose (MS) gilt als Autoimmunerkrankung. Bei diesen Erkrankungen attackiert offensichtlich das Immunsystem körpereigenes Gewebe und verursacht dort Läsionen. Bei MS sollen *„eindringende Lymphozyten, in erster Linie T-Zellen und Makrophagen, die Myelinscheide der Nerven zerstören."*[19] Nerven sind Leiter für elektrische Impulse. Um einen Kurzschluss zu vermeiden, benötigen sie eine Isolierung in Form der Myelinscheiden, die v.a. aus speziellen Fettverbindungen bestehen. Sind die Myelinscheiden geschädigt, kommt es zu elektrischen Kurzschlüssen, die falsche Nachrichten über die Nerven aussenden und so die typischen Symptome der MS verursachen.

MS beginnt in der Regel im Alter zwischen 20 und 40 Jahren und häufiger in kälteren Klimazonen als in wärmeren. Zu den Symptomen zählen Koordinationsschwierigkeiten, Gangunsicherheit, Nystagmus (unkontrollierte Augenbewegungen) und plötzlicher Harndrang. In frühen Stadien der Erkrankung treten oft spontane Remissionen auf, denen dann meist eine noch schwerere Form nachfolgt. Viele Betroffene landen letzten Endes im Rollstuhl, andere werden sogar bettlägerig.

Die einzige Schwierigkeit bei der Anwendung der Gerson-Therapie gegen MS besteht darin, dass sich der Zustand der Patienten in den ersten Wochen der Behandlung typischerweise verschlechtert. Das geschieht wahrscheinlich durch den Entgiftungsprozess, bei dem die entzündeten Produkte aus den Läsionen der Myelinscheiden entfernt werden. Die Entsorgung dieser Produkte bewirkt einen weiteren vorübergehenden Verlust an Isolierung und damit eine Verschlechterung der Symptome. Verständlicherweise jagt dies den Patienten Angst ein. Einige von ihnen haben daraufhin die Therapie abgebrochen, weil sie fälschlicherweise annahmen, sie würde nicht funktionieren, sondern die Erkrankung noch verschlimmern.

Der MS-Patient, der trotzdem weitermacht, erlebt oft, dass die gereinigten Läsionen es den Myelinscheiden ermöglichen, sich neu aufzubauen. Das geschieht durch die Hyperernährung und Entgiftung der Gerson-Methode. Damit ist bewiesen, dass MS nicht unheilbar ist. Auch aufgrund der Tatsache, dass die Therapie das Immunsystem wirksam restauriert und stärkt, kann es sich bei MS nicht um eine Autoimmunerkrankung handeln. Wenn dies so wäre, würde das gestärkte Immunsystem eine Genesung unmöglich machen.

Fallbeschreibung

Der 1960 geborene Joe S. wuchs auf einer Ranch auf. Er verbrachte sein ganzes Leben auf dieser Ranch, wo er zahlreichen landwirtschaftlichen Toxinen ausgesetzt war. Er erlitt verschiedene Unfälle, wovon sich der erste ernstere im Alter von sechs Jahren ereignete. Als Folge dieses Unfalls humpelte er. Nach einem schweren Fall, bei dem er sich die Schulter verletzte, erhielt er starke Schmerzmittel, durch die er wieder arbeiten konnte.

Das erste Symptom einer bis dato unbekannten Erkrankung war ein Sturz. Dieser ereignete sich, weil er nicht fähig war, die Bewegung seines Beines zu kontrollieren. Anschließend verlor er in einem Auge fast das ganze Sehvermögen. 1995, mit 35 Jahren, wurde Joe von einem Neurologen der Benefis Klinik in Great Falls, Montana, untersucht. Die Diagnose lautete MS. Obwohl die Erkrankung meist zeitweise zurückgeht, um danach noch heftiger auszubrechen, gab es für ihn keine Ruhephasen. Sein Zustand verschlechterte sich mehr und mehr. Die Ärzte teilten ihm mit, dass es keine Hoffnung auf Heilung gäbe.

Im Februar 1996 begann Joe mit der Gerson-Therapie, die er in voller Intensität durchführte. Seine Energie steigerte sich quasi von Beginn an, er konnte wieder normal gehen und war sogar fähig, wieder auf der Ranch zu arbeiten, während er das fordernde Gerson-Programm absolvierte. Im Herbst desselben Jahres hatte sich sein Sehvermögen verbessert und die anderen Symptome verschwanden ebenfalls. Das einzige zurückbleibende Symptom, das im Jahr 2002 noch an MS erinnerte, war eine leichte Sehschwäche im betroffenen Auge. Bis heute schafft er auch 16-Stunden-Tage auf der Ranch, und die Hitze, die ihn früher schwächte, macht ihm heute nichts mehr aus. Wie der Rest der Familie auch, hält er sich weiterhin eng an die Therapie.

Achtung: Der künstliche Süßstoff Aspartam, der unter den Markennamen NutraSweet® und Spoonful® verkauft wird, ist hochtoxisch für das Nervensystem und in der Lage, viele Symptome von MS zu imitieren.[20] Er soll die aktuelle Epidemie von scheinbarer MS[21] verursacht haben, die nichts mit der ursprünglichen Erkrankung zu tun hat. In vielen Fällen ließen sich die angeblichen MS-Beschwerden bereits nur durch Weglassen von Aspartam rückgängig machen.[22] (Siehe „Aspartam" auf S. 34).

AIDS und HIV

Das humane Immundefizienzvirus (HIV), das an der Entstehung von AIDS beteiligt sein soll, verbreitet sich schnell und unkontrolliert. Die Chemotherapie, die zur Behandlung entwickelt wurde, kann bestenfalls für temporäre Erleichterung sorgen. Bis dato konnte keine wirksame Immunisierung entwickelt werden. Da die Erkrankung eindeutig mit einem ausgelaugten Immunsystem in Verbindung steht, liegt es nahe, dass sich die Gerson-Therapie hier erfolgreich anwenden lässt. Soweit es uns bekannt ist, geschieht das auch. Da die meisten Gerson-Therapien in Mexiko durchgeführt werden und das mexikanische Gesundheitsministerium die Behandlung von HIV-positiven Patienten nicht erlaubt, liegen uns nur wenige Erfahrungen mit dieser Erkrankung vor. Tatsächlich sind zwei Patienten mit einer aktiven HIV-Infektion, die zu Hause mit der Gerson-Therapie behandelt wurden, inzwischen wieder genesen und in Bezug auf das Virus „negativ". Dennoch fühlen wir uns bei nur zwei genesenen HIV-Patienten bis dato nicht wohl mit der Behauptung, die Therapie könne AIDS heilen.

Das Buch „What really causes AIDS" von Prof. Harold D. Foster[23] liefert einen weiteren Beweis für eine erfolgreiche HIV-Behandlung durch eine Ernährungstherapie in Kombination mit einem Selen-Supplement. Dr. Foster fand heraus, dass in den Gebieten, wo der Boden viel Selen enthält, die Bevölkerung über eine gute Resistenz gegen HIV verfügt. In den Gebieten, wo der Boden einen Mangel an Selen aufweist, ist das Gegenteil der Fall: Hier verfügten die Menschen über eine weit geringere Resistenz gegenüber Infektionen und vielen anderen Erkrankungen, darunter auch Krebs.

Er konnte zudem aufzeigen, dass Patienten mit einer aktiven HIV-Erkrankung durch richtige Ernährung und eine adäquate Selen-Supplementation die Erkrankung umkehren und wieder HIV-negativ werden konnten. Es überraschte ihn sehr, als er herausfand, dass die Paranuss als natürliche Quelle am meisten Selen enthält – und zwar sieben Mal mehr als das Nahrungsmittel mit dem zweithöchsten Selengehalt.[24]

Hepatitis B und C

Hepatitis oder Leberentzündung sollte es nicht geben. Dieses lebenswichtige Organ verfügt über enorme Reserven zusätzlich zu seinem eigenen Immunsystem. Seine hohe Widerstandskraft gegenüber Infektionen schützt es deshalb unter normalen Umständen vor einer Hepatitis. Die Tatsache, dass es diese Erkrankung gibt, die sich noch dazu weiter ausbreitet, weist erneut auf die zunehmend geschwächte Immunabwehr vieler Menschen hin.

Bei Hepatitis B und C handelt es sich grundsätzlich um sehr ähnliche Erkrankungen. Die unterschiedlichen Bezeichnungen resultieren daher, dass jede von einem anderen Virus, dem Hepatitis B- bzw. dem Hepatitis C-Virus verursacht werden. In beiden Fällen ist die Erkrankung ansteckend, weshalb die Pflege höchste Aufmerksamkeit in Bezug auf die Sauberkeit von Betttüchern, Geschirr und Nahrungsmitteln erfordert. Die Schulmedizin hat keine kausale Therapie.

Die Erkrankung führt zu einem Anstieg der Leberenzyme. Wenn der Patient das erste akute Stadium der Erkrankung überstanden hat, gehen die Enzymwerte oft wieder zurück, doch leider meist nicht zum ursprünglichen Zustand. Das heißt, dass die Erkrankung niemals ganz ausgeheilt ist. Mit der Zeit wird die Leber noch ernsthafter geschädigt, die Leberenzyme steigen erneut und die Virusbelastung nimmt zu. Dieser Prozess kann irgendwann zu einem primären Leberkrebs oder anderen malignen Tumoren führen.

Mit der Gerson-Therapie, die nachweislich das Immunsystem stärkt und wiederherstellt, haben wir eine Reihe von Genesungen bei Hepatitis beobachten können, bei der sogar die Leberenzyme wieder zu den ursprünglichen Werten zurückgekehrt sind.

Fallbeschreibung

Lisa M., 54 Jahre, fühlte sich schlecht. Sie hatte so wenig Energie, dass sie nicht einmal mehr die Straße überqueren konnte. Auch ihre Verdauung funktionierte nicht mehr. Die Diagnose an der Universitätsklinik von Chicago ergab schließlich, dass sie unter einer chronisch aktiven Hepatitis mit Leberzirrhose litt. Ihre Leberenzyme waren außerordentlich hoch. Ihr SGOT lag bei 1360 (normal 0-30). Die Ärzte teilten ihr mit, sie habe noch zwei Jahre zu leben.

Im Januar 1995 begann Lisa mit der Gerson-Therapie. Innerhalb von drei Wochen sank ihr SGOT-Pegel um 200 Punkte, dennoch wurde sie nur langsam wieder gesund. Es dauerte eineinhalb Jahre, bis ihre Leberwerte wieder normal waren. Nach zwei Jahren war sie wieder ganz sie selbst. „Mir geht es besser denn je und ich habe enorm viel Energie", so Lisas Worte während des letzten Gespräches.

Kollagenosen

Kollagen ist ein unlösliches faserartiges Protein, das sich im Bindegewebe des Körpers findet. Haut, Knochen, Bänder und Gelenkknorpel enthalten Kollagen. Es macht 30% des Gesamtproteins im Körper aus. Kollagen-Erkrankungen entstehen durch verschiedene Bedingungen, wie z. B. eine schwache Leber, schlechte Verdauung oder auch die Ansammlung von unvollständig verdauten tierischen Proteinen.
In die Kategorie der Kollagen-Erkrankungen gehören folgende Krankheiten:

Systemischer Lupus Erythematodes (SLE)
SLE wird als Autoimmunerkrankung bezeichnet. Die *„Ätiologie ist nicht bekannt“*[25], was bedeutet, dass seine Herkunft nicht bekannt ist. SLE ist eine ernsthafte Erkrankung, die jedes Organ in Mitleidenschaft ziehen kann. Die Symptome sind zahlreich und ernst. Das so genannte Schmetterlingsgesicht, ähnlich den ausgebreiteten Flügeln eines Schmetterlings zu beiden Seiten der Nase, gehört zu den frühen Symptomen. SLE wird als chronisch-entzündliche Erkrankung des Bindegewebes beschrieben. Betroffen sein können Haut, Gelenke, Nieren, die Schleimhäute wie auch das Nervensystem. Es ist nicht ungewöhnlich, dass die Erkrankung zum Tode führt.

Trotz seines unheilvollen Rufes kann SLE durch die Gerson-Therapie besonders gut geheilt werden. Die Zeit bis zur vollständigen Heilung hängt davon ab, wie lange und welche konventionellen Behandlungen der Patient bereits hinter sich hat. Bei extrem schweren Fällen, die mit Prednison (= Cortison, das als anti-entzündliches Medikament eingesetzt wird) behandelt wurden, dauert es länger, bis Leber, Nebennieren und das Immunsystem wiederhergestellt sind. Aber selbst bei diesen Fällen ist Heilung möglich.

Fallbeschreibung
Anna B. wurde 1951 in Australien geboren. Im Alter von 20 Jahren, als sie gerade geheiratet hatte, schmerzten ihre Knie und die Gelenke schwollen an. Während der zweiten Schwangerschaft verschwanden alle Symptome vorübergehend, um nach der Geburt wiederzukehren. Die Ärzte waren fünf Jahre lang nicht fähig, die Ursache ihrer Beschwerden herauszufinden. Gegen Ende des Jahres 1976 diagnostizierte ein Spezialist aus Melbourne SLE. Seine Diagnose wurde durch die Analyse einer Probe in den USA bestätigt.

1978 hatte Anna Phasen, wo sie zu gar nichts mehr in der Lage war. 1979 begann man damit, Cortison zu injizieren. Ihre Knie schwollen auf die Größe von Fußbällen an. Die Ärzte legten eine Drainage und injizierten Cortison. Trotz Einnahme von Schmerzmitteln verbrachte sie die Nacht unter Schluchzen. 1992 waren die Schmerzen so stark, dass Anna Morphium brauchte und die Ärzte zugeben mussten, dass sie nichts anderes mehr tun konnten, um ihr zu helfen. Irgendwann 1992 erfuhr ihr Mann von der Gerson-Therapie, die, wie es schien, Hoffnung versprach. Anna weigerte sich, da sie von Kaffee-Einläufen nichts wissen wollte. Einige Monate später ging es ihr aber so schlecht, dass sie einwilligte, es mit der Gerson-Methode zu versuchen.

Schon kurz nach dem Start der Behandlung war Anna in der Lage, wieder normal zu urinieren, was laut Angaben ihres Mannes bereits seit vielen Monaten nicht mehr möglich gewesen war. Ihre Reaktionen auf den einsetzenden Heilungsprozess waren gewaltig, die Kaffee-Einläufe verschafften jedoch Erleichterung. Zwischendurch wich Anna immer mal wieder von der strengen Gerson-Diät ab, musste aber bei jedem dieser Versuche erneut in die Klinik fahren, um sich Morphium zu besorgen. 1994 ging es ihr erheblich besser. Zum ersten Mal nach 20 Monaten hatte sie immer längere Phasen ohne Schmerzen. Anfang 1999 konnte sie alle Medikamente weglassen – ein Zustand, der sich nicht mehr änderte. Sie war wieder in der Lage, ihr Anwesen auf dem Land zu führen – eine ziemliche Leistung, wenn man bedenkt, dass sie Jahre zuvor nicht mehr fähig war, einen Teller vom Tisch zu nehmen. Anna leidet außerdem auch nicht mehr unter den häufigen Infektionen, die sie früher so plagten.

Rheuma/Arthritis

Es gibt verschiedene Formen von Rheuma, meist als irgend eine Form von Arthritis bezeichnet. In vielen Fällen handelt es sich um eine vorübergehende Entzündung von Muskeln und Gelenken, die zwischendurch immer wieder auftaucht, jedoch keine permanenten Probleme bereitet. Aus medizinischer Sicht[26] ist die Ursache der Erkrankung unbekannt und es gibt auch keine spezifische Behandlungsmöglichkeit.

Die am häufigsten verbreitete Form ist die Arthrose, normalerweise eine altersbedingte Erkrankung. Sie verursacht chronische Veränderungen in den gewichtstragenden Gelenken (z.B. Knie, Hüfte und Wirbelsäule). Die Erkrankung zeichnet sich durch ein übermäßiges Knochenwachstum aus, welches Sporne und klumpige Deformierungen der Gelenke bildet. Auch der Knorpel (d.h. das feste Bindegewebe, welches sicherstellt, dass Knochen und Gelenke sich nicht berühren) wird dünn und nutzt sich ab. Die Folge: Knochen reibt auf Knochen, was ständige weitere Abnutzung und heftige Schmerzen verursacht.

Die konventionelle Medizin kann den Schmerz nur lindern, den Verlauf der Erkrankung aber nicht stoppen. Dagegen hat die Gerson-Therapie gute Ergebnisse sowohl bei der Schmerzlinderung wie auch der Auflösung der Knochendeformitäten erzielt. Durch langfristige Therapie kann das Fortschreiten der Erkrankung gestoppt und bis zu einem gewissen Ausmaß sogar wieder rückgängig gemacht werden. Wie bei anderen Erkrankungen mit

Knochenbeteiligung verläuft auch hier die Heilung langsam. Die Patienten sind oft nicht willens, die lange, arbeitsintensive Gerson-Methode auf sich zu nehmen. Stattdessen sind sie zufrieden, wenn ihre Schmerzen soweit gelindert werden, wie die moderne Medizin es ermöglicht.

Auch die Ursache der rheumatoiden Arthritis (RA) ist nicht bekannt. Behandelt wird hauptsächlich mit Medikamenten zur symptomatischen Linderung. Die Erkrankung kann jedes Gelenk im Körper befallen. Sie verursacht Schwellungen, Deformitäten und extreme Schmerzen. Routinemäßig wird die RA mit NSAR-Präparaten wie Aspirin, Ibuprofen, Diclofenac u. a. oder Prednison oder sogar noch stärkeren Medikamenten zur Schmerzlinderung behandelt. Da man auch bei der RA von einer Autoimmunerkrankung ausgeht (d. h. das Immunsystem greift das eigene Gewebe an), wurde sie sogar mit Krebsmedikamenten zur Ausschaltung des Immunsystems behandelt.

Diese Methode brachte überhaupt keinen Nutzen, sondern schädigte im Gegenteil den Organismus so stark, dass die Heilung mit der Gerson-Therapie mehr Zeit in Anspruch nahm. Patienten, die nicht mit derartigen Medikamenten vorbehandelt worden waren, sprachen extrem gut und sehr schnell auf die Gerson-Methode und die Wiederherstellung des Abwehrsystems an. Die RA verschlimmert sich durch den exzessiven Verzehr von tierischem Eiweiß, wenn sie nicht sogar dadurch verursacht wird. Deshalb bewirkt die Gerson-Therapie mit ihrer extremen Begrenzung tierischer Proteine eine sofortige Reduktion der Schwellungen, Schmerzlinderung bzw. Schmerzfreiheit wie auch den Beginn der Heilung. Mit der Zeit werden die Patienten wieder vollständig gesund.

Fallbeschreibung

1970 zählte die Gymnasialschülerin Doris P. zu den Athletinnen, auf denen große Hoffnungen ruhten. Ihr Trainer riet, sie solle reichlich Milch trinken, um ihre Muskeln zu stärken und die Calciumversorgung sicherzustellen. Innerhalb eines Jahres, noch vor ihrem 20. Geburtstag, entwickelte sie eine RA mit geschwollenen und entzündeten Gelenken, Knoten und Kalkablagerungen. Die orthodoxe Behandlung mit Prednison und Gold erwies sich als unwirksam. 1976 war Doris bettlägerig und litt unter ständigen Schmerzen.

Sämtliche Gelenke waren steif: Finger, Knöchel, Handgelenke, Ellenbogen, Knie und Fußknöchel. Zusätzlich litt sie unter Herzklopfen und schwerfälliger Atmung. Sie war blass, anämisch, hypoglykämisch und konnte kaum gehen oder schlafen. Im Mai 1979 erschien Doris in der Gerson-Klinik.

Nach sechs Wochen war sie quasi schmerzfrei, die meisten Gelenkknoten hatten sich aufgelöst und ihre Handgelenke gewannen ihre Beweglichkeit zurück. 1981, zwei Jahre nach Beginn der Gerson-Therapie, konnte sie wieder Wasserski fahren. Sie heiratete und gründete eine Familie.

Sklerodermie

Auch dieses dritte Mitglied unter den Kollagen-Erkrankungen wird als Autoimmunerkrankung angesehen.[27] Sklerodermie verursacht eine chronische Verhärtung und Kontraktur des Haut- und Bindegewebes, wodurch alle Bewegungen wie z. B. Beugungen, vor allem der Finger, erschwert, wenn nicht sogar unmöglich gemacht werden. Die Erkrankung kann sich letzten Endes auch auf die inneren Organe ausbreiten. Trotz der offenkundigen Hoffnungslosigkeit verbessert sich der Zustand durch die Gerson-Therapie rapide und kann sogar zu einer vollständigen Genesung führen.

Verschiedene Gesundheitsfeinde

In diesem Abschnitt führen wir eine Auswahl verschiedener Erkrankungen und Beschwerden auf, die das Leben von sehr vielen Menschen unserer entwickelten Welt beeinträchtigen. Sie stellen nur einen kleinen Teil der großen Gesamtheit hunderter chronischer Erkrankungen dar, welche irrtümlicherweise als unvermeidbar oder unheilbar akzeptiert werden. Obwohl sie von Natur aus erstaunlich unterschiedlich sind, haben diese Widersacher der Gesundheit eines gemein: Sie gehen allesamt auf eine falsche Ernährung zurück, weshalb sie auf die Gerson-Therapie positiv ansprechen.

Asthma

Asthma ist weit verbreitet und nimmt an Häufigkeit kontinuierlich zu. Es handelt sich hier um eine entzündliche Funktionsstörung der Atemwege. Schätzungen zufolge sind 25 Millionen Amerikaner aller Altersgruppen davon betroffen.[28] Bei einem Asthmaanfall ziehen sich die Muskeln rund um die Atemwege zusammen. Gleichzeitig schwellen die Wände der Atemwege an. Als Folge kann weniger Luft ein- und ausgeatmet werden, was zu Keuchen, Atemnot und/oder Husten führt. Die Attacken können sich von einigen Minuten bis über den ganzen Tag und sogar noch länger erstrecken. Sie können sehr gefährlich werden, Angst und Beklemmung verursachen und leicht zur Panik führen.
Asthma hat viele Ursachen. Dazu zählen die allgemeine Verschmutzung der Atmosphäre, Pollen, Staubmilben wie auch Schimmel im Innenbereich. Die Hauptschuldigen können auch Nahrungsmittelallergien und -intoleranzen sowie Nebenwirkungen von Medikamenten sein. Asthma hat einen starken psychosomatischen Bezug, vor allem bei kleinen Kindern. Hier kommt es oft zu spontaner Verbesserung, wenn die emotionalen Hintergründe behoben werden. In diesem Buch wollen wir uns ausschließlich auf die ernährungsphysiologischen Aspekte konzentrieren.

Sind diese Aspekte verantwortlich, dann kann Asthma – insbesondere bei Kindern – durch relativ geringfügige Veränderungen der Ernährung wie auch der Lebensweise geheilt werden. Für alle Altersgruppen gilt: Die bekanntesten potentiellen Auslöser für einen Asthmaanfall – Käse, Schokolade, Zitrusfrüchte und Weizen – müssen einer nach dem anderen vom Ernährungsplan gestrichen werden, um herauszufinden, ob das jeweilige Nahrungsmittel als Auslöser infrage kommt. Bei Kindern ist es wichtig, Milch und alle anderen Milchprodukte wegzulassen. Das steht im Gegensatz zur Schulmedizin, wie viele Mütter bestätigen können, die ihren Kinderarzt auf das Asthma angesprochen haben. Ihnen wird geraten, sicherzustellen, dass das Kind ausreichend Milch trinkt, was essentiell für Wachstum und Entwicklung sei. Dennoch gelingt es den verschriebenen Medikamenten auch über viele Monate, ja sogar Jahre, nicht, das Asthma zu heilen. Dagegen verschwinden die Symptome schnell, wenn Milch vom Ernährungsplan des Kindes gestrichen wird.

Bei Erwachsenen dauert die Genesung ein bisschen länger. Das liegt an dem größeren Schaden, der durch die jahrelange Behandlung mit Medikamenten und Inhalationssprays entstanden ist. Bei ihnen reicht es nicht aus, ein paar Nahrungsmittel zu streichen. Sie müssen stattdessen die weniger intensive Form der Gerson-Therapie ohne tierisches Eiweiß durchführen. Asthma ist unabhängig vom Alter heilbar. Es gibt allerdings einen Warnhinweis: Wenn der Patient über eine lange Zeit mit Prednison behandelt wurde, ist es schwer, ihn vollständig zu heilen. Das gilt auch für viele andere Erkrankungen, bei denen die Langzeitbehandlung mit Prednison einen ähnlich hohen Schaden verursacht hat, der länger braucht, bis er überwunden ist.

Fallbeschreibung

Die Geschichte von Diana B. begann den Erinnerungen ihrer Mutter zufolge im Alter von sechs Monaten, als sie ihren ersten Asthmaanfall erlitt. Mit zwei Jahren traten diese Anfälle alle zwei Monate auf. Jeder dauerte sieben Tage. Das kleine Mädchen wurde auf 40 verschiedene Allergene getestet. Im Anschluss erhielt sie Medikamente und alle drei Wochen eine Spritze zur Stärkung der Abwehr. Diese Behandlung ging sechs Jahre so weiter.

Durch die Spritzen wurde sie krank. Ihre Arme und Augen schwollen an. Später fand ihre Mutter heraus, dass die verschriebenen Medikamente die Leber schädigten. Als sie ihren Arzt darauf ansprach, antwortete er, angesichts der Schwere des Asthmas ihrer Tochter sei der Leberschaden durch die Medikamente das geringere Übel.

Auf der Suche nach einer besseren Behandlung stieß Dianas Mutter zufällig auf Informationen, die den Zusammenhang zwischen Ernährung und Asthma offenlegten. Sie erfuhr von der Gerson-Therapie, als Diana gerade neun Jahre alt war. Sofort veränderte sie die Ernährungsgewohnheiten für die ganze Familie. Obwohl Diana keine Kaffee-Einläufe bekam, übernahm sie den gesamten Ernährungsplan der Therapie. Diana erlitt nie wieder einen Asthmaanfall. Mit ihren heute 38 Jahren ist sie in der Lage, einen Gol-

den Retriever zu halten und mit ihm zu spielen, ohne irgendwelche Allergien oder Asthmaanfälle zu bekommen.

Allergien und Nahrungsmittel-Intoleranzen

Einer offiziellen Definition[29] zufolge handelt es sich bei Allergien um erworbene oder vererbte abnorme Immunantworten auf eine Substanz (Allergen), die normalerweise keine Reaktion verursacht. Diese Reaktionen treten nicht zwingend schon nach dem ersten Kontakt auf und benötigen in manchen Fällen eine zweite oder spätere Gelegenheit, um die Reaktion auszulösen. Allergene können z. B. Nahrungsmittel, Pollen, Hausstaub, Reinigungsmittel, Schimmel oder Haushaltschemikalien sein. Sie verursachen zahlreiche Symptome, von Hautrötungen über Juckreiz, Schwellung der Zunge und des Rachens bis hin zu Atembeschwerden, Durchfall, Bauchkrämpfen und Erbrechen. Die heftigste Reaktion auf ein Nahrungsmittelallergen ist der anaphylaktische Schock. Dabei handelt es sich um eine plötzlich einsetzende, sehr starke und potentiell lebensgefährliche Reaktion, bei der verschiedene Körperfunktionen mit einbezogen sind und sofortige medizinische Hilfe notwendig ist.
Bei der Nahrungsmittel-Intoleranz verläuft die Reaktion auf bestimmte essbare Substanzen weitaus milder. Das Immunsystem ist hier nicht direkt involviert. Die Symptome umfassen Gasbildung, Blähungen und Bauchschmerzen, Durchfall, Kopfschmerzen und Migräne, diverse Hautsymptome, zu hohen oder zu niedrigen Blutdruck, unklare „pseudorheumatische" Schmerzen, Nasennebenhöhlenentzündungen und viele andere mehr. Die einleuchtende Antwort auf derartige Symptome und stärkere Nahrungsmittelallergien besteht darin, die Reaktionen des Körpers zu beobachten und die betreffenden Substanzen zu meiden.

Allergien jeder Art verbreiten sich schneller denn je zuvor. Man vermutet, dass die Gründe hierfür in der steigenden Rundum-Verschmutzung und dem immer schlechter funktionierenden Immunsystem der Gesamtbevölkerung liegen. Einer Schätzung zufolge ist einer von vier Amerikanern von einer Allergie betroffen[30]. Mehr als 50 Millionen Amerikaner sollen unter einer Allergie der Nasenschleimhäute leiden.[31] Die orthodoxe Medizin behandelt Allergien mit Medikamenten, die deren Symptome unterdrücken. Sie mögen zwar Erleichterung verschaffen, bringen jedoch ausnahmslos unerwünschte Nebenwirkungen mit sich.

Im Gegensatz dazu verschwinden die meisten Nahrungsmittelallergien von Gerson-Patienten bereits durch den Verzehr der reinen biologischen Nahrungsmittel. Eine Verbesserung tritt daher meist überraschend schnell ein. Die starke Allergie eines Patienten auf Karotten verschwand beispielsweise innerhalb eines Tages. Bei einer anderen Person mit einer Allergie gegen Zwiebeln dauerte es gerade mal bis zum Ende der ersten Therapiewoche. Die für Gerson-Patienten verbotenen schwer verdaulichen Nahrungsmittel, wie zum Beispiel Meeresfrüchte, Soja, Milch, Nüsse und Erdnüsse, würden dagegen auch weiterhin allergische Reaktionen verursachen.

Viele Patienten, die unter Migräne leiden, vermuten, diese hätte einen allergischen Ursprung. Schon kurz nach Beginn der Therapie lassen die Symptome nach und sind bald dauerhaft verschwunden. Selbst hartnäckige allergische Reaktionen auf inhalierte Substanzen wie Pollen oder bestimmte Gerüche lassen sich durch die Therapie reduzieren. In einigen Fällen bleiben sie dauerhaft verschwunden. Obwohl Dr. Gerson den Verzehr von Beeren in der Anfangsphase der Therapie verbot, da sie häufig zu allergischen Reaktionen führen, ist es den Patienten jedoch nach 18 bis 24 Monaten Gerson-Therapie erlaubt, sie wieder zu essen, ohne dass es zu Nebenwirkungen kommt.

Suchtkrankheiten

Süchte jedweder Art sind die Seuchen unserer Zeit. Sie treten in verschiedenen Formen auf und führen bei hartnäckigem Festhalten ausnahmslos zu Krankheit und manchmal sogar zum Tod. Es gibt verschiedene Gründe, warum Menschen süchtig werden.

Die Jüngeren beginnen damit, dass sie Straßendrogen ausprobieren, weil es angesagt ist. Andere versuchen, ihre psychologischen/emotionalen Probleme zu vergessen, indem sie trinken oder harte Drogen einnehmen.

Tatsächlich können Menschen auf fast jede Substanz süchtig werden. Um nur einige zu nennen: Alkohol, Tabak, Schlafmittel, Zucker, Milch, Beruhigungs- und Schmerzmittel, verschreibungspflichtige Medikamente, und natürlich Nahrungsmittel – der Hauptsuchtfaktor hinter der alarmierend hohen Zunahme von Fettsucht. Abgesehen von allen anderen Faktoren werden die meisten Süchte verursacht oder zumindest verschlimmert durch Nährstoffmängel. Denn der Körper schreit nach Nährstoffen und nicht nach Drogen oder Alkohol und ganz gewiss nicht nach Junk Food. Der Süchtige realisiert das aber nicht und konsumiert weiter die falschen Substanzen, was zu einem noch stärkeren Verlangen nach Nährstoffen führt.

In den vielen Fällen, in denen wir es mit Suchtverhalten zu tun hatten, haben wir gesehen, dass der gerade angereiste Patient sein Verlangen danach fast unmittelbar verliert, wenn er jede Stunde ein Glas mit frisch gepresstem biologischen Saft erhält. Dennoch können schon gleich am Anfang Entzugserscheinungen auftreten, da der Körper nun in der Lage ist, die großen Mengen an Giftstoffen zu entsorgen, die er über lange Zeit gelagert hat. Diese werden über den Blutkreislauf zur Leber transportiert und müssen ausgeschieden werden.

Dank der Kaffee-Einläufe funktioniert das sehr gut und zwar so effizient, dass selbst Abhängigkeiten auf stärkste Straßendrogen samt Entzugserscheinungen durch die Gerson-Therapie in nur drei Tagen überkommen werden konnten. Eine Ausnahme bildet Morphium, welches in der Medizin zur Behandlung überstarker Schmerzen in einigen Fällen eingesetzt wird.

Hier dauert es länger, bis die Sucht vorbei ist.

Fallbeschreibung

Vor ungefähr neun Jahren wurde der 34-jährige junge Mann Erik H. in der Gerson-Klinik in Mexiko aufgenommen. Er erzählte seine traurige Geschichte: Alle seine Freunde, die Straßendrogen genommen hatten, waren gestorben. Er war sich der zutiefst beunruhigenden Symptome bewusst und glaubte, dass wenn die Gerson-Therapie ihm nicht würde helfen können, er in drei Monaten ebenfalls tot wäre. Erik war nicht nur schwer kokainsüchtig, sondern auch starker Raucher. Die Kombination beider Gifte verursachte schwere Atembeschwerden und Brustschmerzen.

Wie bei fast allen Fällen von Abhängigkeit gegenüber bestimmten Substanzen üblich, so hatte auch Erik schreckliche Angst vor den Entzugserscheinungen. Sie sind in der Tat manchmal fast unerträglich, wenn es dem Patienten nicht möglich ist, sein Verlangen zu stillen. Glücklicherweise lässt sich Drogensucht auch in Bezug auf ihre hartnäckigen Nebenwirkungen mit der Gerson-Therapie noch einfacher in den Griff kriegen. Nachdem Erik seine 13 Gläser frisch gepressten Bio-Saft erhalten hatte, stellte er ziemlich schnell fest, dass sein Verlangen nach Drogen fast vollständig verschwunden war. Als dann die Entzugserscheinungen auftraten, bemerkte er, wie gut ihm jetzt die Kaffee-Einläufe taten. Er verbrachte somit richtig gute Tage während der Entzugstherapie. Sein Körper wurde angefüllt mit frischen Nährstoffen, die stärker waren als sein Verlangen nach den Drogen, und die Kaffee-Einläufe halfen gegen die Entzugserscheinungen.

Die Nächte waren jedoch ein Thema für sich. Der letzte Saft wird gegen 19 Uhr serviert, und der letzte Kaffee-Einlauf wurde gegen 22 Uhr gemacht, bevor der Patient schlafen geht. Das heißt, dass sein Körper für ca. 8 Stunden keine Unterstützung erhält. Selbstverständlich wachte Erik durch heftige Alpträume vier Stunden, nachdem er ins Bett gegangen war, wieder auf. Die Toxine überfluteten das ganze System unkontrolliert und ohne dass sie beseitigt wurden. Er war darin unterrichtet, dass bei derartigen Fällen ein Kaffee-Einlauf mitten in der Nacht notwendig war. Um seinen Blutzucker aufzufrischen hatte er Obst erhalten, ebenso Kräutertee zum Trinken. Gegen 3 Uhr morgens verabreichte Erik sich einen Kaffee-Einlauf, der die Toxine ausspülte. Danach versank er bis zum Morgen in einen tiefen, traumlosen Schlaf.

Diese nächtliche Routine erstreckte sich über drei bis vier Nächte. Danach konnten die Entzugserscheinungen schon während des Tages bewältigt werden und störten den Patienten nicht länger während der Nacht. Das wirkliche Problem für ehemalige Süchtige wie Erik besteht in der Rückkehr nach Hause. Ist er dort von Freunden oder Verwandten umgeben, die ihrer Sucht nachgehen, dann erlebt er leicht einen Rückfall und macht damit die ganze gute Arbeit der Gerson-Therapie zunichte.

Hyperaktivität

Das Aufmerksamkeitsdefizit-Hyperaktivitätssyndrom (ADHS) ist heutzutage ständig im Gespräch. Es bezieht sich auf Kinder, die ein gestörtes, schwer in den Griff zu bekommendes Verhalten an den Tag legen: permanente Hyperaktivität, Konzentrationsschwäche, Aggression, Impulsivität und Zerstreutheit. Laut offizieller Gremien[32] könnte dies durch eine Funktionsstörung des zentralen Nervensystems verursacht werden – eine umstrittene Sichtweise.

Der Arzt Dr. Benjamin Feingold[33] entwickelte vor über 30 Jahren eine Ernährungstherapie für ADHS, die vieles mit den Gerson-Prinzipien gemein hat. Er entfernte alle künstlichen Aromen und Farbstoffe, alle Konservierungsstoffe, verschiedene Arten von Zucker, Hefe und Salicylate (Salze der Salicylsäure) und verordnete stattdessen frische, vorzugsweise biologische Nahrungsmittel. Seine Methode wurde entweder begeistert unterstützt oder scharf kritisiert – letzteres hauptsächlich von der Nahrungsmittelindustrie.[34]

Seit dieser Zeit haben viele Naturheilkundler und Ernährungswissenschaftler gute Resultate damit erzielt, wenn sie in der Behandlung der ADHS-Kinder lediglich die Ernährung dahingehend veränderten, dass diese nur aus vollwertigen biologischen Nahrungsmitteln ohne irgendwelche Nahrungsmittelzusatzstoffe bestand. Es ist mehr als tragisch, dass die orthodoxen Ärzte, welche mit Ernährungsrichtlinien leider überhaupt nicht vertraut sind, den hyperaktiven Kindern und Jugendlichen das Medikament Ritalin® verschreiben. Es hat große Ähnlichkeit mit Kokain und wird als stark süchtig machend eingestuft. Es ist grässlich, sich mit den Nebenwirkungen von Ritalin® zu befassen, zu denen u.a. der permanente Gehirnschaden[35] gehört. Das Medikament wird selbst Kindern unter sechs Jahren verschrieben, manchmal auf Veranlassung einer Betreuerin, die das Kind für „ungezogen" hält und es lieber ruhig und gehorsam haben möchte – eher wie einen Zombie.

Es ist ein erschreckender Tatbestand, dass mehr als neun Millionen amerikanische Kinder mit Ritalin®[36] behandelt werden, Tendenz steigend! Die Mütter sind dankbar für Ritalin®, wodurch das zerstörerische und aggressive Verhalten ihrer Kinder abgestellt wird. Sie verstehen den wahren – ernährungsbedingten – Hintergrund für das Verhalten ihrer Kinder nicht und können daher nicht wissen, wie sie vernünftig und wirkungsvoll damit umgehen. Auch die Kinderärzte wurden nur in der Behandlung mit Medikamenten geschult und wissen daher nicht, was sie richtigerweise empfehlen können.

Selbst die mildeste Form der Gerson-Therapie beseitigt die Symptome sofort und vollständig.

Depressionen

Depressionen zählen zu den größten mentalen Gesundheitsproblemen der zivilisierten Welt. Die Erkrankung verursacht viel Leid, Arbeits- und Berufsunfähigkeit, Einkommensverluste sowie auch steigende Ausgaben für – hauptsächlich medikamentöse – Behandlungen. Laut WHO[37] wird die klinische Depression bis zum Jahr 2020 die zweitgrößte Ursache für Arbeitsunfähigkeit darstellen, und das weltweit. Es ist alarmierend genug, dass bereits heute immer mehr Kinder und Jugendliche depressiv werden. Viele von ihnen reagieren mit Ess-Störungen oder fügen sich selbst Verletzungen zu.

Es müssen zwei Formen der Depression unterschieden werden: die eine wird von psychischen, die andere von physischen Faktoren verursacht. Beide beeinflussen sich gegenseitig. Das menschliche Leben war niemals frei von Problemen und Schwierigkeiten und die daraus resultierende Depression sollte durch professionelle psychologische Hilfe und Unterstützung erleichtert werden (Wege für den Umgang mit Depressionen infolge der Krebsdiagnose finden Sie im Kapitel 24 „Psychologische Unterstützung für den Gerson-Patienten“).

In diesem Buch befassen wir uns mit Depressionen, die auf physischen Faktoren basieren und richten unsere Aufmerksamkeit auf das Gehirn. Es ist offenkundig, dass unser Denken, unsere Anschauungen, gefühlsmäßige Reaktionen, Bewegungskontrolle, physische Koordination, die Art, wie wir alltägliche Probleme handhaben und viele weitere lebenswichtige Aktivitäten in direkter Verbindung mit dem Gehirn stehen. Die optimale Funktionsweise des Gehirns ist daher nicht nur von fundamentaler Bedeutung, sie hängt auch direkt von der Gesundheit und korrekten Arbeitsweise der Gehirnzellen ab. Obwohl es sich beim Gehirn im Vergleich zum Gesamtkörpergewicht um ein relativ kleines Organ handelt, benötigt es immerhin zwei Fünftel der gesamten Sauerstoffaufnahme und ein Fünftel der Blutzufuhr. Wir können mit Sicherheit annehmen, dass es auch eine Vielzahl von Nährstoffen – Vitamine, Mineralstoffe und Enzyme – benötigt, um seine unvorstellbar komplexen Aufgaben zu erfüllen. Da die so genannte normale amerikanische Ernährung chronisch arm an diesen Nährstoffen ist, werden die Bedürfnisse des Gehirns offenbar nicht befriedigt.

Die Gewebe des Gehirns, die einen Teil des zentralen Nervensystems ausmachen, sind im Gegensatz zu anderen Organen so spezialisiert, dass viele von ihnen nicht nachwachsen, d. h. sich nicht erneuern können. Die Folge: Werden die Gehirnzellen nur unzureichend mit Nährstoffen versorgt, können sie nicht richtig funktionieren. Ihr empfindliches Gleichgewicht wird durcheinander gebracht und gewisse mentale Störungen treten auf. Dazu zählen die manische Depression, Schizophrenie, Schlaflosigkeit, chronische Angstzustände wie auch vor allem die Depression. Die meisten dieser Erkrankungen konnten allein durch eine Vitaminbehandlung (Inositol) um bis zu 90 % gelindert werden.[38]

Den Ausführungen des zweifachen Nobelpreisträgers Linus Pauling[39] zufolge ließen sich mit hoch dosierter Vitamintherapie die Symptome bei 60 %

der Schizophrenie-Patienten lindern, wenn nicht sogar komplett abschaffen. Der Arzt Abram Hoffer[40] fand als Erster heraus, dass durch die Gabe von Niacin (Vitamin B3) nicht nur Cholesterin gesenkt werden konnte, sondern dass der überhöhte Cholesterinspiegel direkt an der Entstehung von Schizophrenie beteiligt ist. Durch Megadosen von Niacin und Ascorbinsäure (Vitamin C) konnte er Tausenden seiner Schizophrenie-Patienten ein Weiterleben in Normalität ermöglichen.

Unter normalen Umständen wird das Gehirn durch die Blut-Hirnschranke (eine Membran, die den Durchlass von Substanzen aus dem Blut ins Gehirn kontrolliert) vor dem Eindringen von Toxinen geschützt. Die Blut-Hirnschranke kann geschädigt und durchbrochen werden durch Mikrowellen, radioaktive Strahlung, hohen Blutdruck und Infektionen sowie – und das ist mit am wichtigsten – durch starke Vergiftung des Organismus. Hierdurch wird die Barrierefunktion, die das Eindringen der Gifte ins Gehirn blockiert, massiv gestört. Damit hält der Teufelskreislauf aus mangelhafter Ernährung und Vergiftung an und Depressionen sowie andere Arten von mentalen Erkrankungen nehmen ihren Lauf.

Die neueste Generation von Medikamenten zur Erleichterung der Symptome ist genauso schlecht wie die starke Zunahme der klinischen Depressionen. Diese hoch toxischen Medikamente werden selbst Kindern verschrieben, obwohl die allseits bekannten Nebenwirkungen auch eine starke Verschlechterung der Depression bis hin zu Selbstmord oder Mord beinhalten.[41] Im Gegensatz dazu vermag die Gerson-Therapie – so wie sie standardmäßig durchgeführt wird – die Depression ziemlich schnell lindern. Das funktioniert auch bei Patienten, die bereits eine Medikamentenbehandlung hinter sich haben und noch unter deren Nebenwirkungen leiden. Dank ihrer entgiftenden Kaffee-Einläufe und der Überflutung aller Körpergewebe inklusive des Gehirns mit den benötigten Nährstoffen bietet die Gerson-Therapie den schnellsten und sichersten Weg zur Heilung von Depressionen.

Fallbeschreibung

Vor gut acht Jahren, als Charlotte Gerson durch ganz Amerika reiste, um Vorträge zu halten, stieg sie in einem netten kleinen Motel ab. Dessen Manager Paul B. interessierte sich für ihre Arbeit. Im Verlauf des Gesprächs erzählte er, dass er unter einer starken klinischen Depression litt, die mit verschreibungspflichtigen Medikamenten unter Kontrolle gehalten würde. Er gab außerdem zu, dass er in Vietnam gewesen sei und dort mit „Agent Orange" in Kontakt gekommen sei.

Als Charlotte ihm mehr über die auf Ernährung basierende Heilmethode ihres Vaters erzählte, kaufte der etwa 50-jährige Paul zunächst die Gerson-Publikationen und begann dann mit der Therapie, so gut er das für sich alleine zu Hause konnte. Im Dezember 2006 berichtete er, er sei wieder ge-

sund und hätte alle Medikamente absetzen können. Seit er nicht mehr unter den Nebenwirkungen der Medikamente zu leiden hätte, würde es ihm sehr gut gehen und er könne wieder ein normales und aktives Leben führen.

Morbus Crohn

Ein anderer Fachbegriff für Morbus Crohn ist regionale Ileitis. Dabei handelt es sich um eine chronische Entzündung meist der unteren zwei Drittel des Dünndarms (Ileum), die von wechselnden Phasen der Verschlechterung und Remission gekennzeichnet ist. Der Betroffene leidet unter Durchfall, Bauchschmerzen, Gewichtsverlust und Anämie.

Die Erkrankung kann oft nach mehreren Jahren auch zum Darmverschluss führen. Laut Taber's Cyclopedic Medical Dictionary „ist die Ursache nicht bekannt".[42]

Da die Schulmedizin keine kausale Therapie und damit Heilung anzubieten hat, endet die Therapie in der Regel mit einer Operation, bei der Teile des Dünndarms wie auch Teile des Dickdarms entfernt werden. Im schlimmsten Fall muss ein künstlicher Darmausgang gelegt werden.

Fallbeschreibung

Martina G. war erst 15 Jahre, als sie die Diagnose Morbus Crohn erhielt. Einen Großteil des Jahres pendelte sie zwischen dem Krankenhaus in Sault Ste. Marie, Ontario, Kanada, hin und her und verpasste dadurch fast den ganzen Lehrstoff eines Schuljahres. Während der Klinikaufenthalte stand sie einige Male kurz vor einem Darmverschluss. Sie war nicht in der Lage, die Nahrung zu verdauen und wog nur noch 35 Kilo.

Ihre Ärzte empfahlen eine Operation, die sie aber ablehnte. Gerade rechtzeitig entdeckte ihre Familie die Gerson-Therapie, mit der sie zu Hause begann. Obwohl ihr Darm fast verschlossen war, brachten die Kaffee-Einläufe sofortige Erleichterung. Daher musste sie nicht wieder in die Klinik zurück. Nach drei Monaten war sie schmerzfrei und hatte wieder Energie. Innerhalb eines Jahres nahm sie 12 Kilo zu und konnte wieder regelmäßig zur Schule gehen. Es geht ihr nach wie vor gut und jetzt studiert sie Medizin.

Migräne

Migräne wird definiert als häufig einseitige, anfallsartige und extrem starke Kopfschmerzattacken. Die stechenden, klopfenden Schmerzen werden normalerweise von einer Überempfindlichkeit gegenüber Licht und Geräuschen sowie von Übelkeit und/oder Erbrechen begleitet. Die Attacken sind wiederkehrend und können vier bis 72 Stunden andauern. Migräne ist sehr weit verbreitet: Fast 30 Millionen Amerikaner leiden regelmäßig darunter.[43] Die medizinische Behandlung beschränkt sich auf schmerzstillende Medikamente, die manchmal so stark wie Morphium sind und zahlreiche unerwünschte Nebenwirkungen aufweisen. So fand man bei einem der meist verschriebenen amerikanischen Medikamente kürzlich heraus, dass es das Risiko für einen überhöhten Säuregehalt im Blut verstärkt und damit zur Bildung von Nierensteinen führt.[44]

Migräne kann durch zahlreiche Faktoren verursacht werden. Bei einigen sind Zahnprobleme die Ursache, wie zum Beispiel ein Fehlbiss oder muskuläres Ungleichgewicht der Kaumuskulatur (CMD = Craniomandibuläre Dysfunktion). In anderen Fällen ist die Ursache eine Blockierung („Verrenkung") der Wirbelsäule und insbesondere des Nackens, die durch fachkundige osteopathische oder chiropraktische Behandlung korrigiert werden muss.

Die überwältigende Mehrheit der Migräneattacken werden aber durch Allergien oder Nahrungsmittelunverträglichkeiten ausgelöst. Die Verdächtigen, die am häufigsten identifiziert wurden, sind Käse, Schokolade, Rotwein und Zitrusfrüchte. Als junger Arzt litt auch Dr. Gerson unter einer starken und kräftezehrenden Migräne. Nachdem er verschiedene Diäten ausprobiert hatte, fand er heraus, dass die Probleme durch toxische Nahrungsmittel, v. a. gesalzene und stark gewürzte Fleisch- und Wurstwaren, verursacht wurden. Um wieder gesund zu werden entwickelte er eine salzfreie fettarme vegetarische Diät, die zur Grundlage seiner Ernährungstherapie wurde. Nach weiteren Verfeinerungen und Verbesserungen entstand daraus die Gerson-Therapie, die bis heute weltweit zur Heilung der überwiegenden Mehrheit chronischer Erkrankungen eingesetzt wird. Viele Patienten sind mit der Gerson-Therapie schon nach kurzer Zeit ihre langjährige Migräne los. Sie bleiben schmerzfrei, solange sie nicht wieder zu den Nahrungsmitteln zurückkehren, welche die Attacken ausgelöst haben.

Endometriose

Das Endometrium ist die Schleimhaut, die die Gebärmutter auskleidet. Während der fruchtbaren Jahre einer Frau wird diese Schleimhaut monatlich abgebaut, wenn die Eizelle nicht befruchtet und ins Gewebe eingepflanzt wurde. Wenn der Organismus oder das Hormonsystem nicht richtig funktionieren, kann sich das Endometrium zu verschiedenen Stellen des gesamten Beckenbereichs bis hin zur Bauchdecke ausbreiten. Verschlechtert sich dieser Zustand und wird der Menstruationszyklus nicht reguliert, kann sich das endometrische Gewebe über den ganzen Körper verteilen und sogar bösartig werden, *„ähnlich einem Beckenkarzinom mit Metastasen"*.[45]

Fallbeschreibung

Der Fall von Sigrid T. illustriert diese Entwicklung perfekt. Seit ihrer ersten Menstruation litt sie unter gynäkologischen Problemen. 35 Jahre später wurde eine Endometriose diagnostiziert. Sie bekam eine Reihe von Kürettagen (Ausschabung der Gebärmutter) zur Entfernúng der Endometriose-Herde.

Am Ende hatte sie eine partielle Hysterektomie (teilweise Entfernung der Gebärmutter), dennoch hielten die Probleme weiter an. 1979 wies ein Pap-Abstrich auf Gebärmutterhalskrebs mit „atypischen" Zellen im Blut hin. Sie selbst bemerkte Knoten in der Brust, denen aber nicht weiter nachgegangen wurde. Die Ärzte ordneten eine vollständige Hysterektomie an, die sie jedoch ablehnte. Stattdessen stellte sie ihre Ernährung um. Dies geschah im Anschluss an einen Vortrag von Charlotte Gerson, an dem sie teilgenommen hatte. Sie entschied, dass wenn jemand in ihrer Familie an Krebs erkranken sollte, er die Gerson-Therapie durchführen würde. Sigrid behielt die strenge Form der Gerson-Therapie über zwei Jahre bei und wurde geheilt. Es geht ihr nach wie vor gut, sie ist fit und führt ein aktives Leben.

Krankhafte Fettsucht

Diese Erkrankung wird definiert als *„Fettsucht solchen Ausmaßes, dass selbst normale Aktivitäten, wie die Atmung, behindert werden"*.[46] Gewicht von mehr als 45 kg über dem normalen Durchschnitt in Bezug auf Alter, Geschlecht und Körperbau wird als „krankhaft" bezeichnet. Vor gar nicht langer Zeit zogen übermäßig fette Menschen auf der Straße neugierige oder kritische Blicke auf sich. Das ist heute anders. Mittlerweile gibt es einfach zu viele von ihnen, als dass sie noch Aufmerksamkeit erregen würden. Die weltweit aus dem Boden schießenden Fast-Food-Restaurants wie auch die exponentiell gestiegenen Verkaufszahlen von Fertiggerichten haben zu einer globalen Epidemie gefährlicher Fettsucht in sämtlichen Altersgruppen geführt.

Am 10. März 2004 wurde mehrfach über das Radio (KNX-1070 AM in Los Angeles) verkündet, die „Centers for Disease Control" (CDC) in Atlanta hätten Fettsucht in den USA zur Nummer 1 unter den vermeidbaren Krankheitsursachen erklärt, womit Zigaretten auf Platz 2 gerutscht wären.

In der Tat listet das Medizinlexikon Fettsucht als einen an der Entstehung folgender Erkrankungen beteiligten Faktor auf: Diabetes (Typ 2), Bluthochdruck wie auch einige Krebsformen.[47] Zu der Zeit, als das Lexikon veröffentlicht wurde (1993), waren geschätzte 34 Millionen Erwachsene in den USA übergewichtig.[48] Eine aktuellere Stellungnahme des „Center for Science in the Public Interest"[49] aus dem Jahre 2001 gab an, dass fast zwei Drittel der erwachsenen Amerikaner übergewichtig seien. Die Zahlen für Fettsucht aus dem Jahr 1980 hatten sich bis 2001[50] verdoppelt; Diabetes ist seit 1958 um das Neunfache gestiegen[51] und Herzerkrankungen bleiben die Nummer 1 unter den Todesursachen.[52]

Das Schlimmste ist jedoch, dass Fettsucht heute auch unter Kindern weit verbreitet ist. Dicke Kinder werden bezeichnet als „kleine Pommes, der Nachwuchs der Couch Potatoes". Zwischen 1980 und 1994 ist Fettsucht unter amerikanischen Kindern um 100 % gestiegen[53]. Frank Booth und Donna Krupa haben berichtet, dass aktuell eines von vier Kindern fettsüchtig ist.[54]

Fehlende Bewegung ist ein wichtiger Faktor, der an dieser tragischen Situation entscheidend beteiligt ist. Den Angaben der beiden Autoren zufolge verbringt ein Kind pro Jahr durchschnittlich 900 Stunden in der Schule und 1.023 Stunden vor dem Fernseher. Kindliche Fettsucht ist deshalb so gefährlich, da der noch in der Entwicklung befindliche Organismus im Vergleich zum Erwachsenen viel weniger in der Lage ist, mit den zahlreichen Komplikationen von starkem Übergewicht klarzukommen. Verschiedene britische Forscher haben kürzlich erklärt, es werde zum ersten Mal in der Geschichte völlig normal sein, dass Eltern ihren Nachwuchs überleben.[55]

Der vor einiger Zeit in den Kinos ausgestrahlte, sehr erfolgreiche Film „Super Size Me“ von Morgan Spurlock hat die Wahrheit über die destruktiven Wirkungen von Fast Food enthüllt. Spurlock erfreute sich mit seinen 33 Jahren einer guten Gesundheit. Für den Film ernährte er sich 30 Tage lang ausschließlich bei McDonald's. Er wollte herausfinden, wie sich diese Ernährung auf seinen Organismus auswirken würde. Während des ganzen Experiments wurde er in regelmäßigen Abständen durch den Gastroenterologen Dr. Daryl Isaacs untersucht. Dieser erklärte, *„Spurlock sei anfangs ein extrem gesunder Mensch gewesen, welcher durch die McDonald's-Ernährung sehr krank wurde.“*[56] Es gab sogar einen Punkt, an dem der Arzt Morgan Spurlock aufforderte, das Experiment zu beenden, da seine Leber sich in eine Pastete verwandelt habe. Der Filmemacher bestand darauf, weiterzumachen. Am Ende des Monats berichtete Spurlock: *„Ich wurde richtig krank. Mein Gesicht wurde fleckig und ich hatte einen Riesenbauch [In 30 Tagen hatte er 12 kg zugenommen]. Durch die schnelle Gewichtszunahme begannen meine Knie zu schmerzen. Es war verblüffend und erschreckend zugleich.“*[57] Als Gipfel des Ganzen wurde seine Leber toxisch, sein Cholesterin stieg von niedrigen 165 auf 230, seine Libido erschlaffte und er litt unter Kopfschmerzen und Depressionen. Schon ein paar Tage nach Beginn seiner „Drive-Through-Diät“ erbrach sich Spurlock durch das Fenster seines Autos. Seine Ärzte waren geschockt darüber, wie schnell der gesamte Organismus verfiel.

Mütter dürfen nicht alleine für die schlechte Ernährung und den Bewegungsmangel ihrer Kinder verantwortlich gemacht werden. Nur wenige Mütter erhalten Ernährungsrichtlinien von den Kinderärzten, die ja selbst auch nicht viel über Ernährung wissen. Alles was sie während des Medizinstudiums gelernt haben, beschränkt sich auf die übliche Doktrin von „Proteinen, Kohlenhydraten und Fetten“. Dadurch sind sie nicht in der Lage, den Schaden zu erkennen, den die Kinder sich mit ihren Lieblingsgerichten zufügen. Die im Fast Food enthaltenen tierischen Produkte zum Beispiel sind hitzegeschädigt, unzureichend aufnehmbar, enthalten zu viel Cholesterin und Salz und viel zu wenig echte wirkliche Nährstoffe – Vitamine, Mineralstoffe und Enzyme. Die Folge ist, dass sie nicht wirklich den Hunger stillen und ein Teufelskreislauf einsetzt, der zu überfütterten, dabei aber mangelernährten

Kindern führt. Verlangt das Kind nach einer vollständigen Mahlzeit noch Nachschlag, dann erhält es von den Eltern instinktiverweise eine Extraportion. Sie realisieren nicht, dass keine zusätzliche Menge an Essen die fehlenden lebensnotwendigen Nährstoffe aufwiegen kann.

Die durchschnittliche amerikanische Ernährung hinterlässt hungrige Kinder, die nur wenig Energie haben, weshalb sie in ihrer Freizeit viel abhängen und nichts tun. Um ihren niedrigen Energiepegel zu steigern, suchen sie nach „anderen Dingen“: Leider finden sie diese meist in colahaltigen Getränken mit den Stimulanzien Koffein und Zucker, Zigaretten voller toxischer Substanzen wie auch Alkohol und Straßendrogen, die ein kurzzeitiges Hoch bewirken, aber schnell in die Abhängigkeit führen.

Denselben Teufelskreislauf erleben natürlich auch die Erwachsenen. Da die konventionelle amerikanische Ernährung keine lebendigen Nährstoffe enthält, wird der Körper nicht befriedigt und sehnt sich nach mehr – nicht Quantität, sondern Qualität, der richtigen Nahrung, die er benötigt, um reibungslos und gut zu funktionieren. Es ist traurig, dass die Menschen dies nicht wissen oder verstehen. Sie stillen dieses Verlangen durch opulente Desserts, Eiskrem, Kuchen und Kekse. Auch diese stellen den Organismus nicht zufrieden, produzieren dafür aber mehr Gewicht, hohes Cholesterin, hohen Blutdruck und schließlich Diabetes und Schlimmeres. Adipositas ist in der Tat krankhaft und kann nur dadurch überkommen werden, dass man auf eine Kost wechselt, die frei von Junk Food, aber nährstoffreich ist und überwiegend auf pflanzlicher Nahrung basiert.

Man braucht kein Diplom in Ernährung, um zu wissen, dass alle Arten von Zucker dick machen und die moderne westliche Ernährung mit dem Übermaß an Fertiggerichten viel zu viel Zucker enthält. Geht es um offizielle Richtlinien zur Ernährung, so werden diese grundlegenden Fakten gerne unter den Tisch gekehrt, da die kommerziellen Interessen mit denen der öffentlichen Gesundheit kollidieren. Einer dieser kürzlich ausgetragenen Konflikte betraf die von der WHO empfohlene ungefährliche Höchstmenge an Zucker, die der Nahrung zugesetzt werden darf. Prof. T. Colin Campbell[58] berichtet darüber in seinem Buch „The China Study“, aus dem wir mit seiner freundlichen Genehmigung den folgenden Absatz zitieren:

„Die Empfehlung für Zuckerzusatz ist so skandalös wie die für Proteine. Als der Report des FNB (Food and Nutrition Board) erschien, stellte ein Expertengremium von Mitarbeitern der WHO und der FAO (Food and Agriculture Organization) gerade einen Bericht über Ernährung, Nährwerte und die Prävention chronischer Erkrankungen zusammen. Prof. Philip James war Mitglied dieses Gremiums und sein Sprecher in Bezug auf Zuckerzusätze. Frühe Gerüchte zu den Ergebnissen des Reports wiesen darauf hin, dass die WHO/FAO kurz davor standen, sich für eine Obergrenze von 10 % für zugesetzten Zucker auszusprechen, also weitaus weniger als die von der ameri-

kanischen FNB-Gruppe propagierten 25 %. ... Die Politik hatte sich schon früh an der Diskussion beteiligt, wie sie es auch bei früheren Berichten über Zuckerzusätze getan hatte. Laut einer Pressenotiz aus dem Büro des Generaldirektors der WHO hatten die in den USA ansässige Sugar Association wie auch die World Sugar Research Organization, die beide ,die Interessen der Zuckerrohrpflanzer und Raffinerien vertraten, eine starke Lobbying-Kampagne mit dem Ziel angekündigt, den WHO-Report zu diskreditieren und seine Verbreitung zu unterdrücken.' ... Eine Londoner Zeitung, The Guardian, berichtete, die amerikanische Zuckerindustrie habe sogar damit gedroht, 'die WHO in die Knie zu zwingen', falls sie nicht von den Empfehlungen für Zuckerzusätze Abstand nehmen würde. Laut Mitarbeitern der WHO ,kam diese Drohung einer Erpressung gleich'. Die amerikanische Interessenvereinigung drohte öffentlich damit, sie würde sich beim US-Kongress dafür einsetzen, das Budget der WHO von 406 Mio. US-Dollar zu reduzieren, falls diese an der überaus niedrigen Obergrenze von nur 10 % festhalte. Es gab Berichte, ... dass die Bush-Regierung auf der Seite der Zuckerindustrie stand. ... Für zugesetzten Zucker gibt es aktuell zwei verschiedene 'sichere' Obergrenzen: eine international gültige von 10 % und eine Obergrenze von 25 % für die USA."

Das ist die ironische Schlussfolgerung von Prof. Campbell. Es ist hoffentlich deutlich geworden, dass die in der amerikanischen Bevölkerung grassierende Fettsucht-Epidemie entgegen offizieller Verlautbarungen nicht nur die Folge von zu wenig Bewegung ist.

Osteoporose

Der zunehmende Verlust von Knochenmasse, bekannt auch unter dem Namen „Knochenschwund", ist heute leider weit verbreitet. Er verursacht Frakturen oder Einbrüche schon bei geringster Belastung, wie z.B. beim Hinfallen oder anderen Missgeschicken. Knochenbrüche sind nicht nur sehr schmerzvoll, sie heilen auch langsam – und bei alten Menschen manchmal gar nicht mehr. Eine schwere Fraktur macht mehrere Wochen strenger Bettruhe notwendig und kann zu entzündeten wundgelegenen Stellen und anderen möglicherweise tödlichen Komplikationen führen.

Von Osteoporose sind mehr Frauen als Männer betroffen, weshalb man vermutet, sie werde durch das Alter, den wechseljahrsbedingten Verlust des weiblichen Hormons Östrogen, zu wenig Bewegung und Rauchen verursacht. Unter unseren Patienten befand sich allerdings auch ein junger Mann im Alter von 28 Jahren, der unter Osteoporose litt! Die konventionelle medizinische Behandlung verschreibt weibliche Hormone, Vitamin D, Calcium und regelmäßige Bewegung. Diese können bestenfalls das Fortschreiten des Erkrankungsprozesses verlangsamen, ihn aber nicht umkehren. Darüber hinaus können die weiblichen Geschlechtshormone zu Brustkrebs, Eierstockkrebs und Gebärmutterhalskrebs führen. Diese Methode führt alleine nicht zu einem Aufbau von Knochenmasse, weshalb ein wesentlich breiterer Ansatz nötig ist, der eine Änderung der Ernährung mit einschließt.

Im Zuge der weltweiten Forschung fand man heraus, dass Frauen in Südostasien, die in der Regel sechs bis acht Kinder zur Welt bringen und auch stillen, nicht unter Osteoporose leiden. Die Erkrankung ist in diesen Teilen der Welt praktisch unbekannt. Darauf Bezug nehmend berichtet das „Physicians Committee for Responsible Medicine" (PCRM): *„In Singapur beträgt die durchschnittliche Aufnahme von Calcium 389 mg/Tag, also weniger als die Hälfte der täglich empfohlenen Menge in den USA. Dennoch sind die Zahlen für Knochenbrüche in Singapur fünf Mal niedriger als in den USA, wo die tägliche Calciumeinnahme viel höher ist."*[59]

Weiter unten fährt der Bericht fort: *„Die heutige Ernährung und Lebensweise sind maßgeblich am Calciumverlust beteiligt. Dazu zählen: tierisches Eiweiß, Salz, Koffein, Phosphor, Tabak wie auch die überwiegend sitzende Lebensweise."*[60] Eine Studie fand heraus, dass allein der *„Verzicht auf Fleisch den Verlust an Calcium halbiert."*[61] Auch durch *„Halbierung des Salzkonsums lässt sich der Bedarf an Calcium um 160 mg/Tag reduzieren. Der Verzicht auf Tabak hat nachweisliche Effekte: Raucher haben 10 % schwächere Knochen als Nichtraucher."*[62]

Trotz eindeutiger wissenschaftlicher Beweise[63], dass Calcium nicht die Antwort auf Osteoporose ist, wurde im Januar 1997 eine neue Werbekampagne zum Milchverzehr initiiert. Sponsor war der nationale Verband der Milchindustrie. Neben anderen Inhalten wurde behauptet: *„Milch ist eines der besten Nahrungsmittel, da es Calcium in Hülle und Fülle enthält."*[64] Auf den Anzeigen waren weibliche und männliche Berühmtheiten mit dem neuen *„Milch-Schnurrbart der Stars"* abgebildet. Das PCRM reichte bei der Federal Trade Commission in Washington Klage dagegen ein. Sie betonten, dass die Erhöhung des Milchkonsums zu den schwächsten Strategien für effizienten Knochenschutz gehöre, und die Behauptung des Gegenteils gefährliche Irreführung wäre.[65]

Das PCRM hob ebenfalls hervor, dass Calcium in der Ernährung enthalten sein muss, dass aber das Calcium aus grünem Gemüse eine weit bessere Bioverfügbarkeit als das aus der Milch hat. Um diese Behauptung zu stützen, fuhren sie fort: *„Die übermäßige Aufnahme von Calcium verleitet die Hormone nicht dazu, mehr Knochen aufzubauen, genauso wie eine Extraladung Ziegel die Maurer nicht dazu bringt, ein höheres Gebäude zu erbauen."*[66]

Die Beweise nehmen zu und es wird immer eindeutiger, dass Osteoporose – wie so viele andere degenerative Erkrankungen auch – die Folge von falschen Ernährungsgewohnheiten ist. Dies bestätigt auch der Bestseller-Autor John Robbins, der zu den weltbesten Experten im Hinblick auf Ernährung und ihren Bezug zur Umwelt und Gesundheit gilt. Er schreibt: *„Eine*

Langzeitstudie ergab, dass schon ab der geringen täglichen Aufnahme von 75 Gramm Eiweiß (weniger als drei Viertel dessen, was der durchschnittliche fleischverzehrende Amerikaner konsumiert) mehr Calcium durch den Urin wieder ausgeschieden wird, als der Körper aufnehmen kann, was einer negativen Calcium-Balance durch die Ernährung entspricht.“[67]

Jede Studie brachte das gleiche Ergebnis zutage: Je mehr Eiweiß aufgenommen wurde, desto mehr Calcium wurde ausgeschieden. Der Arzt John McDougall, einer der führenden medizinischen Autoritäten in Bezug auf den Zusammenhang zwischen Ernährung und Erkrankung, fügt hinzu: „*Ich möchte betonen, dass der für den menschlichen Körper geltende Calciumverlust durch Eiweiß in wissenschaftlichen Fachkreisen unbestritten ist. Die vielen Studien der letzten 55 Jahre zeigen allesamt: Die wichtigste diätetische Veränderung, zu der wir selbst in der Lage sind, ist die Reduktion der Eiweißmenge, die wir täglich mit der Nahrung aufnehmen. Nur so ist es möglich, eine positive Calcium-Balance zu schaffen, wodurch unsere Knochen fest und stabil bleiben.*“[68]

Das Genannte dient als weiterer Beweis dafür, dass die Gerson-Therapie nicht nur die Calcium-Balance im Körper aufrecht erhält, sondern dass sie sogar in der Lage ist, Osteoporose umzukehren. Das geschieht durch den Verzicht auf tierische Proteine, Salz und Nikotin. Die frisch gepressten Säfte fluten den Körper mit Calcium aus vegetarischen Quellen und liefern außerdem die richtigen Enzyme, um dieses auch in die Knochen einzubauen. So konnte bei zahlreichen Patienten tatsächlich wieder Knochenmasse aufgebaut werden. Die Unannehmlichkeiten und Schmerzen der Osteoporose waren verschwunden.

Fallbeschreibung

Nachdem sie auf unebenem Bordstein gestrauchelt und gefallen war, wurde die seit langem genesene Gerson-Patientin Anita C. wegen Verdacht auf Hüftfraktur zum Röntgen geschickt. Die Hüfte war nicht beschädigt, stattdessen entdeckte man Osteoporose an drei Stellen der Wirbelsäule. Die Ärztin, die der Patientin die schlechten Nachrichten überbrachte, empfahl Medikamente gegen die Schmerzen. Anita lehnte ab, da sie keine Schmerzen verspürte. Stattdessen kontaktierte sie Charlotte Gerson, die ihr riet, jeden Tag einen Liter frisch gepressten Apfel-Karotten-Saft zu trinken. In Ergänzung zu ihrer Gerson-Erhaltungstherapie sollte sie außerdem jeden Tag grünen Salat und Gemüse zu sich nehmen. Charlotte fügte hinzu: „Wenn die dir erzählen, Osteoporose sei irreversibel, dann glaub' es ihnen nicht.“

Anita tat, wie ihr geheißen. Sechs Monate später ergab eine weitere Röntgenaufnahme, dass sich der Zustand nicht verschlechtert, sondern im Gegenteil beträchtlich verbessert hatte. Dieselbe Ärztin, die ihr seinerzeit die schlechte Nachricht übermittelt hatte, überbrachte ihr nun die gute. Sie zeigte dabei weder Überraschung noch Interesse für diese ungewöhnliche Entwicklung und bot der Patientin erneut einen Vorrat an Schmerzmitteln an – und das, obwohl sie überhaupt keine Schmerzen hatte. Seit dieser Zeit sind gut 15 Jahre vergangen. Obwohl Anita mittlerweile bereits über 80 ist, hat es keine weiteren Anzeichen für Osteoporose gegeben.

Zähne

Es ist eine traurige Tatsache, dass das Konzept der Totalität oder Ganzheitlichkeit so wenig verstanden wird, dass es nicht auch auf die Zahngesundheit übertragen wird. Und das, obwohl die Zähne als integraler Teil des Körpers sein Gesamtbefinden gewaltig beeinflussen können. Selten ziehen Ärzte auch die Zähne in Betracht, wenn der Patient mit verschiedenen Problemen, vielleicht einer Neigung zu Infektionen, einer Schwäche oder anderer schwierig zu diagnostizierender Funktionsstörungen zu ihnen kommt. Der Grund für dieses Versäumnis liegt darin, dass Zähne in einen völlig anderen Fachbereich gehören, mit dem der Arzt nichts zu tun hat.

Es ist ein schwerwiegender Fehler, Zähne zu ignorieren. Noch schlimmer: Es kann zu einem schrecklichen Fehler werden, wenn sie falsch behandelt werden. Erst vor ein paar Jahren wurden sich die Zahnärzte in USA des Problems der Wurzelfüllungen bewusst. Das Ganze kam hoch, weil George Meinig, der frühere Präsident der „Root Canal Society“ (Fachgesellschaft für die Wurzelkanalbehandlung), ein Buch in die Hände bekam, welches 1939 von Weston Price[69] verfasst worden war. Er begann zu verstehen, dass es ein gravierender Fehler war, die Zahnwurzel zu entfernen, den Wurzelkanal aufzubohren, um ihn zu säubern, den leeren Raum anschließend wieder zu füllen und danach anzunehmen, das Problem sei damit behoben.

In seinem Buch beschreibt Dr. Price einen Fall, bei dem er den Zahn einer bettlägerigen Frau, die am ganzen Körper unter rheumatoider Arthritis litt, behandeln sollte. Er entfernte den wurzelbehandelten Zahn, reinigte und sterilisierte ihn und pflanzte ihn anschließend einem Kaninchen unter die Haut. In fünf Tagen entwickelte das Kaninchen ebenfalls eine schwere rheumatoide Arthritis; nach zehn Tagen starb es. In der Zwischenzeit ging es der Patientin von Tag zu Tag besser. Sie konnte aufstehen, die Schmerzen und Schwellungen gingen zurück und schließlich wurde sie wieder ganz gesund.

Dr. Price war sehr beeindruckt von dieser Entwicklung und entschloss sich, dieses Thema weiter zu erforschen. Wann immer er einen geschädigten Zahn entfernte, fuhr er auf die gleiche Weise fort, ihn zu sterilisieren und dann einem Kaninchen unter die Haut zu pflanzen. Zu seinem Erstaunen stellte er jedes Mal fest, dass egal, unter welcher Krankheit der Patient gelitten hatte, das Kaninchen sie innerhalb von fünf Tagen auch bekam und nach zehn Tagen tot war. Dasselbe Procedere wiederholte sich dutzende, ja selbst hunderte Male, nachdem er Patienten mit Nierenerkrankungen, Herzerkrankungen und anderen Problemen Zähne gezogen hatte. Daraufhin führte Dr. Price zwei weitere Experimente durch. Beim ersten nahm er einen Zahn, den eine gesunde Person per Zufall verloren hatte und implantierte ihn einem Kaninchen unter die Haut. Das Kaninchen blieb gesund und lebte noch 15 Jahre weiter. Beim zweiten nahm er den Zahn eines kranken Patienten und legte ihn in einen Hochdrucksterilisator (Dampfsterilisierung bei 121° C), bevor er ihn dem Kaninchen unter die Haut implantierte. Es machte keinen Unterschied: Das Kaninchen verstarb binnen kurzem an der Erkrankung des Patienten.

Nachdem er den biochemischen Schaden erkannt hatte, der durch gefüllte Wurzelkanäle auf den gesamten Organismus entstand, trat George Meinig aus der „Root Canal Society“ aus und schrieb ein Buch mit dem Titel „The Root Canal Cover-Up“[70]. Darin legt er die Fakten dar, wie sie von Price entdeckt und aufgezeichnet wurden.

Dr. Meinig erklärt die beiden Faktoren, die hinter dem tatsächlichen Schaden durch die Wurzelfüllungen stehen. Der eine besteht darin, dass das Entfernen des Nervs einen toten Zahn hinterlässt. Über die Kanälchen gelangen keine Nährstoffe mehr in den Zahn, und es können auch keine Stoffwechselrückstände mehr daraus entfernt werden. Der zweite Faktor besteht darin, dass sich die nun leeren Kanälchen mit Keimen und Viren füllen, welche anschließend in den Kiefer eindringen. Mit der Zeit können sie dort einen stark infektiösen Knochenschaden verursachen. Von diesen Infektionen werden Toxine in den Blutkreislauf abgegeben und verursachen damit eine nahezu permanente Vergiftung.

Unglücklicherweise verursachen diese tiefen Knocheninfektionen, bei denen sich Kavitationen (Hohlräume) bilden können, meist keine Schmerzen, so dass sich der Patient häufig nicht bewusst ist, ein Problem zu haben. Das standardmäßige Röntgen der Zähne muss nicht unbedingt einen Knochenschaden zeigen – und das gilt auch für die „Panorama“-Aufnahmen, die in allenfalls 70-75% die Situation erkennen lassen. Die einzige Lösung besteht darin, den verletzten Zahn zu ziehen und alles infektiöse Material aus der Wunde zu entfernen. Dadurch kann der ausgehöhlte Knochen heilen.

Entdeckt der Zahnarzt einen Abszess an der Wurzelspitze eines Zahns, dann drängt er den Patienten meist zu einer Wurzelkanalbehandlung. Erklären Sie sich damit bitte nicht einverstanden. Die für den Wurzelkanal verwendete Füllung schrumpft mit der Zeit etwas zusammen. Dadurch gelangen Keime und Viren aus den Seitenkanälchen in den Hauptkanal. Es entsteht eine Leitung für weitere Eindringlinge, die noch mehr Probleme bereiten können. Der Zahnarzt wird Ihnen versichern, das für den Wurzelkanal verwendete Füllmaterial würde nicht schrumpfen. Selbst wenn das wahr wäre, dann bleiben immer noch folgende Probleme bestehen: der tote Zahn, die Keime in den Seitenkanälchen und der konstante infektiöse Fokus mit

Auswirkung auf den ganzen Organismus. So bedauerlich es ist: Der Zahn sollte gezogen werden und keine Wurzelbehandlung bekommen.

Neben Wurzelfüllungen gibt es viele andere dentale Probleme, darunter: Zahnfleischschwund, Infektionen des Zahnfleisches und Karies. Sie alle lassen sich leicht diagnostizieren und behandeln. All das sollte behoben werden, damit keine oralen Infektionen den Heilungsprozess stören. Wenn man die unumstößliche Einheit des gesamten Organismus einmal verstanden hat, dann wird klar, warum ein ungelöstes und ignoriertes dentales Problem ernste Schäden in anderen Teilen des Körpers hervorrufen kann.

Es sollten niemals Amalgam-Füllungen (quecksilberhaltig!) zum Einsatz kommen. Zahlreiche Informationen und auch Forschungsarbeiten[71] liegen vor, die den Schaden nachweisen, der entsteht, wenn kleine Mengen an Quecksilber während des Kauens, Trinkens und Schluckens ins System abgegeben werden. Diese minimalen, dafür aber kontinuierlich abgegebenen Mengen eines potenten Nervengifts werden von den Lungen wie auch den Schleimhäuten des Verdauungssystems absorbiert. Sie gelangen so in den Blutkreislauf und können schweren Schaden anrichten. Trotz der Menge an wissenschaftlichen Forschungsarbeiten, die dieses Risiko bestätigen, beharren immer noch viele Zahnärzte und die American Dental Association vehement auf ihrem Glaubenssatz, Quecksilber sei vollkommen ungefährlich, wenn es einmal sicher im Zahn eingebaut ist.[72] Das ist nicht der Fall. Heutzutage sind verschiedene, bei optimaler Verarbeitung nur minimal toxische Füllmaterialien erhältlich, mit denen Löcher behandelt werden können.

Das andere Problem sind Kronen. Sie sollten niemals auf einen Zahn aufgesetzt werden, der darunter eine Quecksilberfüllung enthält. Auch sollten nie Goldlegierungen verwendet werden, wenn an anderer Stelle des Gebisses noch Silberamalgamfüllungen vorhanden sind. Zwischen diesen beiden Legierungen entsteht ein minimaler elektrischer Strom. Er ist in der Lage, die im Mund befindlichen aktiven Enzyme wie auch andere an der Vorverdauung beteiligte Stoffe zu stören. Ist eine Krone notwendig, dann sollte sie aus anderen Materialien, wie Kunststoff oder Porzellan, gefertigt werden.

Auch dentale Anästhesie sollte mit Vorsicht gehandhabt werden. Ist der Körper bereits entgiftet, dann reagiert er noch empfindlicher auf sämtliche Toxine. Das gilt auch für die von Zahnärzten verwendeten Anästhetika, mit denen Schmerzen vermieden werden sollen. Es ist extrem wichtig, dass der Gerson-Patient seinen Zahnarzt vor dem Gebrauch der Anästhesie Folgendes wissen lässt:

- Verwenden Sie nicht mehr als ein Drittel bis maximal die Hälfte der normalen Dosis.
- Verwenden Sie keine Adrenalin-haltigen Anästhetika
- Beginnen Sie unverzüglich mit der Behandlung (da die Wirkung schneller nachlässt).

Nach Rückkehr vom Zahnarzt sollte sich der Patient einen Kaffee-Einlauf verabreichen, und zwar unabhängig davon, ob der Tagesplan einen solchen vorsieht oder nicht. Alle weiteren Schmerzen können leicht durch einen zweiten Kaffee-Einlauf beseitigt werden.

Wichtiger Hinweis: Wenn der Zahnarzt dem Patienten rät, Antibiotika zu nehmen, sollte das nicht verweigert werden. Eine Zahninfektion kann sehr ernsthaft und sogar lebensbedrohlich sein.

Fallbeschreibungen

Uns liegen Berichte von verschiedenen Patienten vor, deren Zustand sich nach der Entfernung wurzelbehandelter Zähne dramatisch verbesserte.

Eine Brustkrebspatientin machte trotz Gerson-Therapie nur langsame Fortschritte. Ihr Mann vermutete, dass dentale Hintergründe den Heilungsprozess verlangsamten und schickte sie zum Zahnarzt. Dieser fand einen beherdeten Zahn, der entfernt wurde – samt kompletter Ausräumung der Alveole (Zahnfach). Danach konnte das verbleibende Tumorgewebe schneller absorbiert werden und die Patientin wurde wieder vollständig gesund und blieb es noch viele Jahre lang.

Ein anderer Fall ist der einen jungen Frau, die mit einem Leistungssportler verheiratet war. Beide wünschten sich Kinder. Die Frau wurde schnell schwanger und erlitt dann eine Fehlgeburt – und das drei Mal hintereinander. Eine genaue Untersuchung ihrer Zähne ergab eine weit fortgeschrittene Kavitation im Kiefer. Der betroffene Zahn wurde gezogen und die Infektion im Kiefer heilte aus. Kurz darauf hatte sie drei normale Schwangerschaften.

In einem unserer Gerson Healing Newsletter[73] *informierten wir auch über die Schäden, die durch wurzelbehandelte Zähne verursacht werden können. Eines Tages erhielten wir einen Brief von einem Vater, den unser Newsletter sehr beeindruckt hatte. Als er diesen gelesen hatte, initiierte er eine Zahnuntersuchung für seinen Sohn, der seit einigen Jahren unter Schizophrenie litt. Die medikamentöse Behandlung hatte keinen Erfolg gezeigt. Die Untersuchung des jungen Mannes offenbarte einen wurzelbehandelten Zahn. Als der Zahn gezogen war, ging es ihm Schritt für Schritt besser und er brauchte keine Medikamente mehr.*

Fibromyalgie

Obwohl diese Erkrankung nicht lebensbedrohlich ist, möchten wir sie als weiteres typisches Beispiel für die vielen Krankheitsformen aufführen, die durch einen toxischen Zustand des Körpers verursacht werden. Fibromyalgie führt zu schweren chronischen Schmerzen in Muskeln wie im Weichteilgewebe um die Gelenke herum. Bemühungen, die Erkrankung mit Entzündungshemmern bis hin zu Corticosteroiden zu kontrollieren, haben nicht weitergeholfen. Auch sonst existiert bis heute keine wirksame Therapie. Schmerzstillende Medikamente werden verabreicht, um den Patienten Schlaf zu ermöglichen. Nach den konservativen Schätzungen der National Fibromyalgia Research Association sind in den USA über sechs Millionen Menschen von der Erkrankung betroffen.[74]

Unserer Erfahrung nach handelt es sich bei Fibromyalgie im Wesentlichen um einen toxischen Zustand, der durch das Zusammenwirken von verschmutzter Luft, verschmutztem Wasser, giftigen chemischen Rückständen aus landwirtschaftlichen Erzeugnissen sowie Nahrungsmittelzusätzen aus industriell verarbeiteter Nahrung entsteht. Es kommt ein Punkt, wo der Körper diese schädlichen Substanzen nicht länger ausscheiden kann. Um die Leber nicht zu überlasten und die Toxine (Enzyminhibitoren) davon abzuhalten, die Funktionsweise der lebenswichtigen Organe zu stören, legt der Körper Depots in den Muskeln und im Bindegewebe an, in denen die Toxine eingelagert werden. Sind sie einmal dort, verursachen die toxischen Irritationen Schmerzen, die letzten Endes fast unerträglich werden können.

Wie alle Erkrankungen, die aus einem hohen Grad an Toxizität im Körper hervorgehen, so reagiert auch Fibromyalgie sofort auf die biologisch-vegetarische, toxinfreie Gerson-Ernährung, die mit einer Entgiftung via Kaffee-Einläufe kombiniert wird. Wir haben einige Fälle gesehen, bei denen es nur ein paar Tage dauerte, die Schmerzen nicht nur zu erleichtern, sondern auch zu vertreiben und den Patienten somit zu befähigen, seinen normalen Alltag wieder aufzunehmen. Bei fortgeschritteneren Fällen, erschwert durch viele schmerzstillende Medikamente, wie auch bei bettlägerigen Patienten können bis zur anhaltenden Schmerzfreiheit und Heilung einige Wochen vergehen.

Fallbeschreibung

Mit einem Augenzwinkern erinnern wir uns an die Erfahrungen mit einer Frau, die ernsthaft krank und die meiste Zeit bettlägerig war und aus Deutschland in die Gerson-Klinik nach Mexiko kam. Zu diesem Zeitpunkt litt sie schon seit mehreren Jahren unter Fibromyalgie. Letzten Endes war sie an einen Arzt geraten, der als Top-Kapazität für die Erkrankung galt. Dieser Arzt litt jedoch selbst unter einer fortgeschrittenen Fibromyalgie und konnte ihr – wie auch sich selbst – nicht helfen. Im Gegenteil – als sie ihn eines Tages nach einer erbärmlich schmerzvollen Nacht anrief, antwortete er auf ihre Beschwerden mit den Worten „Das brauchen Sie mir nicht zu erzählen!“

Einschränkungen

Folgendes darf nicht außer Acht gelassen werden: Trotz ihres großen Heilungspotentials bei so vielen Erkrankungen handelt es sich bei der Gerson-Therapie dennoch nicht um ein Allheilmittel. So gibt es Krankheiten, wo die Therapie nur partiell oder auch gar nicht helfen kann. Es gibt gute Gründe, warum die ansonsten so hocheffiziente, auf den zwei Säulen Hyperernährung und Entgiftung basierende Gerson-Methode unter gewissen Umständen nicht funktioniert. Die folgenden Unterkapitel unterteilen diese in zwei Bereiche: Erkrankungen, die sich mit der Gerson-Therapie nur schwer heilen lassen – sowie Erkrankungen, die sich mit dieser Methode gar nicht heilen lassen.

Mit der Gerson-Therapie schwer zu heilende Erkrankungen

Gehirntumore

Wir haben komplette Langzeit-Genesungen wie auch Misserfolge bei Gehirntumoren beobachtet. Das Problem ist nicht der Krebs selbst, sondern seine Lage. Im Zuge der Heilreaktion entwickelt der Körper so gut wie immer eine Entzündung, was grundsätzlich wünschenswert ist, weil die Entzündungsflüssigkeiten üblicherweise Tumorgewebe zerstören. Dies verursacht aber auch Schwellungen im gesunden Gewebe. Ein Gehirntumor ist vom Schädel umschlossen und hat daher keinen Raum für eine derartige Schwellung, die mit der „heilenden Entzündung" einhergeht und zu einem heftigen Druck im Schädel führt, wodurch die Wahrscheinlichkeit von Krampfanfällen steigt. Hier ist große Vorsicht notwendig, um die Schwellung und damit die Gefahr von Anfällen zu reduzieren – was aber leider den Heilungsprozess blockiert. Es ist nicht leicht, einen Mittelweg zu finden, der zwar die Entzündung zulässt, aber dennoch schwere Kopfschmerzen und Krämpfe vermeidet. Verständlicherweise beunruhigt dieses Dilemma auch den Patienten. Es hat einige gegeben, die die Therapie daraufhin aufgaben und zur orthodoxen Behandlung zurückgekehrt sind.

Knochenmetastasen

Einige Krebsformen bilden Metastasen (Absiedlungen von Tumoren) in andere Körpergewebe. Bei der Mehrzahl der Prostata- und Brustkrebsfälle hat man Folgendes herausgefunden: Wenn der Krebs streut, dann wandert er meist in die Knochen. Knochengewebe lässt sich nur schwer heilen. Während eine reguläre Verletzung des Gewebes, wenn sie genäht wurde, innerhalb von sieben bis zehn Tagen heilt, braucht es zur Heilung eines Knochenbruchs viele Wochen, manchmal sogar Monate. Knochenmetastasen sind schmerzhaft, weshalb Entschlossenheit, ein starker Geist wie auch das Bewusstsein, dass die Heilung länger dauert, auf Seiten des Patienten extrem wichtig sind.

Offene Brustkrebs-Läsionen

Dr. Gerson hat immer davor gewarnt, dass Krebs in Drüsen schlechter erreicht werden kann. Dennoch hat Brustkrebs über viele Jahre gut auf die Gerson-Therapie angesprochen. Das ändert sich jedoch, wenn der Tumor von der Brust durch die Haut durchbricht. Offene Tumorläsionen bergen nicht nur das Risiko für Infektionen, sie lassen sich auch viel schwieriger heilen und verlangen bestmögliche Pflege und viel Geduld.

Leukämie

Es gibt verschiedene Formen von chronischer Leukämie, vor allem altersbezogene Formen, die keine speziellen Probleme bereiten. Die schnell fortschreitende Leukämie bei Kindern sollte jedoch schnellstmöglich gestoppt werden. Das ist jedoch alles andere als einfach. Es gibt verschiedene Gründe, die dies erschweren können: die Schwierigkeit, die komplette Therapie bei Kindern durchzuführen, der Widerstand des Kindes oder andere externe Probleme. Sie alle können die Wirksamkeit der Therapie einschränken und damit abschwächen. In den genannten Fällen kann es vorkommen, dass die akute Leukämie zu schnell fortschreitet und deshalb von der Gerson-Therapie nicht mehr gestoppt und rückgängig gemacht werden kann.

Multiple Myelome

Wie die Leukämie, so gehört auch diese Erkrankung nicht in die Kategorie der soliden Tumore. Es handelt sich um eine Erkrankung des Knochenmarks, bei der Myelomzellen *„multiple Tumormassen bilden“*.[75] Diese dringen in die umgebenden Knochen ein (in der Regel die blutbildenden langen Oberschenkelknochen), doch können auch andere Teile des Skeletts betroffen sein.

Die Erkrankung tritt mit einem Verhältnis von 2:1 häufiger bei Männern als bei Frauen auf.[76] Aufgrund der Schädigung des blutbildenden Knochenmarks verursacht die Erkrankung Anämie wie auch Nierenschäden. Knochenverletzungen heilen, wie oben bereits erwähnt, sehr viel schwerer als andere Verletzungen. Das gilt auch für Multiple Myelome. Zum einen dauert es länger, zum anderen benötigt der Körper hier mehr Vitamin B12 als bei jeder anderen Krebsart. Das ergaben die Beobachtungen von Dr. Gerson, welche durch neuere Forschungsarbeiten[77] zu diesem Thema bestätigt wurden. Aufgrund des Eindringens von Myelomgewebe in den Knochen kann es auch zu pathologischen Frakturen kommen, d. h. der geschwächte Knochen bricht ohne äußere Ursache. Während der Gerson-Therapie haben wir beobachtet, dass derartige Frakturen nur sehr langsam heilen.

Langzeitbehandlung mit Prednison und/oder Chemotherapie

Grundsätzlich sind alle Medikamente toxisch[78], weshalb jede Langzeitbehandlung zu schweren Leberschäden führt. Prednison, ein starkes Steroid, das routinemäßig bei Multipler Sklerose, Lupus, Arthritis und vielen anderen Erkrankungen verschrieben wird, laugt nicht nur die körpereigene Abwehr aus, es schädigt auch die Organe ganz erheblich.[79] Wird dieser Schaden infolge der Langzeitbehandlung zu groß, dann kann es schwierig, wenn nicht gar unmöglich werden, vollständig zu genesen, also die Leber wie auch die anderen lebenswichtigen Organe vollkommen wiederherzustellen.

Chemotherapie ist noch sehr viel toxischer. Wir haben zwar viele Heilungen bei Patienten gesehen, die zuvor eine Chemotherapie erhalten hatten. Dennoch lässt sich oft der durch die zerstörerische Chemotherapie verursachte Schaden ab einem gewissen Punkt nicht mehr umkehren. Generell gilt: Patienten, die über einen längeren Zeitraum mit toxischen Medikamenten behandelt wurden, sind schwieriger zu heilen als jene, die nur für eine kurze Zeit oder vorzugsweise gar nicht damit behandelt wurden.

Mit der Gerson-Therapie nicht heilbare Erkrankungen

Die Liste der chronisch-degenerativen Erkrankungen, die mit der Gerson-Therapie geheilt werden können, umfasst mehrere hundert Erkrankungen. Dennoch gibt es eine relativ geringe Anzahl von Erkrankungen, die nicht gut oder gar nicht auf den ernährungsbasierten Ansatz der Methode ansprechen. Betroffen sind hauptsächlich jene, bei denen das zentrale Nervensystem angegriffen wird. Wichtig in diesem Zusammenhang ist, dass das zentrale Nervensystem, also Gehirn und Rückenmark, so hoch spezialisiert ist, dass es kein verlorenes Gewebe ersetzen kann. Aus diesem Grund ist es so gut wie unmöglich, gravierende Schäden dieser Region zu heilen.

Amyotrophe Lateralsklerose (ALS)

Die ALS ist auch unter dem Namen Motoneuronenerkrankung oder als Lou Gehrig-Syndrom bekannt. Laut Schulmedizin ist die Ursache der Erkrankung nicht bekannt. Nach unseren Erfahrungen hatten alle betroffenen Patienten ausgedehnten Kontakt zu Pestiziden. Interessant ist die folgende Tatsache: Als wir noch gesunde junge Kalbslebern bekamen und damit frisch gepressten Lebersaft in der Behandlung einsetzten konnten, zeigten einige Patienten erhebliche Verbesserungen. Seitdem Lebersaft wegen der weit verbreiteten Infektion mit Campylobacter nicht mehr sicher ist, haben ALS-Patienten mit der Gerson-Therapie nur geringe Fortschritte in Richtung Genesung erzielen können. Dennoch verschlechtert sich ihr Zustand mit der Therapie langsamer, als er es ohne sie getan hätte. In unseren Augen ist das dennoch ein Misserfolg.

Morbus Parkinson

Die Parkinson-Krankheit gehört in eine Gruppe von Erkrankungen, bei der der feinmotorische Bewegungsapparat Störungen aufweist. Die Ursache ist der Verlust von Gehirnzellen, die Dopamin produzieren. Die vier Hauptsymptome von Parkinson sind: Zuckungen oder Zittern von Händen, Armen, Beinen, Kiefer und Gesicht; Starrheit oder Steifheit von Gelenken und Rumpf; Bradykinesie oder verlangsamte Bewegungen wie auch eine instabile Haltung oder Störungen von Gleichgewicht und Koordination. Wenn sich die Symptome verschlechtern, haben die Patienten zunehmend Schwierigkeiten beim Gehen, Sprechen oder dem Ausführen von einfachen Aufgaben.

Parkinson ist auch bekannt als Paralysis agitans oder noch populärer als „Schüttellähmung". Gewöhnlich sind Menschen über 50 Jahre davon betroffen. Die allopathische Behandlung verwendet in der Regel Dopamin und verschiedene andere Medikamente. Sie helfen dem Patienten, für eine gewisse Zeit weiter zu funktionieren, können aber das Problem nicht lösen. Auch die Gerson-Therapie ist hier nicht wirksam.

Morbus Alzheimer

Diese Erkrankung wird auch als präsenile Demenz bezeichnet. Verursacht wird sie durch Atrophie (Schwund) des Frontal- und Okzipitallappens im Gehirn. Taber's Cyclopedic Medical Dictionary schreibt dazu, die Erkrankung verursache eine *„progressive und irreversible Zerstörung der intellektuellen Funktionen, Apathie, Beeinträchtigung von Sprache und Gang, Desorientierung und Gedächtnisverlust"*.[80] In vielen Fällen spricht die Erkrankung ganz gut auf die Gerson-Therapie an. Die schwersten Symptome lassen sich dadurch verringern und/oder auch deutlich verbessern. Dennoch können nur die erkrankten oder geschädigten Gehirnzellen besser versorgt und in einigen Fällen sogar wiederhergestellt werden. Die abgestorbenen Gehirnzellen sind unwiderruflich verloren, weshalb sich die Erkrankung auch nicht heilen lässt.

Chronische Nierenerkrankungen

Ist die Erkrankung so weit fortgeschritten, dass eine Dialyse notwendig ist, dann lässt sich dieser Zustand nicht mehr umkehren. Die spezifische Funktion der Nieren besteht darin, die Abfallprodukte des Eiweißstoffwechsels (Harnstoff, Harnsäure und Kreatinin), ein Übermaß an Mineralien (Natrium und Kalium) oder andere toxische Substanzen aus dem Blut zu entfernen. Ziel ist, die Homöostase im Organismus zu erhalten. Das geschieht über ein hoch empfindliches Filtersystem, die Glomeruli. Verlieren diese ihre Durchlässigkeit durch Entzündung und ein Übermaß an Toxinen, können sie nicht länger funktionieren und es kommt zur Nierenerkrankung.

Ist die Nierenfunktion nicht weiter als zu 80 % zerstört, wenn also 20 % noch erhalten sind, dann lässt sich der Zustand behandeln und verbessern.

Der Patient überlebt. Ist aber bereits zu viel Nierengewebe tot, dann lässt sich, ähnlich wie beim Gehirngewebe, nichts mehr machen. Der Nierenpatient, dessen Zustand durch die Gerson-Therapie verbessert werden konnte, kann dennoch nie wieder zur so genannten normalen Ernährung zurückkehren. Der Preis fürs Überleben besteht darin, das Gerson-Programm bis zum Lebensende fortzusetzen. Nochmal kurz zusammengefasst: Nierenerkrankungen lassen sich behandeln und ein Langzeitüberleben kann erreicht werden, heilbar ist die Erkrankung jedoch nicht. Wurde bereits mit der Dialyse begonnen, in der Regel ab einer Nierenfunktion unter 10 %, dann sollte nicht mehr mit der Gerson-Therapie begonnen werden.

Emphysem

Das Emphysem ist eine weitere Erkrankung, die zwar erheblich verbessert, aber nicht vollständig geheilt werden kann. Sie wird auch als chronisch obstruktive Lungenerkrankung bezeichnet. Das Emphysem verursacht Veränderungen in der Struktur der Lungenalveolen, welche das Kohlendioxid zur Ausscheidung herausfiltern und es dem Sauerstoff erlauben, ins Blut überzugehen. Das Lungengewebe ist gravierend geschädigt – sei es durch Rauchen, Toxine aus verschmutzter Luft oder Entzündungen – und verliert seine Permeabilität, wodurch der Austausch von Gasen erheblich blockiert wird. Das kranke Gewebe lässt sich wiederherstellen, totes Gewebe ist verloren. Auch wenn nur noch 50 % des Lungengewebes funktionieren, kann der Patient einigermaßen normal weiterleben, vollständig geheilt werden kann er nicht.

Muskuläre Dystrophie

Diese Erkrankung, bei der eine genetische Ursache vermutet wird, verursacht progressiven Muskelschwund. Sie beginnt normalerweise schon in der Kindheit. Jungen sind häufiger betroffen als Mädchen. Die zugrunde liegende Ursache wird beschrieben als *„Störung, welche durch schadhafte Ernährung oder einen fehlerhaften Metabolismus verursacht wird“*.[81] Zu Lebzeiten von Dr. Gerson sprach die Erkrankung positiv auf seine Methode an. In letzter Zeit wurden keine guten Ergebnisse mit der Therapie erzielt, weshalb wir die Erkrankung als unheilbar ansehen. In einem Fall jedoch, der als „Duchenne-Erkrankung“ diagnostiziert wurde, welche in der Regel bereits in jungen Jahren zum Tode führt, konnten wir ein über 20-jähriges Weiterleben beobachten.

Zusammenfassung

Die Gerson-Therapie wäre nicht nur nutzlos, sie könnte auch Schaden anrichten bei den folgenden Erkrankungen und sollte deshalb unter keinen Umständen angewendet werden bei:

- Patienten mit Dialyse (der hohe Kaliumgehalt der Gerson-Therapie macht Dialyse wegen des benötigten Natriumgehaltes unmöglich)
- Patienten mit Organtransplantationen (die Therapie würde ein Abstoßen der Organe bewirken)
- Patienten mit Melanomen, die ins Gehirn gestreut haben (der einzige Fall, wo Melanome, die ansonsten in jedem anderen Körperteil heilbar sind, nicht auf die Therapie ansprechen)
- Patienten mit Bauchspeicheldrüsenkrebs, wenn Chemotherapie bereits verabreicht wurde (Bauchspeicheldrüsenkrebs ist heilbar, aber nur, wenn er nicht mit Chemotherapie vorbehandelt wurde)

Quellennachweise

1. Taber's Cyclopedic Medical Dictionary. Philadelphia, F. A. Davis Company, 1993.
2. Roads CP. Recent studies in the production of cancer by chemical compounds; the conditioned deficiency as a mechanism, Bulletin of the New York Academy of Medicine 18. Januar 1942.
3. Thom T et al. Heart Disease and Stroke Statistics – 2006 Update: A Report from the American Heart Association Statistics Committee and Stroke Statistics Subcommittee, Circulation 113, 11.01.2006: 85-151.
4. Price JM. Coronaries/Cholesterol/Chlorine. S. 37. New York, Jove Books. 1969.
5. "Coronary Heart Disease", MSN Encarta http://encarta.msn.com/encyclopedia_1741575718/Coronary_Heart_Disease.html
6. Calva E, Mujica A, Nunez R, Aoki K, Bisteni A, Sodi-Pallares D. Mitochondrial biochemical changes and glucose-KCl-insulin solution in cardiac infarct. American Journal of Physiology 211: 71-76. 1966.
7. Heart Attack Treatment Considered. Associated Press, Bucks County Courier. 25. November 1998.
8. Ibid.
9. Ibid.
10. Fischer L, Brown V. Lowfat Cooking For Dummies. S. 235-36. Mississauga, Ontario. John Wiley & Sons Canada, Ltd. 1st ed. 21. April 1997.
11. Budwig J. Flax Oil as a True Aid Against Arthritis, Heart Infarction, Cancer, and Other Diseases. Vancouver, BC. Apple Publishing, 1994.
12. Lipitor® package insert, Pfizer Pharmaceuticals.
13. Ibid.
14. Rizvi K, Hampson JP, Harvey JN. Systematic Review: Do lipid-lowering drugs cause

erectile dysfunction? A systematic review. Family Practice 19 (1): 95-98. 2002.
15. Heart Disease and Stroke Statistics – 2004 Update. American Heart Association. 01.01.2004.
16. 2003 National Diabetes Fact Sheet. Centers for Disease Control and Prevention www.cdc.gov/diabetes/pubs/estimates.htm
17. Type 1 Diabetes. Children's Hospital of Wisconsin. www.chw.org/display/PPF/DocID/22658/router.asp
18. Horne R. The Health Revolution. S. 311-312. Avalon Beach, NSW, Australia. Happy Landings, Pty. Ltd. 1980.
19. Zit. 1 (Taber's), siehe oben.
20. Roberts HJ. Aspartame Disease: An Ignored Epidemic. West Palm Beach, Sunshine Sentinel Press. 1. Mai 2001.
21. Ibid.
22. Ibid.
23. Foster HD. What really causes AIDS. Victoria, BC. Trafford Publishing. 06.06.2006.
24. Paranüsse – 50.20 RDA; an zweiter Stelle kommen gemischte Nüsse – 7.14 RDA (eine exakte Maßangabe fehlt).
25. Zit. 1 (Taber's), siehe oben.
26. a) Krupp MA, Chatton MJ. Current Medical Diagnosis & Treatment 1983. Los Altos, CA. Lange Medical Publications. 1983. Siehe auch:
b) McCarty DJ. Arthritis & allied conditions, a textbook of Rheumatology. Philadelphia, Lea & Febiger. 9th ed. 1979. *„Erkrankungen des Bindegewebes sind meist erworben und die zu Grunde liegenden Ursachen können in den meisten Fällen nicht bestimmt werden."*
27. Campbell TC, Campbell II TM. The China Study: Startling Implications for Diet, Weight Loss and Long-term Health. S. 184. Dallas, BenBella Books. 2005.
28. Asthma Explained; the Search for Asthma Relief. www.asthmaexplained.net
29. Zit. 1 (Taber's), siehe oben.
30. Allergy Facts and Figures. Asthma and Allergy Foundation of America. www.aafa.org/display.cfm?id=9&sub=30#prev
31. Ibid.
32. Neurology of Attention Deficit Disorder. Neurology and ADHD: Our Attention Deficit Disorder Brain. The ADHD Information Library. www.newideas.net/neurology.htm
33. Feingold® Association of the United States. www.feingold.org
34. Rimland B. The Feingold Diet: An Assessment of the Reviews by Mattes, by Kavale and Forness and Others. Journal of Learning Disabilities 16 (6): 331-3. Juni/Juli 1983.
35. Breggin PR. Report to the plenary session of the NIH consensus conference on ADHD and its treatment. 18. November 1998.
36. O'Meara KP. Ritalin Proven More Potent Than Cocaine – Nearly 10 Million Kids Drugged. Insight. 2001.

37. Gilbody S. What is the evidence on effectiveness of capacity building of primary health care professionals in the detection, management and outcome of depression? World Health Organization. Regional Office for Europe. Dezember 2004.
38. Pfeiffer CC. Mental and Elemental Nutrients: A Physician's Guide to Nutrition and Health Care. S. 145. New Canaan, CT. Keats Publishing, Inc. 1975.
39. Ibid., S. 12.
40. Hoffer A. Megavitamin B-3 therapy for schizophrenia. Canadian Psychiatric Association Journal 16: 499-504. 1971.
41. Death a Risk of Antipsychotics. Associated Press, Nature. 23.10.2005. Alliance for Human Research Protection
www.ahrp.org/infomail/05/10/23.php
42. Zit. 1 (Taber's), siehe oben.
43. a) National Headache Foundation.
http://www.headaches.org/education/Headache_Topic_Sheets/Migraine
Die National Research Foundation berichtet, dass mehr als 29,5 Millionen Amerikaner unter Migräne leiden. In der Altersklasse 15 bis 55 sind Frauen dreimal häufiger betroffen als Männer. Darüber hinaus liegt bei 70 bis 80 % der Migräne-Patienten die Erkrankung in der Familie. Bei vielen Betroffenen wird ein Spannungskopfschmerz oder ein durch die Nasennebenhöhlen verursachter Kopfschmerz diagnostiziert. Folglich werden über 50% der Migräne-Patienten fehldiagnostiziert. Laut Goldberg ist die Häufigkeit von Migräne in den letzten 10 Jahren um mehr als 60 % gestiegen. Das National Center for Health Statistics zieht folgende Bilanz: Pro Jahr werden 30 Millionen Krankheitstage durch Migräne-Kopfschmerzen verursacht. Die volkswirtschaftlichen Kosten betragen jährlich 4,5 Billionen US-Dollar. Forschungsarbeiten haben gezeigt, dass eines von fünf Individuen einmal im Leben einen Migräne-Anfall erleidet. Siehe dazu auch:
b) Adler J, Rogers A. The new war against migraines. Newsweek. S. 46-52. 11.01.1999, Der Artikel gibt an, dass 1999 rund 25 Mio. Amerikaner unter Migräne litten.
44. Topamax® Ortho-McNeill Neurologics, Inc.
www.topamax.com/topamax/index.html
45. Zit. 1 (Taber's), siehe oben, S. 1342.
46. Ibid., S. 642.
47. Ibid., S. 641.
48. Ibid.
49. Overweight and Obesity: Introduction. DHHS-Centers for Disease Control and Prevention. *„Seit Mitte der 70er Jahre ist die Prävalenz von Übergewicht und Fettsucht für Erwachsene wie für Kinder stark gestiegen. Daten aus zwei Studien des NHANES zeigen, dass die Prävalenz bei Erwachsenen im Alter von 20 bis 74 Jahren von 15 % (Studie von 1976-1980) auf 32,9 % (Studie von 2003-2004) gestiegen ist."*
www.cdc.gov/nccdphp/dnpa/obesity/index.htm
50. Obesity in children. New England Journal of Medicine 350: 2362-74. 2004.

51. National diabetes fact sheet: general information and national estimates on diabetes in the United States, 2005. U.S. Department of Health and Human Services. Centers for Disease Control and Prevention. Atlanta, GA. 2005. www.cdc.gov/diabetes/pubs/pdf/ndfs_2005.pdf
52. Heart Disease is the Number One Cause of Death. Centers for Disease Control and Prevention. Division for Heart Disease and Stroke Prevention. www.cdc.gov/DHDSP/announcements/american_heart_month.htm
53. AOA Fact Sheets: Obesity in Youth. American Obesity Association. www.obesity.org/subs/fastfacts/obesity_youth.shtml
54. Frank Booth (boothf@missouri.edu).
55. Research finds fatal flaw in industry's food labelling scheme. Sustainweb. 01.03.2007. www.sustainweb.org/news.php?id=169
56. „Super Size Me". Preisgekrönter Dokumentarfilm des Regisseurs Morgan Spurlock. Kinostart am 21. Mai 2004, Kanada.
57. Ibid.
58. Zit. 27 (Campbell), siehe oben, S. 309-10.
59. Doctor's file complaint over new milk ads. Nutrition Health Review. Frühjahr 1995.
60. Ibid.
61. Ibid.
62. Ibid.
63. Weinsier RL, Krumdieck CL. Dairy foods and bone health: examination of the evidence. American Journal of Clinical Nutrition 72: 681-689. 2000.
64. Zit. 59 (NHR), siehe oben.
65. Ibid.
66. Ibid.
67. Robbins J. Diet for a New America. Novato, CA. New World Library. 1998.
68. McDougall J. The McDougall Program for Women. New York, Plume. 2000.
69. Price W. Nutrition and Physical Degeneration. New Canaan, CT. Keats Pub. 15th ed. 2003.
70. Meinig G. The Root Canal Cover-Up. Ojai, CA. Bion Publishing. 1994.
71. Huggins HA. It's All in Your Head. New York, Avery Publishing (Penguin Group). 01. Juli 1993.
72. Science Versus Emotion in Dental Filling Debate: Who Should Choose What Goes in Your Mouth? Pressemitteilung der American Dental Association. Chicago, 25. Juli 2002.
73. Gerson Healing Newsletter, Vol. 14, No. 5, S. 9. September/Oktober 1999.
74. National Fibromyalgia Research Association. www.nfra.net
75. Zit. 1 (Taber's), siehe oben, S. 1260.
76. Zit. 26 (Krupp/Chatton), siehe oben.
77. Wheatley C, in Gearin-Tosh M. Living Proof: A Medical Mutiny. Anhang, S. 267. London, Simon & Schuster. 2002.

78. a) Dean C. Death by Modern Medicine. Belleville, Ontario. Matrix Vérité, Inc. 2005.
b) Dean C, Null G et al. Death by Medicine.
www.healthe-livingnews.com/articles/death_by_medicine_part_1.html
Bezüglich ihrer Statistiken zu Anzahl und Kosten der jährlichen Medikamenten-Nebenwirkungen mit Todesfolge in den USA siehe auch:
c) Lazarou J, Pomeranz B, Corey P. Incidence of adverse drug reactions in hospitalized patients. Journal of the American Medical Association 279: 1200-1205. 1998.
d) Suh DC, Woodall BS, Shin SK, Hermes-De Santis ER. Clinical and economic impact of adverse drug reactions in hospitalized patients. Annals of Pharmacotherapy 34 (12): 1373-9. Dezember 2000.
e) Hoffer A. Over the counter drugs. Journal of Orthomolecular Medicine. Ontario, Kanada. Mai 2003. Es wurde wieder aufgelegt in Death by Modern Medicine (siehe oben), Anhang C, S. 349-58.
79. Prednisone, Deltasone, Liquid Pred. MedicineNet.com
www.medicinenet.com/prednisone/article.htm
80. Zit. 1 (Taber's), siehe oben, S. 510.
81. Ibid., S. 595.

Kapitel 7

Die körpereigenen Abwehrkräfte wiederherstellen

„Ich erwarte mit Optimismus eine gesunde, fröhliche Welt, sobald deren Kinder die Regeln einer einfachen und vernünftigen Lebensweise gelernt haben. Wir müssen wieder zur Natur und dem Gott der Natur zurückkehren."

Luther Burbank (1849-1926)

„Ärzte und Gesellschaft haben sich ausschließlich auf die medikamentöse Therapie konzentriert – zum Nachteil einer der Säulen guter Gesundheit: gesunder Ernährung."

Dr. Mary Keith, St. Michael's Hospital, Toronto, Ontario

Bis jetzt sollte der Leser zwei wesentliche Dinge erkannt haben:

- Unser aller Gesundheit und Wohlbefinden stehen unter ständigem Beschuss durch die zahlreichen Faktoren des modernen Lebens, die die natürlichen Abwehr- und Selbstheilungskräfte des Körpers untergraben und zu zahlreichen Erkrankungen führen.
- Das komplexe, präzise durchdachte Ernährungsprogramm der Gerson-Therapie ist in der Lage, diesen Schaden wieder rückgängig zu machen, die geschädigte Abwehr wiederherzustellen und damit den Körper in die Lage zu versetzen, sich selbst zu heilen.

Dr. Gerson hat zeit seines Lebens eine enge Verbindung zwischen der körpereigenen Abwehr und den Selbstheilungskräften gesehen. Bei seinen Patienten beobachtete er ausnahmslos, dass zunächst einmal die Heilmechanismen zerstört oder schwer geschädigt waren, bevor sich der Körper der Krankheit ergab. Mehr noch war er davon überzeugt, dass das Auftreten einer bösartigen Erkrankung (wie z. B. Krebs) die äußerste und schwerste Art des Zusammenbruchs darstellt und es bester fachkundiger Pflege und Be-

mühungen bedarf, um diesen zerstörerischen Prozess aufzuhalten und wieder gesund zu werden.
Dr. Gerson hat der Welt viele revolutionäre Erkenntnisse hinterlassen. Seine bedeutendste Erkenntnis war wohl, dass die zu Grunde liegenden Ursachen von chronischen Erkrankungen Nährstoffmangel und Toxizität sind. Dieser Ansatz unterscheidet sich grundlegend von dem der Schulmedizin, der darin besteht, jeder Erkrankung eine klar begrenzte Ursache zuzuordnen. Dabei versäumt sie es, nach den wahren, dahinter liegenden Ursachen zu suchen, die so viele Erkrankungen gemein haben. Diese gegensätzliche Betrachtungsweise ist nur ein Faktor unter vielen, die die Gerson-Therapie von der Schulmedizin trennen.

Sind die zugrunde liegenden Probleme einmal erkannt, können sie auch behandelt werden: Nährstoffmangel wird durch Hyperernährung beseitigt, Vergiftung durch systematische Entgiftung. Trotz ihrer (über-)lebenswichtigen Bedeutung sind diese Methoden einfach, geradeheraus und transparent. Das Wichtigste ist jedoch: Sie sind logisch – bio-logisch.
Dieses Thema wurde bereits allgemein behandelt (s. Kap. 3). Jetzt ist es notwendig, noch detaillierter auf die praktische Umsetzung einzugehen.

Hyperernährung

Als Antwort auf den Nährstoffmangel erhält der Patient bestmögliche Nahrung in größtmöglicher Menge. Ernsthaft erkrankte Menschen sind jedoch meist nicht in der Lage, viel zu essen. Appetit und Verdauung sind schlecht und auch die Ausscheidung funktioniert nicht adäquat. Angesichts dieser Umstände gibt es nur einen Weg, und der besteht darin, den Patienten Säfte zu verabreichen. Denn normalerweise ist jeder Patient in der Lage – und auch gewillt – stündlich einen frisch gepressten, biologischen Saft zu trinken. Ist dieser Rhythmus einmal hergestellt, dann wird der Organismus regelmäßig mit den so dringend benötigten Nährstoffen versorgt.

Extrem entkräftete Patienten, die es nicht schaffen, jede Stunde 250 ml frisch gepressten Saft zu trinken, erhalten zu Beginn der Behandlung nur 100-200 ml. Zu ihrer eigenen Überraschung sind sie meist schon nach ein paar Tagen konzentrierten Safttrinkens und Entgiftens in der Lage, drei volle vegetarische Mahlzeiten pro Tag zu sich zu nehmen. Diese werden aus frischen biologischen Produkten zubereitet. Zusätzlich trinken sie jeden Tag 13 Säfte der Standardgröße und erhalten frisches Obst als Snack für zwischendurch. Im Zustand dieser Hyperernährung nimmt jeder Patient pro Tag circa 20 Pfund Nahrung zu sich.

Kritiker der Gerson-Therapie, die die stündliche Zubereitung frisch gepresster Säfte beschwerlich finden (was sie zweifellos ist!), empfehlen oft, stattdessen auf Vitamin- und Mineralstoffpräparate zurückzugreifen. Sie realisieren nicht, dass der kranke Organismus gar nicht in der Lage ist, pharmazeutisch aufbereitete Substanzen aufzunehmen und zu verarbeiten. Derartige Produkte würden deshalb den Organismus wieder verlassen, ohne etwas bewirken zu können. Nur lebendes, frisches und rohes Gemüse oder Obst werden optimal resorbiert – und das auch nur in Form der Säfte, die den Verdauungsprozess umgehen und sofort aufgenommen werden.

Entgiftung

Sobald der Körper mit lebenden Nährstoffen geflutet wird, tritt Folgendes ein: Die Nährstoffe werden rasch aufgenommen und zwingen die in den Zellen angesammelten Toxine in den Blutkreislauf, über den sie zur Leber, dem Hauptentgiftungsorgan des Körpers, weiter transportiert werden. Der Patient, der nach lebenslanger so genannter normaler moderner Ernährung mit der Gerson-Therapie beginnt, hat bereits beträchtliche Mengen an Nahrungsmittel-Zusatzstoffen, Rückständen von Pestiziden und anderen Agrochemikalien sowie weiteren Toxinen verschiedenster Herkunft angehäuft, die seine Leber blockieren. Die geschädigte Leber ist deshalb nicht in der Lage, die jetzt von den lebenden Nährstoffen aus den Geweben herausgelösten zusätzlichen Toxine zu bewältigen.

Wenn diese Toxine nicht schnell beseitigt werden, kann es zu einer lebensbedrohlichen Selbstvergiftung und im Extremfall zum Leberkoma kommen. An dieser Stelle kommen die (über-)lebenswichtigen Kaffee-Einläufe ins Spiel, die eine unverzichtbare Säule der Gerson-Methode sind. Sie leiten die sofortige Entgiftung ein und werden in Hochphasen der Entgiftung sehr häufig verabreicht.

Verschiedene andere Krebstherapien verwenden unterschiedliche Methoden zur Abtötung des Tumorgewebes, ohne dabei das alte toxische Material aus der Leber zu entfernen. Dann muss man der Leber die Zeit geben, die Toxine langsam und kontinuierlich auszuscheiden, und die Therapie vorübergehend unterbrechen, was deren Wirkung beeinträchtigt.

Die Gerson-Methode dagegen kann wegen ihrer kontinuierlichen Entgiftung unaufhörlich weitergeführt werden. Genau das macht ihre hohe Wirksamkeit aus und erklärt, warum die Kaffee-Einläufe einen so unverzichtbaren Teil der Therapie darstellen. Ohne sie könnte die zusätzliche Ladung an neuen Toxinen zu weiterer Leberschädigung führen. Wer sich für die Gerson-Therapie entscheidet, muss mit den unverzichtbaren Kaffee-Einläufen einverstanden sein.

Kapitel 8

Warum funktioniert die Gerson-Therapie?

Die Grundprinzipien der Gerson-Therapie sind einfach und klar. Ihre Anwendung hat seit über 60 Jahren zu außergewöhnlichen Resultaten geführt. Dennoch taucht immer wieder eine Frage auf: Gibt es aktuelle wissenschaftliche Forschungsarbeiten, die die Gerson-Methode bestätigen? Dr. Gerson entwickelte seine Therapie vor vielen Jahrzehnten teils durch Intuition, teils durch konstantes Studium der Fachliteratur und klinische Beobachtung, jedoch ohne die ausgeklügelten Möglichkeiten moderner Forschung. Bringen wir es auf den Punkt: Hat irgendjemand herausgefunden, warum diese Therapie funktioniert?

Die Antwort lautet: Ja. Seit dem Tod von Dr. Gerson im Jahr 1959 machte eine Reihe bedeutender Wissenschaftler und Forscher Entdeckungen, die die eine oder andere von Gersons Erkenntnissen und Methoden bestätigten. Die Gesamtheit dieser einzelnen Entdeckungen erklärt, warum seine Behandlungsmethode in ihrer Ganzheitlichkeit so wirksam ist. Im Folgenden haben wir die bemerkenswertesten Forschungsergebnisse für Sie zusammengestellt, die Gersons Ansatz unterstützen.

In den späten 70ern schrieb der Arzt, Physiker, Mathematiker und Biophysiker Freeman Widener Cope in einer Veröffentlichung: *„Klinische Beobachtungen haben gezeigt, dass die kaliumreiche und natriumarme Ernährung der Gerson-Therapie viele Menschen mit fortgeschrittenem Krebs heilen kann."*[1] In einer anderen Veröffentlichung erklärte Cope, dass bei Zellschäden jedweder Art im ganzen Körper die gleichen Abläufe zu beobachten sind: *„Zuerst verliert die Zelle Kalium, als zweites ersetzt sie das fehlende Kalium durch Natrium, drittens schwillt sie durch zu viel Wasser an (zelluläres Ödem). Die durch zu viel Wasser angeschwollene Zelle wird in ihrer Energieproduktion gestört. Parallel dazu werden die Proteinsynthese wie auch der Fettstoffwechsel beeinträchtigt. Gerson war in der Lage, das Zellschädigungssyndrom, welches er bereits in den 20er Jahren des vergangenen Jahrhunderts klinisch erkannte, über sein Ernährungsprogramm positiv zu beeinflussen.*

Dies geschah durch völligen Verzicht auf Salz, die Versorgung mit viel Kalium über die Ernährung und zusätzliche Kaliumgaben. Gerson fand außerdem einen Weg, Toxine über die Leber aus dem Körper zu entfernen."[2] Bei diesem Zitat von Cope handelt es sich um eine bemerkenswert präzise

Begründung der Vorgehensweise von Dr. Gerson, nämlich die starke Beschränkung von Eiweiß und Fetten, da die geschädigten Zellen diese nicht verwerten können, die Ursache für die erhöhte Kaliumaufnahme und die Notwendigkeit der Leberentgiftung.

1988 stellte Patricia Spain Ward, Historikerin der Universität von Illinois, Chicago, im Auftrag des U.S. Office of Technology Assessment eine exzellente Analyse der Gerson-Therapie vor. Obwohl ihre Studie keine neuen Forschungsarbeiten einbezieht, macht es Sinn, sie wegen ihrer Gründlichkeit und Klarheit näher zu betrachten. Dr. Ward beschrieb Dr. Gerson als *„Gelehrten des Gelehrten und brillianten Beobachter klinischer Phänomene"*.[3] Dr. Ward berichtet von ihrer Beobachtung, dass Patienten, die sich kaliumreich und natriumarm ernähren, enorme Mengen an Natrium über den Urin ausscheiden, was sich durch Streichen der tierischen Proteine aus der Ernährung noch erhöhen würde. Sie fügte hinzu: *„Der Nachdruck, mit dem die Medizin auf großen Mengen an Proteinen besteht, war, wie Gerson bewiesen hat, falsch. Er selbst stoppte die Gabe von tierischem Eiweiß für mindestens sechs bis acht Wochen vollständig."*[4]

Der Arzt Robert A. Good von der Universität Minnesota, auch bekannt als „Vater der modernen Immunologie", leitete eine wichtige Forschungsarbeit, die den Verzicht auf tierisches Eiweiß rechtfertigt, den Dr. Gerson seinen Krebspatienten auferlegte. Er arrangierte ein Experiment mit Meerschweinchen. Die eine Gruppe der Tiere erhielt proteinfreies Futter, während die andere Gruppe das normale Futter erhielt. Dr. Good erwartete bei den Tieren mit dem proteinfreien Futter Störungen des Immunsystems. Das Gegenteil war der Fall. Die Lymphozyten der Thymusdrüse wurden ungemein aktiv und das über eine lange Zeit. Dr. Good erkannte, dass er das Immunsystem der Meerschweinchen durch den Eiweißverzicht stimuliert hatte, was die Richtigkeit der Gerson-Therapie bestätigte.[5]

Gerson-Patienten erhalten adäquate Mengen pflanzlicher Proteine, die einfach absorbiert werden können. Sie sind in den frischen Gemüsesäften, Kartoffeln wie auch dem Haferbrei enthalten, die einen grundlegenden Teil der Ernährung ausmachen. Es ist ein weit verbreiteter Irrglaube, dass nur tierische Lebensmittel Proteine enthalten. Im Gegensatz dazu zählen Tiere aus der Nahrungsmittelkette wie Kühe, Schweine und Schafe zu den Vegetariern!

Der kanadische Wissenschaftler Dr. Harold Foster von der Universität von Victoria in British Columbia näherte sich dem Problem der Krebssterblichkeit aus dem Blickwinkel des Mineralstoffmangels im Boden und Leitungswasser. Er führte außerdem eine erste Computeranalyse von 200 Fällen so genannter „Spontanheilungen" (*„partielles oder komplettes Verschwinden eines Tumors ohne Therapie, die fähig gewesen wäre, eine Regression zu verursachen"*)[6] bei verschiedensten Krebsformen durch.

Durch seine akribische Recherche konnte Prof. Foster nachweisen, dass die meisten Tumorrückbildungen weit von „Spontanheilungen" entfernt waren.

Tatsächlich waren die meisten Rückbildungen Folge einer Kombination von konventionellen Behandlungsmethoden mit drastischen Veränderungen der Lebensweise und zahlreichen komplementären Therapien. Von den 200 Patienten befolgten zehn konsequent die Gerson-Therapie und viele andere verwendeten Teile davon wie zum Beispiel die frisch gepressten Säfte und Entgiftungsmaßnahmen. Auch die anderen in der Auswahl aufgeführten Diätregime basierten teilweise oder zum Großteil auf dem Gerson-Programm. Foster konnte somit nachweisen, dass bei einem relativ hohen Prozentsatz der Genesungen die Gerson-Behandlung einen gewissen Anteil hatte. Die wichtigste Schlussfolgerung, die Foster aus seiner Analyse ziehen konnte, war die, dass die so genannten „Spontanheilungen" in Wirklichkeit ganz und gar nicht spontan erfolgten. Sie wurden nur von der Schulmedizin so bezeichnet, da sie das Ergebnis von unkonventionellen – alternativen und komplementären – Therapien waren.

Zu den wichtigsten Techniken der Gerson-Therapie zählt die Entgiftung über Leber/Galle mit Hilfe der Kaffee-Einläufe. Dr. Gerson wusste, dass die Kaffee-Einläufe die Gallengänge weiten, was zur Folge hat, dass die Leber ihre angesammelten Gifte loswerden kann. Diese Entdeckung wurde vor kurzem von den drei Wissenschaftlern Wattenberg, Sparmins und Lam[7] vom Institut für Pathologie der Universität von Minnesota bestätigt. Sie konnten zeigen, dass rektal verabreichter Kaffee ein Enzymsystem in der Leber stimuliert (Glutathion S-Transferase), welches toxische freie Radikale aus dem Blutstrom zu entfernen vermag. Die normale Aktivität dieses Enzymsystems wird durch den Kaffee-Einlauf um 600 bis 700 % gesteigert – daher die enorm gesteigerte Entgiftung. Zudem enthält Kaffee viel Kalium, welches durch Ausgleich des Kalium-Mangels der glatten Darmmuskulatur dabei hilft, Darmkrämpfen vorzubeugen.

1990 erschien eine bemerkenswerte Veröffentlichung[8] unter dem Titel „Experiences with the Use of Dietary Therapy in Surgical Oncology" in der Fachzeitschrift Aktuelle Ernährungsmedizin. Der Autor Dr. med. Peter Lechner von der Onkologischen Abteilung des Landeskrankenhauses in Graz stellt darin die Ergebnisse einer sechsjährigen klinischen Studie mit 60 Krebspatienten vor, die zusätzlich zur konventionellen Behandlung eine modifizierte Version der Gerson-Therapie durchführten.

Die stark reduzierte Form der Gerson-Methode war laut Dr. Lechner eindeutig eine adjuvante Therapie und keine Alternative zu den konventionellen onkologischen Behandlungsmethoden. Die Patienten führten die Ernährungstherapie außerdem eigenständig zu Hause durch, was eine genaue Überwachung unmöglich machte. Nach sechs Jahren wurden die folgenden Ergebnisse ermittelt:

- Allgemein litten die Patienten unter weniger postoperativen Komplikationen wie auch Nebenwirkungen durch Radio- und/oder Chemotherapie.
- Die Patienten brauchten weniger Schmerzmittel und Psychopharmaka als die Kontrollgruppe.
- Bereits bestehende Metastasen in der Leber schritten langsamer voran.
- Der seelische Zustand der Patienten war während der ganzen Therapie gut.
- Die durch Mangelernährung verursachte Kachexie (Auszehrung), die normalerweise in fortgeschrittenen Tumorstadien auftritt, konnte verhindert oder in den meisten Fällen weit hinausgezögert werden.
- Eine 77-jährige Patientin des Ernährungsprogramms konnte ohne jegliche konventionelle Therapie vollständig geheilt werden.

Im Verlauf der sechsjährigen Studie bestätigten Dr. Lechner und seine Kollegen auch die von Dr. Gerson eingesetzten Kaffee-Einläufe. Sie bedienten sich hier der unabhängigen Forschungsarbeiten von Djerassi (1959) und Kaufmann (1963).[9] Darin konnte nachgewiesen werden, dass zwei aktive Bestandteile des Kaffees, das Cafestol und das Kahweol, die Aktivität der Glutathion S-Transferase um das Siebenfache erhöhen. Aus der weiter oben bereits zitierten Forschungsarbeit aus Minnesota ist bekannt, dass diese Erhöhung eine zentrale Rolle bei der Ausscheidung der Toxine aus der Leber spielt.

So vorsichtig und verhalten die Schlussfolgerungen von Dr. Lechner auch sind, so macht der Bericht dennoch klar, dass selbst eine sehr verwässerte Version der Gerson-Therapie immer noch unerwartete und unvorhersehbar gute Resultate in der Behandlung von Patienten mit metastasierenden Malignomen erzielt.

Die aktuellste Detailstudie zu den Antikrebs-Komponenten der Gerson'schen Ernährungstherapie wurde von Carmen Wheatley[10], einem Mitglied der englischen Orthomolecular Oncology Group, durchgeführt. Die Erfahrung ihres Freundes, des Oxford-Professors für Englische Literatur Michael Gearin-Tosh, machte sie auf das Thema aufmerksam. Gearin-Tosh erhielt 1994 die Diagnose „Multiples Myelom“. Seine Prognose war nicht gut: man gab ihm sechs bis neun Monate ohne Behandlung und ein bis zwei Jahre mit „angemessener“ Chemotherapie. Der Professor verweigerte Letzteres und entschied sich nach gründlicher Recherche für die Gerson-Therapie, die er noch durch Meditation, Akupunktur und chinesische Atemübungen unterstützte. In seinem großartigen, hochamüsanten Buch „Living Proof – A Medical Mutiny“ beschreibt er den Prozess von der Diagnose bis zu seinem derzeitigen Zustand.[11] (Gegen alle Erwartungen lebte er noch elf Jahre weiter und starb schließlich an einer Blutvergiftung nach einer Zahnbehandlung).

Während sie beobachtete, wie ihr Freund Fortschritte machte, war Dr. Wheatley mehr und mehr davon fasziniert, dass Dr. Gerson seinerzeit augenscheinlich intuitiv die Nahrungsmittel für seine Therapie gewählt hatte, deren Anti-Krebs-Eigenschaften gut 50 Jahre später nachgewiesen werden sollten. Ihre Ergebnisse fasste sie in einem Essay mit dem Titel „The Case of the 0,005 % Survivor“[12] zusammen, der durch vier bedeutende Ärzte begutachtet und als Nachwort in Professor Gearin-Tosh's Buch abgedruckt wurde. Dr. Wheatley zeigt auf, dass die Gerson-Diät verschiedene Nahrungsmittel enthält, die in der modernen Forschung eine Schlüsselrolle wegen ihrer Anti-Krebs-Eigenschaften spielen. Darunter befinden sich: Leinöl wegen seines hohen Gehaltes an Omega-3-Fettsäuren, Früchte wegen ihrer vielen Mineralstoffe und Bioflavonoide, Gemüse aus der Familie der Kreuzblütler wie zum Beispiel Blumenkohl, Weißkohl und Brokkoli, deren Anti-Krebs-Eigenschaften durch die aktuelle Ernährungsforschung belegt werden.[13]

Sie kommentiert: *„Die Obst- und Gemüse-Diät von Dr. Gerson könnte einer gründlichen Analyse durch die moderne Ernährungsforschung im Bereich der Onkologie unterzogen werden. Er verfügte über keine der wissenschaftlichen Grundlagen von heute und entwickelte dennoch auf empirische Weise eine Methode, die sicherstellt, dass der Krebspatient diese Produkte nicht nur reichhaltig, sondern auch intakt und in einer pharmakologisch aktiven Dosis erhält.“*[14]

Im weiteren Verlauf ihrer Analyse bespricht Dr. Wheatley noch andere Komponenten der Gerson-Therapie – vom Wert der frisch gepressten Säfte bis hin zur Wichtigkeit der Kaffee-Einläufe. Sie kommt zu dem Ergebnis, dass alle wissenschaftlich gerechtfertigt sind. Zusammenfassend möchten wir einen ihrer scharfsinnigen Kommentare zitieren: *„Die konventionellen Methoden der Krebsbehandlung – Chemotherapie, Bestrahlung – vernichten in der Regel ein bereits niedergedrücktes Immunsystem und tun nichts, um es wieder herzustellen. Dabei ist es, wie Gerson erkannte, das Immunsystem, was den Krebs bekämpft, weshalb Maßnahmen zu seinem Wiederaufbau die Überlebenschancen erhöhen.“*[15]

Da die Zeit nicht stehen bleibt und der Misserfolg vieler Maßnahmen der konventionellen Onkologie immer offensichtlicher wird, wird sich die Erforschung ernährungsbezogener Therapien immer weiter ausbreiten und ihren gebührenden Platz in der etablierten Medizin einnehmen müssen. Ihre Ergebnisse werden unweigerlich immer wieder bestätigen, dass die Prinzipien und Methoden der Gerson-Therapie fundiert und präzise richtig sind und somit einen ausgesprochen bio-logischen Weg darstellen, um Krankheiten zu heilen und Gesundheit zu erhalten.

Quellennachweise

1. Cope FW. A medical application of the Ling Association-Induction Hypothesis: the high potassium, low sodium diet of the Gerson cancer therapy. Physiological Chemistry and Physics 10 (5): 465-468. 1978.
2. Cope FW. Pathology of structured water and associated cations in cells (the tissue damage syndrome) and its medical treatment. Physiological Chemistry and Physics 9 (6): 547-553. 1977.
3. Ward PS. History of the Gerson Therapy. Im Auftrag des U.S. Office of Technology Assessment. 1988.
4. Ibid.
5. Good RA. The Influence of Nutrition on Development of Cancer Immunity and Resistance to Mesenchymal Diseases. New York, Raben Press. 1982.
6. Foster HD. Lifestyle Changes and the 'Spontaneous' Regression of Cancer: An Initial Computer Analysis. International Journal of Biosocial Research 10 (1): 17-33. 1988.
7. Sparmins VL, Lam LKT, Wattenberg LW. Proceedings of the American Association of Cancer Researchers and the American Society of Clinical Oncology. Abstract 22: 114, 453. 1981.
8. Lechner P, Kronberger L. Erfahrungen mit dem Einsatz der Diät-Therapie in der chirurgischen Onkologie. Akt. Ernähr. Med. 15: 72-28. 1990.
9. a) Djerassi C et al. The Structure of the pentacyclic Diterpene Cafestol. Journal of the American Chemical Society, 81 (10): 2386-2398. 1959.
   b) Kaufmann HP, Sen Gupta AK. Zur Kenntnis der Lipoide der Kaffeebohne III: Die Reindarstellung des Kahweols. Fette, Seifen und Anstrichmittel, 65 (7): 529-532. Berlin. 1963.
10. Wheatley C, in Gearin-Tosh M. Living Proof: A Medical Mutiny. Anhang, S. 267-308. London, Simon & Schuster. 2002.
11. Ibid.
12. Ibid.
13. Ibid.
14. Ibid.
15. Ibid.

Teil II

Alles Wissenswerte für die Praxis der Gerson-Therapie

Was Sie bis hierhin gelesen haben, hat Sie in die Philosophie und Grundlagen der Gerson-Therapie eingeführt und die Vorgehensweise auf dem Weg zu Gesundheit und Heilung erklärt. Jetzt sollte Ihnen der Gedanke vertraut sein, dass optimale Ernährung nicht nur der Schlüssel zu Gesundheit und Wohlbefinden, sondern auch die mächtigste Waffe im Kampf gegen Krankheit und Leid ist.

Als Nächstes wollen wir uns nun mit der praktischen Seite dieses einzigartigen Programms befassen. Die folgenden Kapitel führen Sie Schritt für Schritt durch die einzelnen Komponenten. Auf diese Weise lernen Sie das von Dr. Max Gerson entwickelte Therapieprogramm im Detail kennen, welches seit mehr als 60 Jahren von tausenden von Patienten auf der ganzen Welt angewendet wurde. Was auch immer Sie von der Therapie erwarten – ob Sie hoffen, damit eine ernste Erkrankung zu heilen, ein kleineres Problem zu bewältigen oder auf diese Weise zu einer gesundheitsfördernden Lebensweise überzugehen – dies ist der Weg, der vor Ihnen liegt.

Einer Sache sollten Sie sich bewusst sein: Wenn Sie sich für die Gerson-Therapie entscheiden, um eine schwere Erkrankung zu heilen, dann ist dies ein bedeutendes Vorhaben, das Entschlossenheit, Durchhaltevermögen und auch eine genaue Kenntnis des Programms erfordert. Außerdem handelt es sich hier um eine Therapie, die Sie weitgehend selbst durchführen müssen, eine so genannte Do-it-yourself-Methode. Selbst wenn Sie eine gewisse Zeit in den Gerson-Kliniken in Mexiko oder Ungarn verbringen, findet dennoch der Hauptteil der Behandlung bei Ihnen zu Hause statt. Das heißt, dass Sie selbst für die Einhaltung der Therapie verantwortlich sind. Es gibt niemanden, der Sie überwacht oder sicherstellt, dass Sie die Regeln korrekt befolgen. Da Sie jedoch einsichtig genug waren, diese Methode der bio-logischen Heilung zu wählen, werden Sie auch einsehen, dass die einzige Person, die bei einem

Rückfall schon durch das kleinste Versäumnis leidet, ebenfalls Sie selbst sind. Die meisten Patienten erleben unmittelbare gesundheitliche Verbesserungen, und das bereits nach wenigen Tagen der Therapie. Das erleichtert es ihnen, die unverzichtbare Selbstdisziplin aufzubringen. Bei den Verbesserungen kann es sich um einen besseren Appetit, weniger Schmerzen, mehr Energie und einen besseren Schlaf handeln. Sie sind allesamt der überzeugende Beweis dafür, dass die Therapie funktioniert und tragen enorm dazu bei, Entschlusskraft und Durchhaltevermögen der Patienten zu stärken.

Es ist immer noch schwer, gut ausgebildete Gerson-Therapeuten zu finden, da es nicht viele sind, die direkt vom Gerson-Institut ausgebildet wurden. Bitte nehmen Sie sich in Acht vor nicht akkreditierten Therapeuten, die vorgeben, die Gerson-Therapie durchzuführen. Sie können Ihnen mehr schaden als helfen. Am besten suchen Sie sich einen Arzt Ihres Vertrauens, der bereit ist, ihre Fortschritte zu überwachen, ohne aktiv in Ihren Therapieplan eingreifen zu wollen. Die Hauptaufgabe Ihres Arztes besteht darin, die zu Beginn der Therapie notwendigen Blut- und Urintests zu veranlassen. Am Anfang sollten diese alle vier bis sechs Wochen erfolgen, später dann in größeren Abständen. Zur Problematik der Laboruntersuchungen siehe den Appendix II.

Kapitel 9

Der Gerson-Haushalt

Unabhängig davon, ob der Patient den Aufenthalt in einer der Gerson-Kliniken wählt oder sich dafür entscheidet, die Therapie zu Hause durchzuführen – der längste Teil der Therapie findet sowieso zu Hause statt. Für die Heilung von bösartigen Erkrankungen muss man aktuell mit bis zu zwei Jahren oder mehr rechnen, bei anderen chronischen Erkrankungen ist der Zeitraum erheblich kürzer. Für den Zeitraum während der Therapie muss daher das Zuhause in eine Art Privatklinik umfunktioniert werden, wo alles dem Zweck der Genesung dient. Alles, was diesem Zweck in die Quere kommt, ist demnach verboten.

Wie gehen wir dabei vor? Es ist ganz einfach. Man erinnert sich daran, dass die beiden Hauptsäulen der Gerson-Therapie Ernährung und Entgiftung sind. Da der chronisch kranke Patient sowohl vergiftet ist wie auch unterversorgt mit Nährstoffen, muss zunächst einmal der gesamte Haushalt von allen toxischen Chemikalien und schädigenden Materialien oder Geräten befreit werden, welche in den meisten modernen Haushalten zahlreich vertreten sind. Viele chemische Reinigungsmittel, Apparaturen und arbeitssparende Geräte geben schädliche Strahlung oder den so genannten Elektrosmog ab. Sie werden täglich verwendet und als selbstverständlich betrachtet. In der Regel kann man sich erst dann von ihnen trennen, wenn man die schädliche Wirkung auf den Organismus versteht.

Die zweite Säule der Therapie besteht darin, dem Patienten eine Hyperernährung zukommen zu lassen, das heißt, ihn mit Nährstoffen zu überfluten. Eine entsprechend ausgerüstete Küche ist daher das extrem wichtige Zentrum, wo täglich alle Mahlzeiten und Säfte in großen Mengen zubereitet werden können. Wir beginnen mit einer Liste, die die richtige Ausstattung für eine reibungslos funktionierende, effiziente Gerson-Küche aufführt.

Der Kühlschrank

Sie brauchen einen sehr großen oder zwei durchschnittlich große Kühlschränke, um die großen Mengen an biologischen Produkten zu lagern. Eine kühle, vorzugsweise dunkle und gut belüftete Speise- oder Wäschekammer ist ideal, um Wurzelgemüse, das nicht gekühlt werden muss, zu lagern.

Saftpressen

Da frisch gepresste biologische Säfte zu den wichtigsten Heilkomponenten der Gerson-Therapie zählen, müssen die Pressen von bestmöglicher Qualität sein. Es ist daher ganz entscheidend, eine möglichst effiziente Saftpresse zu erwerben, die auch der konstanten Beanspruchung über zwei Jahre standhält.

Erhältlich sind verschiedene Modelle. Das günstigste und einfachste Modell ist die weit verbreitete Zentrifugalpresse. Sie ist verschwenderisch im Verbrauch, produziert einen Saft, der nicht viele Nährstoffe und nur sehr wenige Enzyme enthält. Für die Gerson-Therapie und wirkliche Heilung ist diese Presse nicht geeignet.

Der „Champion Juicer“ (s. Appendix I) erzeugt mehr Saft mit dementsprechend mehr Mineralien. Er ist dennoch nicht zufriedenstellend: Das Erzeugnis ist weniger ein Saft als vielmehr eine breiige Gemüseschicht auf wässriger Basis. Er kann jedoch verwendet werden, allerdings nur zum Zerkleinern. Die Maschine wird mit einer Auffangplatte geliefert. Legen Sie diese unter den Juicer, wo sich das Sieb befindet, durch das das zerkleinerte, breiige Material herauskommt. Der Brei muss dann durch eine Handmühle gepresst werden, die auf einer hydraulischen Winde basiert. Auf diese Weise kann Saft aus dem zerkleinerten Gemüsebrei gepresst werden. Für die Handpresse wenden Sie sich an die Juice Press Factory (www.juicepressfactory.com).

Es gibt eine Vielzahl weiterer Maschinen aus Korea, den USA und Europa. In Deutschland empfiehlt sich die Greenstar-Saftpresse – siehe Fa. Keimling GmbH (s. Appendix I). Hier gibt es verschiedene Modelle: Der „Green Star Elite“ ist die neueste Version (500 bis 600 €) und der erste Entsafter mit einer dreistufigen Entsaftungstechnik, die aus Pürieren, Mischen und Pressen besteht. Zuerst zermahlen die Jumbo-Presswalzen (aus robustem Edelstahl) das Obst und Gemüse in feines Mus. Bei der zweiten Stufe werden die pürierten Obst- und Gemüsebestandteile auf den Kunststoff-Schneckengängen weiter transportiert und dabei weiter zerkleinert. Im letzten Bereich der Walzen wird die Pulpe durch ein sehr feines Sieb gepresst. Auf diesem Weg gelangen Flüssigkeit und gesunde Nährstoffe sehr effektiv in den Saft.

Generell gilt: um den besten Saft zu erhalten, sollte man zuerst zerkleinern und danach separat pressen.

Die beste Zwei-Wege-Saftpresse ist der „Norwalk Hydraulic Press Juicer“. Die Oberfläche ist aus Edelstahl oder aus Plastik mit Holzmaserung. Bei beiden Versionen sind alle Teile, die mit Nahrung in Verbindung kommen, aus Edelstahl. Der Norwalk ist vollautomatisch und enthält einen Hebel, der die Presse aktiviert. Service und Garantieleistung sind sehr gut, dafür fallen für den Norwalk auch die höchsten Kosten (ca. 2500 US-Dollar) an. Die Geräte können an die für Europa geltenden 220 bis 240 Volt angepasst werden (s. Appendix I).

Die Pflege der Saftpresse

Zusätzlich zu generell maximaler Sauberkeit in der Küche ist es ausgesprochen wichtig, die Saftpresse sauber und frei von getrockneten Saftresten und/oder Faserstoffen zu halten. Da diese roh sind, können sie leicht verderben, eintrocknen sowie Fliegen und andere Insekten und Keime anziehen.

Um Verunreinigungen zu verhindern muss die Presse nach jedem Gebrauch gesäubert werden. Das nimmt nicht viel Zeit in Anspruch, da die Teile der Presse, die mit Früchten oder Gemüse in Kontakt kommen, aus Edelstahl sind. Sie lassen sich leicht entfernen, abwaschen, trocknen und für den nächsten Saft wieder zusammensetzen.

Verwenden Sie nur saubere Schwämme oder Tücher. Sie sollten ausschließlich für die Saftpresse verwendet werden. Reinigen Sie nicht jedes Mal mit Seife oder Spülmittel. Es ist sehr wichtig, dass auch nicht der kleinste Rest Seife oder Spülmittel an den Teilen zurückbleibt, die mit dem Gemüse in Kontakt kommen. Wenn Sie den Norwalk Juicer verwenden, denken Sie daran, die Pressplatte oben abzuwischen. Die Safttücher sollten nach jedem Gebrauch sorgfältig mit sauberem seifenfreien Wasser gereinigt und dann bis zum nächsten Mal im Gefrierschrank aufbewahrt werden. Es ist empfehlenswert, separate Tücher für den Apfel-Karotten-Saft, den puren Karottensaft wie auch den grünen Saft zu verwenden.

Wenn abends alle Säfte gepresst sind, können Sie für die abschließende Reinigung leicht mit Spülmittel angereichertes Wasser zum Saubermachen verwenden. Reinigen Sie danach sorgfältig mit klarem Wasser, um sicherzugehen, dass kein Spülmittel zurückbleibt. Gelangt auch nur eine kleine Menge Spülmittel in die Säfte, kann dies bei den Patienten zu Durchfällen, Krämpfen oder Schlimmerem führen. Dasselbe gilt für die Safttücher. Waschen Sie auch diese mit sehr wenig Spülmittel und spülen Sie sorgfältig nach, um jedwede Seifenreste zu entfernen. Bewahren Sie die Tücher über Nacht im Gefrierschrank auf. Wenn Sie ein Mahlwerk (z. B. Champion) und eine Hydraulikpresse verwenden, gelten dieselben Regeln. Halten Sie beide Maschinen peinlich sauber und frei von Spülmitteln.

Herd und Ofen: Gas oder Elektro?

Keiner von beiden ist ideal. Die Kochtemperatur lässt sich leichter beim Gasherd kontrollieren. Dafür verbrennt Gas Sauerstoff. Der Patient, der Zeit in der

Küche verbringt, kann leicht durch die sauerstoffarme Luft Schaden erleiden. Die Küche sollte daher gut gelüftet sein, was an kalten Wintertagen schwierig werden könnte. Wir empfehlen deshalb die Installation eines Ozongenerators in Küche und Wohnbereich, um so einen besseren Sauerstoffgehalt in der Luft zu erreichen. **Vorsicht:** Bei zu hohem Ozongehalt könnte sich durch die offene Flamme ein Feuer entzünden.

Elektroherde sind oft teurer als Gasöfen. Ihr Vorteil besteht darin, dass sie sauberer sind und keinen Sauerstoff verbrauchen. Allerdings lässt sich die für die korrekte Zubereitung der Gemüse so wichtige Kochtemperatur bei den Elektroherden schwerer kontrollieren.

Mikrowellengeräte

Diese Geräte haben sich aufgrund ihrer Geschwindigkeit und offensichtlichen Leistungsfähigkeit in unzähligen Küchen der USA wie auch in Europa rasant verbreitet – und das, ohne ihre gravierenden Gesundheitsrisiken zu kennen. Da viele Mikrowellengeräte mit schriftlichen Sicherheits-Garantien geliefert werden, wird die Öffentlichkeit in dem Glauben gehalten, die Geräte seien sicher. Das ist nicht der Fall.

Forschungsarbeiten aus der Schweiz[1] und anderen Ländern haben gezeigt, dass Mikrowellen schädliche chemische Reaktionen in der Nahrung herbeiführen. Sie schädigen die Nährstoffe, erzeugen unnatürliche Moleküle und machen aus natürlichen Aminosäuren toxische Verbindungen. Die Hitze ist unausgeglichen. Sie erreicht nicht das Innere der Nahrung, verursacht aber stattdessen so genannte „heiße Zonen". Flüssigkeiten können überhitzen und zu schweren Verbrennungen führen, wenn das Essen der Mikrowelle entnommen wird. Zu allem Übel geben diese Geräte ständig Strahlung in der Küche ab – auch wenn sie nicht in Gebrauch sind: *„Sie kochen den Koch".*[2] (Es ist ein höchst interessanter Tatbestand, dass in der früheren Sowjetunion Mikrowellen aus gesundheitlichen Gründen bereits 1976! verboten wurden.)[3] Wenn Sie eine besitzen, werden Sie sie so schnell wie möglich los. Sollte sie sich nicht entfernen lassen, ziehen Sie den Stecker und nehmen Sie sie unter keinen Umständen jemals wieder in Gebrauch.

Töpfe und Besteck

Bei jedem Kontakt von Lebensmitteln mit Aluminium werden geringe Mengen Aluminium freigesetzt, die in die Lebensmittel übergehen. Bei einigen Gemüsearten wie zum Beispiel Tomaten sind es keine geringen, sondern große Mengen, die an die Nahrung abgegeben werden. Aluminium ist ein hoch toxisches Metall, das Gehirnschäden verursacht und außerdem eine Rolle bei der Entstehung von Alzheimer spielen soll.[4]

Beseitigen Sie sämtliche Aluminiumtöpfe und alles, was Aluminium enthält. Auch Aluminiumfolie darf nicht mit Nahrung in Verbindung kommen. Verwenden Sie Edelstahltöpfe, am besten mit schwerem Boden zum wasserlosen Kochen (z. B. AMC), Glastöpfe (Pyrex®) oder emaillierte Töpfe aus Gusseisen.

Besteck ist am besten aus Edelstahl oder Holz. Wenn vorhanden, dann essen Sie mit Ihrem Silberbesteck – die geringen Mengen kolloidalen Silbers, die über silberne Gabeln, Löffel und Messer abgegeben werden, sind wertvolle Stimulanzien für Ihr Immunsystem.

Kochen Sie nicht mit Druckkochtöpfen. Durch die dabei entstehenden hohen Temperaturen werden viele Nährstoffe geschädigt. Zu den Grundregeln der Gerson-Therapie zählt, dass das Essen sehr langsam und bei geringer Temperatur gegart wird. So bleiben die meisten Nährstoffe erhalten. Bitte verwenden Sie auch keine Töpfe mit Glasur, da diese toxisch sein kann.[5]

Destilliergeräte

So überraschend dies auch klingen mag: Gerson-Patienten trinken kein Wasser. Das hat zwei Gründe: Einerseits erhalten sie über die täglich 13 frisch gepressten biologischen Säfte und flüssigkeitsreichen Suppen, Salate wie auch Obst genug nährstoffreiche Flüssigkeit höchster Qualität. Andererseits würde Wasser ihre ohnehin geringen Verdauungssäfte noch weiter verdünnen, ohne zusätzliche Nährstoffe zu liefern. Die Gerson-Therapie benötigt aber Wasser zum Kochen von Suppen und Tees und natürlich für die Kaffee-Einläufe Die Reinheit des verwendeten Wassers ist hier von entscheidender Bedeutung.

Der Markt bietet verschiedene Filtersysteme, darunter auch Umkehr-Osmose-Anlagen. Sie können allerdings nur verwendet werden, wenn das Leitungswasser garantiert keine hochschädlichen Fluoride enthält (s. Kap. 5).

Der sicherste Weg besteht darin, ein eigenes Destilliergerät zu installieren. Nur so kann sichergestellt werden, dass das Wasser keine Unreinheiten, toxischen Chemikalien und – am allerwichtigsten – keine Fluoride enthält.

Die auf dem Markt erhältlichen Destilliergeräte bewegen sich in verschiedenen Preisklassen. Die Auswahl des Gerätes sollte von den Kosten wie auch dem Wasserverbrauch des Haushaltes abhängig gemacht werden.

Ein Gerson-Patient alleine benötigt zwischen 7,5 und 11,5 Liter pro Tag. Der Verbrauch steigt entsprechend, wenn noch weitere Familienmitglieder die Gerson-Mahlzeiten teilen und/oder Kaffee-Einläufe durchführen möchten.

Das Destilliergerät benötigt einen elektrischen Anschluss und einen separaten Wasseranschluss, weshalb es von vielen Patienten entweder im Waschraum oder in der Garage installiert wird. Das Gerät muss alle drei Tage abgenommen und gereinigt werden. Sieht man erst einmal den abgelagerten Schlamm, dann wird jedem klar, warum Wasser so sorgfältig wie möglich gereinigt werden muss. Die Destillation funktioniert dadurch, dass Wasser bis zu dem Punkt erhitzt wird, wo es zu Dampf wird. Dieser wird in eine Röhre weitergeleitet, wo er abkühlt und wieder zu Wasser kondensiert. Da Mineralien, verschiedene Unreinheiten und andere Zusätze nicht zu Dampf werden können, bleiben sie zurück. Der erkaltete kondensierte Wasserdampf ist damit frei von schädlichen Komponenten. Ätherische Substanzen wie zum Beispiel Benzine verdampfen jedoch mit und finden sich später im gereinigten Wasser wieder. Um diese Verbindungen zu entfernen, sollten alle Destilliergeräte einen nachgeschalteten Carbonfilter enthalten. Dieser reinigt das herabtropfende kondensierte Wasser von den unerwünschten ätherischen Substanzen.

Von Gesundheitsexperten hört man hin und wieder, dass destilliertes Wasser *„dem Körper Mineralien entzieht“* und daher nicht verwendet werden sollte.[6] Dies ist im Fall der Gerson-Therapie nicht wahr. Zum Einen sind die im Wasser enthaltenen Mineralien wie Natrium oder Calcium in der Regel anorganisch und können daher nur schwer absorbiert werden bzw. sind regelrecht schädlich. Zum Anderen wird der Organismus des Patienten mit den leicht zu absorbierenden organischen Mineralien aus den vielen frisch gepressten Säften geradezu überflutet, weshalb der „Verlust“ an Mineralien aus dem Leitungswasser in Wirklichkeit ein Gewinn ist.

Chemische Reinigungsmittel

Sauberkeit ist ein äußerst wichtiger Faktor im Gerson-Haushalt. Wie bereits erwähnt, sollte aber penibel darauf geachtet werden, keine toxischen Produkte zu verwenden. Im Folgenden führen wir die Inhaltsstoffe auf, die unbedingt vermieden werden müssen:

Chlor

Chlor ist nicht nur ein Bleichmittel, sondern auch ein sehr wirkungsvolles Desinfektionsmittel, das alle möglichen Arten von Keimen abtöten oder zumindest unter Kontrolle halten kann. Aus diesem Grund ist es in quasi allen Küchenreinigern enthalten, ebenso in Schwimmbädern und auch im Leitungswasser! Chlor ist scharf und gefährlich. Es ist in der Lage, Jod aus der Schilddrüse zu entfernen und sollte unbedingt vermieden werden. Es gibt ein paar Küchenreiniger, die kein Chlor enthalten. Versuchen Sie, diese zu finden.

Alternativ können Sie auch Ihr eigenes Reinigungsmittel selbst herstellen: Mischen Sie Malzessig und Wasser halbe/halbe und geben Sie die Lösung in eine Sprühflasche. Damit lassen sich Glas und andere Küchenoberflächen gut reinigen. Für Holz ist es nicht geeignet. Empfehlenswert sind auch Seife und heißes Wasser.

Um Kalk zu entfernen, tränken Sie ein Baumwolltuch in Weißweinessig und wickeln Sie es um die Armaturen in Küche oder Bad. 30 Minuten einwirken lassen und mit Wasser und Seife abwaschen.

Edelstahlpfannen sollten mit Olivenöl gereinigt werden. Das Ergebnis ist verblüffend. Verwenden Sie das Öl sehr sparsam und wischen Sie danach alles sorgfältig ab.

Lösungsmittel

Lösungsmittel für Farben, Fette und Kleber sind allesamt toxisch und schädigen den Patienten. Wenn Sie eins davon verwenden müssen, tun Sie dies draußen und lassen Sie es nicht in der Küche ausdünsten.

Geschirrspülreiniger

Die meisten Geschirrspüler sind mit einem Zwei-Phasen-Reinigungsprogramm und einem darauf folgenden Spülgang ausgestattet. Da in der Gerson-Therapie keine fettigen oder gebackenen Gerichte verwendet werden, ist es ratsamer, einen Reinigungsgang und zwei Spülgänge durchlaufen zu lassen. Auf diese Weise wird sichergestellt, dass das Reinigungsmittel vollständig entfernt ist und keine toxischen Rückstände auf dem Geschirr zurückbleiben.

Wasch- und Bleichmittel

Wird die Wäsche in der Waschmaschine gewaschen, gilt das Gleiche wie für die Spülmaschine. Sie können jedes geeignete Waschpulver verwenden und bei Bedarf sogar Bleichmittel hinzufügen, wenn dies in der Maschine bleibt und der Patient es nicht riecht. (Nimmt der Patient es jedoch über die Nase wahr, dann gelangt es auf diesem Weg ins System). Stellen Sie sicher, dass die Wäsche sorgfältig gespült wird, eventuell mit einem zweiten Spülgang.

Weichspüler

Weichspüler sollten vermieden werden, sei es in flüssiger Form oder als Trocknungstücher. Es bleibt immer ein chemischer Film auf der Faser zurück, der sich niemals ganz auswaschen lässt. Noch dazu reizen Weichspüler die Haut empfindlicher Menschen (z. B. Asthmatiker). Als gut verträgliche Alternative können Sie dem Waschgang 1/2 Tasse destillierten weißen Essig hinzufügen. Auch dadurch werden die Kleidungsstücke weicher und verlieren ihre statische Aufladung. Wenn Sie empfindliche Wäsche (z. B. mit dem Vermerk „Handwäsche“) waschen, nehmen Sie ein mildes Waschmittel und ziehen Sie Gummihandschuhe an.

Trockenreinigung

Da die Reinigung außerhalb des Hauses passiert, beeinflusst sie den Patienten nicht direkt. Chemisch gereinigte Teile sollten dennoch zunächst einmal draußen lüften, bevor sie ins Haus geholt werden. Entfernen Sie dafür die Plastikfolie, damit eventuell noch anhaftende Chemikalien ausgelüftet werden können.

Aerosole und Sprays

Verwenden Sie keines von beiden. Haben Sie das Spray einmal in die Luft gesprüht, ist es unmöglich, es nicht einzuatmen. Sprays mit toxischen Pestiziden gehören zu den gefährlichsten. Aber auch andere Reinigungsmittel in Sprayform wie zum Beispiel Fenster- und Ofenreiniger gehen in die Luft und werden dadurch unweigerlich eingeatmet.

Wenn Sie einen Fensterreiniger benutzen, geben Sie etwas davon auf ein Tuch und säubern Sie dann das Fenster, ohne zu sprühen.

Da bei der Gerson-Therapie keine Fette verwendet werden, die sich an den Innenwänden des Ofens absetzen könnten, bereitet die Reinigung des Ofens in der Regel kein Problem.

Das Bad

Chlorhaltige Badreiniger sollten nicht verwendet werden. Desinfizieren Sie am besten mit Wasserstoffperoxid 3%. Verwenden Sie milde Seifen und vermeiden Sie Spraydeodorants. Männer sollten streichbaren Rasierschaum und keine Sprühflaschen oder Sprays verwenden. (s. „Kosmetika“ in Kap. 5). Verwenden Sie nur einfarbiges, weißes und unparfümiertes Toilettenpapier.

Der Wohnbereich

Viele Arten toxischer Schäden entstehen unbeabsichtigt im Wohnbereich. Ein potentieller Verursacher ist Möbelpolitur. Sie enthält Lösungsmittel und sollte deshalb verbannt werden. Auch die Teppichreinigung birgt Risiken.

Verwenden Sie nur seifige und keine chemischen Reiniger. Achten Sie unbedingt auch bei professionellen Reinigungsservices darauf.

Vor allem neue Teppiche können ernsthafte Schäden verursachen.[7] Die meisten sind mit toxischen Pestiziden oder anderen Chemikalien imprägniert, um abfaerben abzuwehren. Sollte es absolut nötig sein, neue Teppiche auszulegen, dann achten Sie auf geprüfte ungiftige Ware. Einige Hersteller wurden infolge allergischer Reaktionen bei empfindlichen Menschen auf Schadenersatz verklagt, weshalb nun auch ungiftige Teppiche produziert werden.[8]

Ein noch weitaus gefährlicherer Vorgang ist die Ausrottung von Termiten. Einige Kammerjäger verwenden ganze Umhüllungen, mit denen das Haus luftdicht versiegelt wird, und versprühen dann Gase im ganzen Gebäude. Trotz der Tatsache, dass nach Entfernen der Schutzhülle wieder frische Luft in die Räume strömen kann, bleibt dennoch eine Menge Gift in Polstermöbeln, Teppichen und Vorhängen zurück. Es braucht ungefähr sechs Monate, bis diese nicht mehr nachweisbar sind! Hier stehen andere, nicht-toxische Methoden zur Verfügung – informieren Sie sich über die Frostmethode.

In Wohnbereichen werden außerdem oft routinemäßig Lufterfrischer verwendet. Das geschieht in Form von Sprays oder durch chemische Stoffe. Verwenden Sie keins von beiden.

Anstriche

Während der Genesung des Patienten sollten keine Innenwände frisch gestrichen werden. Die Wände können mit einer milden Seife abgewaschen werden. Flecken sind am besten mit nicht-toxischen Reinigern zu entfernen. Selbst wenn das Haus nicht perfekt aussieht, muss während der Therapie die Gesundung des Patienten absolute Priorität besitzen.

Gartensprays/Landwirtschaftliche Pestizide

Es gibt Bereiche des täglichen Lebens, die sich der Kontrolle der Pflegekräfte entziehen. Dazu gehören Nachbarn, die in ihren Gärten Pestizide versprühen. Stellen Sie sicher, dass in diesem Fall alle Fenster geschlossen sind und stellen Sie den Raumluftreiniger wie auch den Ozongenerator an, um den Patienten zu schützen. Ein ähnliches Problem wird durch das Versprühen von Pestiziden in benachbarten landwirtschaftlichen Bereichen verursacht. Bei einem dieser Fälle erlitt eine genesende Patientin einen schweren Rückfall. Sie war gezwungen, für diese Zeit zu ihrer Schwester zu ziehen, wo sie sich wieder erholte.

Quellennachweise

1. a) Hertel H, Blanc BH. Microwave Ovens. PPNF Journal. Vol. 22 (2).
   b) Microwaves the Best Article Yet. PPNF Journal. Vol. 24 (2). Price-Pottenger Nutrition Foundation, Sommer 2000.
2. Ibid.
3. Ibid.
4. Rondeau V, Commenges D, Jacqmin-Gadda H, Dartigues JF. Relation between Aluminum Concentrations in Drinking Water and Alzheimer's Disease: An 8-year Follow-up Study. American Journal of Epidemiology 152: 59-66. 2000.
5. Farley D. Dangers of Lead Still Linger. FDA Consumer. Januar-Februar 1998. www.cfsan.fda.gov/~dms/fdalead.html
6. Airola P. How To Get Well. Health Plus Publishers, Phoenix. 1974.
7. Duehring C. Carpet Concerns, Part Four: Physicians Speak Up As Medical Evidence Mounts. Environmental Access Research Network. Minot, ND. www.holisticmed.com/carpet/tc4.txt
8. Fluoride Action Network, Pesticide Project, Class Action Suit-PFOA www.fluoridealert.org/pesticides/effect.pfos.classaction.html

Kapitel 10

Verbotene Nahrungsmittel

„Ein Frühstück bei McDonald's für einen Euro kostet tatsächlich weit mehr als das. Denn Sie müssen dabei auch die Kosten für die koronare Bypass-Operation berücksichtigen."

George Carlin

So wie einige Nahrungsmittel der Gerson-Therapie in der richtigen Kombination eine große Heilwirkung haben, gibt es auch welche, die strikt aus dem Ernährungsplan ausgeschlossen sind. In seinem Buch „Eine Krebstherapie – 50 Fälle"[1] hat Dr. Gerson eine lange Liste mit den „Verbotenen Nahrungsmitteln" integriert. In der Tat wäre „Verbotene Substanzen" die korrektere Bezeichnung, da die Liste über Nahrungsmittel hinausgeht.
Neuankömmlinge der Gerson-Therapie sind verständlicherweise oft verwirrt angesichts der Verbote, wenn Lebensmittel, die routinemäßig gegessen und von Otto-Normalverbraucher auch als vollwertig betrachtet werden, aus dem Speiseplan verbannt werden. Lassen Sie uns deshalb ergründen, warum sie ausgeschlossen werden müssen. **Wie immer gilt**: Regeln und Vorschriften lassen sich leichter befolgen, wenn wir die Gründe verstehen.

Die aktuelle Liste der verbotenen Substanzen ist länger als die, die Dr. Gerson seinerzeit erstellt hat. Immerhin ist es mehr als 50 Jahre her, dass er sein Buch geschrieben hat. Seitdem hat es viele Veränderungen gegeben, die eine gesunde Lebensweise extrem erschweren. Die gigantische Entwicklung der Lebensmittelindustrie hat zu einer enormen Verschlechterung der Ernährungsgewohnheiten in der Bevölkerung geführt. Sie setzt die Konsumenten den schädlichen Wirkungen der höflich als Nahrungsmittelkosmetika bezeichneten Produkte aus. Dazu zählt die breite Palette der Nahrungsmittel-Zusatzstoffe, welche in dem noch breiteren Sortiment der industriell hergestellten Fertiggerichte frei verwendet werden dürfen.

Zu den schlimmsten dieser Zusätze zählt der hochtoxische Zuckerersatzstoff Aspartam[2], der unter den Markennamen NutraSweet®, Spoonful® und anderen verkauft wird. Aspartam ist in circa 5.000[3] industriell hergestellten Nahrungsmitteln enthalten, die in den Regalen der Supermärkte ausliegen. Darüber hinaus enthalten sämtliche industriell hergestellten Nahrungsmittel Salz – die Substanz, die Gewebeschäden und Tumorwachstum verursacht[4] (s. Kap. 5).

Hinzu kommt, dass die Produkte aus konventionellem Anbau durch Rückstände von toxischen Pestiziden, Herbiziden, Fungiziden, Wachstumsförderern, Hormonen und Antibiotika belastet sind. Das ist noch nicht alles: es gibt weitere tausend Substanzen, die von der amerikanischen Food & Drug Administration erlaubt wurden, da sie als harmlos gelten. Gewiss mögen einige dieser Substanzen, wenn man sie einzeln testet, unbedenklich sein. In Kombination mit anderen jedoch – und das ist, wie sie in der heutigen Welt in der Regel verzehrt werden – summieren sie sich zu einem Giftcocktail. Erinnern Sie sich bitte daran, dass alle Chemikalien toxisch sind und die Leber schädigen – eben jenes Organ, welches die Gerson-Therapie bestrebt ist, zu heilen und zu erneuern.

Dies sind die beiden Grundregeln für Gerson-Patienten:

- Alle industriell verarbeiteten Nahrungsmittel müssen vermieden werden, egal ob sie konserviert sind in Dosen, Gläsern, Flaschen oder gefroren, gesalzen, raffiniert, geschwefelt, geräuchert, eingelegt, bestrahlt, in der Mikrowelle erhitzt oder anderweitig behandelt wurden.
- Es dürfen nur Früchte und Gemüse aus biologischem Anbau verwendet werden, denn sie sind weitgehend frei von landwirtschaftlichen Giften und entstammen gesunden Böden. Sie enthalten damit die nötigen Vitamine, Enzyme, Mineralstoffe, Spurenelemente und Mikroorganismen, die für optimale Gesundheit benötigt werden.

Zugegebenermaßen enthalten heute selbst biologisch bewirtschaftete Böden nicht mehr die gleichen Mengen wertvoller Mineralstoffe, wie es noch vor 15 Jahren der Fall war. Das große Angebot an biologischen Nahrungsmitteln und frischen Säften, das der Gerson-Patient jeden Tag erhält, gleicht diese Mängel jedoch aus.

Bezüglich der verbotenen Substanzen: Die gesundheitsschädlichen Wirkungen von Alkohol und Tabak sind allgemein bekannt und bedürfen keiner weiteren Erklärung. Als Nächstes müssen Natrium (aus Kochsalz und Natriumbicarbonat) und Fette jeder Art (mit Ausnahme von Leinöl) unbedingt vermieden werden. Aufgrund dessen finden sich viele Substanzen in der Liste der verbotenen Nahrungsmittel, die eine oder beide der genannten Substanzen enthalten (Avocados zum Beispiel enthalten viele natürliche Öle – und damit auch viel Fett). Wenn Sie die Streichung von Fetten und Salz im Kopf behalten, macht die folgende Liste auch ohne viele Erklärungen Sinn.

Um es noch mehr zu vereinfachen: Nur Nahrungsmittel, die zu Gesundheit und Heilung beitragen, sind erlaubt. Alle anderen sind verboten.

Verbotene Nahrungsmittel und sonstige Produkte

- Sämtliche industriell verarbeiteten Nahrungsmittel
- Alkohol
- Avocados
- Beeren (außer Rosinen)
- Natriumbikarbonat in Nahrungsmitteln, Zahncreme und Mundwässern
- Soft-Drinks in Dosen oder Flaschen
- Kuchen, Bonbons, Schokolade, sowie alle Arten von Süßigkeiten (hoher Zucker- und Fettgehalt, kein Nährwert)
- Käse
- Kakao
- Kaffee als Getränk (Ausnahme: so wie er in der Rizinusölbehandlung verwendet wird)
- Kosmetika, Haarfärbemittel und Permanents (s. Kap. 5)
- Sahne
- Gurke (schwer verdaulich)
- Trockenfrüchte (wenn geschwefelt oder mit Öl behandelt)
- Leitungswasser (s. dazu den Abschnitt über Destilliergeräte in Kap. 9)
- Bittersalz (auch für Fußbäder)
- Fette und Öle (einzige Ausnahme: Leinöl, wie vorgeschrieben)
- Mehl (Auszugs- und Vollkornmehl; ebenso Mehlprodukte wie Pasta)
- Fluoride in Wasser und Zahncreme (s. Kap. 5)
- Kräuter (mit Ausnahme der erlaubten) (s. Kap. 12)
- Eiscreme und Sorbets (künstliche Aromen, Süßstoffe und Sahne)
- Hülsenfrüchte (nur gelegentlich im späteren Therapiestadium)
- Milch (auch fettfreie oder fettarme)
- Pilze (sind kein Gemüse)
- Nüsse (hoher Fettgehalt; falsche Eiweißzusammensetzung)
- Orangen- und Zitronenschale (enthalten aromatische Öle)
- Mixed Pickles
- Ananas (reich an Aromaten)
- Salz und sämtliche Salzaustauschstoffe
- Soja und alle Sojaprodukte (z. B. Tofu, Sojamilch und -mehl)
- Gewürze (reich an Aromaten)
- Zucker (raffinierter weißer Zucker)
- Tee (Schwarz- und Grüntee mit Koffein; schwarzer Tee enthält viele natürliche Fluoride)

Dr. Gersons kompletter Verzicht auf Soja und alle Sojaprodukte mag zuerst einmal erstaunen, da Soja den weit verbreiteten Ruf hat, das ideale Nahrungsmittel für Vegetarier zu sein (das heißt: reich an Proteinen, arm an Fett und Cholesterin). Soja wird außerdem im Fernen Osten konsumiert, wo die Häufigkeit von Krebs sehr viel geringer ist als im Westen.

Die Wahrheit hinter der kommerziell motivierten Werbung für Soja sieht ganz anders aus. Soja ist ein riesengroßer Markt in den USA – 60 % der in den Supermärkten angebotenen Waren enthalten in irgendeiner Form Soja. Tatsache ist, dass Soja viele Öle und wenigstens 30 allergieauslösende Proteine enthält, die bei empfindlichen Menschen schweren Schaden[6] verursachen können. Des Weiteren enthält Soja verschiedene Substanzen: Phytinsäure, welche die Aufnahme wichtiger Mineralien blockiert; Enzym-Inhibitoren, die die Heilkraft der in den Säften enthaltenen lebenswichtigen Enzyme außer Kraft setzen sowie eine gerinnungsfördernde Substanz, die rote Blutkörperchen zusammenklumpen lässt. Die aufgeführten Punkte rechtfertigen den vollständigen Ausschluss von Soja aus dem Gerson-Protokoll.

Achtung: Auch zwei „selbstgezogene" Lebensmittel – Sprossen und Weizengrassaft – dürfen von Gerson-Patienten nicht verwendet werden. Sie kamen vor circa 20 Jahren in Mode und gelten als gesund und nährstoffreich. Leider hat unsere Erfahrung gezeigt, dass beide schädliche Nebenwirkungen haben.

In unserer Klinik gab es zwei Gerson-Patienten, die statt der mittags und abends üblichen Salate große Mengen Sprossen verzehrt haben. Nachdem beide über Monate symptomfrei gewesen waren, entwickelten sie innerhalb kurzer Zeit Rezidive ihrer ursprünglichen Erkrankung (Lupus und Gebärmutterhalskrebs). Andere Lupus-Patienten, die Sprossen aus der Krankenhaus-Küche in ihre Salate und Säfte erhalten hatten, sprachen plötzlich nicht mehr auf die Therapie an, ihr Zustand verschlechterte sich sogar.

Kurz darauf entdeckten Wissenschaftler[7], dass Sprossen unreife Proteine enthalten. Die auch als L-Canavanine bezeichneten Proteine unterdrücken das Immunsystem. Sprossen wurden daraufhin sofort vom Speiseplan der Gerson-Klinik gestrichen. Die früheren Probleme verschwanden daraufhin sofort wieder. Auch ehemalige Patienten wurden darauf hingewiesen, Sprossen aus ihrer Ernährung zu streichen.

Weizengrassaft ist reich an wertvollen Nährstoffen, kann aber nur schwer verdaut werden. Er neigt dazu, den Magen zu irritieren und sollte daher nur in kleinen Portionen (30 ml) getrunken werden. Rektal verabreicht kann er zu schweren Irritationen führen. Nebenbei bemerkt ist der grüne Gerson-Saft nicht nur sehr gut verdaulich, er enthält zudem ähnliche Nährstoffe und kann vier Mal am Tag (je 0,25 l) ohne Nebenwirkungen getrunken werden – hervorragende Gründe, weshalb man keinen Weizengrassaft braucht. Für ein Glas grünen Gerson-Saft benötigt man Salat oder Gartengrün (z.B. Rote-Bete-Blätter), Mangold, etwas grünen Paprika, etwas Rotkraut und einen Apfel. (s. Kap. 12).

Vorübergehend nicht erlaubte Nahrungsmittel

während der Dauer der Therapie, mindestens zwei Jahre bis zur Erlaubnis durch den Gerson-Therapeuten

- Butter
- Eier
- Fleisch
- Hüttenkäse (salzfrei, fettarm)
- Fisch
- Joghurt (und andere fermentierte Milchprodukte)

Verbotene persönliche oder Haushaltsgegenstände

- Sprays und Spraydosen jeder Art
- Chemische Reinigungsmittel (s. Kap. 9)
- Kosmetika (s. Kap. 5)
- Farbanstriche (frisch)
- Pestizid-Sprays
- Teppiche (neu)
- Chlorhaltige Bleichmittel
- Salben
- Parfum
- Holzschutzmittel

Quellennachweise

1. Gerson M. Eine Krebstherapie – 50 Fälle. 30 Jahre klinische Erfahrung in der Behandlung fortgeschrittener Krebsfälle durch Diät-Therapie. AKSE-Verlag, Wörthsee. 2010.
2. a) Aspartame (Nutra Sweet®) Toxicity Info Center www.holisticmed.com/aspartame
b) s. auch Roberts HJ. Does Aspartame Cause Human Brain Cancer? Journal of Advancement in Medicine 4 (4). Winter 1991.
3. a) Mercola J. Can Rumsfeld 'Defend' Himself Against Aspartame Lawsuit? www.mercola.com/2005/jan/12/rumsfeld_aspartame.htm
b) s. auch Zit. 2 Roberts, oben.
4. Cope FW. A medical application of the Ling Association-Induction Hypothesis: the high potassium, low sodium diet of the Gerson cancer therapy. Physiological Chemistry and Physics 10 (5): 465-468. 1978.
5. Healthy Eating Advisor: Food Additives, updated 2006. www.healthyeatingadvisor.com/food-additives.html
6. Soy Dangers Summarized. www.soyonlineservice.co.nz/03summary.htm
7. Malinow MR, Bardana Jr. EJ, Pirofsky B, Craig S, McLaughlin P. Systemic lupus erythematosus-like syndrome in monkeys fed alfalfa sprouts: role of a nonprotein amino acid. Science 216 (4544): 415-417. 23.4. 1982.

Kapitel 11

Happy Foods

„Selbst die beste Medizin kann nur acht oder neun von zehn Erkrankungen heilen. Die Krankheiten, die von der Medizin nicht geheilt werden können, lassen sich nur durch Ernährung heilen."

Der Klassiker des Gelben Kaisers zur Inneren Medizin
(Chinesisch, um 400 v. Chr.)

„Nahrungsmittel heilen besser als Tabletten!"

Patrick Holford, führender britischer Ernährungswissenschaftler

„Was bleibt denn da zu essen?", so fragt oft der gerade in die Lebensweise nach Gerson eingeführte Neuankömmling, nachdem er die Liste der verbotenen Nahrungsmittel des vorherigen Kapitels gelesen hat. Diese wichtige Frage stimmt nachdenklich. Sie macht deutlich, wie weit man sich von einer natürlichen Ernährungsweise und dabei vor allem der riesigen Auswahl pflanzlicher Lebensmittel entfernen kann. Zu Recht werden sie als das vegetarische Königreich bezeichnet, das natürlich auch Obst und Früchte mit einschließt. Die Annahme ist berechtigt, dass für die meisten Menschen unserer so genannten zivilisierten Welt Gemüse nichts weiter ist als eine nebensächliche Beilage, die den Hauptgang begleitet, der aus Fisch oder Fleisch besteht. Obst wird nur dann in Erwägung gezogen, wenn kein anderes Dessert zur Auswahl steht. Jetzt ist der Moment, diesen Glaubenssatz zu überprüfen – und dabei einige erfreuliche Entdeckungen zu machen.

Tatsache ist, dass pflanzliche Lebensmittel, welche die Basis der Gerson-Therapie ausmachen, den tierischen überlegen sind. Sie sind zum einen leichter, reiner und können besser verdaut und aufgenommen werden. Zum anderen enthält jedes von ihnen eine fein ausgewogene Mischung aus Vitaminen, Enzymen, Mineralstoffen und Spurenelementen, die allesamt synergistisch (d. h. in Kooperation zusammen) wirken und so den ausgelaugten Organismus mit wertvollen Nährstoffen versorgen.

Erst wenn man die Nahrungsmittel ohne jede Heilwirkung ausschließt, die tatsächlich auch noch meist schädlich sind, erkennt man die breite Auswahl und Vielfalt der pflanzlichen Lebensmittel. Ihr Nutzen wie auch ihre Schönheit sollte Anerkennung finden.

Versuchen Sie einmal, das reiche Sortiment an frischem biologischen Obst und Gemüse mit den Augen eines Künstlers zu betrachten. Konzentrieren Sie sich ganz bewusst auf die leuchtenden Farben und verschiedenen Formen von goldfarbigen Karotten, dunkelrotem Kohl, cremigem Blumenkohl mit hellgrüner Manschette, goldgelben Birnen, bunten Äpfeln und fast durchsichtigen grünen Trauben – das Sortiment ist so reichhaltig und durch unsere Augen empfinden wir Freude über diese nährenden Erzeugnisse der Natur.

Eine weitere freudige Überraschung erwartet den Entdecker des vegetarischen Königreiches: Die Entdeckung des wahren Geschmacks der Gemüse und Früchte. Zu Beginn schmecken die pflanzlichen Nahrungsmittel ohne Salz und Pfeffer in der Regel fad und langweilig, was sie mitnichten sind. Es ist der lebenslange, meist exzessive Konsum von Salz, der die Geschmacksknospen auf der Zunge so lange abgetötet hat, bis sie nicht mehr fähig sind, den wahren Geschmack irgendeines Lebensmittels zu erkennen. Um überhaupt noch einen Effekt zu haben, muss der Salzverzehr ständig gesteigert werden. Werden die paralysierten Geschmacksnerven der salzfreien Gerson-Diät ausgesetzt, so braucht es nur etwa sieben Tage, bis sie sich erholen. Sobald dieser Prozess in Gang gesetzt ist, schmecken Früchte wie Gemüse wieder viel interessanter. Zur gleichen Zeit verfeinert sich auch der Geruchssinn, der den Genuss jeder Mahlzeit noch steigert.

„Lasst die Nahrung eure Medizin und die Medizin eure Nahrung sein“, sagte Hippokrates, der Vater der modernen Medizin vor 2.500 Jahren. Man könnte noch ergänzen: *„Lasst eure Medizin nur aus gesundheitsförderlichen Nahrungsmitteln (Happy Foods) bestehen!“*

Kapitel 12

Mahlzeiten und Säfte vorbereiten – die Grundregeln

„Eine erstklassige Suppe ist kreativer als ein zweitklassiges Gemälde."

Abraham Maslow

Angenommen, Ihre Küche ist jetzt komplett ausgestattet für die heilsame Gerson-Routine. Sie haben zudem aus Ihrer Wohnung alle verbotenen Nahrungsmittel und Haushaltsartikel entfernt. Dann ist jetzt der Moment gekommen, die überaus wichtige Aufgabe der Zubereitung der Mahlzeiten näher zu erörtern. Die Regeln sind einfach, sollten jedoch für bestmögliche Ergebnisse genau eingehalten werden.

Alle Nahrungsmittel müssen biologisch und so frisch wie möglich sein. Ideal wäre es, wenn man frische, lebendige Nahrung direkt aus dem eigenen Bio-Garten holen könnte. Leider haben die wenigsten diese Möglichkeit und müssen deshalb Kompromisse eingehen. Salate und Blattgemüse sollten regelmäßig und in kleineren Mengen eingekauft werden, um sie nicht über längere Zeit aufbewahren zu müssen. Äpfel, Birnen, Orangen und Wurzelgemüse können gut ohne großen Qualitätsverlust für eine Weile gelagert werden.

Die beiden wichtigsten Grundregeln für die Nahrungsmittelzubereitung sind die folgenden:

- Alle Lebensmittel müssen mit großer Sorgfalt behandelt werden, um so viele Nährstoffe wie möglich zu bewahren. Es sollte langsam und nur mit geringer Hitze gegart werden. Hohe Temperaturen beim Kochen verändern die Nährstoffe im Gemüse – sie lassen sich dadurch schlechter aufnehmen. Gemüse sollte grundsätzlich nicht geschält werden, da wertvolle Nährstoffe innerhalb oder direkt unterhalb der Schale sitzen. Deshalb nur waschen oder gut schrubben. Kartoffeln, Mais und ganze rote Bete sollten in reichlich Wasser gekocht werden. Alle anderen Gemüse bitte nur in ganz wenig Wasser oder Gemüsebrühe (s. „Spezielle Suppe oder Hippokrates-Suppe“, S. 143) kochen. Alternativ dazu können Sie die Gemüse auch auf einem Bett von geschnittenen Zwiebeln oder Tomaten garen, die genug Flüssigkeit abgeben und damit das Gemüse vorm Anbrennen schützen. Denken Sie daran, dass die Oxidation – und damit der Verlust an Nährstoffen – einsetzt, sobald Gemüse oder Früchte klein geschnitten werden. Mit dem Kleinschneiden erst unmittelbar vor dem Kochen beginnen.

- Die Nahrung muss wohlschmeckend und abwechslungsreich sein, um so den relativ großen Unterschied zur normalen westlichen Ernährung zu kompensieren. Vielfalt hilft außerdem, den Appetit anzuregen. Die Gerson-Mahlzeiten liefern zudem zahlreiche Mineralstoffe und Spurenelemente, die der Körper für die Heilung braucht. Bitte vergessen Sie auch eins nicht: Das Auge isst mit! Gerade Salate lassen sich gut aufpeppen, indem man die Salatblätter mit geschnittenen Tomaten, verschiedenfarbigen Paprika, Radieschen und frischen Kräutern wie Schnittlauch kombiniert. (Weitere Ideen finden Sie in Kap. 27).

Auch Blumen auf dem Esstisch können dazu führen, dass das Essen noch ein Stück besser schmeckt.

Die Gerson-Ernährung achtet auf eine gute Balance zwischen roher und gekochter Nahrung. Die reichhaltigen Hauptmahlzeiten mögen es einigen Patienten so erscheinen lassen, als wäre fast alles gekocht. Das ist nicht der Fall. Die Mahlzeiten beginnen mit großen Portionen Salat und enden mit frischem Obst. Auch die täglich verabreichten 13 frisch gepressten Säfte sind natürlich roh. Gekochte Nahrung ist unbedingt notwendig. Dr. Gerson machte die Erfahrung, dass die Patienten nicht richtig verdauen, wenn sie neben den Säften nur Rohkost zu sich nehmen. Die gekochte Nahrung macht das Essen noch abwechslungsreicher. Auch können die Patienten dadurch mehr essen, als es ihnen nur mit Rohkost möglich wäre. Sie liefert darüber hinaus genügend Quellstoffe, die die Verdauung von Rohkost und Säften unterstützen.

Ein sehr beliebtes Gericht auf der Liste der gekochten Rezepte ist die „Spezial- oder Hippokrates-Suppe“. Sie hilft, die Nieren zu entgiften und wärmt wunderbar, vor allem bei kaltem Wetter. Alle gekochten Gerichte fungieren wie eine Art „Löschpapier“ im Magen und helfen dem Organismus, mit der ständigen Einnahme der vielen Säfte fertig zu werden. Dennoch macht gekochte Nahrung nur ca. 3-4 Pfund des täglichen Verzehrs aus, wohingegen Rohkost – das meiste davon in Form von Säften – ungefähr 17 Pfund der Nahrung ausmacht!

Die extrem wichtigen Säfte

Die Behandlung sieht nur vier verschiedene Säfte vor. Das gilt bis auf wenige Ausnahmen für sämtliche Patienten. Die grundlegenden Säfte sind:

- Apfel-Karotten-Saft
- Karottensaft pur
- Grüner Saft
- Orangensaft

In speziellen Fällen wird gelegentlich ein Saft durch einen anderen ersetzt. So erhalten zum Beispiel Diabetiker Grapefruitsaft statt Orangensaft, denn Grapefruits enthalten weniger Zucker. Patienten mit Kollagenosen, die keine Zitrussäfte trinken sollen, erhalten stattdessen meist einen anderen Fruchtsaft, wie zum Beispiel Apfelsaft.

Apfel-Karotten-Saft
Verwenden Sie je ca. 250 Gramm Karotten und Äpfel. Waschen und bürsten Sie diese (nicht schälen!). Zu einem Brei zerkleinern und in dem zur Saftpresse gehörenden Presstuch zu Saft pressen. Sofort servieren und trinken.

Karottensaft pur
Nehmen Sie ca. 300 bis 350 Gramm Karotten. Waschen und bürsten (nicht schälen!). Zu einem Brei zerkleinern und in dem zur Saftpresse gehörenden Presstuch zu Saft pressen. Sofort servieren und trinken.

Grüner Saft
Nehmen Sie Römersalat, roten Blatt- und Endiviensalat, Chicoree, zwei bis drei Blätter Rotkohl, junge Blätter der roten Bete, Mangold, ein Viertel einer grünen Paprika und Brunnenkresse. Geben Sie beim Zerkleinern einen mittelgroßen Apfel hinzu. Wenn einige der oben genannten Zutaten nicht erhältlich sind, bitte Fehlendes nicht durch Spinat oder Sellerie ersetzen. Zu einem Brei zerkleinern und in dem zur Saftpresse gehörenden Presstuch zu Saft pressen. Sofort servieren und trinken. Dieser Saft muss sofort getrunken werden, da die Enzyme schnell absterben.

Orangen- oder Grapefruit-Saft
Verwenden Sie nur einen reibenähnlichen Entsafter, entweder elektrisch oder per Handbetrieb. Die Orangenschale nicht zerdrücken, da die dort enthaltenen aromatischen Öle schädlich sind und sich störend auf die Behandlung auswirken können.

Der Tagesablauf

Der durchschnittliche tägliche Menüplan des Gerson-Patienten sieht folgendermaßen aus:

Frühstück
- Eine große Müsli-Schale mit Haferflocken, die in destilliertem Wasser gekocht wurden. Mit etwas Honig, getrockneten Früchten oder Kompott aus frisch gekochtem Obst süßen. Trockenfrüchte entweder über Nacht in kaltem Wasser einweichen oder heißes Wasser darüber gießen.
- Ein Glas (0,25 l) frisch gepressten Orangensaft
- Zusätzlich ein paar rohe oder leicht angedünstete Früchte
- Optional: Eine Scheibe getoastetes, ungesalzenes Roggenbrot (Bio-Qualität)

Mittagessen
- Eine große Schüssel Salat mit einem Dressing aus Leinöl (s. dazu die Rezepte zum Leinöl/Zitronensaft-Dressing in Kap. 27)
- 0,25 bis 0,3 l der „Spezial- oder Hippokrates-Suppe" (s. S. 143)
- Kartoffeln (gekocht, gebacken, püriert oder anders zubereitet)
- Ein bis zwei frisch gekochte Gemüse
- Frisches Obst zum Dessert (roh oder leicht gedünstet)

Abendessen
- Derselbe Ablauf wie beim Mittagessen; variiert hinsichtlich der Gemüse und Früchte zum Dessert.

Bitte beachten: Wenn der Patient die angegebene Nahrung verzehrt, ist es ihm erlaubt, mittags oder abends noch eine weitere Scheibe ungesalzenes Bio-Roggenbrot zu verzehren. Brot sollte jedoch weder sättigen noch den Platz der lebenswichtigen Nahrungsmittel einnehmen.

Basisrezepte für den Start

In Kap. 27 finden Sie eine große Auswahl an Gerson-Rezepten. Die folgenden Tipps geben wichtige Hinweise zum grundlegenden Tagesplan.

Frühstück
Nehmen Sie pro Person 150 g Haferflocken und geben diese in einen Topf mit ca. 350 ml destilliertem Wasser. Das kalte Wasser zum Kochen bringen und dann für 6-8 Minuten leicht köcheln lassen, zwischendurch umrühren. In der Zwischenzeit die Orangen pressen und die vorgeschriebene Medika-

tion hinzugeben (s. Kap. 14). Die Haferflocken mit den eingeweichten ungeschwefelten Trockenfrüchten (z.B. Aprikosen, Apfelringe, Pflaumen, Rosinen und Mango) servieren. Die Trockenfrüchte entweder über Nacht in kaltem Wasser einweichen oder morgens mit heißem Wasser übergießen und für einige Stunden ziehen lassen, bis sie sich voll gesogen haben. Alternativ eignen sich auch rohe oder gedünstete Äpfel, Dörrpflaumen oder frische saisonale Früchte (z.B. Pfirsiche, Nektarinen, Trauben oder Birnen). Bitte nehmen Sie keine Beeren! Als Süßungsmittel sind maximal 2 TL pro Tag erlaubt, z.B. Honig, Ahornsirup, roher Bio-Rohrzucker (Sucanat), Rapadura oder ungeschwefelte Zuckerrohrmelasse.

Mittagessen
Für den Salat nehmen Sie verschiedene Blattsalate wie z.B. roten Eichblatt-, Römer-, Endiviensalat und Chicorée. Den Salat waschen, klein schneiden und in der Salatschüssel vermischen. Geben Sie noch klein geschnittene Frühlingszwiebeln, Radieschen, etwas Sellerie, einige Tomaten, Blumenkohlröschen, grüne Paprika und Brunnenkresse hinzu. Für das Dressing 1 EL Leinöl (im ersten Monat der Therapie, danach auf 2 TL reduzieren) je nach Belieben mit Apfelessig, Rotweinessig oder frischem Zitronen- oder Limonensaft vermischen (Näheres dazu unter Leinöl/Zitronensaft-Dressing im Kap. 27). Für den Geschmack nach Belieben Knoblauch ergänzen.

Die „Spezial- oder Hippokratessuppe“ (s. unten) wird während der Therapie zwei Mal am Tag gegessen. Um Zeit zu sparen, bereiten Sie die Suppe für zwei Tage zu (d.h. vier Portionen). Sie hält sich bis zum nächsten Tag im Kühlschrank.

Spezial- oder Hippokratessuppe

1 mittlere Knollensellerie (wenn nicht erhältlich, dann 3-4 Selleriestangen)
1 mittlere Petersilienwurzel (oft nicht erhältlich, kann weggelassen werden)
2 kleine oder 1 große Porree-Stange (wenn nicht erhältlich durch zwei Zwiebeln ersetzen)
2 mittlere Zwiebeln
Kleine Menge Petersilie
750 g Tomaten (oder mehr, je nach Wunsch)
500 g Kartoffeln
Knoblauch nach Belieben für den Geschmack (kann auch roh in die bereits gekochte Suppe zerdrückt werden, muss nicht mitkochen)

Das Gemüse waschen und schrubben. In kleine Scheiben oder Würfel schneiden. In einen großen Topf geben und mit Wasser übergießen, bis die Gemüse bedeckt sind. Kurz aufkochen und dann auf kleiner Hitze für 1,5 bis 2 Stunden weiter köcheln lassen, bis alle Gemüse weich sind. Pürieren, um die Fasern zu entfernen. Die Suppe zunächst abkühlen lassen, bevor sie in den Kühlschrank kommt.

Bitte beachten: Viele Gewürze sind reich an aromatischen Säuren, die irritieren und dem Heilverlauf entgegenwirken können. Aus diesem Grund sind nur die folgenden milden Gewürze erlaubt, die aber in sehr kleinen Dosen verwendet werden sollen: Piment, Anis, Lorbeerblätter, Koriander, Dill, Fenchel, Muskat, Majoran, Rosmarin, Safran, Salbei, Sauerampfer, Bohnenkraut, Estragon und Thymian.

Zusätzlich können Schnittlauch, Knoblauch, Zwiebeln und Petersilie in größeren Mengen verwendet werden.

Die beiden Kräutertees Kamille und Pfefferminze werden oft von Gerson-Patienten getrunken. Für Details lesen Sie Kap. 13 sowie Kap. 16.

Kapitel 13

Alles über die Einläufe

Für die noch nicht Eingeweihten: der Kaffee-Einlauf ist mit Sicherheit das Element der Gerson-Therapie, welches am meisten überrascht und zunächst einmal sehr bizarr klingt. Gerade deshalb werden Kaffee-Einläufe gerne von Kritikern attackiert und ins Lächerliche gezogen. Leider geschieht dies in der Regel, ohne dass man sich die Mühe macht, die eigentliche Funktion und Bedeutung der Kaffee-Einläufe herauszufinden.

Fakt ist jedoch: Ohne dieses simple Mittel zur Entgiftung würde die Gerson-Therapie nicht funktionieren. Bevor wir dies im Detail erörtern, möchten wir zunächst einmal klarstellen, warum das so ist.

In dem Moment, wo der Patient mit der kompletten Therapie beginnt, wirken sich die Speisen, die frisch gepressten Säfte wie auch die Medikation in ihrer Gesamtheit dahingehend aus, dass das Immunsystem wieder in die Lage versetzt wird, Tumorgewebe zu attackieren und zu zerstören. Außerdem werden angesammelte Toxine aus den Körpergeweben herausgelöst. Dieser so in Gang gesetzte große Reinigungsprozess trägt jedoch das Risiko, die Leber zu überlasten und zu vergiften – das zentrale, lebenswichtige Entgiftungsorgan, das bei Krebspatienten ohnehin bereits geschädigt und entkräftet ist.

Es war diese Erkenntnis, die Dr. Gerson vor etwa 70 Jahren veranlasste, die Kaffee-Einläufe als festen Bestandteil ins Therapieprogramm zu integrieren. Er erkannte, dass ohne diese zusätzliche Entgiftungsmethode die Gefahr des Leberkomas drohte, was eine ernsthafte Schädigung des Patienten, wenn nicht sogar seinen Tod bedeuten konnte.

In diesem Kapitel wird detailliert erklärt, warum die Kaffee-Einläufe in der Lage sind, dies zu verhindern.

Ganz allgemein: Jede Art von Einlauf führt eine Substanz in den Enddarm ein, um diesen entweder zu leeren oder ihm Nährstoffe bzw. Medikamente zu verabreichen. Es handelt sich hier um ein medizinisches Verfahren, das schon in der Antike eingesetzt wurde. Hippokrates, der „Vater der modernen Medizin", verschrieb bereits vor 2.600 Jahren bei bestimmten Erkrankungen Wasser-Einläufe. In Indien wurden Einläufe zur inneren Reinigung von Patanjali, dem Autor der ersten Niederschrift über Yoga, um 200 vor Christus empfohlen. Der Tradition nach hat sich der Ibis (ein heiliger Vogel des alten Ägypten, der mit Weisheit assoziiert wird) regelmäßig selbst einen Einlauf mit seinem langen gebogenen Schnabel verpasst. Noch dichter an unserer Zeitgeschichte: Berichten zufolge gab es am Hof König Ludwigs des XIV. aus Frankreich eine Dame, die sich Einläufe unter ihren voluminösen Röcken machte. Auch im Stück „Der eingebildete Kranke“ von Molière erhielt der Hypochonder auf der Bühne einen Einlauf. Erst in der jüngeren Vergangenheit ist diese einfache Methode der Selbstreinigung mehr und mehr außer Gebrauch geraten.

Die Geschichte des Kaffee-Einlaufs begann in Deutschland gegen Ende des I. Weltkriegs. Das Land war durch die Alliierten blockiert und viele lebensnotwendige Güter – darunter auch Morphium – waren nicht mehr erhältlich. In den Feldlazaretten jedoch trafen kontinuierlich ganze Züge mit verwundeten Soldaten ein, die dringend operiert werden mussten. Die Chirurgen hatten kaum genug Morphium für die Anästhesie während der Operation. Zur Linderung der postoperativen Schmerzen war kein Morphium mehr da – alles, was die Schwestern tun konnten, war die Verabreichung von Wasser-Einläufen.

Obwohl infolge der Blockade auch Kaffee nur in geringen Mengen verfügbar war, stand er den Chirurgen rund um die Uhr zur Verfügung, um sie für ihre Tag und Nacht andauernden Schichten wach zu halten. Den verzweifelten Schwestern war jedes Mittel recht, um die Schmerzen ihrer Patienten zu lindern. Sie begannen, den übrig gebliebenen Kaffee in die Einlauf-Eimer zu schütten und dachten sich, da er den Chirurgen (die ihn tranken) half, würde er vielleicht auch den verwundeten Soldaten (die ihn nicht tranken!) in irgendeiner Weise von Nutzen sein. Und tatsächlich berichteten die Soldaten über enorme Schmerzlinderung durch die Kaffee-Einläufe.

Diese zufällige Entdeckung kam auch den beiden Medizinprofessoren Meyer und Hübner von der Universität Göttingen[1] zu Gehör. Sie begannen nach dem Krieg, die Wirkung von rektalen Kaffee-Einläufen an Ratten zu testen und fanden Folgendes heraus: Wenn Kaffee rektal gegeben wird, wird das gelöste Koffein über die Venen des Enddarms absorbiert und über das Pfortadersystem zur Leber transportiert. Dort regt es das Öffnen der Gallengänge an, so dass mehr Galle und Toxine aus der Leber in den Darm ausgeschieden werden. Diese Beobachtung wurde im Jahr 1990, gut 70 Jahre später, von Dr. Peter Lechner[2], Chirurg der onkologischen Abteilung des Bezirkskrankenhauses Graz, bestätigt. Er hatte eine sechsjährige kontrollierte Untersuchung mit Krebspatienten durchgeführt, die eine geringfügig modifizierte Gerson-Therapie angewendet hatten. In seiner Veröffentlichung zitiert Lechner unabhängige Laboruntersuchungen, durch die die beiden im Kaffee enthaltenen Komponenten identifiziert wurden, die eine Hauptrolle beim Entgiften der Leber spielen. (s. Kap. 8).

Dr. Gerson erkannte schon früh den Nutzen der Kaffee-Einläufe, die bis heute einen wesentlichen Grundstein seiner Therapie ausmachen. In diesem Zusammenhang ist folgende Erkenntnis wichtig: Der Patient behält den Kaffee-Einlauf wie empfohlen über 12 bis 15 Minuten im Darm. Da das gesamte Blutvolumen etwa alle drei Minuten die Leber durchläuft (d. h. hier insgesamt vier bis fünf Mal), können die aus den Geweben herausgelösten Toxine über das Blut an die Leber abgegeben werden. Von dort gelangen sie weiter zu den infolge des Koffeins geöffneten Gallengängen.

Dennoch können die Toxine nicht sofort den Körper verlassen, sondern müssen erst noch den Dünndarm (7,5 bis 8 m) passieren, von dort durch den Dickdarm (1,2 bis 1,5 m) und werden schließlich über den Enddarm und Anus ausgeschieden. Auf dieser langen Reise werden naturgemäß kleine Mengen der abgegebenen Toxine wieder in den Organismus rückabsorbiert. Sie können Beschwerden auslösen, besonders in der anfänglichen Therapiephase, wenn die Entgiftung gerade begonnen hat. Das ist der Grund, warum zu Beginn der Therapie vier bis fünf Einläufe täglich verabreicht werden und warum die noch schnellere Behandlung mit Rizinusöl (s. S. 154) ebenfalls zum Therapieprogramm gehört.

Wichtiger Warnhinweis: Obwohl die Colon-Hydrotherapie in der Promiszene eine gewisse Bekanntheit erreicht haben, darf sie von Gerson-Patienten nicht verwendet werden. Dr. Gerson hat ausdrücklich darauf hingewiesen und wir können seine Aussage nur wiederholen: Bei Darmspülungen werden bis zu fünf Liter Wasser in den ganzen Dickdarm gespült. Das geschieht unter Druck, der den Darm leicht überdehnen kann. Beim Herauslassen des Wassers werden Flüssigkeiten, Enzyme, Mineralien und andere Nährstoffe zusammen mit guten Darmbakterien aus dem Darm gewaschen. Letztere sind unerlässlich für eine gute Verdauung. Dadurch kann das Risiko für eine Mineralstoffdysbalance steigen.
Auf der anderen Seite erfüllen Darmspülungen nicht die (über-)lebenswichtige Funktion der Kaffee-Einläufe, nämlich die Öffnung der Gallengänge und damit die Möglichkeit für die Leber zur Ausscheidung von Toxinen und Selbstreinigung. Niemand sollte den Fehler begehen und annehmen, Kaffee-Einläufe ließen sich durch Darmspülungen ersetzen.

Hiermit sind Sie über Geschichte und theoretischen Hintergrund der Kaffee-Einläufe informiert. Der folgende Abschnitt befasst sich mit der praktischen Anwendung.

Grundregeln und Durchführung

Für einen Kaffee-Einlauf brauchen Sie Folgendes:

- Bio-Kaffee (medium oder leicht geröstet)
- Gefiltertes oder destilliertes Wasser (Letzteres ist notwendig bei fluoridiertem Wasser)
- Irrigator (s. S. 350)

Bitte wählen Sie das Zubehör sorgfältig aus, da nicht alle auf dem Markt erhältlichen Produkte geeignet sind. Der erste Irrigator war und ist eine Heißwasserflasche aus Gummi, die mit dem entsprechenden Zubehör (Rohr mit rektalem oder vaginalem Endstück) geliefert wird. Das funktioniert gut bei gelegentlichem Gebrauch oder auch unterwegs, lässt sich aber schwer reinigen. Andere Gummibehälter haben eine weitere Öffnung, weshalb sie sich besser reinigen lassen. Dennoch sind sie nicht so gut für den Dauergebrauch geeignet.

Am beliebtesten unter den Gerson-Patienten ist ein Irrigator aus Plastik mit einer gut lesbaren Mess-Skala. So ist leicht ersichtlich, wie viel Kaffee bereits eingelaufen ist. Das Gefäß lässt sich gut reinigen und hat nur einen Nachteil: Wenn man es fallen lässt oder zu energisch reinigt, kann es kaputt gehen und muss entsprechend ersetzt werden.

Dieses Risiko lässt sich umgehen, wenn man sich für einen Irrigator aus Edelstahl entscheidet. Es gibt ihn jetzt schon für einen relativ günstigen Preis von 30 USD (inklusive Zubehör). Er kann nicht kaputt gehen und lässt sich auch mit heißem Wasser gut reinigen, welches beim Plastik-Irrigator nicht verwendet werden sollte. Der Gummischlauch sollte von Zeit zu Zeit ersetzt werden. Der einzige Nachteil dieses Typs besteht darin, dass das Gefäß nicht durchsichtig ist – man also nicht überprüfen kann, wie weit der Einlaufprozess schon fortgeschritten ist.

Für den Kaffee-Einlauf benötigt man drei gehäufte Esslöffel milden oder leicht gerösteten Bio-Kaffee und 1 Liter gefiltertes oder destilliertes Wasser. Das Wasser zum Kochen bringen, den Kaffee hinzugeben und 3 Minuten kochen lassen. Danach die Hitze reduzieren und für weitere 15 Minuten abgedeckt ziehen lassen. Abkühlen lassen und durch ein Leintuch abseihen. (Hierfür können Sie ein Stück sauberen, weißen Leinens oder Nylons verwenden). Überprüfen Sie die verbleibende Menge und füllen Sie das verkochte Wasser bis zu einem Liter wieder auf.

Gerson-Patienten sollten am besten stets die gesamte, für einen Tag benötigte Menge zubereiten und nicht alle vier Stunden je eine Portion kochen. Es spart viel Zeit und Mühe, wenn Sie einmal pro Tag ein Kaffee-Konzentrat kochen. Nehmen Sie dafür einen Topf, der mindestens 3 Liter fasst. Geben Sie 2 Liter gefiltertes oder destilliertes Wasser in den Topf, bringen

Sie es zum Kochen und geben danach 15 gehäufte Esslöffel Kaffee in das kochende Wasser. Dies reicht für fünf Einläufe. Fahren Sie dann wie oben beschrieben fort. Nach dem Abseihen der Flüssigkeit durch ein Sieb mit Leinentuch nehmen Sie fünf Einmachgläser (je 1 l) oder leere Saftflaschen. Geben Sie in jedes Glas die gleiche Menge des Kaffee-Konzentrates. Danach das Glas mit gefiltertem Wasser auffüllen, so dass jedes Glas 1 Liter der fertigen Lösung für den Kaffee-Einlauf enthält.

Die Standardmixtur pro Kaffee-Einlauf beträgt ca. 0,25 Liter Kaffee-Konzentrat und 0,75 Liter Wasser, insgesamt also gut 1 Liter Flüssigkeit. Die Flüssigkeit auf Körpertemperatur erwärmen und in den Einlauf-Behälter füllen. Achten Sie darauf, dass das Ventil am Schlauch zugedreht ist, damit kein Kaffee rauslaufen kann. Bevor Sie mit dem Einlauf beginnen, lassen Sie eine kleine Menge der Lösung herauslaufen, um den Schlauch von Luft zu befreien. Insbesondere vor dem ersten Einlauf am Morgen empfiehlt es sich, ein Stück Obst zu essen, um das Verdauungssystem in Gang zu bringen. Dadurch steigt der über Nacht abgesunkene Blutzuckerspiegel etwas an.

Je entspannter der Patient ist, desto angenehmer verläuft der Einlauf. Komfort ist deshalb wichtig. Für den Fall, dass keine Couch oder ein Feldbett zur Verfügung stehen, können Sie sich auch einen gemütlichen Platz auf dem Badezimmerboden einrichten. Nehmen Sie als Grundlage eine große warme Decke, die Sie auf dem Boden ausbreiten. Diese können Sie noch zusätzlich durch eine Einlauf-Matte oder eine wasserfeste Unterlage abdecken – für den Fall, dass beim Herausziehen des Darmrohrs etwas Kaffee verschüttet wird. Unter den Kopf legen Sie ein Kissen. Der Einlaufbehälter sollte sich ca. 40 cm oberhalb des Körpers befinden – am besten stellen Sie ihn auf einen Stuhl oder hängen ihn an einen Haken. Achten Sie darauf, dass der Kaffee nicht zu schnell oder mit zu viel Druck einläuft. Schmieren Sie das Endstück des Darmrohrs ca. 5 cm mit Vaseline ein und führen Sie es dann 20 bis 25 cm in den Anus ein. Das Ventil nun so einstellen, dass der Kaffee einlaufen kann. Der Patient liegt dabei auf der rechten Seite, die Beine sind leicht angezogen (Embryonalstellung). Er sollte entspannt liegen und tief atmen. Wenn der Kaffee eingelaufen ist, sollte er für 12 bis 15 Minuten gehalten werden, bevor er wieder herausgelassen wird.

Viele Patienten genießen die entspannte Zeit der Einläufe und nutzen sie, um Musik zu hören, zu lesen oder zu meditieren. So auch eine junge Frau, die ihren Gehirntumor über gut zwei Jahre mit der Gerson-Therapie behandelte. Zuerst las sie alle Klassiker, danach die Philosophie, gefolgt von der Mathematik. Schließlich war sie so belesen, dass sie ein Top-Stipendium erhielt! Sie wurde dank der Therapie wieder ganz gesund.

Wichtiger Hinweis: Patienten, die mit Chemotherapie vorbehandelt wurden, führen die Einläufe in reduzierter Form durch. Es hat sich herausgestellt, dass diese Patienten nur sehr langsam und vorsichtig entgiften dürfen. Werden die verbleibenden toxischen Rückstände der Chemotherapie zu schnell in den Blutkreislauf abgegeben, kann es zu einer gefährlichen toxischen Belastung kommen.

Einläufe – wie oft und wie viele?

Die meisten „regulären" Patienten (d.h. jene, die nicht mit Chemotherapie vorbehandelt wurden oder sehr entkräftet sind) führen die Einläufe in einem 4-Stunden-Rhythmus (d.h. 6.00, 10.00, 14.00, 18.00 und 22.00 Uhr) durch. Während dieser Zeit trinken sie kontinuierlich 12 bis 13 frisch gepresste Säfte pro Tag. Das ist unbedingt notwendig. Obwohl der Einlauf nur einen Teil des Darms erreicht, werden dennoch unweigerlich einige Mineralstoffe aus dem Darm gespült. Ohne die mineralreichen Säfte kann es zu einem Ungleichgewicht des Elektrolythaushaltes kommen. Drei Säfte pro Einlauf sind hier eine gute Richtlinie.

Es gibt Zeiten, in denen der 4-Stunden-Rhythmus dahingehend angepasst werden muss, dass noch weitere Einläufe in den Tagesablauf integriert werden. Einläufe sind exzellente Schmerzmittel. Leidet der Patient unter heftigen Schmerzen, dann spricht nichts gegen einen zusätzlichen Einlauf, auch wenn die vier Stunden noch nicht rum sind. Dr. Gerson empfahl seinen Patienten in den Fällen, wo große Tumore aufgelöst und absorbiert wurden, einen zusätzlichen Einlauf auch während der Nacht – gegen zwei oder drei Uhr morgens. Damit soll vermieden werden, dass der Patient morgens mit Schmerzen (wie z.B. Kopfschmerzen) oder auch in einem halbkomatösen Zustand aufwacht. Manche Patienten nehmen sogar von sich aus alle zwei Stunden einen Einlauf, um damit Schmerzen, Blähungen oder andere Beschwerden zu kontrollieren.

Wir möchten noch daran erinnern, dass Kaffee-Einläufe die normale Aktivität des Darms, die u.a. darin besteht, täglichen Stuhlgang zu produzieren, nicht negativ beeinflussen. Gelegentlich sorgen sich Patienten darum, jedoch zu Unrecht.

Sind Leber und Verdauungssystem erst einmal vollständig wiederhergestellt, dann normalisiert sich auch die Ausscheidung wieder – und das selbst bei jenen Patienten, die vorher unter Verstopfung gelitten haben.

Mögliche Probleme

Viele Patienten erlernen die Routine der Einläufe ohne Schwierigkeiten und genießen das Gefühl von Leichtigkeit und zusätzlicher Energie, welche die Einläufe mit sich bringen. Dennoch kommt es bei einigen auch zu Schwierigkeiten. Um diese zu beheben, haben wir mögliche Probleme aufgelistet.

Einige Patienten kamen in die Gerson-Klinik und hatten riesige Ansammlungen Stuhl im Darm. Dieser wurde verursacht durch die Einnahme starker Schmerzmittel, darunter Morphium. Sie führen zu einer Lähmung der Darmperistaltik (die regelmäßige Kontraktion und Entspannung des Darms, durch die der Inhalt langsam vorangetrieben wird) und damit zu massiver Verstopfung. Diese Patienten sind demzufolge nicht in der Lage, einen Liter Kaffeelösung einlaufen zu lassen, geschweige denn zu halten. Die Lösung besteht darin, nur das einzuführen, was bequem geht und es so lange wie möglich im Darm zu behalten – auch wenn es nur einige Minuten sind. Den Darm anschließend entleeren und die verbleibende Kaffeelösung einlaufen lassen. Auch diese für 12 bis 15 Minuten drin behalten und danach wieder entleeren. In der Regel können bereits nach zwei bis drei Tagen, wenn der Darm von den alten Ansammlungen befreit ist, die Einläufe mit dem gesamten Inhalt genommen und auch ohne Schwierigkeiten für 12 bis 15 Minuten gehalten werden.

Einige Patienten leiden unter zurückgehaltenen Blähungen, die den Einlauf daran hindern, in den Darm zu gelangen. In diesem Fall hilft es, zunächst einmal eine kleine Menge Kaffee (0,15 – 0,3 l) in den Darm einlaufen zu lassen und anschließend den Einlaufbehälter auf die Höhe des Patienten abzusenken. Dies ermöglicht es dem Kaffee, zurück in den Behälter zu laufen. Oft entweichen dadurch die Gase, was sich in einem Blubbern im Behälter bemerkbar macht. Danach kann der Behälter wieder auf die erforderliche Höhe gebracht und der Einlauf nach Entweichen der Gase leichter fortgesetzt werden.

Der Patient sollte während des Einlaufs auf seiner rechten Seite liegen. Dadurch kann die Kaffeelösung leichter vom absteigenden Darm (Colon descendens) in das Quercolon (Colon transversum) gelangen. Als Folge von Operationen, Arthritis oder Tumoren können manche Patienten nicht auf der rechten Seite liegen, da dies zu große Schmerzen verursacht. In diesem Fall sollte der Patient mit angezogenen Beinen auf dem Rücken liegen und in dieser Position den Einlauf nehmen.

Patienten, die unter einer schweren Irritation des Darms leiden, können eine kleine Menge der Kaffeelösung (60 bis 120 ml) einführen, die nicht mit Wasser, sondern mit Kamillentee verdünnt wird. Auch die geringe Menge Kaffee hilft der Leber beim Entgiften, während der Kamillentee den Darm beruhigt. Für die Verwendung von Kamillentee gibt es keine zeitliche Begrenzung. Bei schweren Durchfällen wird ein Einlauf mit purem Kamillentee zur sanften Reinigung morgens und abends durchgeführt.

Für die Zubereitung des Kamillentees geben Sie ca. 30 g der getrockneten Blüten in eine Glasschale. Mit 1 - 2 Litern kochendem Wasser übergießen, abdecken und an einem warmen Ort 15 Minuten ziehen lassen. Absei-hen, abkühlen lassen und in einer verschließbaren Flasche für maximal drei Tage aufbewahren. Wenn nötig, erhöhen Sie die Mengen Kamillentee in der oben beschriebenen Rezeptur. Kamille zählt zu den Kräutern, die am häufigsten in der Gerson-Therapie verwendet werden – als Einlauf wie auch als Kräutertee.

Es ist schon vorgekommen, dass Patienten in den ersten Tagen der Behandlung völlig problemlose Einläufe hatten, dass aber auf einmal nicht mehr als 0,25 - 0,35 Liter in den Darm passten. Dies kann ein Symptom für eine Heilreaktion sein. Dann sollte man nur das einlaufen lassen, was möglich ist, und nach Entleeren des Darms einen weiteren Einlauf mit der noch verbleibenden Menge machen. Selbst wenn man für die Kaffeelösung drei kleinere Einläufe benötigt, macht das gar nichts.

Heilreaktionen werden in Kap. 16 detailliert beschrieben. An dieser Stelle soll dennoch kurz darauf eingegangen werden. Derartige Reaktionen treten auf, wenn so viel Gallenflüssigkeit ausgeschüttet wird, dass der Darm nicht fähig ist, diese komplett aufzunehmen. Die Gallenflüssigkeit läuft über und tritt in den Magen ein, dessen Milieu sauer sein muss, um die Nahrung zu halten und vorzuverdauen. Die hoch basische Gallenflüssigkeit bereitet dort extreme Unannehmlichkeiten. Der Magen kann die Nahrung nicht bei sich behalten und der Patient erbricht sich. Grundsätzlich ist diese Heilreaktion sehr willkommen, denn sie reinigt und entfernt eine Menge toxische Gallenflüssigkeit. Dennoch wird dabei auch die Membran des Magens irritiert, die sofort entlastet werden sollte. Linderung bringt das Trinken von so viel Pfefferminztee und Haferschleim wie möglich (s. Kap. 16). Parallel dazu werden die Kaffee-Einläufe reduziert, denn sie verursachen die viele Gallenflüssigkeit. In diesem Fall lautet die korrekte Anweisung, für die nächsten zwei oder drei Tage jeweils zwei Kamillen-Einläufe und nur einen Kaffee-Einlauf pro Tag zu verabreichen, bis die Übelkeit und das Erbrechen aufgehört haben. Danach kann der reguläre Ablauf wieder aufgenommen werden.

Wenn sich der Patient während der Heilreaktionen erbricht und dabei noch zusätzlich Durchfälle hat, verliert der Körper viel Flüssigkeit. Hier ist es wichtig, einer Dehydrierung vorzubeugen. Einerseits können noch mehr Kamillen-Einläufe anstelle der Kaffee-Einläufe verabreicht werden. Andererseits können auch Apfel-Karotten- sowie grüne Säfte rektal eingeführt werden. Dabei die reguläre Saftmenge von 0,25 l auf Körpertemperatur erwärmen, indem das Glas in ein warmes Wasserbad gestellt wird. Bitte nicht direkt auf

dem Herd erwärmen und auch nicht mit Wasser verdünnen. Danach behutsam in den Darm einlaufen lassen. Es handelt sich hier nicht um einen Einlauf. Der Patient sollte den Saft so lange im Darm behalten, bis er absorbiert ist. Bis der Saft aufgenommen ist, vergehen in der Regel nicht mehr als 10 oder 15 Minuten, die der Patient still im Bett liegen sollte. Diese „Infusionen" können mit allen Säften sogar im Stundentakt durchgeführt werden, was sich besonders während der Heilkrisen bewährt hat, wenn der Patient oft noch nicht einmal einen Saft anschauen, geschweige denn trinken kann.
Wichtiger Hinweis: Bitte keinen Orangensaft rektal einführen!

Ein weiteres Problem kann auftauchen, wenn der Patient den Liter Kaffee hat einlaufen lassen, nach 12 Minuten aber nicht fähig ist, ihn wieder auszuscheiden. Wenn das passiert, besteht die Reaktion meist darin, einen weiteren Einlauf zu verabreichen – in der Hoffnung, dass dieser auch den ersten mit herausdrücken wird, was aber nicht geschieht und den Patienten in Panik geraten lässt. Der Grund für die Blockade liegt darin, dass der Darm verkrampft und die Flüssigkeit daher nicht wieder abgeben kann. Natürlich besteht keine Gefahr – der Darm ist in der Lage, tatsächlich bis zu fünf Liter zu halten. Das ist jedoch nicht der Punkt. Rühren die Probleme von den Krämpfen her, dann sollte der Patient auf der Seite liegen und eine warme Wärmflasche auf seinen Bauch halten. Er sollte versuchen, zu entspannen. Wenn auch das noch nicht hilft, dann kann man eine kleine Menge Rizinusöl in den Enddarm einführen. Das führt in der Regel zur Entspannung und Lösung des Darms.

Hält die Situation doch länger an und dauert sogar bis zum nächsten Einlauf, dann hilft es, wenn man für einige Tage jedem Einlauf zwei Esslöffel der regulären Kaliumlösung beifügt (s. dazu Kap. 14). Das wird helfen, Krämpfe und/oder Spasmen zu beheben.

Wichtig: Bitte wenden Sie diese Methode nicht länger als zwei oder drei Tage an, da es sonst zu Darm-Irritationen kommen könnte.

Erst wenn Patienten die reguläre Einlauf-Routine durchlaufen, erkennen sie, wie viele Abfallstoffe ihr Körper über die Jahre angesammelt hat. Hat der Organismus einmal das Signal in Richtung Selbstreinigung erhalten, dann scheidet er mit den Einläufen große Mengen seltsamer, oft verstörender Ansammlungen aus. Darunter sind in der Regel auch zahlreiche Parasiten. Experten behaupten, dass 85 % der Menschen Parasiten im Darm beherbergen, die dort nichts zu suchen haben. Deshalb sollte man nicht in Panik verfallen, wenn bei den Einläufen ungewöhnliche Substanzen ausgeschieden werden. Im Gegenteil: Sie beweisen, dass der Prozess der Entgiftung und Reinigung gut funktioniert.

Behandlung mit Rizinusöl

Wie schon weiter vorne erklärt, müssen die von der Leber infolge der lebenswichtigen Kaffee-Einläufe freigesetzten Toxine noch einen langen Weg zurücklegen, bevor sie den Körper durch den After verlassen können: ihre Reise geht zunächst durch den ca. acht Meter langen Dünndarm, danach durch den 1,2 bis 1,5 Meter langen Dickdarm. Auf diesem Transportweg bleibt es nicht aus, dass ein Teil der herausgelösten Toxine wieder aufgenommen wird. Es braucht Zeit – manchmal zu viel Zeit –, um die über Jahre angehäuften Rückstände falscher Ernährung inklusive der giftigen Tumorzerfallsprodukte wieder auszuscheiden. Zeit ist ein essentieller Faktor des Gerson-Programmes, insbesondere bei schwer kranken Patienten. Dr. Gerson sah deshalb die dringende Notwendigkeit, den Prozess der Ausscheidung zu beschleunigen, um so die Resorption auf ein Minimum zu begrenzen. Um das zu erreichen und auch Ablagerungen im Dünndarm aufzulösen, wo die Kaffee-Einläufe nicht hinkommen, ergänzte er die intensive Form der Therapie durch Rizinusöl-Behandlungen.

Die Behandlung sieht vor, dass der Patient das Rizinusöl sowohl durch den Mund wie auch als Einlauf erhält. Auf diese Weise kann die Ausscheidung der toxischen Rückstände aus dem Verdauungstrakt beschleunigt und verstärkt werden. Der Patient wird dafür gegen 5 Uhr geweckt und schluckt zwei Esslöffel Rizinusöl. Direkt im Anschluss daran trinkt er 1/2 bis 2/3 Tasse schwarzen Kaffee (kein Einlaufkaffee oder Konzentrat!), der mit einem 1/2 Teelöffel Sucanat, biologischem Rohrohrzucker oder Ähnlichem gesüßt ist. (Diabetiker nehmen keinen Zucker in den Kaffee.) Auch wer gezuckerten Kaffee partout nicht mag, muss verstehen, dass der Zucker notwendig ist, um die Magenperistaltik zu aktivieren und einem zu niedrigen Blutzuckerspiegel entgegenzuwirken. Der Einlauf um 6 Uhr morgens wie auch das Frühstück werden wie gewohnt eingenommen. Um 10 Uhr, genau fünf Stunden nach der oralen Einnahme des Rizinusöls, wird der normale Kaffee-Einlauf durch einen mit Rizinusöl ersetzt.

Dieser Einlauf wird mit einem separaten Einlaufbehälter vorbereitet, der nur für diese Zwecke eingesetzt wird. Geben Sie vier Esslöffel Rizinusöl in den Einlaufbehälter. Danach 1/4 Teelöffel Ochsengallenpulver hinzugeben und sorgfältig verrühren, damit alles gut vermischt ist. Bereiten Sie nun die reguläre Einlaufmixtur aus 0,25 Liter Kaffee-Konzentrat und 0,75 Liter gefiltertem oder destilliertem Wasser zu. Auf Körpertemperatur erwärmen. Nehmen Sie ein Stück einer milden Seife (kein Spülmittel, sondern z.B. Lux®, Camay® oder Ähnliches), tauchen Sie diese kurz in den Einlaufkaffee und waschen Sie dann mit den Händen etwas davon hinein (bitte keine Seifen-Stückchen oder Flüssig-Seife verwenden). Vermischen Sie nun den leicht seifigen Einlaufkaffee mit dem Rizinusöl und der Ochsengalle. Kräftig rühren, um alles so gut wie möglich zu einer Emulsion zu vermischen. Sie können auch ein elektrisches Rührgerät dafür verwenden. Aber auch das wird das mehr oder weniger emulgierte Öl nicht daran hindern, nach oben zu steigen, während Sie den Einlauf nehmen. Tatsächlich ist es den meisten Patienten allein nicht möglich, die Lösung so kräftig zu rühren, dass das Öl sich mit dem Kaffee vermengt. Sie benötigen jemanden, der ihnen beim Umrühren hilft. Ist der Kaffee mit dem Rizinusöl eingelaufen, sollte der Patient versuchen, die Lösung für eine Weile zu halten, was erfahrungsgemäß nicht einfach ist. Das macht jedoch nichts. Wenn es nicht anders geht, dann jederzeit den Darm entleeren. Dieser Einlauf wirkt sehr schnell. Die Rizinusölbehandlung wird in den ersten vier oder fünf Monaten der Intensiv-Therapie jeden zweiten Tag durchgeführt und danach langsam reduziert.

Wichtiger Hinweis: Patienten, die mit Chemotherapie vorbehandelt wurden, dürfen die Behandlung mit Rizinusöl nicht durchführen!

Die Patienten reagieren auf das Rizinusöl sehr verschieden. Für viele ist es nur eine kleine Unannehmlichkeit durch den kraftvollen Reinigungseffekt des Öls; an den „Rizinus- Tagen“ ist es deshalb ratsam, sich in der Nähe der Toilette aufzuhalten. Andere finden den Geschmack und leichten Geruch des Öls abstoßend. Dies lässt sich dadurch lindern, dass man vor Einnahme des Öls ein kleines Stück Obst zu sich nimmt. Hilfreich ist auch, eine halbe Orange zur Hand zu haben und sie gleich im Anschluss auszulutschen. Manche geben das Öl direkt in ihre Tasse Kaffee. Mit einem Strohhalm oder Glasrohr ziehen sie zuerst das Öl ins hintere Ende des Rachens und spülen es gleich danach mit dem Kaffee hinunter.

Die Gerson-Therapie macht nur diese eine Ausnahme, bei der Patienten Kaffee trinken dürfen. Kaffee ist nur deshalb erlaubt, weil er die Magenmuskulatur aktiviert und so das Öl so schnell wie möglich in den Dünndarm weiterbefördert wird. So kann verhindert werden, dass dem Patienten stundenlang übel ist, während das Öl im Magen bleibt. Der Patient ist damit in der Lage, sein Frühstück wie auch die nachfolgenden Säfte zu genießen. Es gab Patienten, die versucht haben, Kaffee durch Pfefferminz- oder anderen Kräutertee zu ersetzen, doch hat sich zweifelsfrei herausgestellt, dass Kaffee am besten funktioniert und deshalb auch von jenen getrunken werden sollte, die normalerweise darauf verzichten.

Reinigung des Zubehörs

Wie alle anderen Hilfsmittel des Gerson-Programms muss auch der Einlaufbehälter sauber gehalten werden. Da After, Enddarm und Colon nicht steril sind, ist es nicht notwendig, das Zubehör zu sterilisieren. Den Einlaufbehälter nach jedem Gebrauch mit heißem Seifenwasser gut spülen. Das Wasser auch durch das ganze Rohr laufen lassen und danach erneut klar nachspülen, um die Seife zu entfernen. Es empfiehlt sich, zwei oder drei Mal pro Woche eine Tasse einer 3%igen Wasserstoffperoxidlösung (erhältlich in der Apotheke) in den Behälter zu schütten. Das Durchlaufventil dabei verschlossen lassen und über Nacht einwirken lassen, um Keime oder Unreinheiten abzutöten. Morgens vor dem ersten Gebrauch sorgfältig mit klarem Wasser ausspülen.

Achtung: Wenn Sie den Plastikschlauch am Einlaufbehälter dran lassen, könnte sich dieser weiten und undicht werden. Überprüfen Sie den Sitz regelmäßig und schneiden Sie, wenn nötig, das zu weit gewordene Endstück ab. Unfällen lässt sich vorbeugen, indem man den Schlauch jedes Mal entfernt, bevor man heißes Wasser in den Behälter gibt. Dies lässt den Schlauch wieder auf Originalgröße schrumpfen, wodurch er weiterhin fest in Position bleibt.

Der separate Einlaufbehälter für die Rizinusöl-Behandlungen lässt sich ebenso wie oben beschrieben reinigen. Hierfür benötigt man allerdings noch mehr heißes Wasser und Seife, um sämtliche Ölrückstände zu entfernen. Zum Schluss noch das Innere des Behälters mit saugfähigem Papier trocken reiben.

Quellennachweise

1. Gerson M. Eine Krebstherapie – 50 Fälle. 30 Jahre klinische Erfahrung in der Behandlung fortgeschrittener Krebsfälle durch Diät-Therapie. AKSE-Verlag, Wörthsee. 2010.
2. Lechner P, Kronberger L. Erfahrungen mit dem Einsatz der Diät-Therapie in der chirurgischen Onkologie. Akt. Ernähr. Med. 15: 72-28. 1990.

Kapitel 14

Medikation

In der Bevölkerung steht „Medikation" in der Regel für chemische Präparate, die in der allopathischen Medizin zur Behandlung von Krankheiten eingesetzt werden. In Akutsituationen und Notfällen sind viele Medikamente lebenserhaltend und damit sehr wertvoll. Bei chronischen Erkrankungen können die synthetischen Medikamente – allesamt Fremdkörper für den Organismus – in der Regel lediglich Symptome lindern (d.h. unterdrücken), ohne die primäre Ursache zu behandeln. Dieser Prozess geht oft mit schweren Nebenwirkungen einher, deren Kontrolle weitere Medikamente notwendig machen kann.

Die Medikamente, die in der Gerson-Therapie verwendet werden, gehören in eine völlig andere Kategorie. Es handelt sich hierbei nicht um chemische Medikamente, sondern um Organextraktpräparate, orthomolekulare Substanzen (Vitamine, Mineralstoffe, Spurenelemente, Enzyme ...) und vor allem auch besonders gesundheitsförderliche Nahrungsmittel. Es handelt sich also um natürliche oder naturidentische Substanzen, die für die normalen Funktionsabläufe der verschiedenen Körpersysteme benötigt werden. So gibt es keine schädlichen Nebenwirkungen.

Ihr Nutzen besteht darin, die im kranken Organismus vorhandenen Nährstoffmängel auszugleichen, bis der Körper wieder in der Lage ist, alle Bedürfnisse selbst abzudecken. Diese Substanzen können, selbst wenn sie versehentlich nicht korrekt oder in zu hohen oder zu geringen Dosen angewendet werden, keinen Schaden anrichten. Dies gilt mit einer Ausnahme: Die Medikation mit Schilddrüsenextrakt und Jod, die korrekt eingestellt werden muss.

Im Folgenden werden die Substanzen der Reihe nach erklärt.

Kalium-Mischung nach Gerson

Dr. Gerson hat herausgefunden, dass das Grundproblem aller chronischen Erkrankungen der Verlust von Kalium ist. Infolge dieses Verlustes dringt vermehrt Natrium in die Zellen ein, was heute auch unter dem Namen „Tissue Damage Syndrome" (= Syndrom der Gewebeschädigung) bekannt ist. Die durchschnittliche Ernährung in vielen Ländern, vor allem denen der zivilisierten Welt, enthält viel zu viel Salz (Natriumchlorid), das schließlich den Zusammenbruch des gesunden Gleichgewichts innerhalb des Körpers verursacht.[1]

Um diesen Tatbestand zu korrigieren, fügte Dr. Gerson der ohnehin schon kaliumreichen biologisch-vegetarischen Ernährung noch zusätzlich große Mengen Kalium (eine 10%ige Lösung von drei Kalium-Salzen*) bei. Er beobachtete, dass der kranke Organismus dadurch in die Lage versetzt wurde, große Mengen Natrium zusammen mit Ödemflüssigkeit auszuscheiden, wodurch zusätzlich Bluthochdruck und in den meisten Fällen auch Schmerzen gesenkt werden konnten.

Von der Kalium-Mischung* werden 100 Gramm in einem Liter destillierten Wasser aufgelöst und in einer dunklen Glasflasche aufbewahrt, um sie vor jedem Licht zu schützen. Alternativ kann man auch eine durchsichtige Glasflasche nehmen, die man in eine braune oder schwarze Papiertüte stellt. In der intensivsten Therapiephase werden täglich je vier Teelöffel der Kalium-Lösung in zehn von den 13 frisch gepressten Frucht- und/oder Gemüsesäften gegeben. Diese Dosis wird nach drei bis vier Wochen auf je zwei Teelöffel in die zehn Säfte reduziert.

Bei schwerkranken Patienten braucht es viele Monate, oft sogar Jahre, bis der normale Kalium-Gehalt in den lebenswichtigen Organen wiederhergestellt ist. Was viele nicht wissen: Der im Serum gemessene Kalium-Wert gibt keine Auskunft über den Kaliumgehalt in der Zelle. So können niedrige Kalium-Werte Heilung anzeigen, weil die ausgelaugten Gewebe Kalium resorbieren, während hohe Serumwerte einen intrazellulären Kalium-Verlust anzeigen können.

Schilddrüsentherapie und Lugol'sche Lösung

Es ist seit der Zeit von Dr. Gerson eine erwiesene Tatsache, dass die meisten Krebspatienten unter einem niedrigen Grundumsatz leiden.[2] Viele dieser Probleme werden durch Chlor[3] (weit verbreitet durch die Reinigung des Leitungswassers) und, noch schlimmer, durch Fluoride verursacht.[4] Beide verdrängen Jod aus der Schilddrüse, wodurch diese nicht mehr adäquat funktionieren kann. Die Schilddrüse reguliert den Grundumsatz des Organismus. Sie agiert wie ein Thermostat und ist in der Lage, die Temperatur zu erhöhen und Fieber zu erzeugen. Sie beeinflusst das Immunsystem wie auch die korrekte Funktionsweise des ganzen hormonellen Systems.

Erhält der Patient zusätzlich Schilddrüsenextrakt und Jod in Form der Lugol'schen Lösung (Konzentration 1:2), hat das eine reaktivierende Wirkung auf das Immunsystem und die Heilung kann beginnen. Für die genaue Be-

* s. S. 162

rechnung der Dosis müsste der Grundumsatz des Patienten bestimmt werden, doch beginnen die meisten Krebspatienten in den ersten drei bis vier Wochen mit 5 x 40 mcg Schilddrüsenextrakt und 6 x 3 = 18 Tropfen von Lugol 1/2 (täglich je 3 Tropfen in einen Orangensaft und 5 Apfel-Karotten-Säfte). Danach wird die Dosierung im Regelfall reduziert auf die Hälfte des Schilddrüsenextraktes und 12 Tropfen der Lugol 1/2.

Wichtig: Für jeden Patienten muss individuell durch den Gerson-Therapeuten die optimale Dosierung gefunden werden!

Patienten mit nicht-malignen Erkrankungen wenden die weniger intensive Gerson-Therapie mit geringeren Dosen Schilddrüsenextrakt und Lugol 1/2 an (s. Kap. 19).

Niacin

Niacin (auch als Nikotinsäure oder Vitamin B3 bezeichnet) hilft bei der Proteinverdauung und fördert die Zirkulation in den Kapillaren, wodurch frisches sauerstoffreiches Blut (durch die konstante Einnahme frischer Säfte) in alle Körpergewebe dringt. Durch die Verbesserung der Zirkulation wirkt es außerdem gegen Aszites (Flüssigkeit in der Bauchhöhle) und Schmerzen. Die Dosierung beträgt täglich sechs Mal eine Tablette à 50 mg, die entweder während der Mahlzeiten oder mit etwas Obst und einem Glas Saft eingenommen wird. Diese Medikation verursacht häufig den wohlbekannten „Niacin-Flush“, eine temporäre Rötung des Gesichts und des oberen Brustbereiches, die mit Juckreiz einhergeht. Dies ist vollkommen ungefährlich und vergeht schnell wieder. (Bitte wechseln Sie nicht zum „Non-Flush-Niacin“ über, da es unwirksam ist).

Die Einnahme von Niacin sollte während der weiblichen Periode wie auch bei jedweder Blutung unterbrochen werden.

Leberkapseln

Die hochtoxische und schwer geschädigte Leber des Krebspatienten benötigt maximale Unterstützung zur Verbesserung ihrer lebenswichtigen Funktionen. Die Gerson-Therapie liefert diese Hilfe in Form von Leberkapseln, die aus getrockneter, entfetteter und pulverisierter Leber von gesunden Tieren bestehen. Davon werden täglich 3 x 2 Kapseln mit reinem Karottensaft gegeben. Nach Dr. Virginia Livingston[5] entsteht durch die Kombination von getrocknetem Leberpulver mit Karottensaft Abscisinsäure, eine Vorstufe von Vitamin A, die essentiell für den Abbau von Tumorgewebe ist.

Injektionen von Rohleberextrakt mit Vitamin B12

Diese Injektionen erhalten in der Regel eine geringe Menge des Vitamins B12. Sie werden ergänzend als weitere Hilfe zur Wiederherstellung der Leber verabreicht. Da so gut wie alle Krebspatienten anämisch sind, benötigt der Körper zusätzliches B12, was den Hämoglobingehalt des Blutes und die Bildung und Reifung der roten Blutzellen fördert. Die Injektionen wirken verschiedenen Formen von Anämie und sogar degenerativen Veränderungen des Rückenmarks entgegen. Tierversuche haben gezeigt, dass B12 hilfreich ist bei der Heilung verschiedener Gewebeschäden durch Alter, chronische Erkrankungen, Operationen, degenerative Erkrankungen oder verschiedene Arten von Vergiftung. Über vier Monate oder mehr werden täglich „Crude Liver Extract" (3 cm^3) in Ergänzung mit 50 µg B12 (eine geringe Menge, ein Zwanzigstel von 1 cm^3) intramuskulär verabreicht. Später wird die Frequenz von Tag zu Tag weiter reduziert. Noch später, manchmal erst nach einem Jahr, wird nur noch zwei Mal pro Woche injiziert.

Pankreatin

Es handelt sich hier um einen Extrakt verschiedener Verdauungsenzyme der Bauchspeicheldrüse, die in der Regel zur Verdauung von Fetten, Proteinen und Kohlenhydraten benötigt werden. Auch wenn Gerson-Patienten kein Fett und Eiweiß verzehren, sind die Enzyme von entscheidender Bedeutung für die Verdauung und Ausscheidung des Tumorgewebes. Die Dosierung beträgt vier Mal am Tag je drei Tabletten à 325 mg, die jeweils nach den drei Hauptmahlzeiten und zusätzlich noch mit einer Dosis am Nachmittag einzunehmen sind. Bei außergewöhnlich großen Tumoren können täglich 2-3 Tabletten eines höher dosierten Pankreatinkonzentrats à 1200 mg der normalen Medikation beigefügt werden.

Während Dr. Gerson bei Sarkomen auf die Gabe von Pankreatin verzichtete, geben wir in der Klinik in Mexiko das Pankreatin schon seit vielen Jahren fast allen Patienten mit gutem Erfolg

Es gibt nur wenige Patienten, die Pankreatin nicht vertragen und deshalb ohne auskommen müssen.

Acidol Pepsin

Diese Tabletten liefern die Schlüsselsubstanzen der Verdauungssäfte des Magens, die von Patienten mit chronischen Erkrankungen dringend benötigt werden, da sie in der Regel nicht genügend Magensäure und Pepsin produzieren. Demzufolge haben sie einen schlechten Appetit wie auch eine schlechte Verdauung. Da die Gerson-Therapie auf der für den Patienten optimalen Menge an Nahrung und Säften beruht, benötigt der Magen Hilfe bei der Aufnahme und Verdauung der Nahrung. Acidol Pepsin unterstützt die Proteinverdauung und Eisen-Aufnahme und hilft, Blähungen und Völlegefühl zu vermeiden. Pro Tag werden sechs Tabletten eingenommen, jeweils zwei vor jeder Mahlzeit. Bei Refluxerkrankung, Magengeschwüren oder anderen entzündlichen Magenbeschwerden wird kein Acidol verabreicht.

Ochsengallenpulver

Das Pulver hilft, Rizinusöl zu emulgieren, welches bei den Rizinusöl/Kaffee-Einläufen verwendet wird. Es wird mit dem Rizinusöl verrührt, bevor der leicht seifige Kaffee hinzukommt.

Leinöl

Leinöl enthält beide essentiellen Fettsäuren – Linol- und Linolensäure – und ist den Entdeckungen Johanna Budwigs zufolge besonders reich an ungesättigten Ω-3-Fettsäuren.[6] Es hat folgende therapeutische Wirkungen:

- Es bindet Sauerstoff an der Zellmembran und transportiert Sauerstoff in die Zelle.
- Es vermag, fettlösliche Toxine zu entgiften und hilft dabei, Plaque aufzulösen und zu entfernen.
- Es beseitigt überschüssiges Cholesterin. Dies ist eine wichtige Funktion, da die Cholesterinwerte der Patienten zum Teil in der Anfangsphase der Therapie ansteigen.

Im ersten Monat werden täglich zwei Esslöffel, danach ein Esslöffel pro Tag bis zum Ende der Therapie verabreicht.

Coenzym Q10

Dieses Coenzym wurde seit etwa 1990 in das Protokoll aufgenommen. Es ist nützlich, weil es einige der ursprünglich im Frischlebersaft enthaltenen Nährstoffe ersetzt (dieser musste ja wegen der Infizierung mit Campylobacter abgesetzt werden). Zu Beginn sehr vorsichtig verabreichen, da einige Patienten überempfindlich auf diese Substanz reagieren. Am Anfang über 5-7 Tage mit 50 mg pro Tag beginnen, danach langsam auf 100 mg täglich steigern, bis man schließlich 500 bis 600 mg pro Tag erreicht.

Quellennachweise

1. Cope FW. Physiological Chemistry and Physics. 10 (5) 1978.
2. Page K. Hypothyroidism and Cancer. Supplementary memorandum. UK Parliament Select Committee on Science and Technology. Juni 2000.
3. Price JM. Coronaries, cholesterol, chlorine. Pyramid Books, Salem, MA. 1971.
4. Galetti PM, Joyet G. Effect of fluorine on thyroidal iodine metabolism in hyperthyroidism. Journal of Clinical Endocrinology and Metabolism, 18 (10): 1102-1110. Oktober 1958.
5. Dr. Livingston: Persönliche Kommunikation an Charlotte Gerson. Februar 1977.
6. a) Budwig J. Flax Oil as a True Aid Against Arthritis, Heart Infarction, Cancer, and Other Diseases. Vancouver, BC. Apple Publishing, 1994.
   b) Budwig J. Krebs, das Problem und die Lösung. SENSEI Verlag, Kernen. 2000.
   c) Budwig J. Krebs – ein Fettproblem. Hyperion-Verlag, Freiburg im Breisgau. 1956.
   d) Budwig J. Die ÖL-EIWEISS-KOST. 9. Auflage; SENSEI Verlag, Kernen. 2010.

* Zur Herstellung der Kalium-Mischung braucht man aus der Apotheke eine Pulvermischung:
Kaliumglukonat,
Kaliumacetat
Kaliumphosphat aa. (monobasisch) 300 g

Es empfiehlt sich, von dieser Mischung eine 10%ige Lösung selbst herzustellen – z.B. 50 g davon in eine braune Halbliter-Glasflasche, gelöst in 1/2 Liter destilliertem Wasser!

Kapitel 15

Schmerztherapie ohne Medikamente

Viele Patienten kommen in die Gerson-Klinik mit Schmerzen oder nehmen starke Medikamente zur Schmerzhemmung, darunter Morphium, Codein oder beide als Kombinationspräparat (im deutschen Sprachraum verschiedene Präparate). Diese Medikamente sind hochtoxisch[1]. Da Entgiftung das grundlegende Ziel der Gerson-Therapie ist, sollte jede Anstrengung unternommen werden, Schmerzen ohne toxische Medikamente zu behandeln.

Dies lässt sich in erster Linie mit Hilfe der Kaffee-Einläufe erreichen. Wenn die angehäuften Toxine aus der Leber entfernt werden, ist das lebenswichtige Organ fähig, noch weitere im Körper gelagerte Gifte zu absorbieren und auszuscheiden. Die meisten Schmerzen während der Gerson-Therapie lassen sich mit Hilfe der Kaffee-Einläufe erleichtern oder oft ganz beheben (s. Kap. 13). Wenn die angehäuften Toxine aus der Leber entfernt werden, ist das lebenswichtige Organ fähig, noch weitere im Körper gelagerte Gifte zu absorbieren und auszuscheiden – und das bringt oft sofortige Erleichterung.

Lassen sich die Schmerzen so nicht vollständig beseitigen, können leichte Schmerzmittel (Nicht-Steroidale Antirheumatika = NSAR wie Aspirin, Ibuprofen oder Diclofenac) vonnöten sein. Es kann allerdings vorkommen, dass auch diese nicht wirken, vor allem, wenn der Patient an Morphium gewöhnt war. In derartigen Fällen greift der Gerson-Therapeut dann auf eine oder mehrere der folgenden Methoden zurück:

- Rizinusöl als Leberwickel oder als Wickel oder Packung auf anderen Körperarealen*
- Packungen mit Luvos-Heilerde*
- Hyperthermie (Hydrotherapie, künstliches Fieber)
- Laetrile/Vitamin B17
- Sauerstoffbehandlungen
- Rebounding (Trampolin springen)
- Die „Trias" = 1 Tbl. Aspirin + 1 Tbl. Vitamin C (500 mg) + 1 Tbl. Niacin (50 mg)

Im Folgenden gehen wir näher auf die Anwendung dieser Methoden ein.

Rizinusöl-Wickel/Packungen*

Warme Wickel mit Rizinusöl helfen, Muskel- und Knochenschmerzen, Spasmen und Krämpfe (v.a. im Leberbereich oder anderen schmerzenden Körperarealen) zu lindern. Sie regen den Kreislauf an, entspannen die Muskeln und vertreiben Toxizität. Sie wirken zuverlässig und schnell.

Zur Vorbereitung des Wickels nehmen Sie ein Stück weißen Wollflanell (Baumwollflanell geht auch), schneiden es in drei gleich große Stücke, die groß genug sind, um die betroffene Stelle abzudecken. Die reguläre Größe beträgt 23 x 28 cm.

Legen Sie eins der Flanellstücke auf eine flache Oberfläche und bestreichen Sie es mit einer dünnen Schicht Rizinusöl. Nun das zweite Flanelltuch darüber legen und ebenfalls mit Rizinusöl bestreichen. Das dritte Tuch darüber legen, so dass eine Art Dreifach-Sandwich entsteht. Dieses Paket auf die schmerzende Stelle legen und mit einer etwas größeren Kunststofffolie abdecken, um Flecken auf Bettzeug oder Nachtwäsche zu vermeiden. Durch eine elastische Bandage, Pflaster oder andere geeignete Materialien dafür sorgen, dass alles an seinem Platz bleibt und nicht verrutscht. Auf das Ganze kommt schließlich noch eine handwarme (nicht heiße) Wärmflasche. Sie ist einem elektrischen Wärmekissen vorzuziehen, dessen elektromagnetische Strahlung störend auf das Energiefeld des eigenen Körpers einwirkt.

Der Wickel kann für einige Stunden oder auch den ganzen Tag und die folgende Nacht drauf bleiben, wenn das Wasser in der Wärmflasche beim Abkühlen durch warmes Wasser ersetzt wird. Deer Rizinusöl-Wickel verstärkt die Heilungsvorgänge in der Leber, was bei einigen Patienten zu leichten Beschwerden geführt hat. Bei derartigen Fällen wurde der Wickel entfernt und zu einer anderen Zeit wieder eingesetzt. Er kann aufbewahrt und wieder verwendet werden. Einige Patienten erzielten die besten Erfolge mit abwechselnden Lehm- und Rizinusöl-Wickeln, was völlig in Ordnung ist.

Lehmpackungen

Lehmpackungen helfen, „aktive" Entzündungen rund um arthritische Gelenke, Tumore oder in anderen Bereichen, wo Flüssigkeit zurückgehalten wird, zu lindern. Das bekannteste Präparat in Deutschland ist Luvos Heilerde®,

* Unter einem Wickel oder einer Packung verstehen wir eine eng anliegende Einhüllung des Körpers oder eines Körperteils in ein inneres, meist feuchtes Tuch und zwei äußere, trockene Tücher.

das äußerlich für Packungen bzw. Wickel verwendet wird und innerlich als Luvos Heilerde Ultra®; im englischsprachigen Raum ist Montmorillonite die bekannteste Lehmart. Die Packungen helfen auch, Toxine über die Haut zu absorbieren. Nimmt man die Luvos Heilerde Ultra® mit Pfefferminztee (1/4 bis 1/2 TL pro Tasse) ein, dann lindert sie sogar Durchfall wie auch allgemeine Lebensmittelvergiftungen. Packungen werden seit langem in vielen Teilen der Welt eingesetzt. Um den Kopf herum aufgetragen können sie selbst Kopfschmerzen und Krampfanfälle lindern.

Zur Vorbereitung der Packung das trockene Lehmpulver mit genügend heißem destillierten Wasser vermengen, so dass eine streichbare Paste daraus wird, die weder zu flüssig noch zu trocken ist. Danach auf ein sauberes weißes Tuch eine ca. 2 - 3 mm dicke Schicht auftragen. Auf die betroffene Stelle aufbringen und mit einem Stück Plastik sowie einem Wolltuch abdecken. Ist die Packung gut befestigt, kann sie für zwei bis drei Stunden einwirken; danach bzw. wenn sie angetrocknet ist, wird sie entfernt und weggeworfen. Packungen können je nach Bedarf zwei oder drei Mal am Tag angewendet werden. Sie dürfen allerdings nie auf offene Wunden angebracht werden.

Hyperthermie (Hydrotherapie)

Wenn der Patient unter Schmerzen (vor allem Knochenschmerzen) leidet oder sich nicht gut fühlt, weil die erwartete Heilreaktion noch nicht stattgefunden hat, können verschiedene Maßnahmen hilfreich sein. Eine davon ist Hyperthermie, eine Warmwasserbehandlung. Dabei wird der Patient bis zum Kinn in eine Wanne mit nicht-fluoridiertem heißem Wasser gelegt. Das Wasser sollte erheblich wärmer als reguläres Badewasser sein. Der Patient sollte sich zunächst einmal an die Temperaturen gewöhnen. Danach kann die Wassertemperatur durch Hinzuschütten von heißem Wasser noch mehr erhöht werden, bis auf 39° C, oder sogar noch etwas mehr. Die Behandlung verfolgt nicht nur den Zweck, die Blutzirkulation anzuregen (was schmerzlindernd wirkt), sondern beabsichtigt außerdem, die Temperatur des Patienten bis zu einem künstlichen Fieber zu erhöhen.

Malignes Gewebe reagiert empfindlich auf Temperaturerhöhung und kann durch Fieber abgetötet werden. Es ist folglich extrem heilsam, die Körpertemperatur auf 39° C oder sogar mehr zu erhöhen. Wir haben noch nie ein Fieber beobachtet, das über 40° C hinausging. Körperlicher Schaden entsteht erst, wenn die Temperatur 41° C übersteigt. In jedem Fall sollte ein Pfleger oder Angehöriger das heiße Bad überwachen und die Temperatur regelmäßig mit einem Badethermometer überprüfen. Der Patient verliert beim Baden durch das Schwitzen Flüssigkeit. Um dies auszugleichen, kann er heißen Kräutertee trinken. Ein kaltes (nicht eiskaltes) Tuch, auf die Stirn des Patienten gelegt, trägt enorm dazu bei, das heiße Bad angenehmer zu gestalten, das in der Regel nicht länger als 20 Minuten dauern sollte. Danach den Patienten schnell mit angewärmten Handtüchern abtrocknen und sofort ins warme Bett legen. Auf diese Weise kann die Körpertemperatur langsam wieder zu normalen Werten zurückkehren.

Hyperthermie sollte nicht bei Patienten mit Herzproblemen, Bluthochdruck oder Atembeschwerden angewandt werden. Auch Menschen, die aufgrund ihres Alters ein schwaches Herz haben und in einer schlechten Verfassung sind, sollten davon Abstand nehmen. Grundsätzlich darf diese Behandlung niemals mit fluoridiertem Wasser angewendet werden.

Um die Wirkung der Hyperthermie noch zu verstärken, erhalten einige Krebspatienten etwa 15 Minuten vor dem Bad eine intravenöse Injektion mit Laetrile. Das auch unter dem Namen Vitamin B17 bekannte Laetrile wird aus Aprikosenkernen gewonnen. Es ist nicht toxisch, obwohl es einen Anteil Cyanid enthält. Laetrile schädigt normale, gesunde Zellen nicht, da diese das Enzym Rhodanase enthalten, welches den Cyanid-Anteil neutralisiert. Tumorzellen jedoch fehlt dieses Enzym, weshalb Laetrile in der Lage ist, sie zu attackieren und zu zerstören. Durch Versuche konnte festgestellt werden, dass nach einer Laetrile-Injektion die Temperatur des Tumors um bis zu 1° C steigt. Wird die Körpertemperatur des Patienten infolge Hyperthermie noch weiter angehoben, dann hilft dies noch zusätzlich, Tumorgewebe zu attackieren und zu zerstören.

Sauerstoffbehandlungen

Zwei Verbindungen mit zusätzlichem Sauerstoff haben sich als gute Hilfsmittel in der Schmerzbehandlung bewährt. Die eine ist Wasserstoffperoxid (H_2O_2), also Wasser (H_2O) mit einem weiteren Sauerstoffatom mit nur einer einzigen Bindungsstelle.

Die andere Basisverbindung besteht aus Sauerstoff (O_2), an den ebenfalls ein weiteres Sauerstoffatom angehängt sein kann, wodurch O_3 (Ozon) entsteht. Ozon hat den Ruf, ein Reizmittel zu sein. Wird es jedoch bei Sauerstoffbehandlungen richtig eingesetzt, ist es eine wirksame Hilfe für die Schmerztherapie und Heilung.

Die Ozonbehandlung (90 % Sauerstoff auf 10 % Ozon) hat folgenden Nutzen:

- Keime und Viren werden attackiert und abgetötet.
- Tumorgewebe wird zerstört.
- Die Sauerstoffsättigung im Blutkreislauf wird erhöht.
- Die Behandlung bindet toxische freie Radikale und hilft dem Körper bei deren Ausscheidung.

H_2O_2 (Wasserstoffperoxid) ist in Apotheken erhältlich und kostet nicht viel. In den meisten Fällen bekommt man es als 3%ige Lösung. Es lässt sich sicher auf die Haut auftragen und kann auch dem (nicht fluoridierten!) Badewasser beigegeben werden. Bei Letzterem gibt man ca. zwei Liter ins Badewasser. Noch effektiver ist es, wenn man das Peroxid nach dem heißen Baden direkt in die Haut einmassiert. Auf diese Weise wird es über die Hautporen absorbiert und gelangt so direkt in den Blutkreislauf.

Es ist weit schwieriger, eine Ozonbehandlung zu erhalten, denn diese erfordert einen speziellen Ozongenerator, der in der Regel für speziell ausgebildete Personen verfügbar ist. Es gibt auch Ozongeneratoren, die das Ozon direkt ins Badewasser leiten, doch sind sie teuer, erfordern einen Ozontank und können für die Verwendung zu Hause nicht empfohlen werden.

Rebounding auf dem Trampolin

Leichtes „Springen“ auf einem kleinen Trampolin erscheint zunächst mal überraschend in Bezug auf Schmerzbehandlung, doch kann es sehr wirksam sein. Der Patient sollte verstehen, dass er auf dem Trampolin nicht heftig hoch- und runterspringen darf. Es geht nur darum, dass er die Fersen anhebt, so als würde er auf der Stelle gehen. Die Bewegung verursacht eine Gewichtszunahme auf dem Weg nach unten, während sich der Patient auf dem höchsten Punkt des Zurückfederns für einen Moment schwerelos fühlt. Dies stimuliert und erhöht die lymphatische Zirkulation, die im Gegenzug dabei hilft, Blockaden und Schmerzen zu überwinden. Dieses sanfte „Gehen“ auf dem Trampolin kann täglich fünf bis sechs Mal wiederholt werden. Jede Übung sollte dabei nicht länger als 30 Sekunden dauern.

Die „Trias“

Dr. Gerson hat diese Kombination von drei Tabletten in vielen Fällen erfolgreich angewandt. Ist der Patient einmal ausreichend entgiftet, dann wirken die drei Tabletten der Trias in ihrer Kombination nach wie vor sehr viel stärker als allein zur Linderung von Schmerzen wie auch bei Schlafstörungen.

Man nimmt dazu eine normale Aspirintablette, eine Tablette Vitamin C (500 mg) und eine Tablette des in der Therapie regulär angewandten Niacin (50 mg). Diese Kombination kann bis zu fünf Mal pro Tag eingenommen werden, bei Bedarf alle vier Stunden.

Quellennachweis

1. Drugs and Chemicals of Concern: Summary of Medical Examiner Reports on Oxycodone-Related Deaths. U.S. Department of Justice, Drug Enforcement Administration, Office of Diversion Control.
www.deadiversion.usdoj.gov/drugs_concern/oxycodone/oxycontin7.htm

Kapitel 16

Heilreaktionen verstehen

Die auch als „Heilkrisen“ bekannten Heilreaktionen sind ein wesentlicher Teil der Gerson-Therapie. Wichtig ist, dass die Patienten ihre Natur und Funktion verstehen, bevor sie mit der kompletten Therapie beginnen, denn Heilreaktionen sind in gewisser Weise paradoxe Erfahrungen: Obwohl sie zahlreiche unangenehme Symptome mit sich bringen können, sollten sie als Beweis dafür angesehen werden, dass die Therapie angesprochen hat und gut funktioniert.

Im Folgenden zeigen wir auf, wie/in welcher Form und wann dieser notwendige Prozess aller Wahrscheinlichkeit nach einsetzt. In der Regel geht es den Patienten nach den ersten Tagen des kompletten Gerson-Programms besser. Sie haben weniger Schmerzen, einen besseren Appetit und sehen bzw. fühlen, wie sich externe oder intern tastbare Tumore verkleinern. Natürlich werden sie durch diese positiven Entwicklungen enorm ermutigt. Dies ist der Moment, die Patienten daran zu erinnern, dass eine Heilreaktion schon im Anzug sein kann und ihnen zu erklären, wie diese den Entgiftungsprozess vorantreiben wird. Ohne diese gründliche Vorbereitung wäre der plötzliche Umbruch von einer gesundheitlichen Verbesserung ins genaue Gegenteil nur schwer zu ertragen!

Wird der Körper nun zum ersten Mal vom fortgeschrittenen Krebs (oder anderen chronischen Erkrankungen) in eine andere Richtung bewegt, nämlich die der Heilung, dann springt die von Dr. Gerson als „Heilmechanismus“ bezeichnete Maschinerie an und das Immunsystem wird wieder aktiviert. Der Körper produziert eine heilende Entzündung und löst Toxine aus den Geweben. Dadurch entsteht eine massive toxische Belastung, die aus der Leber ausgeleitet werden muss. Dieser Prozess kann manchmal von einem heilenden Fieber wie auch Anfällen von Depression und Panik begleitet werden.

Außerdem kann es oben drauf noch zu Übelkeit, toxischem Stuhl, Appetitlosigkeit und sogar einer Aversion gegen jedwede flüssige (vor allem grüne Säfte) oder feste Nahrung kommen. Es können auch vermehrt Blähungen und Schwierigkeiten mit den Kaffee-Einläufen auftreten – letztere meist verursacht durch die erhöhte toxische Belastung der Leber. Ohne vorherige Warnung können die Patienten das Gefühl bekommen, ihre Verfassung verschlechtere sich. Sie fühlen sich schwach und sehr unbehaglich, ihnen ist übel. Bisweilen kommen selbst frühere Schmerzen, die sich bis dato verringert hatten, in gewissem Ausmaß zurück. Mit dem Risiko einer Depression, einer der möglichen Nebenwirkungen, kann es sogar vorkommen, dass die Patienten sich fragen, ob nicht die Gerson-Therapie ihre ganze Situation verschlechtert. Der erfahrene Gerson-Therapeut ist in der Lage, diese Symptome als Signale einer äußerst willkommenen Heilreaktion zu erkennen, dem Patienten Sicherheit zu geben und seine Panik zu zerstreuen.

Die erste Heilreaktion ist meist relativ kurz, da der Körper aufgrund seiner geschwächten Verfassung noch nicht in der Lage ist, eine tiefgreifende Heilung in Gang zu setzen und gerade erst einmal damit beginnt, auf die erfolgten Therapiemaßnahmen anzusprechen. Selbst dieser frühe Start kann beeindruckende Resultate mit sich bringen. Neben dem Angriff auf die malignen Gewebe beginnt der Körper außerdem, alte Verletzungen, Frakturen, schlecht verheilte Narben und andere ernste Erkrankungen zu heilen, darunter auch langjährigen Bluthochdruck und sogar altersbezogenen Diabetes. Dieser Prozess kann nicht zurückgehalten oder gestoppt werden, da der Körper nicht in der Lage ist, selektiv zu heilen. Mit anderen Worten: Der Körper heilt nicht nur die gegenwärtige lebensbedrohliche Erkrankung, sondern beseitigt auch alle anderen Schäden, egal ob diese alt oder neu sind. Das ist es, was die Gerson-Therapie in ihrer Totalität ausmacht. Dank der Therapie haben Krebspatienten ihre Allergien, langjährige Migräne, Arthritis, Fibromyalgie und andere Erkrankungen überwunden, unter denen sie viele Jahre gelitten haben.

Wie reagieren die Patienten auf solche Heilreaktionen? Dies kann, basierend auf den Reaktionen der Mehrzahl der beobachteten Fälle, nur allgemein beantwortet werden. Da jeder Mensch einzigartig ist und außerdem eine andere medizinische Vergangenheit mit unterschiedlichen (Vor)Schädigungen hat, ist auch jede Heilreaktion anders. Genauso ist es unmöglich, Patienten im Vorhinein eine exakte Antwort auf die Frage zu geben, wie lange die Reaktion andauern wird.

In vielen Fällen verläuft die erste Reaktion mild und erstreckt sich nur von einigen Stunden bis hin zu einem oder zwei Tagen. Die zweite Heilkrise dauert in der Regel länger und verläuft auch um einiges heftiger, da Körper und Immunsystem bereits zu einem gewissen Grad entgiftet sind. Die in den frischen Säften enthaltenen Enzyme haben zu einer Stärkung von beiden beigetragen, was durch die Medikation noch unterstützt wurde. Als Folge davon ist der Organismus nun in der Lage, noch stärker zu reagieren.

In den meisten Fällen erfolgt diese zweite Heilreaktion um die sechste Therapiewoche herum. Die dritte Reaktion findet üblicherweise zwischen der 12. und 14. Behandlungswoche statt. Sie ist die heftigste von allen.

Wir möchten noch einmal ausdrücklich darauf hinweisen, dass es sich hierbei nicht um einen konkreten Zeitplan handelt, sondern dass diese Angaben auf den Erfahrungen beruhen, die wir bei der Mehrzahl der Fälle beobachten durften.

Wichtig auch: Patienten, die zuvor mit Chemotherapie behandelt wurden, zeigen meist andere Reaktionen (s. Kap. 18)!

Was kann man für den in der Heilkrise befindlichen Patienten tun, dem übel ist und der außerdem verärgert und bestürzt ist? Man sollte weder die Therapie abbrechen, noch mit den Säften oder Kaffee-Einläufen aufhören, denn das würde den Heilungsprozess drastisch unterbrechen. Wichtig ist es jetzt, dem Patienten zu helfen, die Beschwerden während der Heilkrisen zu überstehen. Hier sind die besten Tipps:

Übelkeit

Ist der Patient trotz Übelkeit in der Lage, die Säfte zu trinken, hören Sie um keinen Preis damit auf, diese regelmäßig anzubieten. Entwickelt der Patient eine heftige Aversion gegen den grünen Saft, erwärmen Sie diesen behutsam (ohne ihn zu verdünnen!) in einem warmen Wasserbad auf Körpertemperatur. Danach geben Sie den erwärmten Saft in den Einlaufbehälter und verabreichen ihn als rektale Infusion. Es handelt sich hier nicht um einen Einlauf und der Saft sollte im Körper bleiben.

Der Patient sollte während der Infusion bequem im Bett liegen, die Beine wie in der Embryonalstellung angezogen – so lange, bis der Saft aufgenommen ist (12 - 15 Minuten). Wenn das nicht ausreicht und der Patient dann auf der Toilette einigen Saft ausscheidet, muss er das nächste Mal 20 Minuten warten. Patienten, die vorübergehend nicht in der Lage sind, Säfte zu trinken, können sie rektal als Infusion erhalten – und zwar alle, mit Ausnahme des Orangensaftes.

Sie sollten zudem ermutigt werden, warmen Haferschleim zu trinken und auch ganz viel Pfefferminztee. Das geschieht teils, um den Magen zu beruhigen, teils, um die notwendige Flüssigkeit, die der Patient andernfalls über die Säfte erhalten würde, zu sich zu nehmen.

Zur Zubereitung des Haferschleims geben Sie ca. 30 g Haferflocken zusammen mit 150 ml Wasser in einen Topf. Zum Kochen bringen und für 10 bis 15 Minuten auf kleiner Flamme köcheln lassen. Danach durch ein Teesieb geben, um alle festen Bestandteile zu entfernen. Drücken Sie die Haferflocken so fest wie möglich durch das Sieb, um eine Flüssigkeit zu erhalten, die dicker ist als Wasser. Warm verzehren.

Patienten, die während der Heilkrise extrem empfindlich auf die Säfte reagieren, können den Haferschleim zusammen mit den Säften trinken. Dazu 60 ml Haferschleim in ein Glas geben und mit ca. 180 ml Saft (nicht mehr!) auffüllen.

Pfefferminztee hilft bei Übelkeit, Verdauungsbeschwerden und Blähungen. Pfefferminze oder grüne Minze kann gut im Hausgarten gezogen werden und wächst schnell. Ein gehäufter Esslöffel der frischen Minze ergibt eine Tasse Tee. Mit kochendem, destilliertem Wasser auffüllen, abdecken und für 12 bis 15 Minuten ziehen lassen. Danach durch ein Sieb filtern. Bei Teebeuteln auf biologischen Anbau achten. Ein Teebeutel reicht für zwei Tassen. Bei Verwendung loser Blätter (empfehlenswert!) einen Esslöffel der Blätter in einen Topf geben, zwei Tassen kochendes destilliertes Wasser darüber gießen und wie oben beschrieben fortfahren.

Wir empfehlen, über Nacht eine Thermoskanne mit Pfefferminztee auf den Nachttisch zu stellen – für den Fall, dass der Patient Durst bekommt.

Schmerzen

Rizinuswickel und/oder Lehmpackungen können lokal angewendet werden (s. Kap. 15). Der Patient ist wahrscheinlich geschwächt und sollte im Bett bleiben. Falls der Patient nicht vor dem Beginn der Gerson-Therapie heftige Dosen Morphium erhalten hat, kann man ihm auch die „Trias" verabreichen. Sie besteht aus einer Tablette Aspirin, einer 500 mg Tablette Vitamin C (Ascorbinsäure, kein Natriumascorbat) und einer 50 mg Tablette Niacin. Diese Trias kann bei Bedarf alle vier Stunden eingenommen werden. Nach vorangegangener Medikation mit Morphium oder anderen starken Schmerzmitteln braucht es Zeit, bis der Körper von den Medikamenten gereinigt ist. Erst dann kann die Trias wirken. Versuchen Sie es weiter, die Wirkung wird schließlich erfolgen.

Depression

Dr. Gerson erwähnt, dass es nicht unüblich ist, wenn die Patienten während der Heilkrisen depressiv werden, vorübergehend jede Hoffnung verlieren und sogar längere Weinanfälle durchleben.[1] Diese emotionalen Ausbrüche erfolgen parallel zu den Entgiftungsversuchen des Körpers: Körper und Geist lassen sich nicht trennen (s. Kap. 24).

Oft hilft ein zusätzlicher Einlauf, den Aufruhr zu erleichtern. Es ist auch möglich, dass der Patient völlig grundlos einen Streit mit der Pflegeperson vom Zaun bricht. Das ist weniger überraschend, wenn man die metabolische Tatsache in Betracht zieht, dass Aggression mehr Adrenalin erzeugt, wodurch sich der Patient tatsächlich besser fühlt! Die Pflegekraft sollte sich diese ungerechtfertigten Attacken oder Beschuldigungen nicht zu Herzen nehmen. Der Patient kann diese Ausbrüche nicht kontrollieren und bedauert sie anschließend in der Regel sehr. Auch dieses Problem lässt sich oft durch einen Kaffee-Einlauf lösen. Dieser Teil der Heilreaktion sollte als psychologische Reinigung betrachtet werden. Ist die Heilkrise überstanden, wird der Patient wieder optimistisch und nach vorne in die Zukunft schauen.

Schwierigkeiten mit Kaffee-Einläufen

Details hierzu siehe im Kapitel 13.

Fieber

Fieber ist eine äußerst willkommene Antwort seitens des Immunsystems und hilft, das maligne Gewebe zu attackieren. Versuchen Sie nicht, das Fieber durch die Einnahme von Aspirin oder anderen Medikamenten zu unterdrücken. Machen Sie es dem Patienten bequem und legen Sie ein feuchtes Tuch, das in kaltem (nicht eiskaltem) Wasser ausgewrungen wurde, auf seine Stirn. In fast 30 Jahren haben wir niemals beobachtet, dass die Körpertemperatur auf Werte angestiegen ist, die Gehirn oder Leber schädigen könnten (d.h. über 41° C). Der höchste Fieberwert betrug 40,3° C. Das ist nicht angenehm, aber auch nicht bedrohlich. Da die Therapie die Selbstheilungskräfte des Körpers aktiviert, wird auch das Fieber nicht künstlich erzeugt – und der Körper heilt sich niemals selbst zu Tode!

Zusammenfassung

Die aufgeführten Maßnahmen zeigen Wege auf, mittels derer die Symptome des sich heilenden Patienten gelindert werden können. Bitte seien Sie sich dennoch bewusst, dass Heilkrisen viele verschiedene Formen annehmen können.

Fallbeschreibungen

Eine Patientin erholte sich von einem stark metastasierenden Melanom und baute nun zügig Tumorgewebe ab. Eines Tages rief ihr Sohn in der Klinik an und sagte: „Meine Mutter lief vergangene Nacht völlig orientierungslos durchs Haus. Sie redete wirres Zeug und sprach mit sich selbst. Wir brachten sie zurück ins Bett. Als sie am Morgen nicht richtig aufwachte und in einem halb wachen Zustand vor sich hindämmerte, brachten wir sie in die Notaufnahme des nächsten Krankenhauses. Dort teilte der behandelnde Arzt uns mit, dass ihr Melanom natürlich bis ins Gehirn gestreut hätte und sie nun sterben würde. Was sollen wir tun?“

Der Gerson-Therapeut drängte ihn, sie sofort aus dem Krankenhaus zu holen und nach Hause zu bringen. Er verordnete Kaffee-Einläufe im Rhythmus von zwei Stunden, und das rund um die Uhr. Die Patientin hatte das Tumorgewebe schnell abgebaut und die Toxine erneut aufgenommen, bevor ihr Körper sie ausscheiden konnte. Die Toxine konnten dadurch im Körper zir-

kulieren und hatten das Gehirn erreicht. Aber anstatt ihr mehr Kaffee-Einläufe zu verabreichen, hatte man sie wieder ins Bett gesteckt. Im Verlauf der Nacht wurde noch mehr Tumorgewebe abgestoßen, was dazu geführt hatte, dass sie sich am Morgen in einem halb bewusstlosen Zustand befand. Die nun alle zwei Stunden und rund um die Uhr erfolgenden Kaffee-Einläufe beseitigten das Problem und sie erholte sich zunehmend.

Ein Patient mit Kieferkarzinom litt unter ganz anderen Beschwerden. Teile seines Kiefers und Gaumens waren operativ entfernt worden, aber dann hatte der Krebs auch die Lungen befallen. Innerhalb von fünf Tagen nach dem Start der Behandlung bekam er so heftige Schmerzen im rechten Bein, dass er im Bett bleiben musste. Wie wohl jeder andere Krebspatient vermutete auch er sofort, der Krebs habe durch die Gerson-Therapie gestreut. Die Röntgenuntersuchung seines Beines offenbarte jedoch eine alte Verletzung des Schienbeines, die nun begonnen hatte, zu heilen. Es gab keine Anzeichen für einen Tumor und in ein paar Tagen war sein Bein vollständig geheilt.

Ein weiterer interessanter Fall ist der eines Melanom-Patienten, der während des II. Weltkrieges an Malaria erkrankt gewesen war. Für viele Jahre hatte er zunächst Quinine und später Atabrine eingenommen, bevor er irgendwann damit aufgehört hatte. Als Folge erlitt er zwei Mal pro Jahr einen Malaria-Anfall. Eines Tages vernahm er wieder einmal erste Anzeichen eines Malaria-Anfalls. Der übliche Schüttelfrost wie auch das Fieber blieben diesmal jedoch aus. Kurz darauf entwickelte sich ein Tumor. Die Operation ergab, dass es sich um ein malignes Melanom handelte. Als nach einigen Monaten der nächste Tumor diagnostiziert wurde, suchte der Patient die Gerson-Klinik auf. Innerhalb weniger Tage entwickelte er die für Malaria typischen Symptome Schüttelfrost und Fieber. Der Parasit war also immer noch in seinem Körper, doch als das Immunsystem ihn zuletzt im Stich gelassen hatte, war er noch nicht mal in der Lage, Fieber zu entwickeln. Die Gerson-Therapie versetzte sein Immunsystem wieder in die Lage, zu reagieren. Er erlitt einen typischen „Malaria-Anfall", bei dem sein Fieber bis auf 40,2° C anstieg. Gegen Morgen fiel das Fieber wieder etwas, doch musste er eine weitere Nacht mit Schüttelfrost und hohem Fieber durchmachen. Die Gerson-Therapeuten unternahmen nichts, um das Fieber zu senken oder zu blockieren. Stattdessen machten sie es ihm trotz der Anfälle so bequem wie möglich. Am zweiten Morgen war der neue Tumor um mehr als 80 % geschrumpft und damit nahezu verschwunden. Das war dank des wiederhergestellten Immunsystems möglich. Der Patient erlitt in der Folge nie wieder einen Malaria-Anfall.

Eine Frau mittleren Alters kam mit folgenden Diagnosen in die Gerson-Klinik: Metastasierendes Melanom, Diabetes Typ II im Frühstadium sowie schwere Arthrose mit Gelenkveränderungen an der rechten Hand. Innerhalb von nur drei Wochen war anhand von Blut- und Urintests kein Diabetes mehr nachweisbar. Ihre vormals schmerzhaft verformten Finger hörten auf zu schmerzen und wurden allmählich wieder gerade. Ein paar Monate später wachte sie nachts zu Hause durch einen quälenden stechenden Schmerz auf der rechten Bauchseite auf. Die Stelle hatte sich dunkelrot verfärbt und war sehr heiß. Nach anfänglicher Panik erkannte sie, dass sich die Symptome um ihre Blinddarmnarbe herum befanden. Sie erinnerte sich, dass ihr vor 35 Jahren der Blinddarm entfernt worden war. Die Symptome gingen nicht nur schnell vorbei, auch die zurückbleibende Narbe war danach kaum noch sichtbar und schmerzte nicht mehr.

Dies sind nur einige ganz zufällig zusammengestellte Beispiele. Dabei sollte nicht vergessen werden, dass so gut wie jeder Patient eine lange Geschichte gesundheitlicher Probleme mit sich bringt, die während der Heilreaktion wieder reaktiviert werden, um dadurch vollständig abzuheilen. Das können frühere Lungenentzündungen sein, die erneut Brustschmerzen und Schleim produzieren; alte angeblich verheilte Frakturen, die während der Heilkrise noch einmal aufflammen, um dann komplett zu heilen sowie auch vorübergehend erhöhte Cholesterinwerte, wenn Plaque in Venen und Arterien abgebaut und entfernt wird. Die Heilreaktionen lassen sich daran erkennen, dass sie in der Regel nur einige Tage andauern und es dem Patienten danach sehr viel besser geht. Falls diese Symptome länger dauern, empfiehlt sich ein Blut- und Urintest. So kann sichergestellt werden, dass es sich bei der zugrunde liegenden Ursache anstelle der Heilreaktion nicht um eine schwere Infektion handelt. Auch eine gelegentliche schwere Dysbalance des Mineralstoffhaushaltes ist möglich, welche zur Ausbalancierung des Blutes einer intravenösen Injektion bedarf.

Quellennachweis

1. Gerson M. Eine Krebstherapie – 50 Fälle. 30 Jahre klinische Erfahrung in der Behandlung fortgeschrittener Krebsfälle durch Diät-Therapie. AKSE-Verlag, Wörthsee. 2010. S. 144-145.

Kapitel 17

Die komplette Therapie

Die komplette Therapie wird Krebspatienten empfohlen, die weder ernsthaft geschwächt sind noch mit Chemotherapie vorbehandelt wurden. Der Stundenplan in Tabelle 17-1 deckt die ersten drei oder vier Wochen der Behandlung ab. Tabelle 17-2 listet die danach möglichen Lockerungen der Diät auf.

Hinweise für Tabelle 17-1

- Zur Erklärung der Medikation bitte Kapitel 14 lesen. Die Tabelle 17-1 gilt im Prinzip für die ersten drei bis vier Wochen; danach sollte sichergestellt sein, dass die Medikation heruntergesetzt wird – im Prinzip gemäß den Anweisungen der Tabelle 17-2.
- Legen Sie bitte eine neue unbeschriebene Tabelle an, um spätere Änderungen der Medikation oder Reduzierungen der Häufigkeit der Einläufe wie auch der Leber-Injektionen eintragen zu können.
- Rizinusöl-Einläufe werden jeden zweiten Tag durchgeführt oder wie von Ihrem Gerson-Therapeuten verordnet.
- Hinweise zur Durchführung der vollen, intensiven Therapie finden Sie von Kapitel 9 bis Kapitel 13. Bitte lesen Sie das alles sorgfältig durch.

Hinweise für Tabelle 17-2

- Die Schilddrüsenmedikation sollte, abhängig von der klinischen Situation und den Testergebnissen, angepasst werden.

Tabelle 17-1 Stundenplan für den regulären Krebspatienten

Zeit	Einlauf	Mahlzeit	Leinöl (EL)	Acidol Pepsin (Kps.)	Saft (je 250 ml)	Kalium-Mischung (TL)	Lugol 1/2 (Tr.)	Schild-drüsen-Extrakt*	Niacin (mg)	Leber (Kps.)	Pankreatin (Tbl.)	Leber und B12 Injektion (3cc Leber, 1/20 cc B12)
6:00	Kaffee										3	
8:00		Frühstück		2	Orangen	4	3	1	50			
9:00					Grün	4						
9:30					Apfel-Karotte	4	3					
10:00	Kaffee				Apfel-Karotte	4	3	1	50			
11:00					Karotte					2		Jeden Tag
12:00					Grün	4					3	
13:00		Mittagessen	1	2	Apfel-Karotte	4	3	1	50			
14:00	Kaffee				Grün	4						
15:00					Karotte					2		
16:00					Karotte					2	3	
17:00					Apfel-Karotte	4	3	1	50			
18:00	Kaffee				Grün	4			50		3	
19:00		Abendessen	1	2	Apfel-Karotte	4	3	1	50			
22:00	Kaffee											

Kps. = Kapsel, Tbl. = Tablette, Tr. = Tropfen, EL = Esslöffel, TL = Teelöffel, mg = Milligramm, cc = Kubikzentimeter

* Für den Schilddrüsen-Extrakt wird als „Normaldosis" in USA 1 grain angegeben.
Bei uns empfiehlt sich die hochdosierte Gabe von SD-Extrakt fünf Mal täglich, wobei die Dosierung individuell festzulegen ist (s. Kap 14).

Tabelle 17-2 Jahresplan für den regulären Krebspatienten

Zahl der Wochen	Säfte	Mahlzeiten und Leinöl	Acidol Pepsin (Kps.)	Kalium-Mischung (TL)	Schilddrüsen-Extrakt*	Lugol 1/2 (Tr.)	Niacin (Tbl.)	Pankreatin (Tbl.)	Leber und B12 Injektion (3cc Leber, 1/20 cc B12)	Kaffee-Einläufe	Rizinusöl-Einläufe
2-3	1 Orange 5 Apfel-Karotte 4 Grüne 3 Karotte	Reguläre Mahlzeiten; 2 EL Leinöl dazu geben	3 x 2	10 x 4	5 x 1	6 x 3	6 x 1	4 x 3	1 täglich	Alle 4 Std.	Jeden 2. Tag
3	s.o.	Reguläre Mahlzeiten; 1 EL Leinöl dazu	3 x 2	10 x 2	3 x 1/2	6 x 1	6 x 1	4 x 2	1 täglich	Alle 4 Std.	Jeden 2. Tag
5	s.o.	s.o.	s.o.	8 x 2	2 x 1/2	6 x 1	6 x 1	4 x 2	1 täglich	Alle 4 Std.	Jeden 2. Tag
4	s.o.	100 g Joghurt hinzu	s.o.	8 x 2	3 x 1/2	6 x 1	6 x 1	4 x 2	1 täglich	Alle 4 Std.	Jeden 2. Tag
5	s.o.	200 g Joghurt hinzu	s.o.	8 x 2	3 x 1/2	6 x 1	6 x 1	4 x 2	1 täglich	Alle 4 Std.	2 pro Woche
4	s.o.	2 x 120 g Joghurt hinzu	s.o.	8 x 2	3 x 1/2	6 x 1	6 x 1	4 x 2	1 täglich	3 pro Tag	2 pro Woche
6	s.o.	s.o.	s.o.	8 x 2	2 x 1/2	6 x 1	6 x 1	4 x 2	Jeden 2. Tag	2 pro Tag	1 pro Woche
6	s.o.	Dasselbe, viel Rohes	s.o.	6 x 2	2 x 1/2	6 x 1	4 x 1	4 x 2	2 pro Woche	2 pro Tag	
6	s.o.	Dasselbe	s.o.	6 x 2	2 x 1/2	4 x 1	4 x 1	4 x 2	2 pro Woche	2 pro Tag	
9	s.o.	Dasselbe	s.o.	6 x 2	2 x 1/2	4 x 1	4 x 1	4 x 2	2 pro Woche	2 pro Tag	
9	s.o.	Dasselbe	s.o.	6 x 2	2 x 1/2		4 x 1	4 x 2	2 pro Woche	1 pro Tag	
7	s.o.	Dasselbe	s.o.	6 x 2	2 x 1/2	5 x 1	4 x 1	4 x 2	1 pro Woche	1 pro Tag	

Kps. = Kapsel, Tbl. = Tablette, Tr. = Tropfen, EL = Esslöffel, TL = Teelöffel, mg = Milligramm, cc = Kubikzentimeter

* Für den Schilddrüsen-Extrakt wird als „Normaldosis" in USA 1 grain angegeben.
Bei uns empfiehlt sich die hochdosierte Gabe von SD-Extrakt fünf Mal täglich, wobei die Dosierung individuell festzulegen ist (s. Kap 14).

Kapitel 18

Die angepasste Therapie für Patienten nach Chemotherapie und sehr geschwächte Patienten

Wichtig: Die Anpassungen gelten für beide Kategorien!

Zu der Zeit, als Dr. Gerson praktizierte, wurden die in der heutigen Chemotherapie verwendeten Medikamente gerade eingeführt. Ihre Wirkung war größtenteils nicht bekannt. Das erklärt, warum das klassische Buch von Dr. Gerson[1] an keiner Stelle auf die Chemotherapie verweist.
Der massive Einsatz dieser Behandlungsmethode basiert auf folgender Theorie, die erst in den Jahren nach Dr. Gersons Tod entstand: Die dem Krebspatienten verabreichten starken Gifte würden die malignen Zellen abtöten, den gesunden Zellen aber erlauben, sich zu regenerieren. Heutzutage wird diese Behandlungsmethode so gut wie überall auf der ganzen Welt eingesetzt. In einigen Fällen wird die Chemotherapie als adjuvante Therapie in Kombination mit anderen Verfahren angewendet. In anderen Fällen wird sie vor der Operation verabreicht, um den Tumor zu verkleinern, auch immer häufiger bei terminalen Fällen (d.h. im Endstadium). Wenn man sie fragt, geben viele Ärzte zu, dass Chemotherapie im besten Fall nur die Lebenserwartung um ein paar Monate verlängern, jedoch mit Gewissheit den Krebs nicht ausheilen kann.

Wir wollen hier nicht die positiven oder negativen Resultate der Chemotherapie diskutieren, die ausführlich von Ralph W. Moss[2] und vielen anderen beschrieben worden sind (s. Kap. 20). Wir befassen uns hier lediglich mit den Anpassungen, die im Gerson-Protokoll bei den Patienten vorgenommen werden müssen, welche im Vorfeld mit toxischen Chemikalien behandelt wurden.

Als die Therapie ab 1977, also 18 Jahre nach dem Tod von Dr. Gerson in der ersten Gerson-Klinik in Mexiko angewendet wurde, zögerten die dort behandelnden Ärzte zunächst, Patienten mit Chemotherapie anzunehmen. Es gab zu diesem Thema keinen Vermerk in seinem Buch „Eine Krebstherаpie“[3], das ihnen als exklusives Handbuch diente. Später, als sie mit der Behandlung immer vertrauter waren und deren positive Auswirkungen erlebt hatten, akzeptierten sie vorsichtig zwei Patienten, die im Vorfeld mit Chemotherapie behandelt worden waren und um Hilfe bettelten. Angesichts des zusätzlichen Schadens, den die hochtoxischen Chemotherapeutika dem Organismus zugefügt hatten, nahmen sie an, dass auch diese Patienten die regulären Entgiftungsmaßnahmen durchführen sollten, um die angesammelten Toxine aus ihrem Körper zu entfernen.

Entsprechend verordneten sie das strikte Intensivprotokoll inklusive der Behandlung mit Rizinusöl. Sie waren schockiert, als sie die Wirkung des Rizinusöls beobachteten, welches die Toxine zu schnell mobilisierte, wodurch diese in den Blutkreislauf kamen und die Patienten praktisch eine Überdosis an Chemotherapeutika erhielten. Sie mussten auf die Intensivstation verlegt werden und überlebten zum Glück beide. Durch diesen Vorfall lernten die Gerson-Ärzte, den mit Chemo vorbehandelten Patienten kein Rizinusöl zu verabreichen. Stattdessen arbeiteten sie ein reduziertes Therapieprogramm aus, bei dem weder die Leber überstrapaziert noch Toxine zu schnell abgegeben wurden.

Seitdem konnten wir beobachten, dass eine Reihe ehemaliger Chemo-Patienten auf lange Sicht wieder gesund wurden – die Fortschritte erfolgen hier jedoch langsamer. Hinzu kommt, dass der Körper aufgrund der Ladung synthetischer Chemikalien noch weitaus toxischer ist und deshalb die Ergebnisse weniger verlässlich sind. Siehe dazu Kap. 26 mit Krankengeschichten von Patienten, die nach erfolgloser Chemotherapie zum Sterben nach Hause geschickt worden waren – dann aber durch die Gerson-Therapie geheilt wurden.

Auch bei den mit Chemotherapie vorbehandelten Patienten kommt es zu Heilreaktionen (s. Kap. 16). Sie variieren allerdings in den ersten paar Monaten hinsichtlich ihrer Intensität. Eine größere Chemo-Heilreaktion findet bei diesen Patienten in der Regel nach ungefähr sechsmonatiger Gerson-Therapie statt, und sie unterscheidet sich von den Heilkrisen, die Patienten ohne vorherige Chemotherapie erleben. Der vorbelastete Patient erlebt beim Ausscheiden der in seinem Organismus abgelagerten toxischen Medikamente Nebenwirkungen, die – wenngleich weniger heftig – denen ähneln, die seinerzeit von der Chemotherapie verursacht wurden.

Sie beinhalten Haarausfall, Übelkeit, Mundwunden, Schmerzen, reduzierte rote und weiße Blutkörperchen, Schwäche und vorübergehend veränderte Laborergebnisse. Einige Patienten sind in der Lage, die Chemikalien zu riechen, die über die Haut ausgeschieden werden. Häufig bringen auch die Einläufe den Geruch der Chemikalien wieder zurück. Eine solche „Sechs-monats-Chemoreaktion" kann bis zu drei Wochen andauern, bis die Gifte wieder ausgeschieden sind. Danach geht es dem Patienten sehr viel besser. Die von der Chemotherapie verursachten Symptome lassen nach, das Blutbild verbessert sich wieder, die Tumore gehen schneller zurück, das Haar wächst wieder und die Energie kehrt zurück.

Nach dieser bedeutenden Reinigung kann eine andere wichtige Maßnahme, die Rizinusöl-Behandlung, vorsichtig dem Protokoll hinzugefügt werden. Der Patient beginnt zunächst nur mit dem Rizinusöl-Einlauf. Statt der üblichen Menge (s. Kap. 13) werden für zwei bis drei Wochen bis zu zwei Mal wöchentlich nur zwei Teelöffel Rizinusöl dem Kaffee-Einlauf beigegeben. Reagiert der Patient nicht zu stark, dann kann diese Menge auf vier Teelöffel für weitere drei Wochen erhöht werden.

Auch hier gilt: Erst wenn diese Menge gut vertragen wird, darf der Patient einen Teelöffel oral einnehmen. Direkt im Anschluss daran trinkt er wie üblich den heißen, gesüßten Kaffee. Fünf Stunden später führt er den Einlauf mit Rizinusöl durch – und das zwei Mal pro Woche. Danach ganz allmählich die oralen Gaben wie auch die Einläufe erhöhen – bis der Patient in der Lage ist, nicht nur die reguläre Rizinusöl-Behandlung, sondern auch die bis dato reduzierte Therapie in ihrer intensiven Form (wie bei den regulären Patienten) durchzuführen.

Tabelle 18-1 führt die modifizierte Behandlung für Patienten mit Chemotherapie und/oder extrem geschwächte Patienten im Detail auf.

Hinweise für Tabelle 18

- Legen Sie bitte eine neue unbeschriebene Tabelle an, um spätere Änderungen der Medikation oder Reduzierungen der Häufigkeit der Einläufe wie auch der Leber-Injektionen eintragen zu können.

- Bis auf Weiteres keine Rizinusöl-Behandlungen.

- Das genaue Behandlungsprotokoll mit Angabe der genauen Anzahl der Säfte, Einläufe, Medikationen etc., muss von einem Gerson-Therapeuten angepasst werden.

Tabelle 18 Stundenplan für den geschwächten Patienten oder nach Chemotherapie

Zeit	Einlauf	Mahlzeit	Leinöl (EL)	Acidol Pepsin (Kps.)	Saft (je 250 ml)	Kalium-Mischung (TL)	Lugol 1/2 (Tr.)	Schild-drüsen-Extrakt*	Niacin (mg)	Leber (Kps.)	Pan-kreatin-Tbl.	Leber und B12 Injektion (3cc Leber, 1/20 cc B12)
8:00		Frühstück		2	Orangen	2	1	1	50	2	3	
9:00	Kaffee				Grün	2						
10:00					Apfel-Karotte	2	1		50			
11:00					Karotte							
12:00					Grün	2						
13:00		Mittagessen	1	2	Apfel-Karotte	2	1	1	50	2	3	1 pro Tag
14:00	Kaffee				Grün	2						
17:00					Apfel-Karotte	2	1		50		3	
18:00	Kaffee				Grün	2						
19:00		Abendessen	1	2	Apfel-Karotte	2	1	1	50	2	3	

Kps. = Kapsel, Tbl. = Tablette, Tr. = Tropfen, EL = Esslöffel, TL = Teelöffel, mg = Milligramm, cc = Kubikzentimeter
* Für den Schilddrüsen-Extrakt wird als „Normaldosis“ in USA 1 grain angegeben.
Bei uns empfiehlt sich die hochdosierte Gabe von SD-Extrakt fünf Mal täglich, wobei die Dosierung individuell festzulegen ist (s. Kap 14).

Der Einfachheit halber finden Sie hier eine Zusammenfassung der im Therapieplan enthaltenen Substanzen:

- Je 10 Gläser à 250 ml der ganzen Palette frisch gepresster Säfte (z.B. Apfel-Karotte, grüne Säfte und Orangensäfte), bei extrem geschwächten Patienten auf 8 Gläser pro Tag reduzieren; alternativ 10 kleinere Gläser (je 120-180 ml) verabreichen. Bei extrem geschwächten Patienten kann jedem Glas Saft bis zu 60 g durchgeseihter Haferschleim hinzugefügt werden. Das erleichtert die Verdauung (s. Kap. 16).
- 18 TL der Kalium-Mischung (2 TL in jeden der 9 Säfte)
- Schilddrüsen-Extrakt je nach Befunden
- 5 Tropfen der Lugol'schen Lösung (1/2 Stärke)
- 5 Tabletten à 50 mg Niacin (bei Blutungen sofort weglassen!)
- 6 Kapseln Acidol Pepsin
- 12 Tabletten Pankreatin
- 3 cc Leberextrakt mit 50 mcg B12 (täglich 1 intramuskuläre Injektion)
- Kaffee-Einläufe
- 200 - 600 mg CoQ10, behutsam mit 50 mg täglich starten und vorsichtig erhöhen

Die Mahlzeiten sind unverändert und beinhalten für einen Monat täglich je 2 Esslöffel biologisches Leinöl, danach 1 Esslöffel pro Tag bis zum Ende der Behandlung.

Quellennachweise

1. Gerson M. Eine Krebstherapie – 50 Fälle. 30 Jahre klinische Erfahrung in der Behandlung fortgeschrittener Krebsfälle durch Diät-Therapie. AKSE-Verlag, Wörthsee. 2010.
2. Moss RW. The Cancer Industry: Unraveling the Politics (überarbeitete Auflage des Originals The Cancer Syndrome). Paragon House, New York. 1989.
3. Zit. 1 (Gerson), s. oben.

Kapitel 19

Die Gerson-Therapie für nicht-maligne Erkrankungen

Dank seiner langjährigen klinischen Erfahrung konnte Dr. Gerson nachweisen, dass der von einer nicht-malignen Erkrankung betroffene Patient eine kranke, geschädigte Leber hat, während die Leber des Patienten mit einer malignen Erkrankung schwer vergiftet ist. Basierend auf diesem Unterschied passte er die Therapie entsprechend an und entwarf eine weniger intensive Therapie für nicht-maligne Erkrankungen. Zusätzlich gab er an, dass besagte Patienten schneller wieder gesund würden, wenn auch sie das striktere Protokoll ähnlich der Intensivtherapie befolgen würden.

Die weniger intensive Therapie ist weniger fordernd und damit leichter zu befolgen. Patienten dieses Therapieregimes sind dadurch in der Lage, weiter zu arbeiten. Das ist ein großer Vorteil, da die meisten Menschen von ihrem Einkommen abhängig sind und es sich nicht leisten können, ihren Job auch nur für kurze Zeit zu quittieren. Die Tabelle 19 beschreibt den üblichen Stundenplan für Patienten der weniger intensiven Therapie.

Hinweis für die Tabelle 19

- Legen Sie bitte eine neue unbeschriebene Tabelle an, um spätere Änderungen der Medikation oder Reduzierungen der Häufigkeit der Einläufe eintragen zu können.

Je nach Verfassung des Patienten kann die Anzahl der Säfte auch von zehn auf acht reduziert werden. In diesem Fall sollten pro Tag vier Apfel-Karotten-Säfte, drei grüne Säfte und ein Orangensaft getrunken werden. Bitte nicht noch weiter reduzieren. Patienten mit Kollagenosen (z.B. Lupus, rheumatoide Arthritis oder Sklerodermie) sollten keinen Orangensaft verzehren. Diesen am besten durch frisch gepressten Apfelsaft, Karotten- oder grünen Saft ersetzen. Es versteht sich von selbst, dass die Einnahme der Mahlzeiten, die Kaffee-Einläufe, die umsichtige Vermeidung von Toxinen im Haushalt etc. ebenfalls dazu gehören. Details zur weiteren Fortführung der Therapie nach Wiederaufnahme der beruflichen Tätigkeit finden Sie in Kapitel 20.

Tabelle 19 Stundenplan für Patienten mit nicht-malignen Erkrankungen

Zeit	Einlauf	Mahlzeit	Leinöl (EL)	Acidol Pepsin (Kps.)	Saft (je 250 ml)	Kalium-Mischung (TL)	Lugol 1/2 (Tr.)	Schild-drüsen-Extrakt*	Niacin (mg)	Leber (Kps.)	Pankreatin (Tbl.)	Leber und B12 Injektion (3cc Leber, 1/20 cc B12)
8:00		Frühstück		2	Orangen	2	1	1	50	2	3	
9:00	Kaffee				Grün	2						
10:00					Apfel-Karotte	2			50			
11:00					Karotte					2		
12:00					Grün	2						
13:00		Mittagessen	1	2	Apfel-Karotte	2	1	1	50		3	Jeden 2. Tag
14:00	Kaffee				Grün	2						
17:00					Apfel-Karotte	2			50		3	
18:00	Kaffee				Grün	2						
19:00		Abendessen	1	2	Apfel-Karotte	2	1		50	2	3	

Kps. = Kapsel, Tbl. = Tablette, Tr. = Tropfen, EL = Esslöffel, TL = Teelöffel, mg = Milligramm, cc = Kubikzentimeter

* Für den Schilddrüsen-Extrakt wird als „Normaldosis" in USA 1 grain angegeben.
Bei uns empfiehlt sich die hochdosierte Gabe von SD-Extrakt fünf Mal täglich, wobei die Dosierung individuell festzulegen ist (s. Kap 14).

Kapitel 20

Wichtiges zur Erinnerung

Das folgende Kapitel enthält Verschiedenes, das Sie in Ihren Bemühungen unterstützt, Ihre Gesundheit zu verbessern und zu schützen. Wissen ist bekanntlich Macht. So ist auch das weltweite Hervortreten des gut informierten Patienten auf der ganzen Welt ein sicheres Zeichen dafür, dass mehr und mehr Menschen willens sind, die Verantwortung für ihre Gesundheit und ihr Wohlbefinden zu übernehmen. Sie sind ohne Zweifel einer von ihnen. Wir hoffen, dass Ihnen die folgenden Informationen weiterhelfen.

Schulmedizinische Krebsbehandlung

Die schulmedizinische Onkologie konzentriert sich darauf, Tumore durch drei Maßnahmen zu entfernen und zu zerstören: Chirurgie, Bestrahlung und Chemotherapie. Die folgenden Kapitel enthalten kurze Zusammenfassungen der genannten Methoden.

Chirurgie

Viele Krebspatienten sind in der Lage, auf operative Maßnahmen zu verzichten und stattdessen direkt mit der Gerson-Therapie zu beginnen. Es kommt dennoch gelegentlich vor, dass die Gerson-Therapeuten eine Operation empfehlen, um die Tumormenge zu reduzieren, die eine große Belastung für den Organismus darstellt. Es stimmt, dass durch das Entfernen des Tumors der Körper leichter in der Lage ist, mit der verbleibenden Erkrankung klar zu kommen und diese dann auch zu heilen. Das liegt daran, dass sich der Metabolismus bösartiger Tumore von dem normaler Zellen unterscheidet und Toxine ins benachbarte Gewebe wie auch in den Blutkreislauf abgibt. Es leuchtet ein, dass dieser Prozess gestoppt werden sollte. Dennoch haben Operationen ernste Nebenwirkungen.

Vor der Operation erhält der Patient Beruhigungsmittel, die ihn vor Aufregung wie auch einem Anstieg des Blutdrucks bewahren sollen. Im Anschluss daran erfolgt die lokale oder allgemeine Anästhesie zur OP wie auch die parallele Gabe von ziemlich heftigen Antibiotika. Nach der OP wacht der Patient in der Regel mit Schmerzen auf und erhält verschiedene Dosen schmerzstillender Medikamente. In der Summe werden dem Organismus auf diese Weise viele schädliche Toxine zugeführt.

Neuerdings ist noch ein weiteres Problem hinzugekommen. Aufgrund des exzessiven Einsatzes von Antibiotika und schlechter Krankenhaushygiene haben sich so genannte multiresistente Erreger entwickelt, die gegen alle verfügbaren Antibiotika resistent sind. So infizieren sich zahlreiche Patienten in der Klinik mit besonders gefährlichen Bakterienstämmen von Staphylococcus aureus, die sich oft nicht mehr kontrollieren lassen. Gerade für Krebspatienten mit ihrem bereits geschwächten Immunsystem können derartige Infektionen lebensbedrohlich sein.

Trotzdem können gewisse Umstände Chirurgie notwendig machen, die dann auch schnellstmöglich erfolgen sollte, um Leben zu retten. Eine derartige Situation liegt vor, wenn dichtes Narbengewebe ein Organ blockiert. Es kann sich auch um eine Blutung eines größeren Blutgefäßes handeln, die durch den sich ausbreitenden Krebs verursacht wurde und sofort gestoppt werden muss. Möglich ist auch, dass der Patient durch einen Unfall verletzt wurde und der entstandene Schaden unverzüglich behoben werden muss. Andererseits gibt es viele Fälle, wo Operationen nicht sofort erfolgen müssen. Wenn sich ein Patient, der die intensive Gerson-Therapie macht, einer nicht-akuten Operation unterziehen muss, besteht in der Regel ausreichend Zeit, um vernünftige Vorbereitungen zu treffen.

In diesem Zusammenhang muss berücksichtigt werden, dass der gut entgiftete Patient viel stärker auf Medikamente wie Anästhetika, Schmerzmittel und sogar Antibiotika reagiert. Versuchen mehr oder weniger entgiftete Gerson-Patienten, dies mit dem behandelnden Chirurgen und/oder Anästhesisten zu diskutieren, so verstehen diese meist nicht, wovon der Patient überhaupt spricht. Aus diesem Grund empfehlen wir, den Körper auf die unvermeidbaren Medikamente dadurch vorzubereiten, dass man ihn vorübergehend weniger empfindlich macht, selbst wenn dadurch leider auch die Wirksamkeit der Therapie herabgesetzt wird. Das lässt sich erreichen, indem man die tägliche Portion Joghurt verdoppelt und kurz vor der Aufnahme im Krankenhaus zwei oder drei Mahlzeiten gekochten oder gegrillten Fisch zu sich nimmt. Dadurch werden die Selbstheilungsaktivitäten des Körpers vorübergehend gestoppt. Nach jedem operativen Eingriff sollte man das Krankenhaus so schnell wie möglich wieder verlassen und zu Hause direkt mit der kompletten Therapie beginnen, um die neuen Toxine so schnell wie möglich wieder auszuscheiden. Dabei empfiehlt es sich sogar, zunächst einmal Joghurt für ca. eine Woche wegzulassen und die Einläufe vorübergehend auf vier oder mehr zu erhöhen. Danach kehrt der Patient zu dem Therapiestadium zurück, das er erreicht hatte, bevor er sich auf den Klinikaufenthalt vorbereitete.

Diagnostische Chirurgie

Entdeckt der Arzt mit Hilfe von Mammographie oder MRT (Kernspintomographie) einen verdächtigen Knoten oder Schatten im Brustbereich, dann sind beide, Arzt und Patient daran interessiert, mehr über die genaue Beschaffenheit des Knotens zu erfahren. Der Arzt wird dem Patienten zu einer dringenden Biopsie mit anschließender Untersuchung der Gewebeprobe raten, um so Gewissheit zu erlangen.

Der nächste Schritt ist die Entfernung des Knotens. Sprechen die Erfahrungswerte des Chirurgen dafür, dass es sich wahrscheinlich um malignes Gewebe handelt, wird er auch das umliegende Gewebe, vor allem die Lymphdrüsen unterm Arm überprüfen, um zu sehen, ob der Tumor bereits gestreut hat. Das Problem liegt darin, dass der Chirurg bei der Analyse der Lymphdrüsen meist nicht nur eine oder zwei davon entnimmt, sondern nicht weniger als acht oder zehn. In der Schulmedizin wird deshalb so verfahren, damit der Onkologe die Informationen erhält, die er benötigt, um zu ermitteln, welches die geeigneten Medikamente für die Chemotherapie sind. Hat sich aber die Patientin bereits gegen eine Chemotherapie entschieden, dann ist es vollkommen sinnlos, so viele Lymphdrüsen zu entfernen. Das Entfernen vieler Lymphdrüsen schädigt die lymphatische Zirkulation und führt dazu, dass der Arm durch die Ansammlung von blockierter Flüssigkeit anschwillt, was wiederum zu heftigen Beschwerden führen kann. Das kann soweit gehen, dass der Arm praktisch unbrauchbar wird. Wie lässt sich dieses Risiko vermeiden? Als Routinemaßnahme vor jeder Operation ist der Patient verpflichtet, ein Formular zu unterschreiben, in welchem er den Operateur autorisiert, alles ihm notwendig Erscheinende oder für den Patienten Bestmögliche zu unternehmen, egal, welche Umstände er vorfindet. Stimmt der Patient dieser allgemeinen Vereinbarung zu, kann dies dazu führen, dass ihm letzten Endes zu viele Lymphdrüsen entfernt werden. Stattdessen sollte der Patient in der Vereinbarung schriftlich festhalten, dass er mit der Entfernung von mehr als zwei Lymphdrüsen nicht einverstanden ist.

Bestrahlung

Röntgenstrahlen können zur medizinischen Diagnostik oder für therapeutische Maßnahmen eingesetzt werden. Den ersten Kontakt mit Strahlen haben die Patienten zu diagnostischen Zwecken. Im Vergleich zu den anderen sind sie am wenigsten schädlich. Die Computertomographie (CT) ist ein weiteres diagnostisches Hilfsmittel, bei dem Röntgenstrahlen in relativ hoher Dosis eingesetzt werden, um detaillierte Bilder des Körpers, der Arme oder Beine aus verschiedenen Blickwinkeln zu erhalten. Das einzige diagnostische Hilfsmittel, das ohne Röntgenstrahlen auskommt, ist das MRT, bei dem Radiowellen und ein starkes magnetisches Feld eingesetzt werden, um scharfe Bilder von inneren Organen und Geweben zu erzeugen.

Ist bei der Erstuntersuchung Krebs diagnostiziert worden, dann wird dem Patienten oft die Strahlentherapie mit bis zu 30 Behandlungen empfohlen. Obwohl die Technik in den letzten Jahren sehr verbessert wurde mit dem Ziel, die Bestrahlung ausschließlich auf den betroffenen Körperbereich zu begrenzen, kann es immer noch zu schweren Schäden in Form von Verbrennungen kommen. Die Schulmedizin vertritt die Ansicht, dass Verbrennungen infolge Bestrahlungen praktisch unheilbar sind. Mit Hilfe der Gerson-Therapie lässt sich jedoch der Schaden fast vollständig wieder rückgängig machen.

Im Lehrbuch von Dr. Gerson[1] ist ein Patient (Fall 11) aufgeführt, der durch 88 tief gehende Röntgenbestrahlungen schwere Verbrennungen erlitten hatte. Was noch schlimmer war: Der Krebs kehrte zurück. Interessant ist folgende Beobachtung: Durch die Gerson-Therapie verschwanden seine Tumormetastasen an Lunge und Lymphdrüsen schneller als die Verbrennungen durch die Strahlenbehandlung. Jedenfalls wurde er vollständig wieder gesund und lebte noch fast 50 Jahre bei guter Gesundheit.

Bei Mundkrebs sind Strahlenbehandlungen besonders zerstörerisch, da sie zum Austrocknen der Speicheldrüsen führen. Die daraus resultierende Mundtrockenheit hält den Patienten vom Schlafen ab und verlangt zur Abhilfe eine ständige Benetzung mit Wasser. Wir haben Patienten gesehen, wo sich bereits nach weniger als zwei Wochen Gerson-Therapie die strahlungsgeschädigten Schleimhäute wieder normalisiert haben.

Gerson-Therapeuten greifen im Allgemeinen nur sehr selten auf die Strahlenbehandlungen zurück. Es existiert nur ein spezieller Fall, wo eine derartige Behandlung nutzbringend sein kann: Zur Schmerzlinderung der extremen Schmerzen bei Knochenkrebs oder Knochenmetastasen. Beide lassen sich nur schwer kontrollieren und heilen langsamer als Krebs im Weichteilgewebe. Um dem Patienten zu helfen, werden wenige Bestrahlungen (manchmal nur drei bis fünf) verabreicht mit dem Ziel, das Fortschreiten des Tumors zu stoppen und die Schmerzen zu lindern. Bestrahlung ist der Schmerzbehandlung mit Medikamenten vorzuziehen, welche toxisch sind und die Heilung behindern. Durch die Strahlentherapie kann auf Medikamente verzichtet werden und der Knochen dadurch heilen, ohne dass die Schmerzen wiederkehren.

Chemotherapie

Ungefähr seit 1960 gehört die Chemotherapie zu den Haupt-Behandlungsformen der schulmedizinischen Krebstherapie. Es gibt viele verschiedene Arten, die aber alle eins gemein haben: Sie sind allesamt hoch toxisch. Sie werden eingesetzt, um Krebszellen abzutöten und so maligne Tumore zu beseitigen. Eins ist jedoch klar: Es gibt keine Form der Chemotherapie, die nicht auch gesunde Zellen abtötet.

Die toxischen Chemikalien sollen so funktionieren, dass sie den Metabolismus der malignen Zellen stören und damit ihre rasche Zellteilung unterbinden. Das tun sie in der Tat, jedoch gibt es im menschlichen Körper noch andere Zellen und Gewebe, die sich ebenfalls schnell teilen: Das Knochenmark, das unter anderem die für die Abwehr unentbehrlichen weißen Blutkörperchen produziert, die Schleimhäute der Darmwand und die Haarfollikel. Sie alle werden durch die in der Chemotherapie eingesetzten Toxine ernsthaft geschädigt. Das Resultat: eine reduzierte Immunfunktion, Übelkeit, Erbrechen, Darmblutungen, Mundgeschwüre und Haarverlust. Der Schaden wird schließlich noch weit größer. Patienten klagen über Gedächtnisverlust, bei Kindern treten Lernschwierigkeiten auf. Berichtet wird auch von Herz-, Lungen- und Nierenschäden sowie einer viel höheren Infektanfälligkeit.

Die in der Chemotherapie eingesetzten Medikamente werden ständig weiterentwickelt – nicht selten spielen hier finanzielle Beweggründe eine wesentliche Rolle. Gemzar® ist eines der neueren Medikamente, das ursprünglich für die Behandlung von Lungen- und Brustkrebs zugelassen worden war; seit kurzem wird es auch in der Therapie von fortgeschrittenem Eierstockkrebs eingesetzt. Es gibt keinen Nachweis darüber, dass dieses Medikament Leben verlängert. Auf der anderen Seite hat Gemzar noch stärkere Nebenwirkungen als die bisher in der Chemotherapie eingesetzten Medikamente. Dafür ist es extrem teuer. Berichten zufolge kostet eine Behandlung mit Gemzar®, bestehend aus sechs Dosen über sechs Monate, gut 12.600 US $.

Die Chemotherapie hat einige Erfolge zu verzeichnen, bei denen Heilung erzielt wurde. Diese beschränken sich jedoch auf seltene und spezielle Krebsformen wie z. B. Krebs in der Schwangerschaft (Chorioncarcinom).

Eine spezielle Form von Lymphdrüsenkrebs, der in bestimmten Gebieten Afrikas vorkommt (bekannt als Burkitt's Lymphom), konnte in 50 % der Fälle geheilt werden.[2]

Weitere Erfolge wurden in der Behandlung der akuten Leukämie bei Kindern erzielt, wo ungefähr 50 % der Kinder nach fünf Jahren noch lebten.[3]

Auch von Hodenkrebs wird behauptet, er sei heilbar, was sich tatsächlich anhand einer guten Zahl von Genesungen belegen lässt.[4]

Leider beziehen sich diese Erfolge nur auf relativ seltene Formen bösartiger Erkrankungen. Bei den häufigsten Krebsformen – Brust-, Prostata- und Lungenkrebs oder auch Darmkrebs – werden keine guten Ergebnisse erzielt, obwohl die Chemotherapie in diesen Fällen so gut wie immer die Therapie der Wahl ist.

Eine informative und alarmierende Zusammenfassung, die den Einsatz von Chemotherapie in fortgeschrittenen Fällen beschreibt, wurde bereits 1972 von Dr. Victor Richards in seinem Buch „Cancer – the Wayward Cell: Its Origins, Nature, and Treatment" zusammengestellt. Darin behauptet Richards, dass trotz der Tatsache, dass selbst eine palliative Wirkung (Schmerzlinderung und geringer Tumorschwund) nur über eine *„kurze Dauer bei lediglich 5 bis 10 % der Fälle erfolgt, die Chemotherapie dennoch eine extrem nützliche Rolle innehat: Sie sorgt dafür, dass sich die Patienten weiter schulmedizinisch behandeln lassen und verhindert so, dass sich der Patient von seinem Arzt aufgegeben fühlt. ... Diese potentiell nützlichen Medikamente können vielleicht auch verhindern, dass sich die Krebsquacksalberei noch weiter ausbreitet..."*[5]

Den Einsatz der Chemotherapie missbilligend, schreibt Ralph Moss in seinem Buch „The Cancer Industry: Unraveling the Politics": *„Richards' Ansicht nach lohnt es sich, die Patienten den Risiken von potentieller Übelkeit, Erbrechen, Schwindel, Haarverlust, Mundgeschwüren wie auch vorzeitigem Tod auszusetzen, nur um sie 'ordentlichen schulmedizinischen Therapien gewogen und damit von der Krebsquacksalberei fern zu halten.'"*[6]

Mit anderen Worten: Es lohnt sich, Patienten daran zu hindern, nach anderer Hilfe Ausschau zu halten als der, die die Schulmedizin bietet. In den meisten Beipackzetteln der Chemotherapeutika wird davor gewarnt, dass dieses Medikament bekannterweise Krebs verursacht.[7]

Die Ernsthaftigkeit der toxischen Auswirkungen der Chemotherapie lässt sich am besten anhand eines Schwestern-Handbuches aus der Onkologie belegen. Darin werden Schwestern, die lediglich die Medikamente zur Verabreichung vorbereiten, vor „signifikanten Risiken" von Hautschädigung, Fortpflanzungsstörungen, hämatologischen Problemen, Leberschäden wie auch Chromosomenveränderungen gewarnt. Die Schwestern werden ebenfalls instruiert, *„niemals im Medikamenten-Zubereitungsbereich zu essen, zu trinken, zu rauchen oder sich zu schminken."*[8]

Brust-Implantate

Einige Brustkrebspatientinnen entscheiden sich dazu, meist aus kosmetischen Gründen. Sie können jedoch schwerwiegende Konsequenzen für die Gesundheit haben. Natürlich ist es verständlich, dass Patientinnen nach einer Mastektomie den Verlust von einer oder beiden Brüsten auszugleichen wünschen. Dennoch sind die Risiken nicht von der Hand zu weisen. Sie hängen davon ab, welches Material verwendet wurde.

Die schlechteste Wahl ist ein Silikonkissen, welches bekannterweise aufplatzen und zum Austritt von Silikon ins benachbarte Gewebe führen kann.

Bei einem Fall hat dies zu einer schweren Vergiftung des ganzen Brustbereichs, Migräne und extremen Schwächeanfällen geführt, sodass die Patientin bettlägerig wurde. Die Gerson-Therapie heilte fast alle Beschwerden. Die Migräne verschwand, die Patientin gewann ihre frühere Energie zurück und war in der Lage, wieder ein normales Leben zu führen.

Bei anderen Füllmitteln ist Aufplatzen weniger ein Problem. Dennoch ist das Implantat fremdes Material, das der Körper abzustoßen versucht. Dies ist jedoch nicht möglich, da das Implantat fest an seinem Platz bleibt, was wiederum für konstante Irritation sorgt. Gerade diese dauernde Reizung ist für Patientinnen mit einer Mastektomie wegen Brustkrebs besonders gefährlich. Wiegt man die Für und Wider von Implantaten ab, dann leuchtet es ein, dass kosmetische Überlegungen weniger wichtig sind als die Vermeidung der Wiederkehr des Krebses.

Haushaltshilfe

Das einzige gravierende Manko der Gerson-Therapie besteht darin, dass sie extrem arbeitsintensiv ist. Es handelt sich dabei quasi um einen Vollzeitjob. Man braucht viel Zeit, Energie und Durchhaltevermögen, um jeden Tag, Stunde für Stunde, 10 bis 13 frisch gepresste Gläser Saft a 250 ml zuzubereiten. Daneben gilt es, täglich drei Mahlzeiten und das Kaffeekonzentrat für die Kaffee-Einläufe herzurichten. Nicht zu vergessen sind die großen Mengen biologischer Produkte, die vorhanden sein müssen, damit das Therapieprogramm reibungslos laufen kann. Die Produkte müssen gewaschen und für die Säfte und Mahlzeiten vorbereitet werden. Salate und Gemüse sollten erst kurz vor den Mahlzeiten zubereitet werden, um Frische und damit Nährstoffe zu bewahren. Das alles wird noch begleitet vom unablässigen Geschirrabwasch. Darüber hinaus muss diese tägliche Routine, die fast acht Stunden in Anspruch nimmt, sieben Tage die Woche ununterbrochen aufrechterhalten werden.

Selbstverständlich sind mehr oder weniger schwer kranke Patienten zu diesem fordernden Tagesplan nicht in der Lage. Unabhängig von ihrer jeweiligen Verfassung müssen die Patienten ruhen, wenn sie gesund werden sollen. Da dies vielen Menschen, vor allem Familienmitgliedern, nicht klar ist, kann es nicht oft genug wiederholt werden. Der Heilungsprozess – ein heroischer Kraftaufwand des Körpers, die Krankheit zu besiegen – erfordert Energie. Die bei einer kranken Person ohnehin bereits geschwächte Energie muss dafür reserviert werden.

Mit anderen Worten: Es wird eine Vollzeitkraft benötigt, um die Anforderungen der Therapie zu erfüllen. In vielen Fällen ist der Ehepartner oder ein anderes Familienmitglied willens und in der Lage, diese Arbeit zu tun. Dennoch führt die Intensität der Therapie mit ihren ununterbrochenen Aufgaben schnell zur Erschöpfung, wenn alles nur von einer Person erledigt wird. Ist das der Fall, sollte man eine Küchenhilfe engagieren und ausbilden. Im Idealfall wären es zwei Hilfen, die jeweils einige Tage pro Woche arbeiten.

Die Auswahl der richtigen Hilfe ist sehr wichtig. Es ist nicht ratsam, eine schulmedizinisch ausgebildete Krankenschwester zu nehmen, da sie möglicherweise den Ernährungsplan nicht billigen und Produkte eigener Wahl ergänzen könnte. Auch ein Gourmet-Koch könnte eventuell die Gerson-Methode der Nahrungsmittelzubereitung schwierig finden. Die ideale Wahl ist eine liebenswürdige und aufgeschlossene Person, die willens ist, die exakten Anforderungen ihres Jobs zu erlernen. Einige Patienten fanden es hilfreich, sich mit ihrem Anliegen an die Kirche zwecks freiwilliger Helfer zu wenden. Der beste Weg ist der, mehrere Freiwillige zu haben, die für kontinuierliche Unterstützung sorgen und in der Lage sind, einzuspringen, falls der eine oder andere mal verhindert sein sollte.

Da die stündliche Zubereitung der Säfte mit all den anderen Aufgaben die Hilfskraft den ganzen Tag über beschäftigt hält, kann es von Vorteil sein, zusätzlich ein oder zwei Mal pro Woche eine Reinigungskraft zu engagieren. Wie an früherer Stelle bereits erwähnt, sollten zu Hause keine toxischen Reinigungsmittel verwendet werden (s. Kap. 9).

Nach acht bis zwölf Monaten Therapie ist der Patient in der Regel in einer so viel besseren Verfassung, dass er viele Aufgaben der Nahrungsmittelzubereitung, inklusive der Säfte, selbst übernehmen kann. Falls diese zusätzliche Arbeit neue Symptome oder starke Müdigkeit aufkommen lässt, sollte Hilfe von außen dazu kommen. Einige Menschen, vor allem die Ernährer, sind schon nach dieser Zeit wieder in der Lage, ins Arbeitsleben zurückzukehren – zuerst in Teilzeitarbeit und später dann wieder in Vollbeschäftigung.

Hier gibt es eine wichtige Bedingung: Der Patient darf mittags nicht in Restaurant oder Kantine essen. Er muss seine übliche Mahlzeit zu Hause einnehmen, zusammen mit dem frisch gepressten grünen Saft (der nicht mit zur Arbeit genommen werden kann). Danach sollte er ruhen und sich einen Kaffee-Einlauf verabreichen. Die Apfel-Karotten-Säfte können morgens in einer Thermosflasche (Glaseinsatz!) mit zur Arbeit genommen werden. Eine weitere volle Thermosflasche mit frischen Säften sollte mittags bereit stehen, die der Patient dann am Nachmittag im Büro trinken kann. Bei seiner Rückkehr nach Hause kann er die noch fehlenden grünen Säfte und Kaffee-Einläufe nehmen; danach sollte er ruhen. Dies funktioniert alles nur dann, wenn zu Hause eine Person ist, die alles für die Therapie Notwendige vorbereitet.

Das Problem mit der Sonne

Die Sonne kann Quelle für gute Gesundheit sein, sie kann aber auch zum Killer werden. Der Unterschied liegt in dem Ausmaß, wie wir uns der Sonne aussetzen. Der menschliche Körper braucht Vitamin D, um verschiedene Organsysteme aufrecht zu erhalten. Vitamin D ist außerdem lebenswichtig für Bildung und Erhalt gesunder Knochen. Es gibt nur wenige Nahrungsmittel, die reich sind an natürlichem Vitamin D (einige kommerzielle Lebensmittel sind mit synthetischem Vitamin D angereichert).

Deshalb braucht unser Organismus Vitamin D, das bei Sonnenexposition über die Haut gebildet wird.

Das Problem besteht darin, dass die im Sonnenlicht enthaltenen UV-Strahlen den Zellen schweren Schaden zufügen können. Das ist mit ein Grund, warum die weit verbreitete Mode für tiefe Sonnenbräune in den letzten Jahrzehnten von einer Verdoppelung der Hautkrebsrate begleitet wurde.[9] Selbst Menschen, die nicht über Stunden halbnackt am Strand in der Sonne baden, sondern überwiegend draußen arbeiten, können Hautkrebs entwickeln, da 30 bis 50 Prozent der UV-Strahlen selbst an einem bewölkten Tag zu uns durchdringen.

Gerson-Patienten müssen sehr darauf bedacht sein, einen Sonnenbrand zu vermeiden, der sofortigen Schaden in Form von Blasen, Rötungen und weiteren Unannehmlichkeiten nach sich zieht. Auch Langzeitschäden sind möglich. Im besten Fall bestehen diese nur aus trockener, faltiger Haut, im schlechtesten Fall resultiert daraus ein Melanom. Die oberste Regel für Gerson-Patienten besteht darin, sich zwischen 10 Uhr und 15 Uhr nicht in der Sonne aufzuhalten. In heißen Ländern sollte man die Sonne um diese Zeit das ganze Jahr über meiden. Luft und Wärme lassen sich natürlich aus dem Schatten heraus genießen, wobei man sich aber nicht dicht am Wasser aufhalten sollte, da es das Sonnenlicht stark reflektiert. Selbst zu anderen Zeiten des Tages sollte man die Haut gut bedecken, wenn man sich draußen aufhält. Guten Schutz bieten leichte, weiße langärmlige Baumwollhemden, lange Hosen und Hüte mit breiter Krempe oder weiße Kappen mit Schirm.

Gesunde Kinder müssen draußen spielen und im Sommer schwimmen. Ihre Haut ist jedoch noch sonnenempfindlicher als die von Erwachsenen. Leider enthalten 90 % aller Sonnencremes und Sunblocker die Chemikalie Octyl-Metoxycinnamat, die toxisch ist und ihre Toxizität noch verdoppelt, wenn sie Sonnenlicht ausgesetzt wird.[10] Es leuchtet ein, dass derartige Mittel bei Kindern nicht angewendet werden sollten, vor allem, wenn man bedenkt, dass 60 % von allem, was wir auf die Haut auftragen, absorbiert wird. Es gibt jedoch auch wirksame, nicht-toxische Sonnencremes mit natürlichen Inhaltsstoffen wie z. B. grünem Tee. Fragen Sie am besten in Apotheken, Biomärkten und Reformhäusern nach.

Komplementäre Therapien

Das heutige Angebot an komplementären Therapien ist so unübersichtlich, dass sich die Frage stellt, ob Gerson-Patienten überhaupt davon Gebrauch machen sollen. Die schlichte Antwort lautet: Alles, was den Heilungsprozess vorantreibt, ohne mit den Therapie-Anforderungen zu kollidieren, ist erlaubt und möglicherweise hilfreich. Man sollte jedoch unbedingt Fehler vermeiden, weshalb Sie nachfolgend einige Techniken finden, die Sie ohne Probleme anwenden können.

Reflexzonenmassage

Sie reicht zurück bis ins antike Ägypten, China und Indien, und basiert auf dem Prinzip, dass Füße und Hände Spiegelbilder des Körpers sind. Durch Druck auf gewisse Punkte, vor allem an den Füßen, werden die damit korrespondierenden Körperteile aktiviert.

Die Behandlung zielt darauf ab, Stauungen, Blockaden und Stressmuster zu lösen und damit die Homöostase, das innere Gleichgewicht des Körpers, wiederherzustellen. Die Reflexzonenmassage behauptet weder, zu diagnostizieren noch zu heilen. Sie ist sehr erfolgreich darin, das allgemeine Wohlbefinden zu verbessern. Bei Krebspatienten sollte diese Methode sanft und behutsam angewendet werden. Auch sollten die Punkte ausgespart werden, die mit den vom Krebs betroffenen Körperarealen korrespondieren.

Reiki

Dies ist eine japanische Technik zum Abbau von Stress und zur Entspannung, die Heilung fördert. Reikimeister behaupten, dass durch uns hindurch eine unsichtbare Energie der Lebenskraft fließt, die uns am Leben erhält. Sinkt diese Energie, werden wir krank und leiden unter Stress. Der Reikimeister channelt die Energie durch seine Hände in den Körper des Patienten, um die Heilung zu fördern. Dabei wird der Patient nur sehr sanft berührt, Massage ist nicht notwendig. Obwohl der Patient selbst nur sehr wenig spürt, kann man von einer ganzheitlichen Methode sprechen, die Körper, Gefühle, Geist und Seele berührt. Wegen ihrer nicht-spezifischen Natur kann Reiki bei jeder Erkrankung angewendet werden und ist eine gute Ergänzung zu anderen medizinischen oder therapeutischen Techniken. Das Wort Reiki setzt sich aus zwei Teilen zusammen: Rei steht für höhere Kraft, Ki steht für Lebensenergie. Dementsprechend ist Reiki ein spiritueller Weg zur Wiederherstellung oder Stärkung der universellen Lebensenergie bei denen, die es brauchen.

Akupunktur

Sie wird in China seit über 2.000 Jahren praktiziert. In den USA ist sie seit 1971 bekannt und wird auch in Europa seit Jahrzehnten angewendet. Bei dieser Technik werden bestimmte anatomische Punkte des Körpers – meist durch feine Metallnadeln – stimuliert. Die Wirkung soll das Nervensystem regulieren, körpereigene schmerzstillende biochemische Substanzen aktivieren und das Immunsystem stärken. Die Wirkung der Akupunktur zur Schmerzkontrolle und Genesungsförderung nach Operationen ist gut belegt. Sie kann gegen Energiemangel helfen und für Wohlbefinden sorgen. Akupunkturnadeln, die nur minimalen Schmerz erzeugen, wurden 1996 von der FDA zugelassen und dürfen von ausgebildeten Ärzten angewendet werden.[11]

Diese uralte Technik wird heute in den USA von tausenden Allgemeinärzten, Zahnärzten und anderen Fachärzten zur Prävention oder Behandlung von Schmerz eingesetzt. Mitglieder der American Academy of Medical Acupuncture behandeln damit in vielen Krankenhäusern und Praxen auch Krebspatienten.

Yoga

Yoga trat vor gut 5.000 Jahren in Indien in Erscheinung. Es gibt verschiedene Formen, darunter Hatha Yoga, eine physische Disziplin, die im Wesentlichen aus Dehnübungen und Atemtechniken besteht. Ihre Popularität ist im Westen seit Mitte der 20er Jahre stetig gewachsen. Da es sich um eine nicht wettbewerbsorientierte, sanfte Methode handelt, ist Yoga eine ideale Praxis für Gerson-Patienten, die Flexibilität, Kondition und Muskeltonus verbessern möchten. Es kann darüber hinaus von allen Menschen, unabhängig von Alter und Leistungsniveau, praktiziert werden. Yogastellungen – auch bekannt als Asanas – helfen, Gleichgewicht wie auch Körperhaltung zu verbessern. Die Atemübungen wirken schmerzlindernd und entspannend und erhöhen die Sauerstoffversorgung des Organismus. Dies ist von großem Nutzen, da Krebszellen nur in einer anaeroben Umgebung gedeihen können.

Achtung: Patienten mit Lungenkrebs oder Emphysemen sollten nur unter Aufsicht eines ausgebildeten Yogalehrers Atemübungen praktizieren. Auch für alle Anfänger ist der erfahrene Yogalehrer eine große Hilfe

Massage

Bei Gerson-Patienten muss Massage auf eine sehr milde, sanfte Form beschränkt werden, die kaum mehr als sanftes Streicheln zulässt. Tiefergehende Techniken sind strikt untersagt. Die Muskeln von Krebspatienten sind in der Regel geschwächt und können durch kräftige Handgriffe leicht beschädigt werden. Auch übliche Massageöle sind unbedingt zu meiden – nur ein wenig Glyzerin, ohne Parfüm, 1/2 mit destilliertem Wasser verdünnt ist erlaubt.

Die einzige Art der Massage, die Dr. Gerson seinen Krebspatienten wirklich empfohlen hat, besteht aus einer Hautmassage, die zwei Mal täglich vor den Mahlzeiten angewandt wird. Dazu bereitet man eine Mixtur aus zwei Esslöffeln Franzbranntwein und zwei Esslöffeln Weinessig in einem halben Glas Wasser zu. Das stimuliert den Kreislauf und öffnet die Kapillaren. Der Patient fühlt sich hinterher erfrischt und gestärkt.

Quellennachweise

1. Gerson M. Eine Krebstherapie – 50 Fälle. 30 Jahre klinische Erfahrung in der Behandlung fortgeschrittener Krebsfälle durch Diät-Therapie. S. 230. Wörthsee, AKSE, 2010.
2. Non-Hodgkin Lymphomas. The Merck Manuals. Online Medical Library www.merck.com/mmpe/sec11/ch143/ch143c.html
   Siehe auch Moss RW. The Cancer Industry: Unraveling the Politics (überarbeitete Auflage des Originals: The Cancer Syndrome). New York, Paragon House, 1989.
3. Muchi H, Ijima H, Suda T. The Treatment of Childhood Acute Lymphocytic Leukemia with Prophylactic Intrathecal and Systemic Intermediate-Dose (150 mg/m2) Methotrexate. Japanese Journal of Clinical Oncology 12: 363-370. 1982. Siehe auch Zit. 2 (Moss), oben.
4. Einhorn LH. Curing metastatic testicular cancer. Proceedings of the National Academy of Sciences 99: 4592-4595. 2002. Siehe auch Zit. 2 (Moss), oben.
5. Richards V. Cancer – the Wayward Cell: Its Origins, Nature, and Treatment. Berkeley, University of California Press. 1972.
6. Siehe Zit. 2 (Moss), oben.
7. Moss RW. Questioning Chemotherapy. Brooklyn, Equinox Press, 2000. *„Chemotherapie kann Krebs verursachen: Das Befremdlichste an der Chemotherapie liegt darin, dass viele dieser Medikamente selbst karzinogen sind. Es mag den Leser verwundern, dass Medikamente zur Krebsbekämpfung Krebs verursachen. Dies ist jedoch unbestreitbarer Fakt."*
8. Ibid.
9. Tanning Beds May Increase Skin Cancer Risk. American Cancer Society News Center. 16.05.2005.
10. Edwards R. Sinister side of sunscreens. New Scientist, 07.10.2000.
11. Health info: Acupuncture. National Center for Complementary and Alternative Medicine http://nccam.nih.gov/health/acupuncture

Kapitel 21

Vorsicht vor Stolperfallen!

Irren ist menschlich – und als Menschen machen wir Fehler in jedem Lebensbereich. Wenn sich aber ernsthaft erkrankte Menschen für ein potentiell lebensrettendes Programm wie die Gerson-Therapie entscheiden, kann schon ein kleiner Schnitzer oder auch ein Versehen zu einem großen Rückschlag führen. Die hier beschriebene Heilmethode erfordert komplette Transformation – nicht nur in Bezug auf die Lebensweise, sondern auch im Verständnis von Krankheit, Gesundheit und Heilung und wie der Patient auf die Bedürfnisse des Organismus reagiert. Dieses Verständnis ist umso wichtiger, als die Therapie viele Dinge verbietet, die im westlichen Lebensstil als ganz normal gelten. Für die Patienten ist es daher extrem wichtig, die Gründe hinter diesen Verboten zu kennen, damit sie sie aus vollem Herzen annehmen können.

Daneben gilt es, die Regeln der Therapie zu beachten – und das ganz ohne Autoritätsperson, die den Patienten überwacht, wie es im schulmedizinischen Rahmen der Fall wäre. Reife und innere Stärke sind notwendig, um sich selbst zu überwachen und auf dem geraden, aber schmalen Weg zu bleiben. Vergessen Sie dabei nie die gewaltigen Belohnungen, die alles mehr als wett machen.

Energie aufsparen

Der folgende Absatz thematisiert mögliche Fehler, Versuchungen und Stolperfallen, auf die der Patient wahrscheinlich stoßen wird. Dies gilt vor allem für die frühen Stadien des Gerson-Protokolls. Die erste Stolperfalle ist ironischerweise die enorme Verbesserung der körperlichen Verfassung des Patienten, die sich in den ersten Wochen der intensiven Therapie einstellt. Das ist in den Gerson-Kliniken in Mexiko und Ungarn noch deutlicher erfahrbar.

Kehren die Patienten nach Hause zurück – das gilt insbesondere für Frauen – sehen sie nicht nur besser aus, sie fühlen sich auch besser und sind häufig schmerzfrei. Deshalb glaubt die Familie, sie könne sich wieder auf die Patientin verlassen, die ihre „normalen“ Pflichten wieder übernehmen und damit endlich wieder ganz für die Familie da sein könne. Für die Ehefrau und Mutter ist das gerade deshalb besonders schwer, weil sie möglicherweise ohnehin Schuldgefühle hegt, die Familie wegen ihrer Krankheit „allein gelassen“ zu haben. So kann es passieren, dass sie aufgrund besagter Schuldgefühle in ihre normale Tagesroutine zurückkehrt – und das, wo sie die Zeit dringend bräuchte, um nun für sich und ihre Heilung zu sorgen. Männliche Patienten sehen das in der Regel entspannter, wenn sie nach Hause zurückkehren. Aber auch sie sind bestrebt, wieder zur Arbeit zu gehen, Sport zu treiben oder Aufgaben rund ums Haus zu übernehmen.

Weder das eine noch das andere Verhalten ist akzeptabel. Wie bereits erwähnt benötigen die Patienten viel Ruhe. Ihr Organismus arbeitet hart daran, zu entgiften und zu heilen, und das ist wichtiger als jede häusliche Tätigkeit. In der Tat ist es meist so, dass die Patienten sich in den ersten zwei bis drei Therapiemonaten müde und schwach fühlen und daher zu großen Aktivitäten gar nicht fähig sind – und das, obwohl sie viel besser aussehen. Anstatt auf ihren Körper zu hören, sind manche den ganzen Tag über auf den Beinen und bereiten ihre Mahlzeiten und Säfte selbst zu (täglich ein 6- bis 8-Stunden-Job!). Dadurch sind sie bald erschöpft. All das sind ernstzunehmende Fehler, die mit ziemlicher Sicherheit die positiven Auswirkungen des Therapieprogramms untergraben.

Ein ähnliches Problem entsteht nach drei bis vier Monaten Therapie, sobald die anfängliche Müdigkeit verschwunden und die Energie in einem solchen Ausmaß zurückgekehrt ist, dass die Patienten sich praktisch wieder normal fühlen. Sie haben das Bedürfnis, wieder voll aktiv zu sein und damit die „verlorene Zeit“ wett zu machen. Frauen stürzen sich auf den großen Hausputz und waschen Gardinen, schrubben Böden und bügeln Berge von Wäsche. Männer räumen die Garage auf, schieben Schnee oder beschneiden die Hecke, je nach Jahreszeit. Oder sie reparieren das Dach – und das alles nur, um zu beweisen, dass sie wieder voll einsatzfähig sind. Der Drang ist verständlich, ihm muss aber unbedingt Widerstand geleistet werden. Oberflächliche Verbesserungen (wie z.B. mehr Energie) dürfen nicht mit Heilung gleichgesetzt werden. Zur Vermeidung eines plötzlichen Rückfalls ist Ruhe und nochmals Ruhe unbedingt notwendig.

Eine von Dr. Gersons wichtigen Regeln besagt, nicht später als 22 Uhr zu Bett zu gehen – kein Lesen, TV gucken oder Radio hören – sondern, wenn möglich, schlafen oder zumindest ruhen. Die Zeit vor Mitternacht ist besonders wichtig für die Reparatur- und Regenerationsfähigkeit des Körpers und sollte daher nicht verkürzt werden.

Regeln umgehen

Die Ernährungsregeln der Gerson-Therapie sind zugegebenermaßen ziemlich streng. Während sich viele Patienten schnell daran gewöhnen, gibt es immer auch welche, die sich nach den plötzlich verbotenen Lieblingsgerichten sehnen (ungeachtet dessen, dass diese möglicherweise den gesundheitlichen Zusammenbruch mitverursacht haben!). Diese Patienten neigen zu der Annahme, ein „kleines Extra“ hin und wieder nebenbei könne nicht viel schaden und würde gar noch zu einer besseren Verfassung oder Stimmung beitragen.

Das ist in jeder Hinsicht falsch. Zuerst einmal: Wie viel ist ein „kleines Extra“ und wie oft ist „hin und wieder“? Des Weiteren gilt: Hat man die Regeln des Ernährungsprotokolls einmal gebrochen, ist es leicht, erneut der Versuchung zu verfallen und es wieder... und wieder zu tun. Bitte berücksichtigen Sie auch, dass der Körper bei der Gerson-Methode über die exakt kalkulierten Nährstoffe Instruktionen und Botschaften erhält, von denen sich eine auf die andere auswirkt. Diesen Prozess durch gelegentliche Zuführung von salzigem, fettigem, chemisch-überladenem Junk Food zu zerstören, klingt verheerend.

Oft ist es nicht der Patient selbst, sondern seine gut meinenden Besucher – Freunde und Verwandte – die vorschlagen, die Therapie zu brechen und sich mal wieder „ein gutes Stück Steak zu gönnen, dass einen aufbauen würde!“ Sie gehören zu den Menschen, die sich fragen, wie ein erwachsener Mensch mit diesem „Kaninchen-Fraß“ überleben, geschweige denn wieder gesund werden kann. Selbst wenn der Patient es schafft, ihren Rat zu ignorieren, kommt dennoch meist etwas Ärger auf. Bitte erinnern Sie sich daran, dass Menschen, die die Gerson-Therapie kritisieren – auch ansonsten hilfsbereite und gutmeinende Gesundheitsexperten –, dies aus Unwissenheit und Unverständnis heraus tun. Aus diesem Grund sollte man sie schlicht und einfach ignorieren. Am besten bitten Sie Ihre Besucher und Freunde, Ihre Therapiewahl zu respektieren und Sie entweder darin zu unterstützen und zu ermutigen – oder Sie in Ruhe zu lassen. Fragen Sie jene, die die Therapie verändern wollen, wie viele Todeskandidaten sie bereits durch ihren Rat gerettet hätten.

Standfestigkeit gegenüber Freunden wahren

Natürlich ist es schön, Besuch zu bekommen und damit den notwendigen, aber monotonen Alltag der Säfte, Mahlzeiten und Einläufe zu unterbrechen – jedoch nur, wenn bestimmte Bedingungen eingehalten werden. Eine Regel besteht darin, keinen Besucher mit Erkältung (egal, wie mild), Husten oder grippeähnlichen Symptomen ins Haus zu lassen. Es braucht neun bis zwölf Monate, bis das Immunsystem des Patienten wieder stark genug ist, um mit Erkältung oder, schlimmer, Grippe klarzukommen. Eine Infektion dieser Art kann zu Komplikationen führen, die sogar das Leben des Patienten in Gefahr bringen können. Schaut ein Freund oder Bekannter (mehr oder weniger gedankenlos) bei Ihnen vorbei, während er gerade erkältet ist oder eine andere infektiöse Erkrankung hat, dann muss sich der Patient in sein Schlafzimmer zurückziehen und jeden Kontakt mit dem Besucher meiden. Diese Art von Standhaftigkeit ist sehr schwierig, wenn Kinder und vor allem Enkelkinder vorbeikommen. Der Patient möchte ihnen seine Liebe entgegenbringen, sie in den Arm nehmen, selbst wenn sie niesen und schniefen – das darf aber nicht sein. Für den Fall, dass der Ehepartner des Patienten eine Erkältung bekommt, muss er oder sie in einem anderen Raum übernachten.

Standfestigkeit gegenüber Ärzten wahren

Der freundliche schulmedizinische Arzt, willens den Gerson-Patienten zu unterstützen, ist eine große Hilfe, wenn er sich damit zufrieden gibt, die notwendigen Bluttests und Urinanalysen zu verordnen. Probleme entstehen meist bei der Interpretation der Testergebnisse bzw. wenn sich einer der Werte außerhalb der Norm befindet. In diesem Fall empfiehlt der Arzt dem Patienten Medikamente, um *„den Wert wieder zu normalisieren"*. Auch das kann ein schwerwiegender Fehler sein. Der abnorme Wert wird durch die Gerson-Therapie wieder normalisiert, während allopathische Medikamente Schaden verursachen können.

Wir kennen zum Beispiel einen Arzt, der einen eher niedrigen Eisenwert im Blut des Patienten bemerkte und daraufhin eine Eisenmedikation verschrieb. Das Problem besteht darin, dass Eisenpräparate toxisch sein können, weshalb sie für Gerson-Patienten per se nicht in Frage kommen.[1] Mit der Zeit werden die Blutwerte durch die vielen grünen Säfte, die Lebermedikation und Vitamin B12 ohne zusätzliche Medikamente wieder zu Normalwerten zurückkehren.

Bei akuten Erkrankungen und Notfällen können Medikamente lebensrettend sein. Bei chronischen Erkrankungen wie Krebs vermögen sie bestenfalls, Symptome zu lindern, im schlimmsten Fall richten sie schweren Schaden an. Bitte behalten Sie das im Gedächtnis, wenn Ihnen ein gutmeinender Arzt erzählt, dass Chemotherapie schneller und besser heilt als Karottensäfte. Bleiben Sie ruhig und machen Sie mit den Karottensäften weiter.

Heilkrisen und Gemütsschwankungen

Heilreaktionen oder Heilkrisen sind normale Begebenheiten während der Gerson-Therapie (s. Kap. 16). Diese Episoden können jedoch erschreckend intensiv verlaufen und gleichzeitig von Depressionen und schlechter Laune begleitet werden. Gerät die Familie in Panik, kann es vorkommen, dass sich der Patient in der Notaufnahme des nächstgelegenen Krankenhauses wiederfindet, wo er von den zuständigen Ärzten in bester Absicht zur Unterdrückung seiner Symptome eine Spritze oder ein Medikament verabreicht bekommt. Leider wird dadurch auch der Heilungsprozess unterdrückt, was bei einigen Fällen zu ernsthaften Problemen geführt hat. Tatsache ist, dass der durchschnittliche Schulmediziner womöglich noch nie etwas von einer Heilreaktion gehört hat. Er versteht ihre Symptome und Funktion nicht, weshalb auch nicht von ihm erwartet werden kann, sie richtig zu behandeln. Der korrekte Weg, eine Heilkrise zu behandeln, wird in Kapitel 16 detailliert beschrieben und sollte entsprechend befolgt werden.

Psychologische Probleme und Stimmungsschwankungen werden im Kapitel 24 ausführlich behandelt. An dieser Stelle möchten wir nur auf die Kraft hinweisen, die gelegentliche Anfälle von Negativität haben können. Dabei geht es dem Patienten nicht nur körperlich schlecht. Es treten Symptome von Übelkeit, Schwitzen, Kopfschmerzen, Ekel vor der Nahrung und den Säften und möglicherweise auch Fieber auf. Der Patient fühlt sich auch mental und emotional am Boden. Für sein Befinden verantwortlich sind die Toxine, die durch das zentrale Nervensystem kreisen. Alles, was der Patient in dieser Situation empfindet, ist der dringende Wunsch, die Therapie abzubrechen, aus all den Restriktionen auszubrechen und davonzulaufen. Seien Sie versichert: Diese Phase geht vorüber. Deshalb ist es weise, schon im Voraus davon zu wissen, damit der Patient beim ersten Auftreten mehr oder weniger vorbereitet ist und es schneller hinter sich lassen kann.

Wasser-Warnung

Bitte unterschätzen Sie nicht die Bedeutung der Reinheit des Wassers, das Sie zu Hause verwenden. Die schlimmsten Übeltäter sind Fluoride (s. Kap. 5). Stellen Sie deshalb unbedingt sicher, dass ihr Leitungswasser diese schädliche Chemikalie nicht enthält. Ist dies nicht der Fall, müssen Sie spezielle Vorkehrungen treffen. Im Gegensatz zum Chlor lässt sich Fluorid nicht durch Aufkochen des Wassers eliminieren, sondern nur durch Destillation entfernen (s. Kap. 9)

Allerdings ist Fluorid dann immer noch im Duschwasser vorhanden. Die Dusche dauert in der Regel zwar nicht länger als einige Minuten, dennoch öffnet das warme Wasser die Poren, wodurch auch unerwünschte Komponenten des Wassers schnell absorbiert werden. Für dieses Problem gibt es zwei Lösungen:

- Nehmen Sie statt der Dusche ein Schwammbad in einem Kessel oder in der Duschwanne, die Sie mit warmem destilliertem Wasser füllen. Die Haut mit einem Schwamm reinigen bzw. benetzen.
- Installieren Sie eine Camping-Dusche im Badezimmer und füllen Sie diese mit warmem, destilliertem Wasser. Im Internet finden Sie verschiedene Modelle inkl. Beschreibung und Kosten.

Vorsicht bei dem, was Sie lesen

Wissen ist Macht und der gut informierte Patient wird wahrscheinlich die richtige Wahl treffen. Die große und stetig wachsende Anzahl so genannter Gesundheits- und Diätbibeln ist gefährlich und voller widersprüchlicher Theorien und Ratschläge. Aufgeschlossene Menschen mit großem Interesse an neuem Wissen lesen so viele Bücher, wie sie finden können und sind am Ende ziemlich verwirrt. Obwohl die meisten Ernährungsmethoden zumindest teilweise auf der Gerson-Therapie basieren, ist keine von ihnen komplett oder frei von den Vorurteilen und subjektiven Ideen des jeweiligen Autors.

Lesen Sie zehn Gesundheitsbücher und Sie werden vermutlich zwölf verschiedene Meinungen darin vorfinden. Es ist traurig, aber wahr: Patienten, die zur Gerson-Therapie noch weitere Antikrebsmittel hinzugefügt haben, ist es damit überhaupt nicht gut ergangen. Bitte machen Sie da klaren Tisch: wenn Sie sich für die Gerson-Therapie entschieden haben, informieren Sie sich so gründlich wie möglich darüber und bleiben Sie dabei. Sie hat die längste und beste Erfolgs- und Erfahrungsgeschichte.

Kompromisse

Es lässt sich nicht abstreiten, dass die Gerson-Therapie sehr arbeitsintensiv ist. Es gibt Zeiten, in denen man wirklich überfordert ist. Dann ist es verständlich, wenn Patienten und/oder Pflegekräfte versucht sind, sich die Arbeit durch kleine Änderungen ein wenig zu erleichtern (z. B. indem man die Säfte für den ganzen Tag in einem presst und sie dann im Kühlschrank aufbewahrt, anstatt sie, wie vorgeschrieben, Stunde um Stunde frisch zuzubereiten). Das untergräbt die Behandlung und garantiert Misserfolg, denn die

extrem wichtigen Enzyme in den frischen Säften haben nur eine Lebensspanne von etwa 20 Minuten. Danach mögen die Mineralien, Spurenelemente und die meisten Vitamine noch leben, aber die lebenden Enzyme mit ihrer Heilkraft sind dann bereits verloren.
Eine andere Versuchung entsteht, wenn ein Bestandteil des Gerson-Programms nur schwer erhältlich ist. Hier könnte der Patient entscheiden, dass man für die kurze Zeitspanne auch mal etwas anderes nehmen kann. In dieser Situation ist extreme Vorsicht geboten. Sind z. B. Bio-Karotten nicht erhältlich, dann sollte man unter keinen Umständen konventionelle Karotten für die Säfte (oder zum Essen) verwenden. Konventionell angebaute Karotten enthalten zahlreiche landwirtschaftliche Chemikalien, die sich auch durch Schrubben und Schälen nicht entfernen lassen. Im Notfall kann man auf Bio-Karottensaft zurückgreifen. Dieser Ersatz darf jedoch keinesfalls zur Routine werden, sondern muss eine kurzfristige Ausnahme-Lösung bleiben.

Das folgende Beispiel zählt zu den schlimmsten Fällen, wo eine Substanz durch eine andere ersetzt wurde:
Einer Patientin mit Kollagenose, die sich dank der Gerson-Therapie wieder gut fühlte, gingen die Bio-Karotten aus. Ihre Lieferquelle versiegte vollständig. Zusammen mit ihrem Mann beschloss sie, künftig Karottensaft durch Orangensaft zu ersetzen. Sie begann damit, täglich bis zu acht Gläser frisch gepressten Orangensaft zu trinken. Dies würde grundsätzlich jedem Gerson-Patienten schaden. In ihrem Fall war die Wirkung verheerend, denn Zitrusfrüchte sind bei allen Kollagenosen verboten. Ihre Verfassung verschlechterte sich drastisch.

P. S.

Thomas Jefferson schrieb: *„Der Preis der Freiheit ist ewige Wachsamkeit."* Der Preis, um gesund zu werden, ist der gleiche: Auch hier ist permanente Wachsamkeit geboten, um Stolperfallen zu vermeiden, Versuchungen zu widerstehen und ungefragte Ratschläge wohlmeinender Außenstehender abzulehnen, die nicht verstehen, was man tut. Sie wissen, was Sie tun und warum Sie es tun und das ist alles, worauf es ankommt.

Quellennachweis

1. Fisher AEO, Naughton DP. Iron supplements: the quick fix with long-term consequences. Nutritional Journal 3 (2). 16. Jan. 2004.

Kapitel 22

Häufig gestellte Fragen

Die Gerson-Therapie unterscheidet sich so fundamental von der pillenverabreichenden, Symptom-basierten Herangehensweise der Schulmedizin, dass Anfänger dieser Behandlungsmethode manches Detail verblüffend finden. Wichtig ist, die Gründe hinter den Regeln zu erklären. Hat man die einmal verstanden, dann erweist sich die Methode als ausgesprochen logisch.
Im Folgenden haben wir die häufigsten **Fragen** mit den entsprechenden **Antworten** für Sie zusammengestellt – die Auswahl erfolgte willkürlich.

F: ***Warum kann man das Gemüse nicht kurz mit Dampf garen und danach das Kochwasser am Boden des Topfes für die Suppe verwenden, anstatt über lange Zeit alles Leben aus dem Gemüse herauszukochen?***

A: Dr. Gerson war sehr darauf bedacht, die niedrigste Hitze zum Garen der Gemüse zu verwenden. Starke Hitze – Dampf ist heißer als kochendes Wasser – verändert die kolloidalen Strukturen der Nährstoffe, vor allem der Proteine, aber auch der Mineralien. Dadurch können sie nur schwer absorbiert und assimiliert werden. Dr. Gerson schlug sogar vor, einen Hitze-Disperser unter dem Topf anzubringen, um so die Hitze gerade hoch genug zu halten, damit das Essen langsam köcheln kann, bis es gar ist.

Durch diese Methode wird nicht „das Leben aus dem Gemüse heraus gekocht". Die einzigen Nährstoffe, die Schaden erleiden, sind die Enzyme, die bei Temperaturen über 60° C kaputt gehen. Über die frischen Säfte erhalten die Patienten jedoch eine gewaltige Menge Enzyme und können den Verlust dadurch ausgleichen. Die niedrige Hitze schützt Proteine, mineralische Strukturen und einige Vitamine.

Schlägt man vor, das verbleibende Wasser im Topf zu nutzen, dann gibt man damit zu, dass die guten Nährstoffe, vor allem die Mineralstoffe, ins Wasser abgegeben wurden und damit das gekochte Gemüse ohne Nährstoffe zurückbleibt! Das erklärt, warum gedämpftes Gemüse nur noch sehr wenig Geschmack besitzt. Ein weiterer Grund, warum die Nahrung langsam bei kleinstmöglicher Hitze gegart werden sollte, liegt in den „Quellstoffen" (durchgegarte Faserstoffe). Sie helfen dem Verdauungstrakt, die viele Rohkost in Form der Säfte und Salate abzudämpfen.

F: ***Ist es möglich, einen B-Komplex als Supplement zu verwenden, um die B-Vitamine im Gleichgewicht zu halten, da hier ziemlich große Mengen an B3 und B12 verwendet werden?***

A: Dr. Gerson erklärt in seinem Buch[1], dass die Patienten Schaden erlitten, wenn sie die Vitamine B1 und B6 erhielten. Das Gerson-Protokoll mit seiner großen Anzahl an Säften und frischer Nahrung ist gut balanciert und benötigt keine weiteren Supplemente.

F: ***Wann werden biologische Sojaprodukte in die Therapie integriert?***

A: Um es kurz zu sagen: Niemals. Sojaprodukte jeder Art (z.B. Tofu, Mehl oder Saucen) enthalten eine Substanz, die die Aufnahme von Nährstoffen blockiert. Zusätzlich hat Soja einen hohen Fettgehalt. Zahlreiche Forschungsarbeiten haben die Toxizität von Soja nachgewiesen, selbst wenn es biologisch angebaut wurde. Der Hype, der heute um den Nutzen von Soja in der Prävention von Brustkrebs gemacht wird, hat sich als unbegründet und unwahr erwiesen. Mehr noch: Es ist wahrscheinlich, dass Soja bösartiges Wachstum stimuliert.[2]

F: ***Das Trennen von Lebensmitteln (z.B. stärkehaltige Kohlenhydrate und Früchte nicht zu mischen) soll gesund sein. Warum wird dies in der Therapie nicht berücksichtigt?***

A: Trennkost ist eventuell nützlich bei der durchschnittlichen amerikanischen Ernährung, die reich an tierischen Proteinen und Natrium (Salz) ist. Da die Gerson-Ernährung rein vegetarisch ist und überdies sämtliche Gemüse auch Stärke enthalten, ist es weder notwendig noch möglich, die beiden Substanzen zu trennen.

F: ***Warum werden die Vitamine C und E nicht supplementiert, die helfen, das Immunsystem anzukurbeln? Bestimmt ist ein Glas Orangensaft pro Tag nicht genug, oder?***

A: Die Auffassung, dass nur Orangensaft Vitamin C enthält, ist falsch. Dies ist absolut nicht der Fall. Die im Gerson-Programm enthaltenen Säfte sind reicher an Vitamin C als Orangensaft. Sie werden von den Patienten tagtäglich in großen Mengen verzehrt. Rohkost in Form von Salaten und Früchten erhöht die Einnahme noch. Dr. Gerson bestand darauf, den Patienten keine zusätzlichen Vitamine zu verabreichen. Wir haben außerdem herausgefunden, dass die von der Pharmazie hergestellten synthetischen Vitamine und Mineralstoffe nur schwer absorbiert werden und sogar schädlich sein können.

F: ***Kartoffeln und Tomaten gehören beide zur Familie der giftigen Nachtschattengewächse und werden daher von vielen Ernährungsregimes gemieden. Warum gehören sie zu den Nahrungsmitteln, die in der Therapie am meisten verwendet werden?***

A: Das stimmt nicht. Die am häufigsten verwendeten Substanzen sind Karotten, Äpfel und Grünes in Form von Salaten oder anderem Gartengrün. Kartoffeln sind extrem nährstoffreich. Sie enthalten viel Kalium und auch viele Proteine und sind gut verdaulich (sehr viel besser verdaulich als Reis). Tomaten sind ebenfalls sehr wertvoll, da sie Vitamine und Mineralstoffe enthalten, darunter Lycopin, ein starkes Antioxidans, das in den letzten Jahren Gegenstand zahlreicher Forschungsarbeiten war und die Immunkompetenz stärken soll.[3] Auch andere Gemüse aus der Familie der Nachtschattengewächse wie grüne Paprika und Auberginen werden in der Therapie eingesetzt. Auch bei ihnen ist es noch nie zu toxischen Auswirkungen gekommen.

F: ***Wie viele Heilkrisen oder Heilreaktionen hat der Patient normalerweise zu erwarten?***

A: Es gibt hier kein „normalerweise". Der Körper produziert diese Reaktionen, so lange er sich im Heilungsprozess befindet. Im Regelfall setzt die erste Heilreaktion ungefähr sechs bis acht Tage nach dem Start der intensiven Behandlung ein. Die zweite erfolgt meist nach circa sechs Wochen, gefolgt von der dritten und oft schwersten Heilkrise, die erfahrungsgemäß oft nach drei bis dreieinhalb Monaten einsetzt. Bei Patienten, die mit Chemotherapie vorbehandelt wurden, erwarten wir außerdem noch eine so genannte Chemoreaktion nach ungefähr sechs Monaten Gerson-Therapie. Diese Zeitintervalle sind nicht fix. Sie dienen als grober Fahrplan und Hinweis für den Patienten, um ihn auf die Heilreaktionen vorzubereiten. Die hier angegebenen Intervalle können von Fall zu Fall weit von diesen Werten abweichen.

F: ***Sind Kopfschmerzen ein gutes Zeichen?***

A: Mit Sicherheit nicht. Sie können ein Symptom für Heilreaktionen sein, bei denen der Körper die Überladung an Toxinen abgibt. In diesem Fall sollte ein weiterer Kaffee-Einlauf verabreicht werden, um den Prozess der Entgiftung zu beschleunigen. In seltenen Fällen ist die Vergiftung so heftig, dass ein Einlauf allein nicht zur Linderung der Kopfschmerzen führt und ein weiterer oder mehr Kaffee-Einläufe benötigt werden. Bei so gut wie allen Patienten verschwinden die Kopfschmerzen mit fortschreitender Heilung für immer – und das selbst, wenn sie zuvor über Jahre hinweg ein Problem waren. Tauchen Kopfschmerzen nach erfolgreich abgeschlossener Therapie wieder auf, dann liegt dies wahrscheinlich daran, dass man mit Toxinen oder unverträglicher Nahrung in Kontakt gekommen ist, was beides auch künftig vermieden werden sollte.

F: ***Wann beginnen Patienten, sich besser zu fühlen? Wann haben sie wieder mehr Energie?***

A: So gut wie allen Patienten – auch den schwer kranken – geht es nach der ersten Therapiewoche besser. Schmerzen verschwinden, der Appetit kehrt zurück und auch der Schlaf verbessert sich. In einigen Fällen haben sich sogar bereits nach einer Woche Tumore verkleinert oder sind weicher geworden. All das wirkt sich sehr positiv auf die Psyche aus. Jetzt ist der Moment, wo man den Patienten auf eine bevorstehende Heilreaktion vorbereiten sollte, die einige Tage dauern kann, während derer man sich sehr unwohl fühlt. Ein wirklicher Energieschub kann nach drei bis sechs Monaten erfolgen – je nach Alter und Verfassung des Patienten. An diesem Punkt ist es überaus wichtig, dass der Patient sich weiterhin Ruhe gönnt und sich nicht in verschiedenste Aktivitäten stürzt! Die neu gewonnene Energie muss der Heilung dienen und darf für nichts anderes verwendet werden. Später wird es noch reichlich Zeit geben, um Muskeln aufzubauen und vernachlässigten Sport wieder aufzuholen. Es kann zu einem ernsten Rückschlag kommen, wenn man zu schnell wieder in Aktionismus verfällt.

F: ***Welchen Anteil der neu gewonnenen Energie dürfen Gerson-Patienten wieder für Sport aufwenden? Sie müssen die Energie doch sicher nicht komplett für die Genesung aufsparen, oder?***

A: Das hängt im Wesentlichen von der Verfassung des Patienten ab. Es ist jedoch weise, an alles mit großer Vorsicht heranzugehen. Beginnen wir mit dem schlimmsten Szenario: Für den todgeweihten Patienten sind in den ersten Monaten komplette und vollständige Ruhe (d.h. keine Bewegung, Sport) unbedingt notwendig. Kurz nach ihrer Ankunft in der Gerson-Klinik erfahren diese Patienten häufig einen Energieabfall und vermuten, dafür seien die fehlenden (tierischen) Proteine verantwortlich. Natürlich stimmt das nicht. Die Gerson-Nahrung ist reich an leicht aufnehmbaren pflanzlichen Proteinen, welche die Bedürfnisse des Patienten mehr als reichlich abdecken.

Die anfängliche Schwäche wird durch die verschiedenen Heilungsprozesse verursacht: das Herauslösen der Toxine aus den Körpergeweben wie auch die Zerstörung des Tumorgewebes, das danach im Blut zirkuliert, bevor es ausgeschieden werden kann. Der Körper unternimmt jetzt enorme Anstrengungen, um sich selbst zu heilen und braucht dafür jedes Quentchen Energie, das er auftreiben kann. Patienten mit solch fortgeschrittenen Erkrankungen sollte über einen Zeitraum von drei bis fünf Monaten jedweder

Sport untersagt werden. Nach dem sechsten Monat erleben auch diese Patienten in der Regel eine akute Energiezunahme. An diesem Punkt ist es wichtiger denn je, den Sport eingeschränkt zu halten, da ein falscher Gebrauch der neu gewonnenen Energie den fortschreitenden Heilungsprozess drastisch einschränken würde.

Wir empfehlen, am Anfang nicht länger als fünf Minuten spazieren zu gehen – und das auch nur bei milden Temperaturen (d. h. weder in der Sommerhitze, noch an kalten Wintertagen mit eisigem Wind!). Nach drei bis vier Wochen kann die Bewegung vorsichtig auf zehn Minuten pro Tag erhöht werden. Möglich ist auch, ein Mini-Trampolin zu verwenden. Dabei bitte anfangs nur ein Dutzend Mal die Fersen anheben und wieder senken, ohne den Körper dabei zu bewegen. Später kann man mit leichtem Gehen auf der Stelle fortfahren.

Patienten in der Genesungsphase können ihr Übungsprogramm langsam hochfahren, allerdings unter einer Bedingung: Sind sie danach extrem müde und erholen sich auch nicht nach einer Ruhepause, dann muss die Dauer der Übungen sofort wieder auf das letzte Niveau reduziert werden, was angenehm war. Man kann es auch mit sanften Übungen aus dem Hatha Yoga versuchen. Allgemein gilt: Egal, wie gut sich der Patient auch dabei fühlt, es ist niemals weise, Heilung zugunsten von Bewegung aufzugeben. Ist man vollständig wieder gesund, dann bleibt noch genug Zeit für den Wiederaufbau der Muskelkraft.

F: *Warum ist es so wichtig für Patienten, eine Erkältung zu vermeiden? Eine milde Grippe kann sicherlich keinen ernsten Schaden anrichten, oder?*

A: Wir müssen uns darüber im Klaren sein, dass das Immunsystem von Krebspatienten extrem geschädigt und geschwächt ist. Wäre das nicht der Fall, dann hätte der Krebs keine Chance gehabt! Durch die intensive Gerson-Therapie wird das Immunsystem mit der Zeit wiederhergestellt, was leicht ein ganzes Jahr andauern kann. Solange das Immunsystem noch nicht vollständig wiederhergestellt ist, bleiben Erkältungen und virale Infekte gefährlich, weil das sich erholende Immunsystem noch zu schwach ist, um adäquat damit umzugehen.

Darüber hinaus befallen Viren gesunde Zellen und verändern ihre Gene auf dieselbe Art, wie der Krebs die genetische Struktur der normalen Zellen zu verändern versucht. Diese veränderten Gene werden Onkogene genannt. Zieht sich der Patient einen Virusinfekt zu, bevor das Immunsystem ausreichend wiederhergestellt ist, kommt es zu einer gefährlichen und potentiell lebensbedrohlichen Situation. Sie muss mit Ozon, zusätzlichen Immunboostern, eventuell Selen und anderen Substanzen behandelt werden. Deshalb ist Prävention sehr zu empfehlen. Lassen Sie keinen Besucher mit Erkältung oder Grippe, vor allem keine Kinder, in die Nähe des Patienten!

Achtung: Selbst wenn sich der Patient gut von einer Erkältung oder Grippe erholt, kann es sein, dass Tumorgewebe zurückkehrt und weiter wächst.

F: ***Ich weiß, dass der Zweck der Kaffee-Einläufe nicht darin liegt, dass man sich entleert, was jedoch trotzdem passiert, vor allem bei dem Fünfer-Rhythmus pro Tag. Warum muss ich auch noch das grässliche Rizinusöl einnehmen?***

A: Schwer kranke Krebspatienten tragen in der Regel gewaltige Toxinladungen an Tumorgewebe mit sich rum. Wenn der Tumor durch das sich erholende Immunsystem attackiert wird, werden große Mengen Toxine in den Blutkreislauf abgegeben, von der Leber aufgenommen und von dort zur Ausscheidung in den Dünndarm abgegeben. Den meisten Menschen ist nicht bewusst, dass der Transport von der Leber über das Gallensystem bis zum Anus mehrere Stunden dauern kann – und das selbst bei regulären fünf Kaffee-Einläufen. Während dieser Zeit ist es unvermeidbar, dass der Körper erneut einen gewissen Anteil der Toxine reabsorbiert.

Um dieser Situation Abhilfe zu verschaffen, braucht man Rizinusöl. Das Öl reinigt schnell den gesamten Darmtrakt, nicht nur den Dickdarm, sondern vor allem auch den Dünndarm, wo die Reabsorption stattfinden würde. Von derselben reinigenden Wirkung würden auch Menschen ohne Krebs profitieren. Auch sie tragen, bedingt durch die so genannte zivilisierte Lebensweise, große Mengen toxischer Substanzen (andere als Tumorgewebe) mit sich herum. Diese Menschen werden auch ohne Rizinusöl-Einläufe wieder gesund, allerdings kann über das oral eingenommene Rizinusöl als zusätzliches Entgiftungsmittel die Heilung noch weiter beschleunigt werden.

F: ***Kann ich die Therapie durchführen, wenn ich parallel dazu eine Chemotherapie bekomme?***

A: Es erscheint ziemlich widersprüchlich, wenn man den Körper auf der einen Seite mit Chemotherapeutika vergiftet und ihn auf der anderen Seite zur gleichen Zeit mit Kaffee-Einläufen und Säften etc. zu entgiften versucht. Beide Methoden grenzen sich derart scharf voneinander ab, dass Patienten, die sich nach der Chemotherapie (die ihnen nicht helfen konnte) für die Gerson-Therapie entscheiden, für mindestens sechs Monate nur eine reduzierte Form des Programms durchführen können, um dem Körper eine ganz allmähliche Entgiftung zu ermöglichen. Sie können aber Ihren Körper während der Chemotherapie dahingehend unterstützen, dass Sie sich nach Gerson ernähren und maximal drei Gläser frisch gepressten Saft pro Tag trinken. Parallel dazu sollten Sie einen Kaffee-Einlauf pro Tag nehmen. Bitte vergessen Sie dabei nicht, dass dies keine Gerson-Therapie ist, die Sie durchführen.

F: *Wenn diese Therapie so wirksam ist, warum wird sie dann nicht von den medizinischen Autoritäten anerkannt?*

A: Es dürfte den meisten bekannt sein, dass das gegenwärtige schulmedizinische System von den gewaltigen und mächtigen Pharmakonzernen beherrscht wird. Über beträchtliche Spenden an die medizinischen Fakultäten kontrollieren diese sogar die Inhalte, die den Medizinstudenten gelehrt werden: Medikamente, Medikamente und noch mehr Medikamente zur Unterdrückung der Symptome. Medikamente vermögen nicht zu heilen. Das Resultat sind chronisch-degenerative Erkrankungen, die als „unheilbar" bezeichnet werden.

Die Gerson-Therapie verzichtet komplett auf den Einsatz von allopathischen Medikamenten, weshalb auch keine Medikamente verkauft werden können. Stattdessen heilt sie die wahren Ursachen hinter den Symptomen: die Störungen im gesamten Metabolismus, das geschwächte Immunsystem und die geschädigten lebenswichtigen Organe. Auf diese Weise kann der ganze Körper gesunden. Er wird von seinen zugrunde liegenden Problemen „geheilt", wodurch die Gesundheit wiederhergestellt werden kann. Das Problem liegt darin, dass die Pharmaindustrie mit natürlicher biologischer Nahrung wie einem Sack Karotten kein Geld verdienen kann. Deshalb kämpfen sie gegen die ernährungsbasierten Therapien so lange, sie können. Sie spüren jedoch, dass die Öffentlichkeit langsam zu verstehen beginnt, was los ist.

F: *Es gibt so viele verschiedene Formen von Krebs. Wie kann ein und dieselbe Therapie für alle richtig sein? Was ist mit Spezialisierung?*

A: Wenn der Körper durch Toxine, ständige Überreizung, genetische Ursachen oder andere Gründe schwer geschädigt wurde, dann bricht in der Regel der schwächste Teil zusammen. Deshalb entsteht das wilde Zellwachstum, das Krebs bedeutet, und daher kommt die große Anzahl verschiedener bösartiger Erkrankungen. Die Gerson-Therapie arbeitet ganzheitlich, bezieht also den gesamten Organismus mit ein. Sie stellt die körpereigenen Abwehrkräfte wieder her und die gesunde Immunantwort ermöglicht es dem Körper, das „fremde" maligne Gewebe zu attackieren und zu zerstören – und das unabhängig von dessen Namen, Herkunft oder Lage. Natürlich werden gemäß den individuellen Bedürfnissen präzise kleinere Anpassungen am Programm vorgenommen. Alles aber, was darüber hinaus an Spezialisierung erfolgen würde, wäre ein Fehler. Das Entscheidende bleibt, alle Körpersysteme zu heilen, darunter das Immunsystem, den Mineralstoffhaushalt, das Hormonsystem, die lebenswichtigen Organe – einfach alles, denn nur so ist wahre Heilung möglich.

F: *Kann die Gerson-Therapie bei kleinen Kindern angewandt werden? Wie wird sie hier angepasst und reduziert?*

A: Ja, kleine Kinder sprechen extrem gut auf die Therapie an. Ein Beispiel finden Sie in Fall 15 in „Eine Krebstherapie – 50 Fälle“[4], wo der Patient ein acht Monate alter Junge ist. Seitdem hat es viele Erfolge mit Patienten vom Kleinkind bis zum Teenager gegeben. Die Medikation wird mehr oder weniger anhand des Körpergewichtes reduziert. Die Kinder sind in der Lage, die Säfte zu trinken – das sogar aus der Babyflasche. Bis zu einem Alter von zwei oder drei Jahren brauchen die Kinder keine Kaffee-Einläufe.

F: *Ab welchem Alter kann man einem Baby Karottensaft geben?*

A: Es gibt Babys, die allergisch auf jede Art von Milch reagieren, egal, ob es sich um Muttermilch (wenn die Mutter krank ist), Ziegen- und Sojamilch oder auch spezielle Säuglingsnahrung handelt. Diese Babys konnten mit nichts anderem als Bio-Karottensaft ab einem Alter von wenigen Wochen groß gezogen werden. Durch den Saft erhalten sie alle Nährstoffe, die sie brauchen. Sie entwickeln sich prächtig und sind dabei vollkommen gesund.

F: *Einige Menschen haben einen Horror vor Nadeln. Warum können sie den Leberextrakt mit B12 nicht oral einnehmen?*

A: Menschen, die Angst vor Nadeln haben, haben überraschenderweise keine Angst davor, ihrem Körper alle möglichen Arten von Giften zuzuführen, darunter Nikotin, Alkohol und alle Arten toxischer Schmerzmittel und anderer Medikamente. Das Problem besteht darin, dass bei einer Erkrankung im Endstadium der Körper so extreme Mangelzustände hat, dass eine orale Verabreichung nicht ausreicht, die Mängel schnell genug zu beheben und damit das Krebswachstum zu stoppen.

Das andere Problem besteht darin, dass wir ja ohnehin schon Leberextrakt verwenden, der als solcher ebenfalls nicht mehr ausreicht. B12 wird gebraucht, um die Produktion der gesunden roten Blutzellen anzukurbeln. Leider kann B12 von fast allen Menschen nur sehr schwer aufgenommen werden. Wollte er B12 auf oralem Wege richtig aufnehmen, müsste der Körper über den so genannten „Intrinsic Factor“ verfügen, den nur wenige Menschen in ausreichender Menge haben. Deshalb muss man ihnen B12 schneller und effizienter über eine intramuskuläre Injektion verabreichen.
Übrigens: Wenn die Injektion korrekterweise in den Glutaeus medius (wie von Dr. Gerson vorgeschrieben) und nicht in den Glutaeus maximus (was viele Ärzte und Schwestern fälschlicherweise tun) verabreicht wird, dann ist sie fast vollkommen schmerzlos.

F: ***Rote Bete gilt im Allgemeinen als sehr gesundes Gemüse. Warum ist sie nicht Bestandteil der Säfte?***

A: Rote Bete ist gesund und kann daher auch nach Belieben verzehrt werden. Dr. Gerson hat sie bei den Säften vermieden, weil sie sehr süß ist (einige Sorten werden für die Zuckerproduktion verwendet). Darüber hinaus hat rote Bete eine stark reinigende Wirkung. Gerson-Patienten, die bereits eine systematische Entgiftung durchlaufen, sollten deshalb nicht noch eine weitere reinigende Substanz erhalten. Verwendet man kleine Mengen davon gelegentlich als Gemüse, so ist das mit Sicherheit nicht schädlich.

F: ***Heutzutage enthält selbst der Bioanbau weniger Nährstoffe als noch vor einiger Zeit. Sollten die Patienten nicht noch zusätzlich Vitamine und Mineralstoffe erhalten?***

A: Es stimmt, dass der Bioanbau heute weniger Nährstoffe enthält als noch vor einiger Zeit. Die von der Pharmaindustrie in ihren Supplementen eingesetzten synthetischen Vitamine und Mineralstoffe können aber von den meisten Menschen nur schwer absorbiert werden. Manche von ihnen, wie Vitamin A, E und einige B-Vitamine, sind darüber hinaus sogar schädlich.[5] Die Vitamine A und E sind in Fisch- und Sojaöl enthalten, die beide nicht erlaubt sind, da die Fette das Tumorwachstum anregen. Die einzig wichtigen B-Vitamine sind B3 (Niacin) und B12, beide Bestandteil der Therapie. Die anderen stören nicht nur den Metabolismus, sie schädigen sogar den Patienten, wie Dr. Gerson herausgefunden hat.

Selbst wenn biologische Nahrungsmittel weniger Nährstoffe enthalten, so wird der Organismus des Patienten durch täglich 13 frisch gepresste Säfte dennoch gewissermaßen mit Vitaminen und Mineralstoffen geflutet. Er erhält sie in ihrer lebenden, aktiven Form, die selbst durch den kranken Körper assimiliert werden können. Und sie werden in wahrhaft riesigen Mengen verabreicht, um die kranken, geschädigten Organe wiederherzustellen. Pharmazeutische Vitamine und Mineralstoffe, selbst die so genannten „biologischen" aus pflanzlichen Quellen, werden in der Regel nicht oder nur schwer absorbiert. Einige davon werden ins System aufgenommen, andere nicht, was neue Dysbalancen verursacht.

F: ***Warum kann der geheilte Patient nach einem oder zwei Jahren nicht zu einer normalen Ernährung zurückkehren?***

A: In der Theorie könnte der „geheilte" Patient wieder zu einer „normalen" Ernährung zurückkehren. Aber was ist normal? Ist damit Nahrung aus Dosen, Gläsern, chemisch behandelte, mit künstlichen Aromen und Farbstoffen versehene Nahrung gemeint? Oder Tiefkühlkost? Die meisten Patienten möchten diese Art von Nahrung nicht mehr essen. Sie wissen, dass dies nicht gesund und in der Tat auch nicht „normal" ist. Sie weigern sich, zu den Nahrungsmitteln zurückzukehren, die in erster Linie ihre Erkrankung mitverursacht haben! Die nächste Frage ist: Was genau ist ein „geheilter" Patient? Wie wissen wir, ob die Organe vollkommen wiederhergestellt sind oder ob das Immunsystem trotz toxischer künstlicher Nahrung funktionieren kann? Gehen die Abwehrkräfte dadurch verloren oder werden erneut geschwächt? Wie schnell geschieht das?

Immer mehr Informationen weisen darauf hin, dass Fleisch und alle tierischen Produkte (d.h. Käse und alle Milchprodukte, Fisch, Geflügel und Eier) hitzegeschädigt sind, wodurch die enthaltenen Proteine den Körper mehr schädigen, als dass sie ihn mit gesunden Nährstoffen versorgen.[6]

F: ***In welcher Form sollte der genesene Patient seine Lebensweise verändern?***

A: Der Patient sollte nicht vergessen, dass Haushaltschemikalien (d.h. Reinigungs- und Bleichmittel, Lösungsmittel, Polituren und Farben) toxisch[7] sind und daher unbedingt gemieden werden müssen. Auch viele Hautpflegemittel (tatsächlich sogar die meisten) sind toxisch.8 Sie gelangen in den Blutkreislauf und sollten daher aussortiert werden. Besonders schädlich sind Deodorants, sei es als Gel, Creme oder Stick. Sie unterbinden die Schweißbildung. Gesunder Schweiß ist geruchlos. Der Körper versucht, über den Schweiß zu entgiften. Blockiert man diesen Vorgang, zwingt man die Toxine zurück ins lymphatische System (s. Kap 5).

F: ***Wie lange werde ich die Therapie durchführen müssen? Wie lange dauert es, bis der Tumor verschwunden ist? Wie lange dauert es, bis ich schmerzfrei bin? Wann werde ich wieder Sport treiben können? Wann werde ich wieder alles essen können?***

A: Fragen mit „Wie lange" können nicht mit Gewissheit beantwortet werden, da alles von den jeweiligen Umständen und der individuellen Verfassung des Patienten abhängt. Wie groß ist der Tumor? Hat er gestreut? Wenn ja, wie weit? Wie alt ist der Patient? Wie viel Schaden hat der Betreffende durch Medikamente oder Operationen bereits erlitten oder sich selbst zugefügt durch Junk Food, Rauchen oder andere selbstzerstörerische Gewohnheiten? Wie gewissenhaft wird der Patient, mit Unterstützung durch die Familie, die Therapie befolgen? Wird er sich tagein, tagaus und solange wie erforderlich daran halten?

Eine präzise Antwort in Bezug auf Wochen oder Monate ist also nicht möglich. Es gibt aber eine übergreifende Antwort, die mein Sohn Howard bei der U.S. Navy gelernt hat. Als er vor der Situation stand, auf der Brücke eines U-Bootes festzuhängen, das wegen einer hohen Welle vorübergehend abtauchen muss, fragte er: *„Wie lange werde ich den Atem anhalten müssen?“* Der ungläubige Senior Officer pausierte für einige Sekunden und taxierte den Neuling. Dann antwortete er schlicht und einfach: *„So lange wie nötig“*.

F: ***Karottensaft enthält viel Zucker. Durch einige Quellen haben wir erfahren, dass Karottensaft Tumore nährt. Ist das wahr?***

A: So gut wie alle Früchte und viele Gemüsesorten enthalten komplexe Kohlenhydrate. Es handelt sich hierbei nicht wirklich um Zucker, sondern stattdessen um die Grundlage der menschlichen Ernährung. Im Gegensatz zu den falschen Behauptungen einiger Ärzte nährt Karottensaft keine Tumore. Wenn dem so wäre, dann würde die Gerson-Therapie jeden Krebspatienten töten!

Die Wahrheit ist, dass Karottensaft eine sehr wichtige Rolle bei der Heilung und Genesung spielt. Statt dem Patienten zu schaden, versorgt es ihn mit viel Betakarotin, das im Körper zu Vitamin A umgewandelt wird, sowie zahlreichen anderen Vitaminen. Darüber hinaus zählt Karottensaft zu den vollständigsten Mineralstoffquellen mit den meisten essentiellen Mineralstoffen in leicht absorbierbarer Form. Karottensaft ist außerdem reich an pflanzlichen Proteinen – und demnach ein exzellentes Nahrungsmittel für ganzheitliche Ernährung und Heilung.

F: ***Bei all den Einläufen, die im Verlauf der zweijährigen Therapie verabreicht werden – werde ich für immer von Einläufen abhängig sein?***

A: Mit Sicherheit nicht! Bitte bedenken Sie, dass der Zweck der Einläufe nicht darin besteht, den Darm vom Stuhl zu reinigen; in der Tat erreichen Sie nur Teile des Darms und stören die Entleerung nicht. Das erklärt, warum einige Gerson-Patienten zwischen den Einläufen ganz normalen Stuhlgang haben. Für den Fall, dass Verstopfung vor der Therapie ein Problem war, so ist diese nach der Therapie behoben: Sobald Leber und Darm wiederhergestellt sind, entwickelt der Patient wieder eine „reguläre“ Darmtätigkeit.

Die Einlaufroutine gefährdet diese wiedergewonnene „Regelhaftigkeit“ nicht. In den meisten Fällen kommt es nach Beendigung der Therapie wieder zu normalem Stuhlgang – und das ohne Probleme. Sollte das in Ausnahmefällen nicht so sein, dann muss der Patient schlimmstenfalls als Morgenroutine einen Einlauf in halber Stärke nehmen. An dieser Stelle passt die nachdrückliche Richtlinie von Dr. Gerson, der immer betonte: *„Lass' niemals die Sonne untergehen, wenn du deinen Darm noch nicht entleert hast!“*

F: *Da die Therapie tierische Produkte verbietet – wodurch bekomme ich meine Proteine?*

A: Es ist ein Fehler, zu glauben, dass alle Proteine tierischer Herkunft seien. Im Gegenteil, die meisten Gemüsesorten enthalten angemessene Mengen pflanzlicher Proteine, die noch dazu einfach absorbiert, verdaut und assimiliert werden können. Dank dieser Eigenschaften kann Heilung erfolgen, anstatt dass Tumorgewebe genährt wird. Der starke Verzehr von tierischen Proteinen verursacht Arthrose und Arthritis, schädigt die Nieren und ist die Ursache vieler weiterer gesundheitlicher Probleme. Karottensaft, die Hauptsäule des Gerson-Programms, ist reich an Proteinen – so wie auch Kartoffeln, Haferflocken und die meisten Gemüsesorten.

Es ist kein Zufall, dass die stärksten und größten Landtiere (z. B. Elefanten, Stiere, Orang-Utans und Bisons) allesamt Vegetarier sind, die ihre Proteine durch den Verzehr von Gras, Pflanzen, Blättern und Früchten erhalten.

Quellennachweise

1. Gerson M. Eine Krebstherapie – 50 Fälle. 30 Jahre klinische Erfahrung in der Behandlung fortgeschrittener Krebsfälle durch Diät-Therapie. Anhang 2, S. 332. Wörthsee, AKSE, 2010.
2. Matrone G, et al. Effect of Genistin on Growth and Development of the Male Mouse. Journal of Nutrition 1956: 235-240.
3. Tomatoes, Tomato-Based Products, Lycopene, and Cancer: Review of the Epidemiologic Literature. Journal of the National Cancer Institute 91 (4): 317-331. 17.02.1999.
4. Zit. 1 (Gerson), siehe oben, S. 241.
5. Ibid., Anhang 2.
6. Campbell TC, Campbell TM II. The China Study: Startling Implications for Diet, Weight Loss and Long-term Health. Dallas, BenBella Books, 2005.
7. Toxic Household Products. University of California, Santa Barbara Tenants Association
   http://orgs.sa.ucsb.edu/tenants/hot-_topics_files/safe%20chemicals.pdf
8. Ginty MM. FDA Failing to Remove Toxic Chemicals from Cosmetics. Health & Environment. Organic Consumers Association. 1. Juni 2004.
   www.organicconsumers.org/bodycare/fda060104.cfm
9. McGrath K. An earlier age of breast cancer diagnosis related to more frequent use of antiperspirants/deodorants and underarm shaving. European Journal of Cancer Prevention 12 (6): 479-485. Dezember 2003.

Kapitel 23

Das Leben nach Gerson

Es sollte mittlerweile klar geworden sein, dass die vollkommene Genesung von einer lebensbedrohlichen Erkrankung mit Hilfe der Gerson-Therapie eine schwierige Reise ist – ein langer und harter Prozess, der Mut, Geduld und Durchhaltevermögen erfordert – der jedoch mit Sicherheit jedes Quäntchen Anstrengung wert ist. Diese Heilmethode ist neben der Tatsache, dass sie den potentiellen Killer bekämpft, zugleich eine große Investition in eine lange und gesunde Zukunft. Wir stehen in Kontakt mit vielen genesenen Patienten, die sich exzellenter Gesundheit und Vitalität erfreuen – und das jenseits der Altersschwelle, von der allgemein behauptet wird, sie bringe alle Arten von Krankheiten sowie auch allgemeinen körperlichen und mentalen Verfall mit sich. Es gibt nicht viele Therapien, die von sich behaupten können, nicht nur Leben zu retten, sondern auch kraftvoll zu verjüngen!

Die Beendigung der Therapie zur rechten Zeit bedarf großer Sorgfalt. Allein die Bestimmung des rechten Zeitpunktes ist eine knittelige Angelegenheit. Zu früh aufzuhören, bevor alle lebenswichtigen Organe wiederhergestellt sind, ist ein großer Fehler, der möglicherweise dazu führt, dass die Erkrankung zurückkehrt. Zu Zeiten von Dr. Gerson brauchte es im Durchschnitt 18 Monate, bis die Abwehrkräfte des Körpers wiederhergestellt waren. Heute reicht diese Zeit nicht mehr aus. Die Welt ist aktuell noch sehr viel toxischer und die Menschen sind noch weit mehr geschädigt als noch vor einem halben Jahrhundert. Demzufolge benötigen Krebspatienten heute ganze zwei Jahre, um mit Hilfe der Gerson-Therapie zu genesen. Selbst diese Zeit reicht möglicherweise bei jenen nicht aus, die vor Beginn der Gerson-Therapie mit Chemotherapie behandelt wurden. Bei ihnen fällt es nicht leicht, eine Frist zu setzen (s. Kap. 18).

Patienten mit nicht-malignen Erkrankungen, die gut auf die Gerson-Therapie ansprechen, können in einem oder eineinhalb Jahren vollkommen geheilt werden. Das für sie gültige Protokoll ist weniger fordernd als das der Krebspatienten (s. Kap. 19).

Während es gefährlich ist, die Behandlung zu früh abzubrechen, schadet es nicht, sie länger als notwendig fortzusetzen. Die Therapie sollte schrittweise beendet werden. Wenn alles gut verläuft, können Säfte, Einläufe und Medikation langsam und kontinuierlich reduziert werden (s. dazu die Tabellen 17-1 und 17-2 auf den Seiten 178/179 sowie Tabelle 18 auf S. 184 und Tabelle 19 auf S. 188).

Gegen Ende der zwei Jahre ist es wahrscheinlich, dass die Patienten mit acht Säften und einem Einlauf pro Tag auskommen. Funktioniert der Darm von alleine wieder regelmäßig, dann reichen ein bis zwei Einläufe die Woche. Wenn man sich mit dem reduzierten Programm gut fühlt und frei ist von Kopfschmerzen, Verstopfung und neuen Symptomen, dann können die Säfte auf fünf oder sechs pro Tag eingeschränkt und auch die Einläufe noch weiter gesenkt werden. Es ist weise, gewissermaßen wie eine „Gesundheitsversicherung", ein paar frisch gepresste Bio-Säfte jeden Tag zu trinken – und das für immer.

Weise Essen

Auch der Wechsel von den strikten Ernährungsregeln hin zu einem toleranteren Regime sollte behutsam vonstatten gehen. Während der Behandlung hat sich der Körper an die bestmögliche Ernährung gewöhnt: frische, reine, schmackhafte vegetarische Bio-Kost, die leicht zu verdauen ist und sämtliche für Gesundheit und Fitness benötigten Nährstoffe enthält. Es wäre ein schwerer Fehler, von einer derart vollwertigen Ernährung wieder zur so genannten normalen Vielfalt überzuwechseln, die schwer verdauliches Fleisch, Geflügel, Käse und Fertignahrung mit vielen Chemikalien enthält. Damit würde man eine ernsthafte Störung riskieren.

Unserer Erfahrung nach werden genesene Patienten mit ihrem „sauberen" System gar nicht länger durch derartige Nahrung in Versuchung gebracht – und das selbst dann nicht, wenn sie während der langen Therapie von einigen „verbotenen Früchten" geträumt haben. Durch die salzlose Gerson-Diät haben sich ihre Geschmacksknospen von der Lähmung durch die extrem salzhaltigen Nahrungsmittel der Vergangenheit erholt. Jetzt schmeckt ihnen Salziges nicht mehr, oft finden sie es sogar widerwärtig. (Dieses Phänomen ähnelt Ex-Rauchern, die nicht mehr in einem verrauchten Raum sein können, ganz zu schweigen von dem Gedanken, wieder mit dem Rauchen anzufangen.)

Sobald der genesene Patient wieder in wirklich guter Verfassung ist, in der alle Körpersysteme wieder einwandfrei funktionieren, ist es selbstverständlich in Ordnung, einem Festessen, einer Hochzeit oder einem Geburtstag beizuwohnen und einmal etwas zu „sündigen". Danach sollten für einige Tage Verdauungsenzyme eingenommen werden, begleitet von einem Einlauf täglich, um auf diese Weise den Ballast wieder loszuwerden und sich wieder gut zu fühlen. Bitte werfen Sie den Einlaufbehälter nicht weg. Der „Kaffee verkehrt herum", wie er im Gerson-Jargon bezeichnet wird, hilft bei

Kopf- und Zahnschmerzen, ja selbst bei einer beginnenden Erkältung oder generellem Unwohlsein. Bitte halten Sie auch weiterhin an Ihren Norwalk- oder Greenstar-Säften fest, anstatt wieder zu Flaschensäften überzugehen. Letztere tragen nicht dazu bei, dass es Ihnen weiterhin gut geht.

Patienten, die sehr schwer krank waren, müssen zusätzliche Vorsorge tragen, um ihre wiedergewonnene Gesundheit zu schützen. Unabhängig davon, seit wann sie mit der Therapie aufgehört haben, empfehlen wir, das komplette Intensiv-Programm zweimal im Jahr für zwei Wochen durchzuführen. (Frühjahr und Herbst, die Jahreszeiten der Veränderung, sind für diesen Zweck am besten geeignet). Während dieser zwei Wochen sollte man täglich 10 bis 13 Säfte trinken, nur frisch zubereitete Bio-Kost verzehren, tierisches Eiweiß meiden und drei oder mehr Einläufe pro Tag durchführen. Es kann sein, dass diese Rückkehr zu dem strikten Gerson-Protokoll eine Heilreaktion herbeiführt, was die Patienten sofort als solche erkennen werden. In besagtem Fall bereinigt der Körper offensichtlich frische Schäden, weshalb das strikte Protokoll um weitere zwei Wochen verlängert werden sollte. Wenn keine neuen Symptome hochkommen, ist der Patient in guter Verfassung und kann die „Auffrischungskur" nach den zwei Wochen beenden.

Die Kunst der Erhaltung

Dr. Gerson empfahl ursprünglich, dass genesene Patienten ihre Gesundheit erhalten sollten, indem sie darauf achten, dass 75 % ihrer Ernährung aus so genannten „schützenden" Nahrungsmitteln besteht – namentlich Obst und Gemüse aus biologischem Anbau, das reich ist an Nährstoffen, Vitaminen, Mineralstoffen und Enzymen – , um das Immunsystem in bester Verfassung zu erhalten. Die verbleibenden 25 % der Nahrung konnte frei gewählt werden. Leider kann diese Einteilung nicht länger empfohlen werden, da die frei gewählten Nahrungsmittel den Organismus zu sehr schädigen würden. Wir müssen daher frühere Patienten dringend dazu anhalten, bei ihrer Nahrung darauf zu achten, dass diese zu 90 % aus schützenden und nur zu maximal 10 % aus frei gewählten Nahrungsmitteln besteht.

Selbst dann sollten genesene Patienten nie mehr zu Fast Food oder Junk Food zurückkehren, die Pestizide, Nahrungsmittelzusätze und andere toxische Substanzen enthalten. Auch sollten sie auf Hot Dogs, gewürztes Fleisch und Würstchen (reich an Konservierungsstoffen) oder Käse verzichten – denn das sind genau die Nahrungsmittel, die in erster Linie zum Zusammenbruch ihrer Gesundheit beigetragen haben.

Für den Fall ernster Ernährungsfehltritte ist es weise, wenn man für ein paar Wochen zur Intensivtherapie zurückkehrt, um den Körper zu reinigen und keine Langzeitschäden zu riskieren. Es versteht sich, dass in Bezug auf Alkohol große Vorsicht geboten ist. Alkohol sollte nur selten und in kleinen Mengen genossen werden – und auch nur dann, wenn es sich um Bio-Wein handelt. Konventionell angebaute Weine aus Trauben, die regelmäßig gespritzt wurden, sind zu vermeiden.

Wenn Sie wissen, worauf Sie verzichten sollten und was durchaus mal erlaubt ist, dann wird diese Phase der Erhaltung schnell zu einer leichten und angenehmen Routine. Die Antwort auf die Frage, ob es ein Leben nach Gerson gibt, lautet klar und überwältigend JA!

Teil III

Essentielle Zusatzinformationen

Die folgenden Kapitel sind eine wertvolle Ergänzung, um Ihre praktischen Erfahrungen mit der Gerson-Therapie dahingehend zu unterstützen, dass Sie bestmögliche Resultate erzielen. Sie finden hier eine bunte Mischung aus Empfehlungen, ganzheitlichen Informationen und Motivationstipps, die extra dazu ausgewählt wurden, damit Ihr Weg so unbehindert und schnell wie möglich verläuft. Bis dato haben wir uns vor allem auf die Pflege und Heilung des Körpers konzentriert. Körper, Geist, Gefühl und Seele lassen sich jedoch nicht voneinander trennen: sie sind Teil eines größeren Ganzen und müssen auch als solches behandelt werden.

Die Kapitel 24 und 25 bieten deshalb umfangreiche Informationen zu den psychischen Bedürfnissen von Gerson-Patienten wie auch zu einfachen Techniken, um Stress und Anspannung abzubauen.
Um Sie zu ermutigen, lesen Sie bitte im Kapitel 26 die Geschichten vieler früherer Gerson-Patienten, die von den unterschiedlichsten, meist terminalen Krebserkrankungen genesen sind und nun ein aktives und gesundes Leben führen. Damit Sie es ihnen gleichtun und dabei täglich ein abwechslungsreiches Menü mit schmackhaften Gerson-Gerichten genießen können, bieten wir im Kapitel 27 eine kulinarische Schatzkammer erprobter Gerichte, die mit Enthusiasmus und Liebe für Sie zusammengestellt wurden.

Kapitel 24

Psychologische Unterstützung für den Gerson-Patienten

Beata Bishop

Beata Bishop ist eine erfahrene Psychotherapeutin und Beraterin. Als genesene Gerson-Patientin hat sie seit 1983 mit einer großen Anzahl von Menschen gearbeitet, die von Krebs und anderen degenerativen Erkrankungen betroffen waren.

Gerson-Patienten wie auch andere an der Therapie interessierte Menschen wundern sich oft, warum – abgesehen von ein oder zwei vorübergehenden Referenzen – der psychologische Aspekt der Heilung bei dem Epoche schreibenden Werk Dr. Gersons keine Rolle spielt.[1] Die Gründe für dieses offenkundige Unterlassen sind einfach. Der eine Grund ist der, dass Dr. Gerson sein Buch allein vom Standpunkt des Wissenschaftlers und Arztes schrieb und alle anderen Sichtweisen ausließ. Ein weiterer Grund besteht darin, dass es die Psycho-Onkologie – einen Zweig der Psychologie, der sich auf die Behandlung von Krebspatienten spezialisiert hat – erst seit den frühen 60er Jahren gibt, als Dr. Gerson schon nicht mehr lebte. Die Psycho-Onkologie hat sich jedoch bis heute zu einem bedeutenden und eigenständigen Spezialfach entwickelt, das in jedem Heilungsprotokoll aufgeführt sein muss, welches den Anspruch auf Ganzheitlichkeit erhebt.

Ganzheitliche Medizin basiert auf der Erkenntnis, dass Körper und Geist die beiden Seiten derselben Münze darstellen. Sie erkranken gemeinsam und müssen entsprechend auch gemeinsam geheilt werden; was auch immer das eine betrifft, wird auch das andere betreffen. Das ist ganz besonders relevant für die Gerson-Therapie, deren machtvolle Auswirkungen sich über den Körper ausdehnen bis hin zum nicht-physischen Selbst des Patienten.

Während sie den Körper entgiften, erreichen Säfte, Nahrung und Kaffee-Einläufe in ihrem Zusammenwirken das Gehirn und das zentrale Nervensystem, wo sie bei dem nichts ahnenden Patienten starke emotionale Reaktionen, Gemütsschwankungen wie auch völlig untypisches Verhalten verursachen. Schon allein aus diesem Grund – und das ist nicht der einzige – muss die psychologische Seite dieser Reise hin zur Genesung richtig verstanden und adäquat gehandhabt werden. Vernachlässigt man diesen Aspekt, geht man das Risiko ein, dass unterdrückte psychische Probleme den therapeutischen Prozess sabotieren können.

Da Körper und Geist jeden Augenblick unseres Lebens interagieren und sich gegenseitig beeinflussen, macht es Sinn, sicherzustellen, dass beide in einer guten Verfassung sind. Die Therapie wirkt in erster Linie auf den Körper, aber was ist mit der Psyche, der inneren Welt der Emotionen und Antriebe? Ist es wirklich so wichtig, dass auch sie gesund sind? Die Antwort lautet unmissverständlich JA und hier ist die Erklärung dafür.

Es gibt heute solide wissenschaftliche Beweise dafür, dass unsere Stimmungen, Emotionen und generelle Lebensanschauung einen direkten und messbaren Einfluss auf das Immunsystem haben. Bewiesen wurde dies von der Psychoneuroimmunologie (PNI), einem neuen medizinischen Spezialgebiet, welches sich seit den späten 70er Jahren dank einem besseren Verständnis von der Chemie des Gehirns und der subtilen Verbindungen, die auf zellularer Ebene im Organismus bestehen, rapide weiterentwickelt hat.

Das Wesentliche kurz zusammengefasst: das limbische System des Gehirns und das zentrale Nervensystem schütten gewisse Hormone aus, die an Rezeptoren im ganzen Körper andocken und diese dadurch veranlassen, weitere Hormone auszuschütten. Die Eigenschaft dieser Hormone entscheidet darüber, ob das Immunsystem gestärkt oder geschwächt, aktiviert oder deaktiviert wird. Die jeweilige Eigenschaft besagter Hormone hängt wiederum von unseren Emotionen, vorherrschenden Stimmungen, Glaubenssätzen und unserem Selbstverständnis ab.

So stärkt eine positive, hoffnungsvolle, entschiedene Einstellung die Immunkompetenz, wohingegen Verzweiflung, Negativität und Angst schwächen. Ein traumatisches Erlebnis wie auch eine anhaltende Depression können unsere Zellen überwältigen und sie in ihrer normalen Funktion stören. Unter diesem Blickwinkel muss jeder Gedanke und jedes Gefühl als biochemisches Ereignis betrachtet werden. Gemäß den Worten der Ärztin und Hirnforscherin Candace Pert[2], Mitentdeckerin der Endorphine, *„sind Zellen bewusste Wesen, die miteinander kommunizieren und dabei unsere Emotionen und Entscheidungen beeinflussen."* Gleichermaßen gilt, dass auch unsere Emotionen und Glaubenssätze die Aktivität unserer Zellen beeinflussen.

Die Angst ist unser Feind

Als genesene Gerson-Patientin und praktizierende Psychotherapeutin kenne ich die verheerenden emotionalen Auswirkungen einer Krebsdiagnose. Es handelt sich hier um ein großes Trauma, das mächtige Emotionen hervorruft: Panik, Schock, Wut oder ausweglose Resignation und lähmende Verzweiflung. Als wäre dies alles nicht schon schlimm genug, kommt auch noch ein Gefühl der Isolation hinzu, so als würde der Krebs einen vom Rest der Menschheit und einem normalen Alltag ausschließen. Das vorrangige und überwältigende Gefühl ist die Angst. Ich kenne diese tiefgründige Angst nicht nur aus eigener Erfahrung, sondern auch von den vielen Patienten, mit denen ich in den letzten 23 Jahren gearbeitet habe. Obwohl es viele andere lebensbedrohliche Erkrankungen gibt, so ist wahrscheinlich keine davon imstande, dieselbe jämmerliche und lähmende Angst wie bei Krebs auszulösen.

Dafür gibt es gute Gründe. Einer liegt in der steigenden Häufigkeit der Erkrankung. Die meisten Menschen kennen jemanden, der – nach langem Leiden und drastischen Behandlungen mit entsetzlichen Nebenwirkungen, jedoch ohne Hoffnung auf Heilung – an Krebs gestorben ist. Sieht man sich selbst plötzlich mit diesem Schicksal konfrontiert, so ist das extrem beängstigend für alle die, die eine Krebsdiagnose als sicheres Todesurteil ansehen. Zusätzlich gibt es diese irrationale Angst, die Krebs wie einen Eindringling ansieht, einen bösen Fremden, der unsere Abwehr durchbrochen hat, jenseits unserer Kontrolle wächst und sich ausbreitet und uns schließlich töten wird. Von Panik erfasste Patienten sind nicht in der Verfassung, zu erkennen, dass Tumore nicht von außerhalb kommen, sondern aus ihrem eigenen, nicht mehr funktionsfähigen Organismus heraus entstehen, in dem „Recht und Ordnung" auf zellularer Ebene zusammengebrochen sind.

Der grundsätzliche Schock der Diagnose wird in der Regel noch verschlimmert durch die Art und Weise, wie sie von durchschnittlichen Ärzten verkündet wird. Ärzte sind in dieser Art von Kommunikation nicht ausgebildet. Sie hassen es, schlechte Nachrichten zu verkünden und schützen sich selbst dadurch, dass sie sich zurückziehen und wie ferngesteuert und kühl agieren – genau in dem Moment, in dem die kranke Person am allermeisten menschliche Wärme und Unterstützung benötigen würde. Verbringt der Patient anschließend Zeit in einem durchschnittlichen Krankenhaus, dann führen das Gefühl der Abhängigkeit, der Verlust an Autonomie und Privatsphäre dazu, dass die Aussichten noch düsterer und trostloser werden. Der Patient wird zum passiven Leidtragenden, der keine Meinung dazu hat, was mit ihm angestellt wird. Der brillante Denker und Autor Ivan Illich sagte dazu treffend: *„Die moderne Medizin macht aus dem Patienten einen willenlosen und verwirrten Voyeur in den Händen von Bio-Ingenieuren."*

Diese Beobachtungen gelten für Krebspatienten, die in einem konventionellen medizinischen Rahmen diagnostiziert und behandelt wurden. Da so gut wie alle Patienten erst dann zur Gerson-Therapie kommen, nachdem das schulmedizinische System bei ihnen versagt hat, ist es wichtig, ihren depressiven oder angstbehafteten Zustand zu erkennen und sofort etwas dagegen zu unternehmen. Ganz normale menschliche Wärme und Mitgefühl zwingen uns, ihre Angst und Verzweiflung aufzulösen. Was genauso wichtig ist: angesichts der Erkenntnisse der PNI gibt es fundierte medizinische Gründe dafür, die Patienten so schnell wie möglich von ihrer riesigen emotionalen Last zu erleichtern und ihren Pessimismus in Richtung einer positiveren Zukunftserwartung umzulenken. *„Es sollte kein Versuch unternommen werden, den Körper ohne die Seele zu heilen"*, schrieb schon der griechische Philosoph Platon vor fast 2.400 Jahren. Dies ist eine kraftvolle Fürsprache aus einer unvorstellbar weit zurückliegenden Vergangenheit für die bei der Heilung so immens wichtige Verbindung von Körper und Geist.

Wenn etwas tief im Inneren des Patienten nicht weiterleben will, dann kann selbst die erprobte und bewährte Gerson-Therapie nicht von Erfolg gekrönt sein. Dieses „Etwas" muss absolut nichts mit der Krebsdiagnose zu tun haben. Es kann sich hier um eine weitgehend vergessene emotionale Verletzung, einen schweren Verlust, eine tiefe Verbitterung oder auch eine nicht erledigte Angelegenheit mit einer geliebten oder gehassten Person handeln. Wir können es auch mit jemandem zu tun haben, der laut Definition von Lawrence LeShan[4], einem Pionierforscher auf dem Gebiet der Körper-Geist-Verbindung bei malignen Erkrankungen, in die Kategorie der so genannten „krebsanfälligen Persönlichkeiten" gehört. LeShan, auch bekannt als „Vater der Psycho-Onkologie", hat über mehrere Jahrzehnte bestimmte Persönlichkeitsmerkmale beobachtet, die gewisse Menschen für Krebs prädisponieren. Diese Merkmale beinhalten einen geringen Selbstwert, die Schwierigkeit, Wut oder Aggression auszudrücken, einen Drang, andere zu befriedigen und dabei die eigenen Gefühle, Bedürfnisse und unterdrückten Emotionen zu ignorieren. Das wahre Selbst dieser Menschen wurde hinter ein falsches Selbst verbannt, das wahrscheinlich schon sehr früh im Leben entwickelt wurde, um die elterliche Anerkennung zu sichern. Es wurde auch später im Erwachsenendasein noch beibehalten, als es eigentlich nicht länger notwendig war.

Selbstverständlich trifft dieses Persönlichkeitsprofil nicht auf alle Krebspatienten zu, obwohl ich in meiner Arbeit mit Betroffenen oft ähnliche Charakterzüge beobachtet habe. Zusammen oder getrennt deuten sie auf eine entmutigend negative Lebenseinstellung hin, die von einer Krebsdiagnose in völlige Verzweiflung gekehrt wird. Die PNI sagt uns, was das in Bezug auf die reduzierte Immunkompetenz bedeutet.

Beobachtungen zufolge tritt Krebs häufig zwischen 18 Monaten und zwei Jahren nach einem negativen Ereignis auf. Hier kann es sich z. B. um Scheidung, einen Trauerfall, eine finanzielle Krise, den Verlust des Jobs oder einer wichtigen persönlichen Beziehung handeln. Erfahrungen mit Klienten haben mir gezeigt, dass diese Ereignisse für die Betroffenen den letzten Strohhalm bedeuteten. Sie befanden sich seit langem in unmöglichen existentiellen Situationen, die offensichtlich weder ertragen noch verändert werden konnten. Die von LeShan und dem Arzt Carl Simonton[5] detailliert beschriebene Situation wird von beiden als Lebensfalle bezeichnet.

Meine eigenen Fälle erhärten die Macht dieser Ereignisse und die Tatsache, dass Menschen, die sich außerstande sehen, sie zu durchbrechen, irgendwann an einen Punkt gelangen, wo es ihnen egal ist, ob sie leben oder sterben. Viele sagten mir Sätze wie *„Irgendwann hörte ich im Inneren einen Knacks."* Ich vermute, dies war der letzte Strang ihres gebrochenen Lebenswillens.

Die Bedeutung von Stress

Ich werde oft gefragt, ob Stress Krebs verursachen kann. Ich denke nicht, dass Stress dazu in der Lage ist – mit Sicherheit nicht allein. Stress kann jedoch oft die ultimative Mehrbelastung sein, die einem bereits geschwächten, kaum noch funktionierenden Immunsystem den Rest gibt – mit der Folge, dass es die irregulären rebellischen Zellen, die jeder gesunde Organismus täglich in großer Anzahl produziert, nicht länger unschädlich machen kann. Denn: ohne die ständige Wachsamkeit eines gut funktionierenden Immunsystems lässt sich der von einigen dieser irregulären Zellen initiierte maligne Wucherungsprozess nicht stoppen.

Wir haben es hier mit der geheimnisvollen Interaktion von Biochemie und Emotionen zu tun, die wir gerade erst im Begriff sind, zu erforschen und zu verstehen. Dennoch liegen uns bereits genug orthodoxe klinische Beweise (im Gegensatz zu anekdotischen Einzelberichten) vor, die belegen, dass die innere Einstellung für das Überleben einen großen Unterschied machen kann.

Der britische Wissenschaftler Stephen Greer[6] interviewte eine Gruppe von Frauen sechs Monate nach ihrer Mastektomie, um herauszufinden, wie sie damit klarkämen. Er unterschied vier verschiedene Typen: Kampfgeist, Verleugnung, stoische Akzeptanz und Hoffnungslosigkeit. Nach fünf und zehn Jahren lebten noch 80 % der Kämpfer, aber nur mehr 20 % der Hoffnungslosen. Diese Überlebensraten hatten nichts mit den medizinischen Prognosen zu tun.

Der Arzt David Spiegel[7] lud in den USA über ein Jahr lang 36 Frauen mit metastasiertem Brustkrebs zu wöchentlichen Meetings ein. Hier konnten sie Sorgen und Ängste austauschen, sich aber auch gegenseitig ermuntern und zu einer positiven mentalen Sichtweise bewegen. Eine Kontrollgruppe von 50 Frauen nahm an keinen solchen Treffen teil. Spiegel wollte herausfinden, ob die Gruppensitzungen die Lebensqualität der Teilnehmerinnen erhöhten. Das war in der Tat der Fall. Dennoch war er sehr erstaunt, als er herausfand, dass diese Frauen auch doppelt so lange lebten wie die Frauen der Kontrollgruppe.

Eine weitere interessante Erkenntnis geht zurück auf den amerikanischen Onkologen Dr. Bernie Siegel[8]. Er ist Autor verschiedener Bestseller, mit deren Hilfe das öffentliche Verständnis zur Körper-Geist-Verbindung bei Gesundheit und Krankheit erweitert wurde. Er behauptet, dass 15 bis 20 % der Krebspatienten bewusst oder unterbewusst sterben wollen; zweifellos, weil sie einer schwierigen Lebensfalle entkommen wollen.
60 bis 70 % wollen wieder gesund werden, verhalten sich dabei aber passiv und erhoffen sich vom Arzt, dass er die ganze Arbeit übernimmt. Immerhin 15 bis 20 % bilden die Ausnahme: Sie weigern sich, sich als Opfer zu sehen, und recherchieren alles über die Erkrankung. Sie befolgen nicht automatisch die Anweisungen des Arztes und stellen stattdessen Fragen, bestehen auf Kontrolle und treffen gut informiert ihre Wahl. Den Worten Dr. Siegels zufolge besteht bei diesen *„schwierigen oder unkooperativen Patienten die größte Wahrscheinlichkeit, dass sie wieder gesund werden.“* Offensichtlich ist ihr Immunsystem kriegerischer als das der fügsamen Patienten.

Erste Hilfe für den Geist

Es gibt einfache Wege, das Gefühl von Hoffnungslosigkeit und Isolation der frisch diagnostizierten Patienten zu vertreiben. Der erste Schritt besteht darin, die Krankheit zu entmystifizieren und darüber mit normaler Stimme offen zu sprechen, ohne dabei das gefürchtete Wort „Krebs“ zu vermeiden. Zu den ersten positiven Erfahrungen des angehenden Gerson-Patienten gehört die ruhige Versicherung, mit der sein Problem angegangen wird. Er hört die klare Botschaft, dass vollständige Heilung möglich ist, nicht nur Remission – was die orthodoxe Medizin als bestmöglichen Verlauf anzubieten hat.

Das, was der Patient braucht, ist ein sicherer Raum, wo er stürmische Emotionen herauslassen kann und wo er unvoreingenommene Aufmerksamkeit ohne jeden Zeitdruck erhält – etwas, das die gehetzten Ärzte und Schwestern nicht geben können. Es ist ein Fehler, wenn man zu schnell ermutigt oder tröstet, oder auch mit aufheiternden Versicherungen kommt. Wenn man so agiert, hindert man den Patienten daran, seine wahren Gefühle auszudrücken, die unbedingt herausgelassen werden müssen.

Hat der Patient seinen Gefühlen freien Lauf gelassen, dann stelle ich die entscheidende Frage: „Möchten Sie leben?" Lautet die Antwort „Ja", dann frage ich weiter: „Möchten Sie unbedingt leben?" Bei einem weiteren bestimmten „Ja" ist die Sache erledigt, wohingegen ein zögerndes „Ja, aber..." auf eine unentschiedene Person hindeutet, die möglicherweise in einer Lebensfalle steckt. Ich frage danach, wie der Satz zu Ende gehen könnte und höre oft so etwas wie *„Wenn die Dinge so weitergehen wie vorher, dann weiß ich nicht, ob ich leben möchte."*

Dieses „Aber" muss sorgfältig ergründet werden, um sicherzugehen, dass es die Heilarbeit nicht unterminiert. Die vor der Diagnose liegenden 18 bis 24 Lebensmonate des Patienten können wertvolle Anhaltspunkte geben. Gab es in dieser Zeit extremen Stress oder Traumata, die den Patienten dazu getrieben haben, Alkohol, Medikamente oder andere destruktive Gewohnheiten anzunehmen, die zu einem erheblichen Leberschaden geführt haben? Durch behutsames Nachfragen gelingt es uns meist, diese Lebensfalle zu identifizieren. Die nächste Aufgabe besteht darin, ihm zu zeigen, dass es einen anderen Weg aus der Falle heraus gibt als zu sterben.

Hilfreich ist, wenn man eine aktive therapeutische Partnerschaft zum Patienten aufbaut, in welcher der Patient selbst eine wichtige Rolle spielt. Mit der Gerson-Therapie, die ohne die aktive Kooperation des Patienten nicht erfolgreich sein kann, ist das ein Leichtes. Wenn ein Patient uns erzählt, dass 85 % der Menschen mit seiner Diagnose innerhalb von drei Jahren sterben, dann empfehlen wir ihm, den 15 % beizutreten, die das nicht tun. (Voller Bewunderung erinnere ich mich an die zerbrechliche kleine Frau, deren Körper voller Krebs war. Als man ihr sagte, sie hätte nur noch sechs Monate zu leben, antwortete sie fröhlich *„Wie gut, also habe ich sechs Monate, um wieder gesund zu werden!"* ... und sie wurde wieder gesund mithilfe des Gerson-Programms.) Ich mag die Art, wie LeShan sich der Aufgabe annähert, den Geist vom Negativen hin zum Positiven zu bewegen. Seine primären Fragen sind: *„Was stimmt für dich? Was sind deine individuellen Möglichkeiten, zu sein, in Beziehung zu anderen zu treten, zu erschaffen? Was hindert dich daran, diese auszudrücken? Was brauchst du, um dich selbst zu verwirklichen? In erster Linie: Was möchtest du mit deinem Leben anfangen?"*[9]

Sind diese Grundlagen einmal geklärt, dann wird es Zeit, auf das jedem Patienten zur Verfügung stehende enorme Potenzial hinzuweisen – wenn er/sie nur bereit ist, zu agieren statt nur zu reagieren – und damit zu beginnen, persönliche Entscheidungen zu treffen. Ganz viel kann in kurzer Zeit erreicht werden. Das Hauptwerkzeug des Therapeuten ist seine Persönlichkeit und ruhige, vertrauenswürdige Präsenz. Oft ist dies die einzig solide Unterstützung in der konfusen und chaotischen Welt des Patienten. Andere Instrumente wie Entspannungs-, Meditations- oder Visualisationstechniken, die sich auf die Selbstheilung konzentrieren, sollten durch ausgebildete Lehrer oder Therapeuten verwendet werden. (s. Kapitel 25)

Die erste Hürde überwinden

Viele Patienten geraten sozusagen als letzten Ausweg an die Gerson-Therapie – nachdem konventionelle medizinische Behandlungen allesamt versagt und sie tief enttäuscht, ohne Vertrauen und mit einer Menge schwerer Nachwirkungen zurückgelassen haben. Sich auf die Gerson-Therapie einzulassen ist für sie wie das letzte Spiel, die allerletzte Entscheidung. Andere wählen den Gerson-Weg zur Zeit eines früheren, weniger ernsten Stadiums ihrer Erkrankung, mit weniger irreversiblen körperlichen Veränderungen, jedoch ebenfalls schlechter Prognose.

Wie dem auch sei, sie alle beginnen mit einer unbekannten Behandlung, bei der vieles auf den ersten Blick bizarr erscheint. Sie sind sich außerdem der Tatsache bewusst, dass sie die Grenzen der orthodoxen Medizin überschritten haben und im Begriff sind, dieses Netzwerk von Ärzten, Spezialisten, Kliniken und Überweisungen zu verlassen – ein geschlossenes System, das zwar nicht in der Lage war, sie zu heilen, das aber auch jetzt noch von einer Aura großer Macht umgeben ist. Manche sind womöglich rüde von ihren Ärzten verabschiedet wurden, schon allein deshalb, weil sie es gewagt haben, eine „unbewiesene" alternative Therapie überhaupt in Erwägung zu ziehen. Bei anderen reagieren Familie und Freunde mit Druck und vielen Zweifeln. Sie weigern sich, zu akzeptieren, dass eine sonderbar klingende Therapie Erfolg haben könnte, wo die moderne High-Tech-Medizin versagt hat.

Diese Art von Druck kann den Patienten, der vielleicht ebenfalls unter einigen quälenden Zweifeln leidet, noch weiter schwächen. Jetzt drängt es, dem Patienten klarzumachen, wie und warum die Gerson-Therapie funktioniert. Die meisten Menschen sind mit der Vorgehensweise der Schulmedizin in etwa vertraut, wo es gegen jedes Symptom ein Medikament gibt und man entweder wieder gesund wird oder stirbt. Zumindest geht alles schnell. Bei der Gerson-Therapie sieht sich der Patient zwei Jahren unablässiger Bemühungen, strikter Disziplin und einer totalen Veränderung des so genannten normalen Lifestyles gegenüber. All dies klingt zunächst einmal wirklich beängstigend, vor allem weil es letztendlich keine Garantie auf Erfolg gibt. An diesem Punkt funktioniert die kognitive Herangehensweise am besten. Denn man braucht keinen medizinischen Hintergrund, um zu verstehen, warum die Wiederherstellung des Immunsystems weit sinnvoller ist als es mithilfe von Bestrahlung und einem Giftcocktail vollkommen außer Gefecht zu setzen. Sobald er die einfache, aber kraftvolle Logik des Gerson-Programms einmal verstanden hat, ist der Patient beruhigt und willens, wie ein ebenbürtiger Partner und Verbündeter des Arztes oder Therapeuten zu agieren.

Hilfe kommt vom Körper

Zu den eindrucksvollsten Ergebnissen des Gerson-Programms zählt die sofortige Verbesserung der Allgemeinverfassung des neuen Patienten. Schmerzen lassen nach, der Appetit kehrt zurück und der Schlaf verbessert sich schon in den ersten Tagen der Behandlung. Das allein hebt die Stimmung des Patienten, der über die letzten Monate – wenn nicht Jahre – nur erlebt hat, wie sich sein Zustand kontinuierlich verschlechterte und seine Hoffnung mehr und mehr dahinschwand. Jetzt geschieht das Gegenteil und das verändert die Stimmung sofort. (Besucher der Gerson-Klinik sind erstaunt angesichts der dort vorherrschenden entspannten Atmosphäre und guten Stimmung seitens der Patienten; die Mahlzeiten werden in der Regel mit viel Gelächter eingenommen. Das steht in krassem Gegensatz zu der von Schwere und Traurigkeit geprägten Atmosphäre, wie man sie auf durchschnittlichen Krebsstationen vorfindet.) Offensichtlich haben diese neue Stimmungslage und das sie begleitende Gefühl von Erleichterung auch einen positiven Effekt auf das Immunsystem.

Dennoch hat die Reise hin zu neuer Gesundheit gerade erst begonnen und der Bedarf an psychologischer Unterstützung ist alles andere als erledigt. Der Patient steht einer kompletten Veränderung seiner Lebensweise, Ernährung und täglichen Routine für einen Zeitraum von mindestens zwei Jahren gegenüber (bei nicht-malignen Erkrankungen wird weniger Zeit benötigt). Zwangsläufig braucht es eine gute Portion Entschlossenheit und Disziplin, um an dem Tagesplan festzuhalten. Ebenfalls zwangsläufig werden auch Langeweile und Monotonie nach einer Weile ihren Tribut fordern. Der Patient fühlt sich eingeschränkt und der meisten sozialen Vergnügen beraubt. Es gibt Zeiten, wo er von allem genug hat und die Therapie am liebsten sofort beenden würde. Ist das der Fall, dann sollte man dem Murren des Patienten am besten nicht widersprechen, sondern gerade das Gegenteil tun – ihm zustimmen, dass die Therapie fordernd, einschränkend und monoton ist. Unterstreichen Sie die bis dato positiven Ergebnisse und streuen Sie „taktlose“ Fragen ein, wie z. B. *„Möchten Sie lieber Chemotherapie?“ oder „Okay, Sie hören auf – und was kommt dann?“* Und dann warten Sie die Antwort ab. Vergessen Sie vor allem nie, dass auch dieser Zustand wieder vorübergeht.

Der Langeweile kann Abhilfe verschafft werden durch inspirierende Literatur, CDs oder DVDs. Und wenn die Betroffenen erst einmal Geschmack an natürlicher Medizin gefunden haben, sind sie in der Regel eifrig bemüht, mehr darüber herauszufinden. Auch die Vernetzung mit anderen Patienten oder die Wahl eines neues Hobbys oder Studiums kann in den Tagesplan mit Säften, Einläufen und Mahlzeiten wunderbar integriert werden.

Ein anderer Weg, um die Langeweile zu durchbrechen ist der, dass man sich Etappenziele setzt: Was möchte man in einer Woche, einem Monat oder drei Monaten erreicht haben? Die Ziele sollten realistisch und bescheiden gewählt und beim Erreichen dann auch gefeiert werden. Was im ersten Anlauf nicht erreicht wurde, kann neu formuliert oder auf später verschoben werden, sollte aber nicht als Misserfolg abgestempelt werden.

Mögliche Probleme auf dem Weg

Der Speiseplan kann für einige ein heikles Thema bedeuten. Viele gewöhnen sich sofort an die Gerson-Ernährung und genießen sie, bei anderen ist das nicht der Fall. Wenn Letztere vehement ihre Abneigung zum Ausdruck bringen oder sich vielleicht sogar weigern, gewisse essentielle Nahrungsmittel zu sich zu nehmen, dann werden sie gesteuert von ihrer tiefen emotionalen Bindung an gewisse Speisen – egal wie ungesund diese sind. Es handelt sich hier in der Regel um die Speisen, die sie als Kind von ihrer Mutter erhalten haben. Das Essen wurde mit Liebe gleichgesetzt, auch wenn es sich um minderwertige Fertignahrung handelte. In der ohnehin schon angespannten Phase – und obwohl diese Menschen die Gerson-Diät als richtig akzeptieren – lehnen sie das Essen auf einer tiefen, nicht-rationalen Ebene ab. Die Lösung besteht darin, den Patienten daran zu erinnern, dass die besagte Nahrung buchstäblich Medizin ist, dass die Therapie nicht für immer ist und dass es eine (über-)lebenswichtige Investition in die Zukunft ist, sie jetzt zu akzeptieren. Meiner Erfahrung nach ist es sehr hilfreich, einen Vertrag mit dem Patienten abzuschließen, dass er sich für zwei Wochen akribisch an die Ernährung hält und deren zahlreiche Geschmacksvarianten entdeckt. Gewöhnlich erfolgte darauf eine schnelle Besserung und es war leicht, den Vertrag noch weiter auszudehnen.

Standfestigkeit ist gefragt, wenn die Patienten anstreben, die Ernährungsregeln durch kleine Fehltritte oder gelegentliche „Leckereien" zu umgehen. Hier lautet die Antwort immer „Nein", denn was ist ein kleiner Fehltritt und wie oft kommt eine gelegentliche Ausnahme vor? Sind die Regeln einmal gebrochen, dann sind die sicheren Grenzen der Therapie beschädigt, was ernsthafte Konsequenzen haben kann. Trotzdem müssen die Regeln mit viel Fingerspitzengefühl und Liebe durchgesetzt werden, sonst enden wir als Pflegekräfte oder Therapeuten schließlich in der Rolle des überstrengen Elternteils mit dem unübersehbaren Aufkleber „Du sollst nicht!"

Es gibt auch das Problem der Heilreaktionen oder Heilkrisen. Sie können extrem ungemütlich werden, müssen aber dennoch willkommen geheißen werden, da sie bedeuten, dass der Körper auf die Behandlung reagiert. Die praktischen Hilfsmaßnahmen bei Heilreaktionen werden im Kapitel 16 („Heilreaktionen verstehen") detailliert beschrieben. Mit psychologischer Unterstützung müssen die wahrscheinlich eintretenden Symptome unbedingt im Voraus angesprochen werden, damit der Patient nicht in Panik verfällt, wenn es soweit ist.

Auch hier ist ruhige, bestärkende Präsenz das beste, was wir anzubieten haben, vor allem dann, wenn körperliche Symptome von Verhaltensauffälligkeiten begleitet werden. Der Körper kann nicht entgiften, ohne gleichermaßen auch eine geistige Entgiftung zu verursachen. Wenn die Toxine das zentrale Nervensystem durchlaufen, dann führt das zu starken Reaktionen und nicht gekannten Charakterausbrüchen wie z. B. Wut, Reizbarkeit, heftigen Gemütsschwankungen, Aggressionen und unfairen Beschuldigungen. Das für gewöhnlich zivilisierte Verhalten des Patienten wird von Schüben und Emotionen förmlich weggefegt, die seit langem – möglicherweise seit der Kindheit – unterdrückt wurden.

Das erwachsene Selbst wird phasenweise von einem wütenden inneren Kind beiseite geschoben, bis es sich dagegen wieder behauptet, was in der Regel mit zahlreichen Entschuldigungen einhergeht. (Eine meiner Klientinnen nannte diese Vorfälle die „Gerson-Wut" und jedes Mal, wenn sie spürte, dass eine Heilkrise nahte, informierte sie ihre Familie darüber, dass – was auch immer sie in den nächsten Stunden sagen würde – sie bitte nicht an ihrer Liebe für sie zweifeln sollten). Auch darauf müssen alle Beteiligten vorbereitet sein und dürfen derartige Ausbrüche nicht persönlich nehmen. Es ist ein Teil des Prozesses. In welcher Funktion wir auch mit dem Patienten arbeiten, wir bleiben dabei ruhig, fürsorglich und unverändert – und warten, dass der innere Aufruhr vorbeigeht.

Ist der Patient einmal an Körper und Seele wiederhergestellt und die Therapie kann gelockert werden, dann muss dieser Prozess letztendlich sanft vonstatten gehen. Patienten, die vorher gefragt haben, ob es ein Leben nach der Gerson-Therapie gibt, weigern sich jetzt, die Routine aufzugeben. Sie brauchen eine sanfte, ruhige „Entwöhnung". Daneben gibt es noch die Erhaltungstherapie, die zum Schutz der wiederhergestellten Gesundheit bis ans Lebensende eingehalten werden sollte. (s. Kapitel 23). Zum Zeitpunkt der Erstellung dieses Buches tue ich genau dies glücklich seit bereits 1983 und habe nicht vor, damit aufzuhören.

Es gibt andere, die davon abgehalten werden müssen, in die desaströsen Essgewohnheiten zurückzufallen, die ursprünglich zu ihrer Erkrankung beigetragen hatten. Alle diese Versuchungen sind von kurzer Dauer, soviel ist klar. Ihre entgifteten, gereinigten, optimal genährten Körper schrecken zurück vor der so genannten normalen Ernährung, von der sie während der Therapie geträumt hatten (schweres, fettreiches Essen, übermäßig gesalzen und voller synthetischer Aromen). Selbst wenn ihre Gehirne nicht gegen Junk Food protestieren, ihre Geschmacksnerven werden es mit Sicherheit tun.

Ist man vollständig genesen, dann gibt es meiner Erfahrung nach keinen Weg zurück zum Leben vor der Erkrankung. Praxis und Erleben der ganzheitlichen Gerson-Therapie verändern Sie – nicht nur in Bezug auf Lebensweise und Ernährungsgewohnheiten, auch in Bezug auf Werte, Prioritäten und die allgemeine Lebensauffassung. Sie wurden wiedergeboren ohne vorher sterben zu müssen und entscheiden sich vielleicht spontan, anderen auf demselben Weg zu helfen, um so einen Teil der Schuld an das Leben zurückzuzahlen.

Quellennachweise

1. Gerson M. Eine Krebstherapie – 50 Fälle. 30 Jahre klinische Erfahrung in der Behandlung fortgeschrittener Krebsfälle durch Diät-Therapie. AKSE-Verlag, Wörthsee. 2010.
2. Pert C. Molecules of Emotion: The Science Behind Mind-Body Medicine. Simon & Schuster, Inc., New York. 1997.
3. Illich I. Medical Nemesis: The Expropriation of Health. Pantheon Books, New York. 1976.
4. LeShan L. Cancer as a Turning Point. Plume, New York. 1994.
5. Simonton C, Matthews-Simonton S and Creighton JL. Getting Well Again. Bantam Books, New York. 1992.
6. Greer S. Mind-body research in psycho-oncology. Advances 15 (4) 1999.
7. Spiegel D. Effect of psychosocial treatment on survival of patients with metastasized breast cancer. The Lancet, 888-891. 14. Okt. 1989.
8. Siegel B. Love, Medicine & Miracles. Harper Perennial, New York. 1998.
9. Zit. 4 (LeShan), oben.

Kapitel 25

Stress und Anspannung überwinden

Im vorigen Kapitel haben wir erklärt, wie Körper und Geist jeden Augenblick unseres Lebens interagieren. Mit anderen Worten: Unsere Stimmungen, Emotionen und allgemeine Lebensanschauung haben einen messbaren und direkten Einfluss auf unsere körperlichen Vorgänge und zuallererst auf unser Immunsystem – das wohl wichtigste Instrument auf der Reise zurück zur Gesundheit.

Ein hoffnungs- und vertrauensvoller, entschlossener Geist stärkt die Immunkompetenz, wohingegen sie durch Angst, Verzweiflung, Wut und Negativität geschwächt wird. Auch Stress kann schädliche Auswirkungen haben, indem der ganze Organismus in einem Zustand erhöhter Anspannung gehalten wird. Unser Körper aber – dieser wundervolle Organismus mit seiner eigenen Intelligenz – funktioniert nur gut, wenn er sich in einem entspannten Zustand ohne zu viel Stress befindet und somit in der Lage ist, seinen inneren Regeln und Rhythmen zu folgen. Selbstverständlich gilt auch für die Gerson-Therapie, dass sie die besten Erfolge beim entspannten, wenig gestressten Patienten hervorbringt. Schließlich reicht es nicht aus, die bestmögliche Nahrung zu sich zu nehmen und die gesündesten Säfte zu trinken – all das muss auch richtig verdaut und aufgenommen werden. Es ist kein Geheimnis, dass Angst und Sorgen bei der Verdauung verheerenden Schaden anrichten können.

Ein wichtiger Teil der täglichen Routine des Gerson-Patienten besteht darin, Geist und Emotionen im Gleichgewicht zu halten und Stress und Angst zu verbannen. Zum Glück gibt es einfache und angenehme Methoden, die das ermöglichen. In diesem Kapitel stellen wir Ihnen ein breites Sortiment an Entspannungstechniken vor. Bitte finden Sie selbst heraus, welche am besten zu Ihnen passt.

Für den Körper sorgen

Die Körperhaltung kann enormen Einfluss darauf haben, wie wir uns fühlen – genauso wie unsere Haltung oft verrät, wie es uns eigentlich geht. Sind wir glücklich, gehen wir wie auf Wolken. Fühlen wir uns elend, dann sinkt unser Kopf nach unten, die Schultern gehen nach oben und unser Rücken beugt sich nach vorne und sackt in sich zusammen. All das schnürt unsere Eingeweide zusammen und verstärkt so die gedrückte Stimmung. So kann das nichts werden.

Lernen Sie, die Wirbelsäule zwar aufrecht, aber nicht starr zu halten – sowohl im Stehen wie im Sitzen. (Bitte erstarren Sie für einen Moment und überprüfen Sie, was Ihre Wirbelsäule gerade macht.) Sitzen Sie – mit beiden Beinen fest auf dem Boden, Beine nicht überkreuzt, weil dadurch die Zirkulation behindert und die Wirbelsäule verdreht wird. Gehen Sie aus den Hüften heraus und vermeiden Sie es, sich vorwärts zu lehnen, so als würden Sie einen Einkaufswagen schieben. Sie können sich selbst nicht überholen! Denken Sie an Ihren Kopf, als wäre er der Haken eines Kleiderbügels, von dem Ihr Körper locker und bequem herabhängt. Insbesondere die Schultern sind sehr anfällig für Spannung. Immer wenn wir gestresst sind, neigen sie dazu, nach vorne und oben zu gehen – so als wollten sie damit den Brustkorb schützen. Als Begleiterscheinung dieser unbewussten Bewegung sehen ängstliche Menschen oft so aus, als hätten sie einen kurzen Hals. Um es mit den gut einprägsamen Worten eines Yogalehrers zu sagen: Die Brust öffnen, heißt JA zum Leben sagen.

Stellen Sie sicher, dass Ihre Schultern da sind, wo sie hingehören. Stehen Sie gerade, ziehen Sie beide Schultern so hoch Sie können, direkt bis zu den Ohrläppchen. Dann lassen Sie sie fallen, als würden sie nicht mehr gebraucht. Genau dort, wo sie jetzt landen, ist ihre natürliche Position. Bitte behalten Sie diese Übung im Gedächtnis, damit Sie sie künftig anwenden können.

Hilfreich ist auch, wenn Sie Ihren Hals durch regelmäßige Übungen geschmeidig und entspannt halten (und dadurch länger machen!). Drehen Sie Ihren Kopf sanft von rechts nach links und wieder zurück – ohne die Schulter dabei mitzunehmen. Neigen Sie Ihren Kopf sanft nach vorne, danach sanft in den Nacken fallen lassen, der Unterkiefer ist locker und entspannt. Rollen Sie Ihren Kopf zuerst langsam im Uhrzeigersinn, danach gegen den Uhrzeigersinn, das Kinn bleibt die ganze Zeit nach vorne gerichtet. Wiederholen Sie jede Bewegung fünf Mal. Wenn Sie dabei irgendwann spüren, dass Sie sich verspannen und Sie niemand dabei beobachtet, dann stellen Sie sich vor, dass Sie wie eine Stoffpuppe im Wind sind und bewegen Sie sich entsprechend.

Auch die Hände sind sehr anfällig für Verspannungen. Sie neigen dazu, sich zu Fäusten zu ballen, wenn wir ängstlich oder wütend sind. In den alten Western-Filmen konnte man erkennen, dass es gefährlich wurde, wenn die Fingerknöchel des Helden weiß wurden. Tatsächlich können jedermanns Fingerknöchel vor Angst weiß werden – etwas, das wir unbedingt vermeiden müssen. Trainieren Sie sich darin, Ihre Finger gespreizt zu halten, wenn Ihre

Hände sich in Ruhestellung befinden. Das beugt (An-)Spannung in den Armen vor, die zu vermehrter Spannung führen und durch den Körper fließen würde. Sollte Ihnen das anfangs misslingen, dann stellen Sie sich vor, Sie hätten sich die Hände gewaschen und kein Handtuch, weshalb Sie beide Hände kräftig von den Handgelenken ausgehend schütteln müssten. Spüren Sie beim Ausführen dieser Übung, wie die Spannung aus Ihren Fingerspitzen weicht.

Die Atmung verdient unsere volle Aufmerksamkeit. Der Atem ist die grundlegende Bedingung zum Leben. Wir können für eine ganze Weile ohne Nahrung und für eine weit geringere Zeit auch ohne Wasser überleben, aber wenn wir nicht atmen, endet das Leben in wenigen Augenblicken. Die meisten Menschen vernachlässigen diese lebenswichtige Funktion so lange, bis sie es auf anderem Wege erlernen und dann von der flachen Atmung zur tiefen Bauchatmung überwechseln. Diese Methode, die von Sängern, Sprechern, Yogaübenden und Athleten routinemäßig praktiziert wird, erhöht die Sauerstoffaufnahme des Körpers und hat zudem eine beruhigende Wirkung.

Die Methode ist sehr einfach. Expandieren Sie mit jeder Einatmung Ihren Bauch, damit der Atem Ihre Lungen in voller Kapazität ausfüllen kann. Ziehen Sie mit jeder Ausatmung den Bauch fest nach innen, um damit abgestandene Luft aus den Lungen herauszudrücken. Finden Sie dabei Ihren eigenen Rhythmus und praktizieren Sie diese Übung mehrmals am Tag, bis die Bauchatmung mit der Zeit zu Ihrer natürlichen Atmung wird. Wenn das anfangs etwas schwierig erscheint, stellen Sie sich vor, es befände sich in Ihrem Bauch ein wunderschöner Ballon, den Sie mit jeder Einatmung aufblasen und bei dem Sie mit jeder Ausatmung wieder alle Luft rauslassen. Sie werden überrascht sein, was für einen Unterschied korrektes Atmen in Bezug auf Ihr Wohlbefinden macht.

Die Macht des Geistes

Ihre mentale Verfassung kann Ihr bester Verbündeter sein – oder auch Ihr ärgster Feind. Dasselbe gilt für Ihre Phantasie und hängt sehr davon ab, wie sie damit umgehen. Positiv eingesetzt können Gedanken und Vorstellungen Ihnen helfen, Ihre komplette Lebensanschauung, Stimmungslage und Gefühle zu re-programmieren, so dass sie die Gesundheit und Heilung fördern anstatt Sie herunterzuziehen. Die Energie folgt den Gedanken!

Es gibt verschiedene Wege, um den Geist in einen optimalen Zustand zu bringen. Alle hängen von Ihrer Fähigkeit ab, sich möglichst zu entspannen, damit Sie in Ihrem Tun von keiner (An-)Spannung gestört werden. Der einfachste Weg ist folgender: Sie liegen auf dem Rücken auf einer bequemen, aber nicht zu weichen Unterlage, die Hände liegen locker an den Seiten. Schließen Sie die Augen. Beginnen Sie, langsam und tief in den Bauch zu atmen. Stellen Sie sich vor, wie sie mit jeder Einatmung ein strahlend helles Licht einatmen, das Sie mit Frieden, Kraft und Energie erfüllt. Stellen Sie sich mit jeder Ausatmung vor, dass Sie alle Müdigkeit, Anspannung, alle Schmerzen oder Angst wie einen schmutzigen, dunklen Rauch ausstoßen. Kopf und Körper werden schwer – der Boden trägt das ganze Gewicht. Gehen Sie jetzt langsam durch den ganzen Körper – beginnen Sie an den Füßen und arbeiten Sie sich bis zur Spitze des Kopfes hoch –, auf der Suche nach Spuren von Anspannung oder Steifheit und lösen Sie diese auf. Stellen Sie sicher, dass der Kiefer entspannt ist und die Zunge sich locker am oberen Gaumen befindet. Verweilen Sie eine gewisse Zeit in diesem Gefühl des Friedens, des Loslassens und der Entspannung.

Dieses grundlegende „Los-Lassen" ist der Schlüssel zu allen Methoden des „Nach-Innen-Gehens", zu denen Meditationen, Gebete, Visualisierungen und Affirmationen gehören. Praktiziert man diese zweimal am Tag – ohne Störung, Geräusche oder Unterbrechungen – dann macht das einen großen Unterschied hinsichtlich der mentalen Verfassung, die sich im Gegenzug auf den Körper auswirkt.

Meditation ist ein einfacher Weg, um den ständig aktiven Verstand zu beruhigen und einen Zustand von tiefer Stille und Frieden zu erlangen, der uns für ein kurze Weile aus der Realität des Alltags entfliehen lässt. Das braucht Übung, da der Verstand sich nur schwer disziplinieren lässt und zunächst einmal nicht aufhört, Gedanken, Fragmente von Ideen und alle Arten mentalen Mülls einzubringen. Am Anfang werden Ihnen schon 30 Sekunden der Stille wie ein riesengroßer Erfolg vorkommen. Geben Sie nicht auf! Es gibt Wege, um die Situation zu verbessern.

Ein Weg ist der, dass man einkommende Gedanken festhält, erkennt und sich dann vorstellt, an jeden einzelnen einen großen Ballon zu binden und dann zu beobachten, wie sie alle von dannen ziehen. Ein anderer Weg besteht darin, die Konzentration zu verbessern, indem man von eins bis vier zählt. Dabei sieht man die Zahlen vor dem geistigen Auge – hell glänzend und wunderschön vor einem dunklen Vorhang. Das Ganze wird zehn Mal wiederholt. Sie können auch eine Uhr in Augenhöhe aufstellen und Ihre gesamte Aufmerksamkeit nur dem immer wieder herumlaufenden Sekundenzeiger widmen, so als würde nichts anderes mehr zählen. Schritt für Schritt – aber mit Beharrlichkeit – werden Sie es immer leichter finden, Augenblicke gedankenfreien Bewusstseins zu erreichen, die Sie zu einem außerordentlichen Gefühl von Ruhe und Frieden führen.

Wenn wir den Verstand für eine kurze Weile ausschalten, befähigt uns das auch, unsere innere Stimme zu hören – die Stimme der Intuition und Weisheit. Unabhängig von unserem Glaubenssystem und ob wir religiös sind oder nicht, verfügen wir alle über ein inneres Leben und einen Bestand an Werten, nach denen wir leben. Häufig geschieht es erst durch eine Zeit der Krise, verursacht durch einen ernsthaften gesundheitlichen Zusammenbruch, dass wir uns nach innen wenden und unsere Position im Leben überdenken. Selbstverständlich sind Gerson-Patienten völlig frei darin, ihren eigenen Weg auf diesem Gebiet zu wählen. Wir sind alle verschieden und müssen unsere Verschiedenheit respektieren. Es ist jedoch die Erfahrung vieler Ärzte, Therapeuten und anderer Gesundheitsexperten, dass es den Patienten, die an eine höhere Realität glauben und imstande sind, zu beten und Gott zu vertrauen, besser ergeht als jenen, welche an nichts glauben. Gebete, die aus dem Herzen kommen, mit Vertrauen in die letztendliche Richtigkeit der Dinge, können für den steinigen Weg der Heilung eine große Unterstützung sein.

Visualisierungstechniken nutzen die Vorstellungskraft, um damit nicht nur den Geist, sondern – zu einem gewissen Ausmaß – auch den Körper umzuprogrammieren. Dies funktioniert über Bilder, die den denkend-plappernden Verstand umgehen. Die Bilder kommen aus demselben tiefen Bereich der Psyche wie die, denen wir in unseren Träumen begegnen. Der Zweck der Visualisierung besteht darin, sozusagen vorzuschreiben, was man erreichen möchte: Die Krankheit besiegen, Gesundheit wiederherstellen, sich erholen und ein erfülltes Leben führen. Der Einsatz von Visualisierungen in der Krebsbehandlung wurde zum ersten Mal durch den amerikanischen Onkologen und Radiologen Dr. Carl Simonton in den 70er Jahren entwickelt. „Getting well again" („Wieder gesund werden")[1], das Buch, das er mit seiner damaligen Frau, der Psychologin Stephanie Matthews-Simonton, schrieb, wurde mehrmals aufgelegt und in verschiedene Sprachen übersetzt.

Die Essenz seiner Technik besteht darin, ein Bild für die Erkrankung und eines für die Behandlung zu finden und sich dann vorzustellen, wie die Behandlung die Erkrankung attackiert und Schritt für Schritt zerstört. Im Zustand tiefer Entspannung, wie sie oben beschrieben wurde, könnte der Gerson-Patient beispielsweise seinen Tumor wie einen dicken Batzen schwarzen Schlamms und die Säfte wie kraftvolle Ausbrüche einer goldenen Flüssigkeit visualisieren und sich vorstellen, wie diese den Schlamm attackiert und Schritt für Schritt wegspült. Wenn man das nur theoretisch liest, mag es sonderbar klingen – praktiziert man es wie beschrieben, dann kann es zu einer kraftvollen Erfahrung werden.

Die folgende Visualisierungsübung ist gut für den täglichen Gebrauch geeignet: Stellen Sie sich einen wunderschönen, paradiesischen Ort vor, einen realen oder imaginären, wo Sie sich geborgen, sicher und glücklich fühlen. Machen Sie es sich dort in Ihrer Vorstellung bequem, wie auch immer es sich für Sie richtig anfühlt: Sanft in einer Hängematte schaukelnd, in einem wunderschönen Garten spazierend oder an der Seite eines geliebten Menschen sitzend. Wählen Sie Ihr eigenes Szenario, das sich außerhalb von Zeit und Raum befindet, und erfrischen Sie sich an seinem Frieden und seiner Schönheit.

Betrachten Sie sich jetzt so, wie Sie gerne wären: Gesund, fit, stark und aktiv, die Dinge ausübend, die Ihnen am meisten Spaß bereiten. Sie sind in der Lage, Liebe zu geben und zu empfangen und fühlen sich in der Welt zu Hause. Geben Sie sich diesem Bild hin, werden sie es und verankern Sie es in Ihrem Geist und Ihrem Herzen. Kehren Sie jetzt langsam in den banalen Alltag zurück, aber bewahren Sie sich die Erinnerung an diese Erfahrung. Das macht einen großen Unterschied. Eine ähnliche Technik wird von erfolgreichen Sportlern angewandt: Vor einem wichtigen Wettkampf stellen sie sich bildhaft vor, wie sie dabei extrem gut abschneiden.

Die Imagination ist sehr kraftvoll. Richtig angewendet, stimuliert und reguliert sie den Körper. Diese Technik ist gratis, ungiftig und ohne schädliche Nebenwirkungen.

Sie ist damit ein ideales Begleitinstrument für Gerson-Patienten.

Quellennachweis

1. Simonton C, Matthews-Simonton S and Creighton JL. Getting Well Again. Bantam Books, New York. 1992.

Kapitel 26

Fallgeschichten von genesenen Patienten

Die folgenden gut dokumentierten Geschichten von genesenen Gerson-Patienten stellen nur eine sehr kleine Auswahl unseres Archivs dar, das eine beachtliche Sammlung vergleichbarer Fälle aufweist. Alle beziehen sich auf Patienten, bei denen eine gründliche Biopsie und Diagnose erfolgte – meist in amerikanischen Kliniken. So gut wie alle dieser Patienten befanden sich einer so genannten terminalen Situation, wo der Krebs weit gestreut hatte und durch die orthodoxen Methoden niemals geheilt werden konnte.

Wir haben diese Fälle ausgewählt, um Ihnen so viele verschiedene bösartige Krankheiten wie möglich aufzuzeigen, denn wir wissen aus Erfahrung, dass Menschen, die sich mit dem Gedanken tragen, die Gerson-Therapie durchzuführen, zuerst einmal wissen wollen, ob bereits jemand mit „ihrem" Krebs damit geheilt werden konnte. Die hier aufgeführte Auswahl zielt darauf ab, derartige Fragen zu beantworten.

Das Gerson-Programm wird oft mit der Begründung angegriffen, dass es niemals korrekten Studienbedingungen (d.h. einer randomisierten, doppelblinden, placebo-kontrollierten klinischen Studie) unterzogen worden sei. Dieses heute bevorzugte Studiendesign hat jedoch erst seit relativ kurzer Zeit eine andere, jahrhundertealte Methode zur Beurteilung medizinischer Behandlungen ersetzt, die auf klinischen Resultaten basierte. Mit anderen Worten, oder um es mit einem Lieblingszitat Dr. Gersons zu formulieren: *„Das Resultat am Krankenbett ist, was zählt."* Diese einleuchtende Sichtweise lässt sich nur schwer abstreiten.

Bei der derzeit favorisierten randomisierten, doppelblinden, placebo-kontrollierten klinischen Studie geht es allerdings nicht um den individuellen Patienten. Besagte Studie erfordert eine große Anzahl von Individuen und wird deshalb doppelblind genannt, weil weder der Arzt noch die Patienten wissen, wer das neue, in der Testphase befindliche Medikament erhält und wer nicht. Das geschieht deshalb, um psychologische oder andere externe Einflüsse auszuschließen, die die Wirkung des Medikamentes in irgendeiner Weise beeinflussen könnten.

Mit Sicherheit ist diese Methode geeignet, um ein einzelnes Medikament zu testen. Sie ist jedoch nutzlos für eine Therapie, die eine komplette Änderung der Lebensweise erfordert, wie es bei der Gerson-Therapie der Fall ist. Ziehen Sie nur für einen Moment die Unmöglichkeit in Betracht, jeden Tag Kaffee-Einläufe und 13 frisch gepresste Säfte zu verabreichen, ohne dass die Patienten realisieren, dass etwas Radikales im Gange ist. Darüber hinaus wurden die Hauptsäulen der konventionellen Onkologie – Bestrahlungen und Chemotherapie – niemals randomisierten, doppelblinden klinischen Studien unterzogen. Lediglich verschiedene Arten von Chemotherapie wurden gegen andere getestet – jedoch zu keiner Zeit Chemo gegen nicht-chemische Behandlung. Es wurden sogar die ganze Zeit über Bücher und akademische Studien von Medizinern und anderen Wissenschaftlern veröffentlicht, die das Versagen der Chemotherapie nachweisen. Eines der jüngsten Bücher ist „The War on Cancer: an Anatomy of Failure" des Arztes Guy B. Faguet.[1]

In Anbetracht dessen sollten Kritiker der Gerson-Therapie vielleicht lieber die Durchführung randomisierter, doppelblinder klinischer Studien für die Chemotherapie fordern, bevor sie eine Methode angreifen, mit der sie sich noch gar nicht auskennen.

Hoch aggressives Lymphom

1990 war Sandra M. gerade 47 Jahre alt, als sie Schwellungen an verschiedenen Lymphknoten bemerkte. Auf die Biopsie folgte die Diagnose Non-Hodgkin-Lymphom. Zwei Jahre später, im Sommer 1992 wurde sie in die Gerson-Klinik aufgenommen. Sie hatte großflächige Ödeme (Wassereinlagerungen) in Beinen, Hüften, Gesäß und um einen großen Tumor im Bauchraum herum, der so groß wie eine Melone war. Sie begann mit der Gerson-Therapie als einziger Therapiemethode; man versuchte also nicht, die Flüssigkeit durch Punktion aus ihrem Körper zu entfernen. In den ersten fünf Tagen der intensiven Gerson-Therapie verlor Sandra bei vielen Toilettengängen 28 Pfund an Gewicht.

Als die Patientin im Februar 1993 von ihrem Arzt in Wenatchee, Washington, erneut untersucht wurde, lautete der Arztbericht: *„Die generalisierte Lymphadenopathie hat sich aufgelöst (medizinische Bezeichnung für „ist verschwunden"). Die Masse im Bauchraum ist nicht mehr tastbar. Eine Karotinämie (harmlose orangefarbene Hauttönung, die viele Gerson-Patienten haben) ist feststellbar. Die Milz ist nicht tastbar. Die Patientin bleibt jedoch hartnäckig dabei, dass sie keine konventionelle medizinische Behandlung wünscht. Dr. Bulger, Hämatologe/Onkologe, Wenatchee Valley Clinic, Wenatchee, Washington."*[2] Das ist sehr verständlich, da die Patientin vollkommen frei war von geschwollenen Lymphdrüsen! Sandra erfreute sich weiterhin guter Gesundheit und sagte über ihren Genesungsprozess auf einer Tagung 1998 in Seattle aus. Einem letzten Bericht aus dem Jahre 2002 zufolge arbeitete sie aktiv im Geschäft ihres Mannes mit.

Im Alter von 32 Jahren rackerte sich Wilhelm S. als junger Künstler ab, um für seine Frau und die drei kleinen Kinder zu sorgen. Als er im Mai 1951 eine Geschwulst im Bauchraum bemerkte, wurde er zur Operation nach Cincinnati, Ohio, geschickt. Der Arzt meldete *„eine Anhäufung von Lymphdrüsen, von denen die größte einen Durchmesser von 5 cm hatte."*[3] Er entfernte so viele wie er konnte; danach erhielt Wilhelm eine Strahlentherapie. Im September, gerade mal vier Monate später, hatte sich eine neue Geschwulst gebildet und der Patient erhielt weitere Bestrahlungen, die die geschwollenen Drüsen verkleinerten. Ein paar Monate später kamen auch hier die Beschwerden zurück und er versuchte es mit anderen Behandlungen, da seine Ärzte ihm zuvor mitgeteilt hatten, dass er nur noch zwei Monate zu leben habe.

Als Wilhelm die Gerson-Therapie ausfindig gemacht hatte, reiste er nach New York zu Dr. Gerson (der übrigens in seinem Buch „Eine Krebstherapie – 50 Fälle" im Fall 18 darüber berichtet).[4] Nach gut achtmonatiger Gerson-Therapie hatte sich seine Verfassung dramatisch gebessert. Seine Energie war zurückgekehrt und er konnte seine Arbeit als Kirchenkünstler fortsetzen. Er war zuständig für Konstruktions- und Dekorationsarbeiten, bemalte Kirchenfenster und inszenierte eine Kunstausstellung in San Diego. 1983 schrieb Wilhelm: *„Ich schaue zurück auf 33 Jahre, acht Kinder, 12 Enkel und ein wundervolles produktives Leben."* 2006 erschien er im Alter von 88 Jahren im Gerson-Dokumentarfilm von Stephen Kroschel „Dying to Have Known". Auch in diesem hohen Alter ging es ihm gut und er arbeitete nach wie vor mit einigen seiner Kinder in seinem Studio.

Endometriose mit Übergang zu Gebärmutterhalskrebs

Das Endometrium ist die Schleimhaut, die die Gebärmutter auskleidet. Sie wird in den fruchtbaren Jahren einer Frau einmal im Monat abgestoßen, wenn die Eizelle nicht befruchtet und ins Gewebe eingelagert wurde. Funktionieren Organismus oder Hormonsystem nicht mehr richtig, dann kann sich das Endometrium an verschiedene Stellen im ganzen Beckenraum bis hin zur Bauchdecke verteilen. Verschlechtert sich diese Situation und wird der Menstruationszyklus nicht reguliert, dann kann sich das Endometriumgewebe im ganzen Körper ausbreiten und bösartig werden, wobei es *„einem metastasierenden Beckenkarzinom ähneln kann"*.[5]

Der Fall von Silke T. illustriert perfekt diesen Verlauf. Die Patientin hatte schon ganz zu Beginn ihrer Zyklustätigkeit gynäkologische Probleme. 35 Jahre später wurde eine Endometriose diagnostiziert, gefolgt von einer ganzen Reihe Dilatationen und Kürettagen (Ausschabungen) der Gebärmutter, um die Endometriose-Plaques zu entfernen. Letzten Endes wurde noch eine partielle Hysterektomie (teilweise Entfernung der Gebärmutter) vorgenommen – und dennoch hielten die Probleme an. 1979 offenbarte ein PAP-Abstrich Gebärmutterhalskrebs mit atypischen Zellen im Blut. Sie bemerkte auch Knoten in der Brust, denen aber nicht weiter nachgegangen wurde. Die Ärzte empfahlen eine komplette Hysterektomie, die Silke jedoch ablehnte.

Sie recherchierte alternative Behandlungen, stellte ihre Ernährung um und fastete. Dann erinnerte sie sich an einen Vortrag von Charlotte Gerson, den sie vor vielen Jahren gehört hatte und entschied sich für die Gerson-Therapie. Im Zuge des Gerson-Programms erstaunten sie die schweren Heilreaktionen mit Übelkeit und Erbrechen. Dann erinnerte sie sich aber daran, dass ihr von einer großen Narbe im Bauchraum berichtet worden war, möglicherweise durch frühere Geschwüre verursacht. Silke befolgte die Therapie über zwei Jahre und erklärte: *„Niemals gelangte je wieder ein Stück eines Nahrungsmittels in meinen Mund, das ich nicht hätte essen sollen."* Es geht ihr nach wie vor gut (letzter Bericht im November 2006). Sie ist vollauf damit beschäftigt, sich um ihre alten Eltern und Schwiegereltern, die schon in den 90ern sind, und gelegentlich auch um ihre Enkel zu kümmern.

Brustkrebs

1988 bemerkte Kristin B. im Alter von 70 Jahren Rötungen und Schwellungen im Bereich der Brustwarze. Ihr Arzt in Modesto, Kalifornien, machte eine Biopsie, die einen malignen Tumor bestätigte. Er bekräftigte darüber hinaus, dass er *„nicht alles erwischt hatte"* und drängte zu einer Mastektomie. Sie weigerte sich. Eine zweite Meinung durch einen Arzt in Stanford bestätigte die ursprüngliche Diagnose. Kristin wurde angeraten, sich einer Operation zu unterziehen, gefolgt von Chemotherapie und/oder Strahlenbehandlung. Auch das kam für sie nicht infrage.

Kristin lehnte jedwede konventionelle Behandlung ab und begann zu Hause mit der Gerson-Therapie. Zunächst nahm sie neben den frisch gepressten Säften nur Rohkost zu sich. Über einen Zeitraum von acht Monaten machte sie täglich sechs Einläufe. Danach ergänzte sie den Speiseplan um gekochte vegetarische Bio-Gerichte. Nach eineinhalb Jahren war der Krebs verschwunden, sie hatte jedoch noch Narbengewebe, welches sie entfernen ließ. Die Biopsie ergab, dass das Gewebe nichts Bösartiges enthielt. Das Tumorzentrum trug in ihre Akte ein, dass die Patientin *„durch Ernährung geheilt wurde“*.[6] Kristin geht aktuell auf die 90 zu und tritt jedes Jahr auf der „Los Angeles Health Convention“ auf. Sie trinkt weiterhin die frisch gepressten Säfte, isst jedoch auch wieder „etwas Fleisch“. Dieser Fall ist deshalb so bemerkenswert, da die Patientin die Gerson-Therapie völlig selbstständig zu Hause durchgeführt hat, ohne eine Gerson-Klinik aufgesucht oder einen Gerson-Therapeuten konsultiert zu haben.

Brustkrebs mit Lebermetastasen

Im Januar 2002 berichtete Ellen B., damals 43-jährig, ihrem Arzt von einem Knoten in der Brust. Die Biopsie ergab, dass sie Brustkrebs hatte. Sie ergriff keine weitere Maßnahme. Im Januar 2004 wandte sie sich an das Loma Linda University Medical Center, wo die Diagnose Brustkrebs im Stadium IV mit Lebermetastasen ergab. Dem medizinischen Bericht zufolge war ihre Leber *„mit Tumoren übersät und kurz vor dem kompletten Verschluss; Haut und Augen waren gelb.“*[7]

Ellen wurde Chemotherapie angeboten, von der sie – nichts anderes kennend – eine Behandlung akzeptierte. Der Onkologe teilte ihr mit, dass er angesichts der weit fortgeschrittenen Situation nicht sicher wäre, ob sie die nächsten zwei Monate überleben würde. Er hoffte aber, dass sie mit Chemotherapie ein Jahr überleben würde. Nun endlich recherchierte die Patientin nach anderen Optionen und stieß auf die Gerson-Therapie. Aus ihrer Recherche wusste sie, dass bei Brustkrebsfällen mit Lebermetastasen unter konventioneller Behandlung die Zwei-Jahres-Überlebensrate weniger als 1% betrug. Ihre einzige Hoffnung war also eine alternative Therapieform.

Nach zwei Jahren Gerson-Therapie ging es Ellen so gut, dass sie wieder Skifahren gehen konnte – sogar in Tulluride/Colorado, einem der höchsten Berge in den USA. Ein PET/CT-Scan vom August 2006 ergab, dass sie nach drei Jahren wieder eine voll funktionsfähige Leber und im ganzen Körper keine Geschwülste oder Metastasen mehr hatte. Ellen genießt es, im Winter Ski und im Sommer Wasserski zu fahren. Sie liebt Bergsteigen, Golf und Motorradfahren und reist viel.

Brustkrebs-Rezidiv nach Chemo und Bestrahlung

Im September 1985 entdeckte Ariane F. einen Knoten in ihrer Brust. Im Virginia Mason Hospital in Seattle, Washington, wurden Biopsie und Lumpektomie vorgenommen, gefolgt von Bestrahlungen und Chemotherapie. Bis 1989 hatte der Krebs bis in den Hals gestreut. Sie wurde erneut operiert und erhielt weitere Bestrahlungen. Fünf Monate später hatten sich überall im Körper weitere Rezidive gebildet. Es wurden weitere Bestrahlungen angeordnet. Aufgrund extrem leidvoller Erfahrungen bei den früheren Bestrahlungen verweigerte sie die Behandlung und begab sich stattdessen in die Gerson-Klinik nach Mexiko. In Kürze ging es ihr besser und nach ungefähr einem Jahr wurde ihr mitgeteilt, dass sie keinen Krebs mehr habe.

Die von den Bestrahlungen verursachten Schäden hatten zu einem extremen Trockenheitsgefühl im Hals geführt. Nach sieben Jahren war sie auch davon befreit und ihr Gesundheitszustand war ausgezeichnet. Als sie zu ihrem früheren Arzt zurückkehrte und ihm erzählte, dass sie die Gerson-Therapie durchführe, verließ dieser schnurstracks und wortlos das Büro. Ariane befindet sich weiter in guter Gesundheit.

Melanom

Im Alter von 40 Jahren wurden bei Melanie H. Melanome in der Scheidenwand diagnostiziert. Eine Biopsie brachte die Bestätigung. Sie wurde operiert und erhielt 25 Bestrahlungen sowie über vier Monate Interferon. Während dieser Behandlungen streute der Krebs bis in die Leber. Die behandelnden Onkologen waren der Meinung, dass die Patientin mit einer Chemotherapie noch bis zu neun Monate würde weiterleben können. Obwohl Melanie extrem schwach war und heftige Schmerzen hatte, verweigerte sie diese Option. Im November 1996 begann sie trotz Warnung ihres Onkologen mit der Gerson-Therapie. Im September 1997 bewies ein Scan, dass sie keine Melanome mehr hatte. Auch zehn Jahre später geht es Melanie nach wie vor gut und sie ist fit.

Die examinierte Krankenschwester Waltraud E. wurde 1943 geboren. 1996 entdeckte sie auf ihrem Arm einen großen Leberfleck, der sich ausgebreitet hatte. Der Chirurg, der es entfernt hatte, ließ sie wissen, dass er sehr tief hatte gehen müssen, um klare, d.h. tumorfreie Ränder zu erhalten. Die Diagnose lautete: Malignes Melanom, Stadium IV. Der Zustand der Patientin verschlechterte sich und einige Monate später, im Jahr 1997, fand man an der

Universitätsklinik in Los Angeles weitere Stellen an der Hüfte sowie einen großen Tumor in der Leber. Bei beiden ergab die Biopsie, dass es sich um weitere Melanome handelte. Ihr Arzt riet dazu, ihren Nachlass zu regeln, da sie nicht mehr lange zu leben habe. Waltraud begann im Juli 1997 mit der Gerson-Therapie, durch die sie wieder vollkommen gesund wurde. Dieser Zustand hält an und es geht ihr nach wie vor gut (letzter Bericht vom Juli 2006).

Rezidivierendes Melanom

Niklas P. hatte ein 5 mm großes Muttermal auf seinem Rücken, was im Oktober 1995 zu bluten begann. Er konsultierte den Hautkrebsspezialisten Dr. Richard Ferderspiel, der sicher war, dass es sich nicht um ein Melanom handelte. Die Biopsie bewies jedoch, dass er Unrecht hatte. Am 30. Oktober wurde dem Patienten im Berrien General Hospital in Michigan eine großes Stück Haut vom Rücken entfernt.

Im April 1991, sechs Monate später, entdeckte man einen vergrößerten Lymphknoten in seiner rechten Achselhöhle. Die Biopsie ergab, dass es sich um ein metastasierendes Melanom handelte. Der Onkologe am Borgess Medical Center von Kalamazoo teilte Niklas mit: *„Ich habe verschiedene Fälle dieser Art behandelt – und keiner hat überlebt.“*[8] Dann schlug er eine experimentelle neue Behandlung vor, die eventuell das Leben des Patienten von einer Sechs-Monats-Prognose auf neun Monate verlängert hätte. Niklas lehnte ab.

Zu dieser Zeit erhielt er einen Brief von der Witwe eines Bekannten seines Alters, der alle verfügbaren konventionellen Behandlungen erhalten hatte und fünf Monate später gestorben war. Das überzeugte Niklas, nach Mexiko in die Gerson-Klinik zu gehen, wo er im Mai 1991 mit seiner Frau eintraf. Zu dieser Zeit hatte sich ein weiterer Tumor entwickelt, der nach sechs Wochen verschwunden war. Gegen Ende der Therapie war Niklas 67 Jahre alt und erfreute sich bester Gesundheit. Er nahm regelmäßig an den Olympischen Spielen der Senioren in Michigan und Florida teil, wo er im Gehen zweimal Silber und einmal Gold gewann.

Mit der Zeit hielt er sich immer weniger an die Gerson-Ernährung und hörte ganz mit der Diät auf, als er durch Südamerika reiste. 1994 musste an der ursprünglichen Stelle ein weiterer Lymphknoten entfernt werden, der sich als Melanom herausstellte. Niklas kehrte sofort zur intensiven Gerson-Therapie zurück und wurde wieder ganz gesund. Gegenwärtig ist er gesund und aktiv.

Kolorektalkrebs mit Lebermetastasen

Christian T. war 58 Jahre alt, als er Anzeichen von rektalen Blutungen bemerkte. Die Behandlung, die er aufgrund der vermuteten Hämorrhoiden erhielt, zeigte keine Wirkung, weshalb er zur gründlichen Untersuchung und Diagnose ins Shand Hospital in Gainesville, Florida, überwiesen wurde. Der OP-Bericht ergab, dass Christian unter Darmkrebs mit über den ganzen Körper verteilten Metastasen litt. Die Klinikärzte teilten dem Patienten mit, dass Chemotherapie angesichts des weit gestreuten Krebses nutzlos wäre und entließen ihn mit der Prognose, er habe noch drei bis sechs Monate zu leben. Christian begann mit der Gerson-Therapie und unterließ alle weiteren Behandlungen. Nach zwei Jahren war er vollkommen gesund. Auch 25 Jahre später, im Alter von 81 Jahren, ist er gesund und aktiv.

Der japanische Medizinprofessor Yasin H. war 1992 nicht mehr in der Lage zum Stuhlgang. Die Operation, in Zusammenhang mit einer Leberbiopsie, offenbarte bösartige Veränderungen im Darm, die bereits in die Leber gestreut hatten. Der Professor stimmte vier leichten Chemotherapien zu, die jedoch zu einem Wachstum der Lebermetastasen führten. Der Patient beendete daraufhin die Chemotherapie und begann mit der Gerson-Therapie, indem er den Anweisungen im Buch von Dr. Gerson[4] folgte. 14 Jahre später ist er vollkommen gesund und hat eine wieder voll funktionsfähige Leber. Zwischenzeitlich hat er viele Krebspatienten erfolgreich mit der Gerson-Methode behandelt. Seine Erfahrungen beschreibt er in seinem Buch (nur auf Japanisch erhältlich) und hat auch bereits einige Kollegen in der Gerson-Therapie ausgebildet. Aktuell betreut er ungefähr 500 Krebsfälle weiter, die ebenfalls positiv auf das von ihm verwendete Gerson-Programm reagiert haben.

Bauchspeicheldrüsenkrebs

Lorenz K. konsultierte seinen Arzt, weil es ihm miserabel ging, und erhielt ein Medikament zur Reduktion seiner Magensäure. Dieses verursachte jedoch unglücklicherweise heftige Schmerzen und weitere Probleme. Im November 1994 wurde ein CT gemacht, welches *„eine abnorme irreguläre Masse am Kopf des Pankreas anzeigte, die direkt an die obere Arteria mesenterica und die obere Vene angrenzte“*. Der Arzt teilte ihm Folgendes mit: *„Sie haben Bauchspeicheldrüsenkrebs. Eine Operation ist unmöglich, und weder Bestrahlungen noch Chemotherapie würden in Ihrem Fall etwas bringen.“*[9]

Nachdem er mit genesenen Gerson-Patienten gesprochen hatte und er sowieso keine andere Alternative hatte, entschied sich der Patient, nach Mexiko zu gehen und dort die Gerson-Therapie durchzuführen. Nach 20 Monaten, in denen er sich strikt an das Protokoll gehalten hatte, ließen sich auf einer zweiten CT-Aufnahme keine Anzeichen für eine Erkrankung mehr erkennen – alles sah normal aus. Lorenz hob hervor, dass zusätzlich die regelmäßigen schweren Migräne-Anfälle, die ihn über viele Jahre geplagt hatten, quasi unmittelbar nach Beginn der Therapie aufgehört hatten. Auch nach über zehn Jahren ist er gesund, fit und führt ein aktives Leben.

Da sie über 25 Pfund abgenommen hatte, wurde Paula A. im Januar 1986 in die Klinik in Victoria, British Columbia, Kanada überwiesen. Dort wurde eine Computertomographie durchgeführt, deren Ergebnisse durch eine Nadel-Biopsie bestätigt wurden. Die Diagnose lautete Bauchspeicheldrüsenkrebs. Der Facharzt sagte, sie solle ihren Nachlass regeln, denn der Krebs sei inoperabel und habe bereits in die Leber, Gallenblase und Milz gestreut. Zu diesem Zeitpunkt hatte die Patientin bereits 45 Pfund abgenommen und erbrach Blut. Da es keine weitere Option gab, versuchte sie es mit der Gerson-Therapie, von der sie über einen Ortsansässigen gehört hatte, der behauptete, durch die Therapie von seinem Bauchspeicheldrüsenkrebs geheilt worden zu sein.

Im März 1986 erschien Paula in der Gerson-Klinik in Mexiko und begann sofort mit der Intensivtherapie. Bereits im Dezember desselben Jahres, gerade mal neun Monate später, hatte sie den Worten ihres Arztes zufolge den Krebs im Griff. Im Februar 1990 erklärte ihr Hausarzt, dass *„es gegenwärtig keine Nachweise für Rezidive gäbe und der Krebs aus dem Jahr 1985 nicht mehr da wäre."*[10] Paula befindet sich weiterhin in guter Gesundheit und führt heute ein aktives Leben, nachdem sie 20 Jahre zuvor die Diagnose einer scheinbar unheilbaren und lebensbedrohlichen Erkrankung erhalten hatte.

Prostatakrebs

1991 erhielt Peter S. im Alter von 69 Jahren die Diagnose Prostatakrebs. Es wurden verschiedene Nadel-Biopsien gemacht, von denen drei maligne Zellen bestätigten, während drei weitere negativ waren. Sein PSA-Wert (prostataspezifisches Antigen) stand bei 6 – nicht wirklich erhöht, aber über dem Normwert.

Noch im selben Jahr begann Peter in der Gerson-Klinik in Mexiko mit der Gerson-Therapie. Bemerkenswert ist, dass sein PSA sofort anstieg und nach drei Monaten den Wert 14 erreichte. Peter war durch diesen Anstieg einigermaßen beunruhigt, setzte die Therapie jedoch fort. Nach 18 Monaten ging sein PSA tatsächlich runter bis zu einem Wert von 0,3. Heute, mit fast 85 Jahren, fühlt sich Peter ausgezeichnet, was durch seine jährlich erfolgenden Check-ups bestätigt wird. Seine Prostata ist normal und sein aktueller PSA-Wert liegt bei 2,1 (letzter Bericht vom Oktober 2006).

Prostata- und Knochenkrebs, und ein Fall von Lungenkrebs

Edgar T. aus Cairo, Ilinois, stellt einen unserer bemerkenswertesten Fälle dar. Er hatte die Schule nach der 6. Klasse verlassen und keine weitere Schulbildung erhalten. Sein ganzes Leben hatte er auf einem Schrottplatz verbracht, wo er verschiedene Metalle sortierte. 1991, im Alter von 69 Jahren, wurde ihm seitens der Ärzte geraten, sein Testament zu machen, da er an Prostatakrebs sterben werde. Der Krebs habe großflächig bis in seine Knochen gestreut, eine große Masse sei bis in seine Leistenbeugen vorgedrungen. Er war antihormonell behandelt worden, doch hatten die Ärzte erkannt, dass diese Behandlungen nicht mehr wirksam waren und es nichts mehr gab, was sie noch für ihn tun konnten.

Als die Ärzte praktisch das Todesurteil über ihn verhängten, erinnerte er sich daran, mal etwas über die Gerson-Therapie gelesen zu haben. Er kontaktierte die älteste Tochter von Dr. Gerson und bat um Hilfe. Sie machte ihn auf das Buch ihres Vaters, „Eine Krebstherapie – 50 Fälle"[11], aufmerksam. Nach einer Weile rief er sie zurück und bekannte, dass er das Buch nicht verstehe. Sie antwortete, er möge einfach der Tabelle auf S. 174 folgen.

Edgar befolgte ihren Rat. Er war allein, da er einige Jahre zuvor seine Frau verloren hatte. Er war der Meinung, dass die Durchführung der Therapie *„das Härteste war, was er je durchgezogen hatte"*. Eines Tages, als er sich über eine Stuhllehne beugte, brach er sich eine Rippe, die von den Metastasen porös geworden war. Er hatte ungeheure Schmerzen und war versucht, im Bett zu bleiben. Trotz der peinigenden Schmerzen zwang er sich hoch, um seine Mahlzeiten und Säfte vorzubereiten, denn er wusste, dass er sterben würde, wenn er sich nicht selbst versorgte. Schon kurze Zeit später war er schmerzfrei. Nach einem Monat konnte sein Arzt die große Masse in den Leistenbeugen nicht länger fühlen. Edgar ging es von Tag zu Tag besser und er verfügte bald über viel mehr Energie.

Eines Tages erhielt er einen Anruf von einem Freund aus Kentucky. Der Chiropraktiker Dr. Gregor D. erzählte ihm, dass er bald an Lungenkrebs sterben werde, der bis in beide Lungen gestreut hatte. Würde Edgar kommen und ihm helfen? Edgar reiste zum Haus seines Freundes und bereitete die Gerson-Therapie für ihn zu. Unglaublicherweise wurden beide „unheilbar Kranken" wieder gesund! 1981, 15 Jahre später, ging es beiden gut. Edgar war 84 Jahre alt. Der Chiropraktiker war ein gutes Stück jünger und lebte noch viele weitere Jahre. Schließlich hörten wir von seinem Sohn, dass er verstorben war.

Astrozytom

1987, wenige Wochen vor ihrem zehnten Geburtstag, begann die in North Liberty, Indiana, lebende Nina K. unter Kopfschmerzen zu leiden, die von Erbrechen begleitet wurden. Die Computertomographie ergab einen Hirntumor, worauf die Patientin in die Kinderklinik nach Indianapolis zur Operation überwiesen wurde. Der Chirurg entfernte, was er konnte. Ein Teil des Tumors befand sich jedoch zu dicht an einer Hauptader und konnte daher nur kauterisiert werden.

In der Folgezeit wurde Nina jährlich durchgecheckt. Sie war gerade 13 Jahre alt geworden, als eine Kernspintomographie ein Rezidiv zeigte. Der Arzt teilte ihnen mit, dass er in diesem frühen Stadium nicht operieren könne. Ninas Mutter war jedoch nicht in der Lage, nur dazusitzen und abzuwarten, bis der Gehirntumor ihrer Tochter weiterwachsen würde. Sie machte die Gerson-Therapie ausfindig und begab sich 1990 mit ihrer Tochter in die Gerson-Klinik nach Mexiko. Die fordernde Routine der Gerson-Therapie mit den stündlichen Säften ließ sich mit der Schule nicht vereinbaren, weshalb Nina von ihrer Mutter zu Hause unterrichtet wurde. Einen Großteil ihres Lesepensums konnte Nina während der Einläufe erledigen. Zuerst las sie die Klassiker, danach befasste sie sich intensiv mit Mathematik und schließlich mit Philosophie. Als sie später den akademischen Eignungstest absolvierte, war sie nicht nur frei von Krebs, sie schnitt auch extrem gut ab.

Der Chirurg, der die neuen Röntgenaufnahmen studierte, verstand nicht, wie es möglich war, dass Nina kein Malignom mehr hatte, wusste er doch, dass er seinerzeit bei der Operation einiges vom Tumorgewebe hatte zurücklassen müssen. Auch ihre Feinmotorik war perfekt wiederhergestellt – und zwar so weit, dass sie in der Lage war, Violine zu spielen. Dem letzten Bericht zufolge geht es Nina gut. Sie ist fit und hat mit 26 Jahren eine Familie gegründet. Ihren Universitätsabschluss machte sie mit Magna cum laude.

Nikotinsucht

Angelika C. begann im Alter von 17 Jahren mit dem Rauchen. Zu dieser Zeit sah sie gerade mal wie 15 aus und hoffte, das Rauchen würde sie älter wirken lassen. Zuerst verabscheute sie Geruch und Geschmack der Zigaretten, wurde aber schnell süchtig danach. Sie rauchte auch 35 Jahre später noch, als sie wegen eines malignen Melanoms zusammenbrach.

Nachdem Angelika von der Gerson-Therapie erfahren und sich entschieden hatte, in die Klinik nach Mexiko zu gehen, war es ihre Hauptsorge, wie sie es dort ohne Zigaretten durchhalten sollte. Denn man hatte ihr unmissverständlich klargemacht, dass sie auch nur beim Versuch, eine Zigarette zu rauchen, sofort nach Hause geschickt würde. Sie war darüber sehr beunruhigt, denn sie hatte häufiger, als sie sich erinnern konnte, versucht, mit dem Rauchen aufzuhören – und war jedes Mal gescheitert.

Direkt nach ihrer Ankunft in der Klinik war sie voll und ganz mit dem Gerson-Intensivprogramm beschäftigt: unentwegt Säfte, Training bezüglich der Einläufe, Mahlzeiten, Anweisungen und Treffen mit anderen Patienten – alles in allem hatte sie so gut wie keine freie Minute. Bei all diesen Aktivitäten brauchte Angelika ganze zwei Tage, um zu realisieren, dass sie weder geraucht, noch ihre lebenslange Gewohnheit auch nur eine Minute vermisst hatte. Der wirkliche Schock ereignete sich ein paar Stunden später, als sie im Garten des Klinikgeländes auf einen Besucher traf, der rauchte. Zu ihrem großen Erstaunen fand sie den Rauch extrem abstoßend und entfernte sich rasch von dem Raucher. Sie erlitt keine ernsthaften Entzugserscheinungen, es brauchte jedoch einige Wochen, bis die extrem unangenehmen Rückstände ihrer Raucherjahre über die Haut und die Haare den Körper wieder verlassen hatten. Sie blickte niemals zurück und wurde übrigens – sozusagen nebenbei – auch von ihrem Melanom geheilt.

Speiseröhrenkrebs

Es ist wichtig, sich daran zu erinnern, dass neben den am häufigsten verbreiteten Krebsformen – und zwar Brust-, Prostata- und Darmkrebs, die alle sehr gut auf die Gerson-Therapie ansprechen – dieselbe Behandlung genauso wirksam ist bei der Heilung seltener Krebsformen. Um das zu verdeutlichen, haben wir die Fallgeschichte von Karl G. hier mit aufgenommen.

Der 1953 geborene Karl lebte und arbeitete als Tierpräparator in Arizona. Er war gesundheitsbewusst und pflegte einen, wie er fand, achtsamen Lebensstil: er rauchte nicht, nahm keine Drogen und trank auch nur gelegentlich ein Glas Wein – aber, so wie er sich ausdrückte, bestand seine Ernährung *„zu 100 % aus Junk Food und Fertiggerichten"*! Wenn er ein Sandwich aus Vollkornweizen aß, kam er sich vor, als hätte er sich gerade einen „Gesundheitsstoß" verpasst. Salate hat er nicht angerührt und sie als Kaninchenfutter abgetan. Seine Jahresration an Obst bestand vielleicht aus vier Äpfeln und zwei bis vier Orangen. Was es noch schlimmer machte: Er realisierte nicht die verheerenden Auswirkungen der Materialien, die er tagtäglich bei seiner Arbeit als Tierpräparator verwendete, wie zum Beispiel Formaldehyd, Lackverdünner, Glasfaser und Urethanschaum sowie Farben.

Ganz langsam über die Jahre wurde er sich gewisser Irritationen im Hals bewusst. Irgendwann wurde das Schlucken immer schwieriger und sein Atem wurde schwer. Im Alter von 37 Jahren ging er zum Arzt, die Tests ergaben die Diagnose Speiseröhrenkrebs. Karl widerstrebte es, die angeordneten Behandlungen in Betracht zu ziehen, vor allem angesichts der extrem niedrigen Genesungsraten. Er suchte nach einer Alternative – und fand die Gerson-Therapie.

Heute gibt er zu, dass es kurz nach seiner Aufnahme in die Klinik ein heftiger Kampf gewesen war, seine Abneigung gegen die Kaffee-Einläufe zu überwinden, aber *„nachdem ich einen erfahren hatte, konnte ich den Unterschied spüren und erkannte ihre Bedeutung."* Karl erfuhr langanhaltende Heilreaktionen und war sich des Tumors bewusst, der *„in meiner Kehle bei entsetzlichem Gestank zerfiel."*[12] Nach ungefähr zweieinhalb Monaten berichtete Karl, dass er gespürt habe, wie der verbleibende Tumor die Speiseröhre hinunter in den Magen fiel. Für ein paar Tage ging es ihm extrem schlecht, aber schließlich schied er alle Toxine wieder aus und wurde vollkommen gesund. Er setzte seine Arbeit fort, jedoch mit größter Vorsicht bei der Verwendung der benötigten Chemikalien. Noch 15 Jahre nach seiner Genesung war er 2005 gesund und fühlte sich bestens.

Genesung einer ganzen Familie: Brustkrebs, Prostatakrebs und Rippenfellentzündung

Dieser Bericht illustriert die Wirksamkeit der Gerson-Therapie bei der Heilung unterschiedlicher Erkrankungen, von denen drei Mitglieder einer Familie betroffen waren.

Zuerst behandelten wir die Mutter Silke H., deren Mammogramm im Alter von 53 Jahren einige verdächtige Details aufwies. Der Chirurg entfernte zwei Knoten aus ihrer Brust, die sich als bösartig erwiesen. Er empfahl eine Mastektomie mit eventuell nachfolgender Bestrahlung, gab aber zu, dass

Letztere nicht nur die Lungen für immer verbrannt zurücklassen würde, sondern dass auch ihre Knochen dadurch weich und geschädigt würden. Obwohl Silke sich bereits für die radikale Mastektomie entschieden hatte, änderte sie einen Tag vor der Operation ihre Entscheidung und ging für die Gerson-Therapie nach Mexiko. Sie begann die Therapie im Februar 1995, bekam keine weitere zusätzliche Behandlung und wurde wieder vollkommen gesund. Es geht ihr nach wie vor gut.

Ihre Tochter Tanja litt seit ihrem dritten Lebensjahr unter Rippenfellentzündung. Ihr Zustand verschlechterte sich zunehmend und im Alter von 37 Jahren – als Mutter von zwei Kindern – war sie ernsthaft erkrankt: Sie konnte kaum atmen, noch war sie in der Lage, zu sitzen, zu liegen oder zu schlafen – selbst im Krankenhausbett nicht. Zu dieser Zeit befand sich ihre Mutter gerade im 14. Monat ihrer Gerson-Therapie. Sie reiste von Kalifornien nach Wyoming zu ihrer Tochter und hatte einen Koffer voll biologischem Obst und Gemüse und einen mit Kleidung dabei.

Silke berichtet, dass es ihrer Tochter bereits nach dem ersten Glas Karottensaft besser ging. Ihr Zustand verbesserte sich rapide. Nach drei Wochen konnte sie wieder gehen und schlafen. Sie wurde vollkommen gesund und hatte damit zum ersten Mal die ihr ganzes bisheriges Leben andauernde Rippenfellentzündung überwunden. Es geht ihr heute ausgezeichnet und sie macht gerade eine Ausbildung zur Masseurin.

Einige Jahre nach der Genesung von Mutter und Tochter ergab der PSA-Test von Silkes Ehemann Conrad Werte zwischen 14 und 16 (der normale Wert liegt bei 1 oder darunter). Im Juli 2003 bestätigte die Biopsie Prostatakrebs. Das war bemerkenswert, denn Conrad hatte sich seit Jahren nach der Gerson-Diät ernährt, die seine Frau geheilt hatte. Er hatte jedoch viel von dem kommerziellen Hype rund um Soja und dessen hohen Eiweißgehalt vernommen und dachte, er würde mehr Proteine benötigen. Somit ergänzte er seine Gerson-Diät mit Sojaprodukten. Zusätzlich nahm er ziemlich große Mengen an Aminosäuren zu sich, die viel Natrium enthalten und ebenfalls aus Soja gewonnen werden. Nachdem Conrad die Einnahme von Soja und Aminosäuren komplett gestoppt und mit der intensiven Gerson-Therapie begonnen hatte, wurde auch er wieder gesund. Seit über vier Jahren ist er aktiv und fühlt sich rundum wohl.

Ewing Sarkom

Im Juni 1993 wurde der achtjährige ungarische Junge Thomas I. in die Gerson-Klinik nach Mexiko gebracht. Er hatte im März 1992 die Diagnose Ewing Sarkom erhalten. Dabei handelt es sich um ein endotheliales Myelom, das Tumore an den langen Knochen bildet. Die Prognosen in der medizinischen

Literatur für diese Erkrankung sind sehr schlecht. In Ungarn hatte man ihn mit Chemotherapie behandelt, der Krebs hatte jedoch vom Becken bis ins Weichgewebe des Bauches gestreut. Er kam ganz blass und dünn in der Gerson-Klinik an und hatte seine Haare verloren. Trotz fremdartiger Umgebung und mangelnder Kenntnis der englischen Sprache legte der Junge eine bemerkenswerte Disziplin an den Tag und aß die ungewohnte salzlose Kost und die frisch gepressten Säfte ohne Aufhebens.

Wieder nach Ungarn zurückgekehrt, berichtete seine Mutter, dass nach drei Monaten Gerson-Therapie der Tumor verschwunden war. Zwei Jahre später schickte sie uns Fotos von Thomas, die ihn als kräftigen, gut entwickelten, gesunden Jungen von zehn Jahren zeigten.

Seine dramatische Heilung wurde durch eine andere Tatsache noch unterstrichen. Während der Zeit, als Thomas in Ungarn mit Chemotherapie behandelt wurde (noch bevor er nach Mexiko kam), war er in einer Gruppe von sieben Kindern, die alle unter dem Ewing Sarkom litten. Während Thomas überlebt hatte und fit und gesund war, waren die anderen sechs Kinder aus seiner Gruppe alle gestorben. Die letzten Nachrichten des jungen Patienten erhielten wir im März 2006 von seiner Mutter, die erzählte, dass er mittlerweile 20 Jahre alt war und sich nach wie vor bester Gesundheit erfreute.

Quellennachweise

1. Faguet GB. The War on Cancer: An Anatomy of Failure. New York, Springer, 2006.
2. Gerson Ch. Healing Lymphoma the Gerson Way. S. 18. Carmel, Cancer Research Wellness Institute, 2002.
3. Ibid., S. 8.
4. Gerson M. Eine Krebstherapie – 50 Fälle. 30 Jahre klinische Erfahrung in der Behandlung fortgeschrittener Krebsfälle durch Diät-Therapie. Fall Nr. 18, S. 248. Wörthsee, AKSE, 2010.
5. Taber's Cyclopedic Medical Dictionary. Philadelphia, F. A. Davis Company, 1993.
6. Persönliche Kommunikation mit Charlotte Gerson.
7. Brief eines Patienten an Charlotte Gerson.
8. Siehe Zit. 6, oben.
9. Ibid.
10. Ibid.
11. Gerson M. Eine Krebstherapie – 50 Fälle. 30 Jahre klinische Erfahrung in der Behandlung fortgeschrittener Krebsfälle durch Diät-Therapie. S. 174. Wörthsee, AKSE, 2010.
12. Gerson Healing Newsletter 13 (2): 5-6. März/April 1998.

Kapitel 27

Rezepte

Das letzte und bei weitem nicht unwichtigste Kapitel enthält einen wahren Schatz an Rezepten zur Erweiterung der Gerson-Mahlzeiten; eine alphabethische Aufstellung aller Rezepte finden Sie am Ende dieses Kapitels ab Seite 334. Eine reiche Auswahl und viel Freude bei der Zubereitung der extrem gesunden Gerichte sind garantiert.
Bevor wir damit beginnen, möchten wir Ihnen einige wichtige Punkte in Erinnerung rufen:

- Die Grundregeln der Nahrungsmittelzubereitung (Kap. 12) sollten Sie gründlich studieren und auswendig lernen.

- Wenn Sie als Gerson-Patient erst vor kurzem mit der Intensivtherapie begonnen haben, müssen Sie Ihren Speiseplan in den ersten drei Monaten auf die Basisrezepte von Kapitel 12 begrenzen. In den ersten sechs bis zehn Wochen sind keine Milchprodukte erlaubt.

- Nach drei Monaten können Sie diesen Speiseplan durch verschiedene Salate, Dressings und vegetarische Gerichte erweitern.

- Die „Spezielle Suppe oder Hippokrates-Suppe“ und die Ofenkartoffel sind essentielle Gerichte der Heilkost und dürfen nicht weggelassen werden.

Wenn Sie nicht krank sind, aber dennoch Gesundheit und Wohlbefinden mit der Gerson-Lebensweise verbessern möchten, sind Sie natürlich frei in der Auswahl der Gerichte. Bitte verwenden Sie grundsätzlich die langsame Kochmethode mit geringstmöglicher Erwärmung, ohne oder mit nur minimal Wasser (s. Kap. 12), um wertvolle Nährstoffe zu bewahren.

Besondere Anmerkungen

Brot

Dieses Kapitel enthält keine Rezepte für Brot oder andere gebackene Mehlspeisen. Das einzig akzeptable Brot ist ungesalzenes Roggenbrot (100 %) aus biologischem Anbau. Sie bekommen es in guten Bioläden und Reformhäusern, weshalb es nicht notwendig ist, selbst Brot zu backen. Erlaubt sind lediglich zwei dünne Scheiben Brot pro Tag – und das auch erst, wenn die komplette Gerson-Mahlzeit – bestehend aus Salat, Suppe, Kartoffel mit Gemüse sowie Obst – aufgegessen wurde. Brot darf nicht den Platz eines dieser Gerichte einnehmen.

Joghurt

Wenn der Therapieplan Joghurt erlaubt, muss es Bio-Joghurt sein – entweder fettfrei oder nur mit geringem Fettgehalt (Magerstufe). Ein paar Rezepte enthalten „Joghurt“. Für die Zubereitung nehmen Sie normalen Bio-Joghurt, den Sie in ein sauberes Küchentuch geben und über eine Schüssel oder das Spülbecken hängen – auf diese Weise kann er über Nacht entwässern.

Süßungsmittel

Nur die folgenden Süßungsmittel sind erlaubt:

- Biologischer Rohrohrzucker, der in verschiedenen Schattierungen von hellbeige bis braun erhältlich ist
- Bio-Honig (flüssig oder cremig)
- Bio-Ahornsirup
- Ungeschwefelte Melasse
- Sucanat® (auch bekannt als Rapadura®)

In den Rezepten ist bei Süßungsmitteln lediglich von „Honig“ und „Zucker“ die Rede.

Obst und Gemüse waschen

Sämtliche Gemüse und Obstsorten müssen vor dem Gebrauch gewaschen werden. Wenn Ihr Leitungswasser nicht fluoridiert ist, können Sie gefiltertes Wasser (hergestellt durch Umkehr-Osmose) verwenden. Bei fluoridiertem Leitungswasser ist nur destilliertes Wasser zum Kochen und für das allerletzte Abspülen von Obst und Gemüse erlaubt. (Bezüglich Destilliergeräten s. Kap. 9, bezüglich Fluoride s. Kap. 5).

Backen

Der Ofen sollte zum Backen immer vorgeheizt sein.

Mengenangaben/Garzeit/Portionsgröße

Fehlen in den Rezepten die Mengenangaben, so bitten wir Sie, diese nach eigener Vorliebe und abhängig von den gewünschten Portionen zusammenzustellen. Wenn kein konkreter Hinweis zu Garzeit oder Portionsangabe erfolgt, hängt dies mit der variablen Größe der Zutaten zusammen. Zum Beispiel braucht eine große Kartoffel mehr Zeit zum Garen als eine kleine. Außerdem sättigen ein oder zwei große Kartoffeln mehr Personen als die gleiche Anzahl kleiner Kartoffeln.

Spezielle Suppe oder Hippokrates-Suppe

„Spezielle Suppe“ oder „Hippokrates-Suppe“ sind austauschbare Begriffe für dasselbe Grundnahrungsmittel der Gerson-Diät. In einigen Rezepten ist lediglich von „Gemüsebrühe“ die Rede. Die detaillierte Beschreibung finden Sie im Kapitel 12.

Guten Appetit!

Rezepte

Dips (Saucen)

Karotten-Dill-Dip

Zubereitung: 15 Minuten | Kochzeit: 30 Minuten | Für 4-8 Personen

1 Pfund Karotten, geschrubbt, nicht geschält
4 EL Joghurt
2 EL frische Dillspitzen, feingehackt (oder 2 Teelöffel getrockneter Dill)
1 TL Leinöl
Saft einer kleinen Zitrone

Karotten köcheln lassen, bis sie gerade weich sind. Trocknen und abkühlen lassen. Pürieren und danach mit Joghurt, Dillspitzen, Leinöl und Zitronensaft gut vermischen. Im Kühlschrank abkühlen lassen. Zum Salat oder als Dip zu Karotten-, Zucchini- oder Paprikastreifen servieren. Köstlich auch als Brotaufstrich.

Orangener (oder roter) Paprika-Dip

Zubereitung: 15 Minuten | Für 6 Personen

2 orangene (oder rote) Paprika
1/2 TL Bio-Tomatenpüree

Eine der beiden Paprika entkernen und in feine Würfel schneiden. Die Würfel mit Joghurt und Tomatenpüree vermischen. Die zweite Paprika der Länge nach halbieren und die Kerne entfernen. Beide Hälften mit der Joghurtmischung auffüllen. Anrichten und mit dünnen Karotten-, Zucchini- und Sellerie-Streifen servieren.

Vorspeisen

Knollensellerie-Remoulade als Vorspeise

Zubereitung: 10 Minuten | Für 2-4 Personen

Knollensellerie
Radicchio
2-3 verschiedene Blattsalate (Kopfsalat oder rote Blattsalate)
Frühlingszwiebel (oder Schnittlauch), gehackt
Petersilie (oder Estragon)

Dressing: Essig, Wasser, Honig, Joghurt
Dressing-Zutaten mischen. Sellerie raspeln und das Dressing hinzufügen. Den Sellerie auf einen Teller geben und mit den Salatblättern dekorieren. Gehackte Zwiebeln (oder Schnittlauch) und Petersilie (oder Estragon) darüber streuen.

Auberginen-Vorspeise

Zubereitung: 15 Minuten | Kochzeit: 50 Minuten | Für 2 Personen

1 Aubergine
1 kleine, gehackte Zwiebel
1/2 TL Bio-Tomatenpüree
Petersilie oder Koriander
Zitronenspalte
Joghurt

Die Schale der Aubergine überall einstechen. Aufs Backblech oder in eine kleine Auflaufform legen. Im Ofen bei 190° C ca. 40 Minuten auf dem obersten Schubfach backen, einmal nach 20 Minuten wenden. Aus dem Ofen nehmen und abkühlen lassen. Anschließend Stiel und die Haut entfernen und das Fruchtfleisch so lange hacken, bis ein grobes Püree entsteht.

Etwas Wasser in einer kleinen Pfanne erhitzen, darin die gehackten Zwiebeln auf kleiner Flamme ca. 10 Minuten (oder bis sie weich sind) andünsten. Tomatenpüree und Auberginenmus dazugeben. Zwei weitere Minuten bei großer Hitze kochen lassen, um übermäßige Flüssigkeit zu entfernen. Danach von der Platte nehmen und komplett abkühlen lassen. Etwas Petersilie oder Koriander hacken und ins Püree einrühren. Auf einem Bett aus Salatblättern servieren. Mit einer Zitronenspalte und etwas Joghurt garnieren.

Grapefruit-Vorspeise

Zubereitung: 15 Minuten | Für 1-2 Personen

1 rosa Grapefruit
1 rote Paprika, entkernt
Geraspelter Meerrettich
Sellerie
Radicchio oder Eichblattsalat

Grapefruit halbieren. Die eine Hälfte auspressen, aus der anderen Hälfte das Fruchtfleisch herauslösen. Etwas Sellerie und Paprika hacken. Eine Schicht aus Radicchio-Blättern (oder Blätter roter Blattsalate) auf einem Teller anrichten. Das Fruchtfleisch der Grapefruit mit dem gehackten Sellerie und der Paprika vermischen und auf die Blätter geben. Aus dem Saft der halben Grapefruit und etwas Meerrettich (oder gehackten Pfefferminzblättern) ein Dressing mischen.
Variation: Den Grapefruit-Sellerie-Paprika-Mix auf Endiviensalat und Brunnenkresse anrichten. Dazu ein Dressing aus Joghurt mit etwas Grapefruitsaft mischen. Sofort servieren!
Wie man das Fruchtfleisch herauslöst: Mit einem horizontalen Schnitt oben und unten die Grapefruit aufschneiden. Grapefruit über eine Schüssel halten, um den austretenden Saft aufzufangen. Mit einem scharfen Messer außen herum von oben nach unten die Schale und die weiße Außenhaut entfernen. Danach immer zwischen den Hautmembranen bis zur Mitte einschneiden und die Stücke herauslösen. Arbeiten Sie sich um die ganze Grapefruit herum, bis jedes Segment herausgetrennt ist. Darauf aufpassen, dass die Messerklinge vom Körper abgewandt ist.

Topinambur-Paté

Zubereitung: 20 Minuten | Kochzeit: 40 Minuten | Für 2 Personen

1 Pfund Topinambur
1-2 TL Zitronensaft
1 EL Joghurt
Petersilie, gehackt
Leinöl

Topinambur mit einer Bürste säubern. In einer Auflaufform in den Ofen geben und bei 200° C ca. 25 Minuten anrösten. (Man kann ihn auch gut zusammen mit der Ofenkartoffel garen). Abkühlen lassen, dann die Schale entfernen. Mit Pürierstab oder Mixer pürieren, bis eine Creme entsteht. Joghurt, Zitronensaft, gehackte Petersilie und Leinöl hinzugeben und gut vermischen. Als Vorspeise oder Zwischenmahlzeit mit getoastetem Brot, verschiedenen Blattsalaten und Cocktailtomaten servieren.

Joghurt-Aprikosen-Sorbet als Vorspeise

Im Eisfach: 2-3 Stunden
Zubereitung: 15 Minuten | Kochzeit: 40 Minuten | Für 2-4 Personen

250 g getrocknete Aprikosen
300 g Joghurt
600 ml Wasser
2 EL Honig

Aprikosen mit etwas Wasser zum Kochen bringen. Abdecken und etwa 30-40 Minuten ziehen lassen (bis die Aprikosen weich sind). Den Rest des Wassers dazugeben, so dass ca. 450 ml Flüssigkeit im Topf sind. Abkühlen lassen. Alles zusammen entweder mit dem Pürierstab oder im Mixer pürieren, bis sich ein weiches Mus ergibt. Joghurt und Honig hinzufügen und verrühren, ohne zu pürieren. Die Masse in eine gefrierfeste Form geben und zum Gefrieren ins Eisfach legen. Das Sorbet mit dem Eislöffel portionieren (je ein bis zwei Löffel pro Glas). Sofort servieren.

Gefüllte Zucchini-Vorspeise

Zubereitung: 10 Minuten | Kochzeit: 5 Minuten | Für 2-4 Personen

8 mittelgroße Zucchini
1 grüne Paprika
1 TL gehackte Petersilie
Roter Blattsalat
1 große, gehackte Zwiebel
3 Tomaten
1 Knoblauchzehe, zerdrückt
4-6 EL Dressing

Dressing: 6 EL Apfelessig (oder Zitronensaft), 4 EL Wasser, Kräuter, Leinöl

Die Zucchini im Ganzen ca. 5 Minuten auf sehr kleiner Flamme kochen, bis sie halb gar sind. Die beiden Enden abschneiden und der Länge nach halbieren. Die Kerne herauslösen und hacken. Etwas Dressing in die ausgehöhlten Zucchini-Hälften geben und ein wenig von den gehackten Zwiebeln dazugeben. Während diese Marinade einwirkt, die Füllung vorbereiten: Dazu Tomaten und Paprika hacken und mit den restlichen Zwiebeln, dem Knoblauch, der gehackten Petersilie und den Zucchini-Kernen vermischen. Den Rest des Dressings dazugeben und die Zucchini-Hälften mit der Mixtur füllen. Auf rotem Blattsalat anrichten und servieren.

Melonen-Mango-Vorspeise

Zubereitung: 15 Minuten | Für 2-4 Personen

Stücke einer Honig- und/oder Cantaloupe-Melone (Warzenmelone), Mango

Dressing: 1/2 EL Honig, 1 EL Leinöl, 2 EL Limonen- oder Zitronensaft, Pfefferminzblätter

Die Melone halbieren und die Schale entfernen. In schmale Streifen schneiden und wie Blütenblätter auf einer flachen Platte anrichten. Die Mango der Länge nach anschneiden und schälen. Das Fruchtfleisch in Streifen schneiden und zwischen den Melonenstreifen auf dem Teller arrangieren. Dressing anrühren und über die Melone geben.

Papaya-Limonen-Vorspeise

Zubereitung: 15 Minuten | Für 2 Personen

2 Papayas
Saft einer Limone
2 EL Honig
1 Limone als Dekoration (geschnitten)

Die Papayas halbieren, schälen und Kerne entfernen. In Streifen oder Würfel schneiden. Den Honig mit dem Limonensaft vermischen und über die Papayastücke geben. Leicht schütteln und gut kühlen.
Mit dünnen Limonenscheiben dekorieren und eisgekühlt servieren.

Dressings

Dressing für Gemüse

Zubereitung: 5 Minuten | Für 2 Personen

2 EL Zitronensaft oder Apfelessig
Prise Zucker (optional)
2 EL Wasser
Joghurt

Zitronensaft (oder Apfelessig), Wasser und Zucker (falls gewünscht) verrühren, Joghurt dazugeben und gut vermengen.

Baba Ghanoush (Aubergine-Zitronen-Dressing)

Zubereitung: 10 Minuten | Kochzeit: 1 Stunde | Für 3-4 Personen

1 große Aubergin
2 EL Zitronensaft
1-2 Knoblauchzehen
1 EL gehackte Petersilie

Aubergine für 1 Stunde bei 175-200° C im Ofen backen. Abkühlen lassen, dann vorsichtig den überschüssigen Saft herausdrücken. Aubergine und Knoblauch solange pürieren, bis ein glattes Mus entsteht. Zitronensaft und Petersilie dazugeben, gut durchrühren. Mit Zitronenspalten servieren. Schmeckt gut zu rohen Gemüsestreifen oder als Würze/Relish, sowie auch als Sauce.
Variation: Mit Joghurt mischen.

Basisdressing für Salate

Zubereitung: 7 Minuten | Für 2 Personen

2 EL Zitronensaft (oder Apfelessig)
Prise Zucker (optional)
2 EL Wasser

Die Zutaten mischen, in einen Behälter füllen und je nach Geschmack mit einer oder mehreren der folgenden Zutaten verfeinern:
Frischer Estragon (mit dem Stängel nach unten in den Behälter mit dem Dressing geben)
Schalotten oder Frühlingszwiebeln, fein gehackt
2 Knoblauchzehen, zerdrückt
Frisches Lorbeerblatt
Zitronengras (für Extra-Zitronengeschmack)

Orangen-Vinaigrette

Zubereitung: 6 Minuten | Für 1 Person

1 Knoblauchzehe
2 EL Apfelessig
4 EL Orangensaft
2 EL frische Petersilie
1 TL Zucker
1 EL Leinöl

Essig, Zucker, Orangensaft und Öl gut verrühren. Knoblauch und Petersilie fein hacken und dazu geben.

Leinöl-Zitronensaft-Dressing

Zubereitung: 5 Minuten | Für 2 Personen

1 EL Leinöl
1/2 EL Zitronensaft
Im Verhältnis 2/3 Öl zu 1/3 Zitronensaft verwenden
Knoblauch
Frische Kräuter
Etwas Orangensaft

Alle Zutaten gut verrühren. Über den Salat geben und sofort servieren.

Knoblauch-Frühlingszwiebel-Dressing

Zubereitung: 5 Minuten | Für 1 Person

1 EL Leinöl
1 Knoblauchzehe
Frische Petersilie
Dill
Etwas Minze
1/2 EL Zitronensaft (oder Apfelessig)
1 Frühlingszwiebel
Schnittlauch
Fenchel

Das Öl mit dem Zitronensaft (oder Apfelessig) vermengen. Knoblauch zerdrücken und dazugeben. Zwiebel, Petersilie und Schnittlauch fein hacken und zusammen mit Dill, Fenchel und Minze untermischen. Entweder direkt über den Salat geben und sofort servieren, oder in ein Gefäß geben, damit sich die Gäste selbst bedienen können.
Variation: Wenn Sie keine frischen Kräuter im Haus haben, nehmen Sie nach Belieben getrocknete Kräuter.

Joghurt-Knoblauch-Honig-Dressing

Zubereitung: 6 Minuten | Für 2 Personen

180 g Joghurt
1 TL Honig
1 Knoblauchzehe, zerdrückt
Brunnenkresse

Zutaten gut mischen, leicht schütteln und sofort servieren. Mit der Kresse garnieren.

Joghurt-Kräuter-Dressing mit Apfelessig

Zubereitung: 4 Minuten

Apfelessig	Etwas Wasser	Honig
Joghurt	Petersilie	Estragon

Alles gut vermischen.

Joghurt-Zwiebel-Dressing mit Apfelessig

Zubereitung: 4 Minuten

Joghurt	Apfelessig	Fein gehackte Zwiebeln

Alles gut vermischen. Mit grünem Salat servieren.

Salate

Apfel-Karotten-Salat

Zubereitung: 15 Minuten | Für 2 Personen

Ein kleiner knackiger roter Apfel
1 große Karotte
1 Frühlingszwiebel, gehackt
1 Radieschen, in Scheiben geschnitten
Apfelsaft
Pfefferminze

Den Apfel und die Karotte in Scheiben raspeln. Die fein gehackten Zwiebeln und das geschnittene Radieschen dazugeben. Etwas Apfelsaft darüber gießen und mit etwas Minze abschmecken. Auf einem Bett aus bunten Salatblättern wie Radicchio, Brunnenkresse oder Petersilie servieren.

Knackiger Salat

Zubereitung: 15 Minuten (Ohne Einweichen) | Für 4-6 Personen

60 g getrocknete Aprikosen, klein geschnitten
90 g Rosinen
1 Pfund Weißkohl
1 grüne Paprika
1 rote Paprika (oder 1/2 Bund Radieschen)
Brunnenkresse

Dressing: 150 g Joghurt , 1 Knoblauchzehe, zerdrückt, 1 TL Honig

Die Aprikosen und Rosinen einweichen – entweder über Nacht in kaltem Wasser einweichen oder mit kochendem Wasser übergießen und für einige Stunden abgedeckt ziehen lassen, bis sie sich voll gesogen haben. Den Weißkohl fein raspeln. Paprika (oder Radieschen) klein schneiden. Alles zusammen mit den eingeweichten Rosinen und Aprikosen in eine Schüssel füllen. Gut umrühren. Das Dressing anrichten und über den Salat geben. Vorsichtig verteilen und mit Brunnenkresse garnieren. Servierfertig.

Rote-Bete-Salat mit Brunnenkresse

Zubereitung: 5 Minuten

Gekochte rote Bete　　Leinöl　　Brunnenkresse

Die gekochte rote Bete klein schneiden und in etwas Leinöl schwenken.
Mit Brunnenkresse servieren.

Rote Bete Thermidor

Zubereitung: 6 Minuten

Gekochte rote Bete

Dressing: Joghurt, Zitronensaft, geraspelter Meerrettich

Gekochte rote Bete würfeln, in eine Schüssel geben und das Dressing darüber verteilen.

Rote-Bete-Salat Yolande

Zubereitung: 20 Minuten

Gekochte rote Bete
Äpfel
Karotten
Petersilie
Sellerie

Dressing: Joghurt, Zitronensaft, Leinöl

Die rote Bete, Karotten, Sellerie und Äpfel würfeln und in eine Schüssel geben. Das Dressing anrühren und darüber verteilen. Mit Petersilie bestreuen.

Karottensalat

Zubereitung: 15 Minuten | Für 2-4 Personen

250 g Karotten
150 g Joghurt
1 mittelgroßer, knackiger Apfel
Saft einer großen Orange

Die Karotten in eine Schüssel raspeln. Äpfel in Viertel schneiden, das Kerngehäuse entfernen. Die Äpfel in die Schüssel raspeln und mit den Karotten vermischen. Joghurt mit Orangensaft verrühren und über den Salat geben. Variation: Schmeckt auch gut mit eingeweichten Rosinen oder Sultaninen – diese entweder über Nacht in kaltem Wasser einweichen oder mit kochendem Wasser übergießen und für einige Stunden abgedeckt ziehen lassen, bis sie sich voll gesogen haben.

Karotten-Orangensalat mit frischen Datteln

Zubereitung: 15 Minuten | Für 2 Personen

1 große Karotte
Einige frische Datteln
1 Orange
Geröstete Haferflocken

Dressing: Zitronen- oder Limonensaft, Leinöl

Die Karotte in feine Streifen schneiden. Die Orange filetieren und mit der Karotte vermischen. Die Datteln hacken und dazugeben. Das Dressing gut unterrühren. Den Salat mit den gerösteten Haferflocken garnieren.

Karotten-Rosinen-Salat

Zubereitung: 10 Minuten (Ohne Einweichen) | Für 2 Personen

3 große Karotten, geraspelt
Salat
60 g Rosinen, eingeweicht
2 TL Petersilie, gehackt

Dressing: 1 Knoblauchzehe, zerdrückt, 1 EL Leinöl , 3 EL Apfelessig, 1/2 TL Honig, 2 TL Zitronensaft

Die rohen geraspelten Karotten mit den eingeweichten Rosinen vermengen. Dressing darüber geben und umrühren. Auf Salatblättern anrichten und mit gehackter Petersilie garnieren.

Karotten-Apfel-Zwiebel-Salat

Zubereitung: 15 Minuten | Für 2 Personen

350 g Karotten
1 mittlere Zwiebel
Saft einer 1/2 Zitrone
250 g Äpfel
300 g Joghurt

Die Karotten, Äpfel und Zwiebeln raspeln. Joghurt und Zitronensaft unterrühren. Mit einem gemischten grünen Salat servieren.

Selleriesalat

Zubereitung: 10 Minuten | Für 2 Personen

2 Stangen Staudensellerie
2 kleine knackige Äpfel
1/2 mittlere rote Paprika, fein geschnitten
Gemischte Salatblätter

Dressing: 3 EL Apfelessig , 1 EL Leinöl, 1 TL Honig

Sellerie und Äpfel in kleine Stücke schneiden und in eine Schüssel füllen. Die fein geschnittene rote Paprika und das Dressing dazugeben. Auf einer Platte die gemischten Salatblätter verteilen und den fertigen Selleriesalat darauf anrichten.

Tomaten-Brunnenkresse-Sauce

Zubereitung: 15 Minuten | Für 2-4 Personen

Cherry-Tomaten (rot und gelb)
Brunnenkresse
Frischer Schnittlauch (oder Frühlingszwiebeln), fein gehackt
Kräuter, fein gehackt

Die Tomaten halbieren und in eine Schale geben. Die Brunnenkresse waschen, klein schneiden und in die Schüssel mit den Tomaten geben. Den fein gehackten Schnittlauch (oder Frühlingszwiebeln) und die anderen Kräuter darüber verteilen und gut umrühren.

Geraspelter Zucchinisalat mit Zitrone

Zubereitung: 15 Minuten | Für 2-4 Personen

1 Pfund Zucchini
1 rote Paprika, geraspelt
Salat
Saft einer Zitrone (oder Limone)
1 Knoblauchzehe, zerdrückt

Die Zucchini fein raspeln. Mit dem Zitronen- oder Limonensaft und der geraspelten Paprika vermischen. Den zerdrückten Knoblauch dazugeben. Kurz stehen lassen, damit die Aromen sich verbinden können. Auf einem Salatbett anrichten und servieren.

Ungarischer Tomatensalat

Zubereitung: 15 Minuten

Ganze Tomaten
Gehackter Schnittlauch
Salat

Dressing: Joghurt, Zitronensaft, Leinöl, Geraspelter Meerrettich

Die Tomaten zuerst für 1 Minute in kochendes Wasser tauchen und dann enthäuten. Das Dressing anrichten. Die gehäuteten Tomaten im Ganzen auf dem Salatbett verteilen und mit dem Dressing beträufeln. Mit gehacktem Schnittlauch garnieren.

Chicoree-Orangen-Salat

Zubereitung: 15 Minuten | Für 2-4 Personen

1 Pfund Chicoreeköpfe
1 mittlere Frühlingszwiebel
1 EL Leinöl
2 große Orangen
Saft einer 1/2 Zitrone
1 TL Honig

Den Chicoree putzen und in ca. 1 cm dicke Röllchen schneiden. Die Röllchen zu Ringen auseinander ziehen. Die Orangen schälen, die weiße Außenhaut entfernen und in runde Scheiben schneiden. Den Chicoree in eine Schale füllen, die Mitte der Schale dabei frei lassen. Die Orangenringe rundherum auf dem Chicoree verteilen. Die Frühlingszwiebeln putzen, klein schneiden und in die Mitte der Schüssel geben. Zitronensaft, Leinöl und Honig vermengen und über den Salat träufeln. Vor dem Servieren für einige Minuten ziehen lassen, damit die Aromen sich verbinden können.

Bunter Kohlsalat (Drei Sorten)

Zubereitung: 15 Minuten (Ohne Einweichen) | Für 2 Personen

60 g Rosinen
Je 120 g Weiß-, Rot- und Grünkohl
120 g Karotten
1 mittlere Zwiebel, in feine Ringe geschnitten
1 kleiner knackiger Apfel, klein geschnitten
Brunnenkresse

Dressing: 150 g Joghurt, etwas Leinöl, 1 Knoblauchzehe, zerdrückt

Die Rosinen einweichen – entweder über Nacht in kaltem Wasser einweichen oder mit kochendem Wasser übergießen und für einige Stunden abgedeckt ziehen lassen, bis sie sich voll gesogen haben. Den Kohl und die Karotten fein raspeln. Beides zusammen mit den Rosinen, fein geschnittenen Zwiebeln und Äpfeln in eine Schüssel geben. Gut umrühren. Das Dressing anrühren. Erst kurz vor dem Servieren über den Salat träufeln und nur leicht umrühren. Mit Brunnenkresse garnieren.

Salat mit roher Steckrübe, Brunnenkresse und Orangen

Zubereitung: 15 Minuten | Für 2 Personen

1 Steckrübe
1 Orange
Brunnenkresse

Dressing: Orangensaft, Leinöl

Die Steckrübe schälen und in streichholzgroße Stücke schneiden. Die Orange filetieren und in die Schüssel mit der geschnittenen Steckrübe geben. Das Dressing anrühren und die Brunnenkresse dazugeben.

Krautsalat

Zubereitung: 15 Minuten (Ohne Einweichen)

Rosinen
Weißkohl
Apfel
Sellerie
Zwiebel

Dressing: Joghurt, Zitronensaft, Leinöl

Die Rosinen einweichen – entweder über Nacht in kaltem Wasser oder mit kochendem Wasser übergießen und für einige Stunden abgedeckt ziehen lassen, bis sie sich voll gesogen haben. Den Weißkohl und die Äpfel sehr fein raspeln. Sellerie und Zwiebel fein hacken. Alles in eine Schüssel füllen. Rosinen und Dressing darüber geben und gut umrühren.

Reissalat

Zubereitung: 15 Minuten | Für 2 Personen

Grüne Paprika
Rote Paprika
Tomate
1 Tasse gekochten Vollkornreis

Dressing: 1 EL Leinöl, 1 EL Apfelessig, 1 Knoblauchzehe, Zucker

Die Paprika und Tomaten waschen und würfeln. Das Dressing anrichten und gut verrühren. Die gewürfelten Paprika und Tomaten dazugeben. Mit einem Löffel über den Reis verteilen. Dazu einen gemischten grünen Salat reichen.

Fruchtiger Wintersalat

Zubereitung: 15 Minuten (Ohne Einweichen) | Für 2-4 Personen

60 g Rosinen
60 g getrocknete Aprikosen
2 Karotten
8 EL Joghurt
Petersilie, gehackt
60 g getrocknete Feigen
1/2 Weißkohl
2 rote Äpfel
1 Zitrone

Die Rosinen, Feigen und Aprikosen einweichen – diese entweder über Nacht in kaltem Wasser einweichen oder mit kochendem Wasser übergießen und für einige Stunden abgedeckt ziehen lassen, bis sie sich voll gesogen haben. Den Weißkohl fein raspeln. Die Karotten und Äpfel grob raspeln. Die Äpfel mit Zitronensaft beträufeln, damit sie nicht braun werden. Alle Zutaten in eine Schüssel geben. Für das Dressing Joghurt, Zitronensaft und gehackte Petersilie anrühren und über den Salat verteilen. Umrühren, bis alles gut vermischt ist.

Bunter Wintersalat

Zubereitung: 20 Minuten | Für 4-6 Personen

3 saure Äpfel
1/4 Rotkohl (mittlere Größe)
1/2 rote Paprika (mittlere Größe)
1/2 rote Zwiebel
Zitronensaft
1 mittlere Karotte
2 Stangen Staudensellerie
Brunnenkresse

Die Äpfel entkernen, grob klein schneiden und mit dem Zitronensaft in einer kleinen Schale vermengen. Den Rotkohl vom Strunk befreien und fein raspeln. Die Karotte schälen und raspeln (Karotten werden nur hier geschält, da sie, wenn man sie mit Schale raspelt, leicht braun werden). Die rote Paprika entkernen und klein schneiden. Den Sellerie in Scheiben schneiden. Die rote Zwiebel schälen und klein hacken. Alles in eine Schüssel geben und mit Brunnenkresse garnieren.

Variationen: Am besten mit Hüttenkäse (ungesalzen, mager oder fettfrei) und Ihrem Lieblingsdressing servieren.

Krautsalat nach Gerson-Art

Zubereitung: 15 Minuten | Für 2-4 Personen

Zwiebel
Weißkohl
Karotte

Dressing: 2 EL Zitronensaft, 2 EL Wasser, Zucker (optional), Joghurt, Hüttenkäse (ungesalzen, mager oder fettfrei)

Die Zwiebel in feine Ringe schneiden oder klein hacken. Den Weißkohl raspeln oder klein schneiden. Alles vermengen. Für das Dressing Zitronensaft mit Wasser (und nach Bedarf Zucker) anrühren. Joghurt und Hüttenkäse mischen und so lange rühren, bis keine Klumpen mehr da sind. Das Zitronensaft-Wasser-Gemisch dazugeben und gut vermengen. Das fertige Dressing über den Salat geben und servieren.

Apfel-Rettich-Sellerie-Salat

Zubereitung: 15 Minuten (Ohne Einweichen) | Für 2 Personen

Rettich
Grüne Äpfel
Sellerie
Rosinen
Salat

Dressing: 1 EL Apfelessig, 1 EL Wasser, 1 TL Zucker (oder Honig), 1-2 Knoblauchzehen, zerdrückt, Dill, gehackt, Joghurt

Schneiden Sie Rettich, Äpfel und Sellerie in kleine Stücke. Die Rosinen einweichen (über Nacht in kaltem Wasser einweichen oder mit heißem Wasser übergießen und für einige Stunden ziehen lassen, bis sie aufgequollen sind) und dazu geben. Für das Dressing Apfelessig, Wasser, Zucker (oder Honig), Knoblauch und Dill verrühren. Genug Joghurt dazugeben, damit das Dressing cremig wird. Über den Salat geben und auf einem Salatbett (darunter Radicchio oder roten Blattsalat, wenn erhältlich) servieren.

Variationen: Sie können auch andere Kräuter anstelle des Dills verwenden oder den Joghurt weglassen bzw. Leinöl ergänzen.

Apfel-Sellerie-Salat mit frischer Minze

Zubereitung: 15 Minuten (Ohne Einweichen) | Für 2 Personen

1 roter Apfel
1 Stange Staudensellerie
Pfefferminzblätter
Apfelessig
Rosinen, eingeweicht
Salat

Die Äpfel klein schneiden, entkernen und in mundgerechte Stücke schneiden. In eine Schüssel geben und mit etwas Apfelessig (nach Bedarf mit Wasser verdünnt) mischen. Den klein geschnittenen Sellerie mit den eingeweichten Rosinen dazugeben (die Rosinen entweder über Nacht in kaltem Wasser einweichen oder mit kochendem Wasser übergießen und für einige Stunden abgedeckt ziehen lassen, bis sie sich voll gesogen haben). Die Minzblätter in kleine Stücke reißen und mit dem Salat vermischen. Eine Weile stehen lassen, damit die Aromen sich verbinden können. Zum Servieren den Salat auf einem Salatbett anrichten.

Variation: Das Apfelessig-Dressing kann auch gut mit Joghurt angemacht werden.

Orangen-Chicoree-Salat mit Brunnenkresse

Zubereitung: 15 Minuten | Für 2-4 Personen

1 Orange
2 Köpfe Chicoree
1 Packung Brunnenkresse

Dressing: 1 EL Leinöl, 1/2 EL Apfelessig (oder Zitronensaft), 1 Knoblauchzehe, zerdrückt, 1 Frühlingszwiebel, Petersilie, Schnittlauch, Dill, Fenchel, Pfefferminze

Die Orange schälen und filetieren (immer zwischen den Häuten in Scheiben schneiden). Die Chicoreeblätter einzeln abtrennen und wie die Speichen eines Rades auf einem großen Teller anrichten. Brunnenkresse und Orangen in die Mitte geben. Die Zutaten für das Dressing in ein Gefäß geben und kräftig verrühren. (Wenn Sie keine frischen Kräuter haben, verwenden Sie nach Belieben getrocknete Kräuter.) Das Dressing über den Salat verteilen und sofort servieren.

Endivien-Orangensalat

Zubereitung: 15 Minuten | Für 2 Personen

1 kleiner Kopf Endiviensalat
1 rote Paprika
2 Orangen2 Tomaten
1 EL Kräuter, gehackt

Dressing: Saft von 2 Orangen, 150 g Joghurt, 1 TL Honig

Den Endiviensalat klein schneiden und in eine Schüssel füllen. Die Paprika entkernen, in dünne Streifen schneiden und dazugeben. Die Orangen schälen und die weiße Außenhaut entfernen. Immer zwischen den Membranen Segmente herausschneiden. Orangen- und Tomatenstücke zum Salat dazugeben. Das Dressing anrichten und in den Salat rühren. Mit gehackten Kräutern bestreuen.

Spanischer Salat

Zubereitung: 15 Minuten | Für 2 Personen

Zwiebeln
1 Knoblauchzehe
Rote Paprika
Tomaten, in Scheiben geschnitten
Petersilie, gehackt

Dressing: Leinöl, 1 EL Apfelessig, 1 EL Wasser, Zucker (optional)

Die Zwiebeln in dünne Ringe schneiden und in eine Schüssel geben, die mit einer Knoblauchzehe eingerieben wurde. Die rote Paprika entkernen, in dünne Streifen schneiden und über die Zwiebeln legen. Eine Lage geschnittener Tomaten darauf geben. Den Knoblauch zerdrücken und darüber streuen. Zum Abschluss mit dem Dressing beträufeln und die gehackte Petersilie verteilen.

Salat Lorette

Zubereitung: 10 Minuten

Gekochte rote Bete   Einige Stiele Staudensellerie   Salat

Dressing: Leinöl, Zitronensaft

Rote Bete und Sellerie dünn schneiden und mit dem Salat vermischen. Dressing hinzugeben.

Bunter Gartensalat

Zubereitung: 20 Minuten (Ohne Einweichen) | Für 4-6 Personen

Auswahl verschiedener kleingemachter Salatblätter und anderes Gartengrün (z.B. Rote-Bete-Blätter, Kohlrabiblätter, Rucola etc.), klein geschnitten
Einige oder alle der folgenden Zutaten:
Tomate, klein geschnitten
Grüne (oder rote) Paprika, klein geschnitten
Frühlingszwiebeln, in dünne Streifen geschnitten
Karotte
Rote Bete
Radieschen, in dünne Scheiben geschnitten
Fenchel, in dünne Scheiben geschnitten
Weintrauben, halbiert
Zitronensaft
Leinöl
Getrocknetes Dillkraut
Rosinen, eingeweicht

Den Salat Stück für Stück anrichten, beginnend mit den mundgerechten Salatblättern und dem anderen Gartengrün. Einige oder alle der oben aufgeführten Zutaten ergänzen. Die Rosinen einweichen (entweder über Nacht in kaltem Wasser einweichen oder mit kochendem Wasser übergießen und für einige Stunden abgedeckt ziehen lassen, bis sie sich voll gesogen haben) und über den Salat verteilen. Karotten und/oder rote Bete raspeln und in eine freie Ecke der Salatschüssel geben (wenn man alles auf den Salat legt, dann wird dieser erdrückt und dadurch schneller welk). Zitronensaft und Leinöl darüber geben und mit Dill besprenkeln. Mit Reis, im Ofen gegarten Kartoffelscheiben oder gekochten kleinen neuen Kartoffeln servieren.

Römersalat mit Joghurtdressing

Zubereitung: 10 Minuten

Römersalat	Schnittlauch, gehackt

Dressing: Joghurt, Zucker, Zitronensaft, Knoblauch, zerdrückt

Den Salat grob zerkleinern. Das Dressing darüber gießen und den Schnittlauch darauf verteilen.

Gemischter bunter Salat

Zubereitung: 15 Minuten | Für 2 Personen

Zucchini	Rote Bete	Apfel
Salat	Tomate	Orange

Dressing: Apfelessig und Wasser zu gleichen Teilen, Honig (oder Ahornsirup), Knoblauch, Zitronen- oder Orangensaft

Zucchini, rote Bete und Apfel raspeln. Entweder alles zusammen mischen oder getrennt lassen und mit dem Dressing verrühren. Auf einem Salatbett anrichten – entweder in Form von 3 verschiedenfarbigen Salathügeln oder als bunter gemischter Salat. Mit Tomaten- und Orangenscheiben garnieren.

Zucchinisalat

Zubereitung: 10 Minuten | Für 2-4 Personen

3 große Zucchini	1 Pfund Tomaten	6 Frühlingszwiebeln

Dressing: 2 EL Apfelessig, Prise Zucker, 2 EL Leinöl, frisch gehackter Koriander

Nehmen Sie einen Gemüse- oder einen Käseschneider und schneiden Sie die Zucchinis der Länge nach in feine Streifen. Gehen Sie dabei an den Seiten entlang, damit die Streifen seitlich die grüne Haut der Zucchini haben. Alles in eine Schüssel geben. Die Tomaten vierteln. Die Zwiebeln in sehr feine Streifen schneiden. Tomaten und Zwiebeln dazu geben. Das Dressing anrichten und erst kurz vor dem Servieren mit dem Gemüse vermengen.

Kebab-Salat

Zubereitung: 15 Minuten

Tomaten	Zucchini	Ganze Radieschen
Salatherzen	Karotten	

Dressing: Zitronensaft, Joghurt, Leinöl, Kräuter (Minze, Dill oder Petersilie)

Dünne Scheiben von Tomate, Zucchini, ganzen Radieschen, Salatherzen und rohen Karotten auf Holzsticks aufspießen. Vor dem Servieren kurz in das Salatdressing eintunken.

Tomaten-Zucchinisalat

Zubereitung: 15 Minuten | Für 2 Personen

Tomate	Zucchini	Frühlingszwiebel
Rote Bete	Salat	

Dressing: Leinöl, Joghurt, Zitronensaft

Die Tomate und Zucchini in Stücke schneiden. Die Frühlingszwiebel klein schneiden und dazu geben. Die rote Bete raspeln (oder zuerst kochen und dann in Stücke schneiden) und mit dem Salat vermischen. Alles auf einem Salatbett anrichten und mit Dressing übergießen.

Tomatensalat

Zubereitung: 15 Minuten | Für 2 Personen

Tomaten	Zwiebel	1 EL Apfelessig
1 EL Wasser	Schnittlauch	Zucker (optional)
Petersilie, gehackt		

Die Tomaten in Scheiben schneiden und auf einem flachen Teller verteilen. Die Zwiebeln in feine Ringe schneiden und über die Tomaten legen. Den Apfelessig mit Wasser vermischen (und je nach Belieben mit Zucker süßen). Das Dressing über die Tomaten verteilen und zum Schluss Petersilie und Schnittlauch darüber streuen.

Salat mit Brunnenkresse, Endivien und Grapefruit

Zubereitung: 10 Minuten | Für 2 Personen

Brunnenkresse
Endiviensalat (Frisée oder Escarole, oder beides)
Grapefruit
Joghurt

Die Brunnenkresse waschen und von den Wurzeln trennen. Kresse und Endivienblätter in eine Schüssel geben. Die Grapefruit halbieren. Die eine Hälfte zu Saft pressen, die andere filetieren und dann zum Salat dazugeben. Den Grapefruitsaft mit Joghurt vermischen und über dem Salat verteilen. Gut umrühren und servieren.

Suppen

Kürbissuppe

Zubereitung: 15 Minuten | Kochzeit: 25 Minuten | Für 4 Personen

1 große Zwiebel
3 große Knoblauchzehen
1 Pfund Kürbis
4 große rote Paprika
1 Pfund Tomaten, klein geschnitten
Thymian
Frische grüne Kräuter
(2 kleine Lorbeerblätter, frische Petersilie oder Koriander)

Die Zwiebel klein schneiden und den Knoblauch zerdrücken. Den Kürbis, wenn nötig schälen (Hokkaido kann mit Schale verarbeitet werden) und klein schneiden. Die Kerne entfernen. Die Paprika putzen und in kleine Stücke schneiden. Alle Zutaten in einen Topf geben und mit Wasser bedecken. Kurz aufkochen. Danach die Hitze reduzieren und die geschnittenen Tomaten, Thymian und Lorbeerblätter dazugeben. Auf kleiner Flamme nicht länger als 20 Minuten weiter köcheln lassen. Mit dem Pürierstab oder Mixer pürieren. Mit den frischen grünen Kräutern nach Wahl garnieren und sofort servieren.

Apfel-Fenchel-Suppe

Zubereitung: 15 Minuten | Kochzeit: 30-45 Minuten | Für 4 Personen

1 Pfund Kartoffeln
2 Stangen Lauch
1 TL Zucker (optional)
2 Fenchelknollen
2 Äpfel (Granny Smith)
1 säuerlicher Apfel

Die Kartoffeln schälen und in Würfel schneiden. Den Fenchel stutzen und klein schneiden. Den Lauch schneiden, die Äpfel entkernen und in kleine Stücke schneiden. Alle Zutaten in einen Topf geben und mit Wasser bedecken. Zum Kochen bringen, danach die Hitze reduzieren und auf kleiner Flamme köcheln lassen, bis die Kartoffeln und der Fenchel gar sind. Mit dem Pürierstab oder Mixer pürieren. Einen kleinen Teil der Äpfel (klein geschnitten) der pürierten Suppe beigeben und sofort servieren.
Variation: Je nach Bedarf die Äpfel weglassen.

Rote-Bete-Suppe

Zubereitung: 15 Minuten | Kochzeit: 1 Stunde | Für 4 Personen

2 mittelgroße rote Bete (ungeschält)
1 große Zwiebel
1 mittlere Karotte
2 große Tomaten
Rotkohl (einige Blätter), klein geschnitten
1 Lorbeerblatt
Wasser
1 EL Apfelessig
Saft einer 1/2 Zitrone
Kräuter
Joghurt
Petersilie

Die rote Bete, Zwiebeln, Karotten und Tomaten klein schneiden. Bis auf die Zwiebel wird nichts geschält. Alles in einen großen Topf geben. Die klein geschnittenen Rotkohlblätter und das Lorbeerblatt dazu geben. Mit Wasser bedecken und Apfelessig, Zitronensaft und Kräuter ergänzen. Kurz aufkochen, danach die Hitze reduzieren und für ca. eine Stunde leicht köcheln lassen. Wenn alles gar ist, mit dem Pürierstab oder Mixer pürieren. Mit einem Klecks Joghurt und Petersilie garniert servieren.

Schottische Karotten-Selleriesuppe

Zubereitung: 10 Minuten | Kochzeit: 45 Minuten | Für 4 Personen

2 große Karotten
4 Stängel Staudensellerie
2 Knoblauchzehen
2 große Zwiebeln
1 Pfund Kartoffeln
Petersilie

Die Karotten in Scheiben schneiden. Die Zwiebeln grob zerkleinern und den Sellerie in Scheiben schneiden. Die Kartoffeln schälen und klein schneiden. Den Knoblauch zerdrücken. Alles in einen großen Topf geben und mit Wasser bedecken. Zum Kochen bringen. Die Hitze reduzieren und für 45 Minuten bei kleiner Flamme köcheln lassen. Mit dem Pürierstab oder Mixer pürieren. Zum Schluss mit Petersilie garnieren und sofort servieren.

Tomatensuppe mit Kartoffeln und Zwiebeln

Zubereitung: 20 Minuten | Kochzeit: 40 Minuten | Für 3-4 Personen

2 große Tomaten
2 mittlere Kartoffeln
1 kleines Lorbeerblatt
1 mittlere Zwiebel
1 TL Weinessig

Das Gemüse klein schneiden. Alle Zutaten in einen flachen Topf geben und mit Wasser bedecken. Auf kleiner Flamme für 35-40 Minuten köcheln. Pürieren und heiß servieren.

Blumenkohlsuppe

Zubereitung: 10 Minuten | Kochzeit: 40 Minuten | Für 2-4 Personen

1 großer Blumenkohl
1 Stängel Staudensellerie
Petersilie, gehackt
1 Zwiebel
300 g Joghurt

Den Blumenkohl säubern und in kleine Röschen brechen. Zwiebel und Sellerie klein schneiden. Alles in einen Topf geben und mit Wasser bedecken. Kurz aufkochen und dann bei kleiner Flamme für 30 Minuten leicht köcheln lassen. Mit dem Pürierstab oder Mixer pürieren. Den Joghurt unterrühren und vor dem Servieren nochmal leicht erhitzen. Mit Petersilie garnieren.

Kohlsuppe

Zubereitung: 10 Minuten | Kochzeit: 40 Minuten | Für 2-4 Personen

1 kleiner grüner oder weißer Kohlkopf
2 Stangen Lauch
2 Kartoffeln, geschält
2 Zwiebeln
2 Selleriestangen
1 Knoblauchzehe
Joghurt
Petersilie, gehackt

Die Gemüse grob klein schneiden. In einen Topf geben und mit Wasser bedecken. Kurz aufkochen, danach die Hitze reduzieren und auf kleiner Flamme köcheln lassen, bis das Gemüse weich ist. Mit dem Pürierstab oder dem Mixer pürieren. Mit einem Klecks Joghurt und Petersilie garnieren und heiß servieren.

Kohlsuppe süßsauer

Zubereitung: 10 Minuten | Kochzeit: 15 Minuten | Für 2-4 Personen

2 mittlere Zwiebeln
1 mittleren Weißkohl (oder Grünkohl)
2 Knoblauchzehen, zerdrückt
2 mittlere Tomaten
1 EL Zucker
Saft einer großen Zitrone
90 g Rosinen
1 Liter Wasser

Die Zwiebeln klein schneiden und in etwas Wasser leicht süßen und für ein paar Minuten ziehen lassen, bis sie beginnen, weich zu werden. Den Kohl in schmale Streifen schneiden und gut mit der Zwiebel vermengen. Den zerdrückten Knoblauch dazu geben. Die Tomaten klein schneiden und zusammen mit dem Zucker, Zitronensaft, Rosinen und Wasser den restlichen Zutaten beifügen. Alles kurz aufkochen und dann auf kleiner Flamme köcheln lassen, bis der Kohl al dente ist (ungefähr 10 Minuten). Servieren Sie diese herzhafte Suppe als Hauptgericht zusammen mit Brot, gefolgt von Obst als Dessert.

Maissuppe

Zubereitung: 10 Minuten | Kochzeit: 45 Minuten | Für 2-4 Personen

3 Stängel Staudensellerie
1 große Kartoffel, geschält
1 große Zwiebel
1 große grüne Paprika
1 Lorbeerblatt (oder eine Prise gemahlenen Lorbeer)
4 Maiskolben
Petersilie, fein gehackt

Sellerie, Kartoffeln und Zwiebeln schälen und klein schneiden. Die Paprika entkernen und klein schneiden. Zusammen mit dem Lorbeerblatt in einen Topf geben und mit Wasser bedecken. Auf kleiner Flamme köcheln lassen, bis das Gemüse fast gar ist. Den Mais vom Kolben schaben und in die Suppe geben. Weiter köcheln lassen (ca. 5 Minuten), bis das Gemüse weich, aber nicht so weich ist, dass es zerfällt. Gehackte Petersilie darüber streuen und servieren.

Brokkoliröschen-Suppe

Zubereitung: 15 Minuten | Kochzeit: 35 Minuten | Für 2-4 Personen

1 mittlere Zwiebel
180 g Kartoffeln
1 Pfund Brokkoli
Lorbeerblatt
Joghurt

Die Zwiebeln und Kartoffeln schälen und klein schneiden. Den Brokkoli in kleine Röschen schneiden. Ein paar Röschen beiseite lassen und den Rest zusammen mit den geschnittenen Zwiebeln, Kartoffeln und Lorbeerblatt in einen Topf geben und alles mit Wasser bedecken. Kurz aufkochen und danach 20 Minuten köcheln lassen. Die anderen Brokkoliröschen dazugeben und für weitere 10 Minuten köcheln lassen. Das Lorbeerblatt entfernen. Die Brokkoliröschen aus der Suppe nehmen und warm halten. Den Rest der Suppe pürieren. Die Brokkoliröschen dazu geben und die Suppe, wenn nötig, noch mal kurz erwärmen. Mit einem Klecks Joghurt sofort servieren.

Karotten-Orangen-Suppe

Zubereitung: 10 Minuten | Kochzeit: 40 Minuten | Für 2-4 Personen

1 Pfund Karotten
250 g Kartoffeln
Etwas Thymian
250 g Zwiebeln
Saft einer Orange

Das Gemüse schälen und klein schneiden. Karotten mit rauer Bürste säubern. Alles zusammen mit dem Orangensaft und dem Thymian in einen Topf geben und mit Wasser bedecken. Kurz aufkochen und dann bei kleiner Flamme köcheln lassen, bis das Gemüse weich ist. Pürieren (Pürierstab oder Mixer).

Selleriewurzel-Suppe mit Mangold

Zubereitung: 10 Minuten | Kochzeit: 40 Minuten | Für 2-4 Personen

1 kleine Selleriewurzel
60 g Mangold
Petersilie
1 mittlere Lauchstange
Apfelessig (oder Zitronensaft)

Selleriewurzel und Lauchstange säubern und klein schneiden. Den Mangold in kleine Stücke schneiden. Zusammen mit dem Apfelessig (oder Zitronensaft) in einen Topf geben und mit Wasser bedecken. Kurz aufkochen, dann die Hitze reduzieren und köcheln lassen, bis das Gemüse weich ist. Pürieren (Pürierstab oder Mixer). Heiß oder kalt servieren und mit Petersilie garnieren.

Kartoffelsuppe

Zubereitung: 20 Minuten | Kochzeit: 90 Minuten | Für 4-6 Personen

1 große Zwiebel
2 Stängel Staudensellerie
1 Lauchstange
2 Liter Wasser
1/2 kleine Sellerieknolle
2 große Kartoffeln
Petersilie

Das Gemüse klein schneiden. Gemüse, Petersilie und Wasser in einen Topf geben und zudecken. Nach dem Aufkochen die Hitze reduzieren und auf kleiner Flamme mit bedecktem Topf für 90 Minuten köcheln lassen. Mit dem Pürierstab oder Mixer pürieren.

Kartoffel-Kohl-Suppe mit Dill

Zubereitung: 10 Minuten | Kochzeit: 40 Minuten | Für 2-4 Personen

1 mittlere Kartoffel, geschält
1 mittlere Zwiebel
1 mittlere Lauchstange
Weißkohl, klein geschnitten
4 TL getrockneten Dill
Schnittlauch, fein gehackt

Kartoffel, Zwiebel und Lauch klein schneiden. Mit dem zerkleinerten Weißkohl in einen Topf geben und mit Wasser bedecken. Kurz aufkochen und die Hitze reduzieren. Die Hälfte des Dills dazu geben. Auf kleiner Flamme köcheln lassen, bis die Kartoffeln gar sind. Pürieren (Pürierstab oder Mixer). Den Rest des Dills dazu geben und kurz wieder erwärmen. Mit dem gehackten Schnittlauch garnieren und sofort servieren.

Würzige Tomatensuppe

Zubereitung: 10 Minuten | Kochzeit: 25 Minuten | Für 2-4 Personen

1 Pfund Tomaten
1 Karotte
1 Selleriestange
1 Zwiebel
1 rote Paprika
Etwas Orangensaft
Joghurt

Tomaten, Karotte, Sellerie und Zwiebel klein schneiden. Die Paprika entkernen und klein schneiden. Alles in einen großen Topf geben und mit Wasser bedecken. Kurz aufkochen und dann auf kleiner Flamme köcheln lassen, bis das Gemüse zart ist. Pürieren (Pürierstab oder Mixer). Den Orangensaft dazu geben und nach Bedarf nochmal kurz erhitzen. Vor dem Servieren einen Klecks Joghurt dazugeben.

Sellerie-Karotten-Apfel-Suppe

Zubereitung: 10 Minuten | Kochzeit: 45 Minuten | Für 2-4 Personen

1 Pfund Knollensellerie
1 Pfund Karotten
250 g süße Äpfel (Pink Lady oder Gala)
Dill (oder Zitronengras)
Sellerieblätter, fein gehackt

Sellerie, Karotten und Äpfel klein schneiden. Alles in einen großen Topf geben und mit Wasser bedecken. Kurz aufkochen und danach die Hitze reduzieren. Dill oder Zitronengras dazugeben und für 40 Minuten köcheln lassen. Pürieren (Pürierstab oder Mixer). Sofort servieren und mit den fein gehackten Sellerieblättern garnieren.

Gemüse und Kartoffeln

Ofenkartoffel mit roter Bete und Zwiebeln

Zubereitung: 15 Minuten | Kochzeit: 1 Stunde

1 Kartoffel, im Ofen gegart
1 geschälte große Zwiebel
Rote Bete, gewürfelt und gekocht
Joghurt
Dill
1 TL Leinöl (optional)

Die Kartoffel schrubben und mit der großen, geschälten Zwiebel in eine Auflaufform geben. Kartoffel und Zwiebel sind ganz. Etwas Wasser dazugeben und backen, bis beide gar sind. Die gegarte Zwiebel klein schneiden und zusammen mit der gekochten roten Bete in einen Topf geben. Erhitzen. Die Kartoffel in der Mitte längs durchschneiden und mit der Mischung aus Zwiebeln und roter Bete füllen. Joghurt, Dill und Leinöl vermengen und darüber verteilen (Bei Verwendung des Leinöls sollte man warten, bis die Kartoffel nicht mehr dampft). Mit einem grünen Salat servieren.

Kartoffel-Pastinaken-Rösti

Zubereitung: 15 Minuten | Kochzeit: 75 Minuten | Für 2 Personen

250 g Pastinaken
250 g Kartoffeln
1 Zwiebel, fein gehackt
2 EL frischen Schnittlauch, fein gehackt
Weitere Kräuter
100-120 g Joghurt
Etwas geriebenen Meerrettich (optional)

Die Pastinaken entkernen. Kartoffeln und Pastinaken schälen und grob in eine große Schüssel reiben. Die fein gehackte Zwiebel, Schnittlauch, Kräuter und Joghurt dazugeben. Mischen, bis alles gut vermengt ist. Die Gemüsemischung in eine flache ofenfeste Form füllen und abdecken. Für eine Stunde bei 190° C backen. Den Deckel entfernen und noch etwas backen, bis die Oberfläche leicht braun und knusprig ist. Mit einem knackigen Salat oder Gemüse (oder beidem) servieren.

Salat von gebackener Paprika und Tomaten

Zubereitung: 15 Minuten | Kochzeit: 30 Minuten | Für 2-4 Personen

3 rote Paprika
6 große Tomaten
1 mittlere rote Zwiebel
3 Knoblauchzehen
Saft einer großen Zitrone
3 EL frische, fein gehackte Minze
Leinöl

Die Paprika und Tomaten im Ganzen bei ca. 175° C backen, bis sie einigermaßen gar, aber noch fest sind. Paprika und Tomaten häuten, in größere Stücke schneiden und in einer flachen Schale anrichten. Die Zwiebeln in feine Ringe und den Knoblauch in sehr feine Scheiben schneiden. Zwiebeln und Knoblauch zu dem Gemüse dazugeben. Zitronensaft und Minze ergänzen und alles gut verrühren. Mit etwas Leinöl beträufeln.

Ofenkartoffel

Zubereitung: 5 Minuten | Garzeit: 50 Minuten bis 2,5 Stunden

Die Kartoffeln sollten gut geschrubbt werden (nicht schälen!). Entweder bei niedriger Temperatur (150° C) 2 bis 2,5 Stunden backen oder alternativ 50 Minuten bis 1 Stunde bei 175° C backen.

Ofenkartoffel mit Zwiebeln

Zubereitung: 15 Minuten | Kochzeit: 1 1/2 Stunden

1 Kartoffel, im Ofen gegart
1 Zwiebel
Joghurt
Dill

Die Kartoffel mit der Schale backen. Die Zwiebel in dünne Scheiben schneiden und vorsichtig garen, bis sie beginnt, weich zu werden. Die gegarte Kartoffel in der Mitte längs durchschneiden und mit der Zwiebelmasse füllen. Einige Kleckse Joghurt darüber geben und mit Dill bestreuen. Mit einem grünen Salat servieren.

Gebackene Tomaten

Zubereitung: 10 Minuten | Kochzeit: 20 Minuten | Für 2 Personen

1 Pfund Tomaten
1 Knoblauchzehe
1 mittlere Zwiebel
Brotkrumen (oder eine Handvoll Haferflocken)
Dill
Leinöl

Die Tomaten in Scheiben schneiden und in eine Auflaufform geben. Den Knoblauch zerdrücken, die Zwiebel fein hacken und beides über die Tomaten geben. Mit Brotkrumen (oder Haferflocken) bestreuen und für ca. 20 Minuten bei 170° C backen. Erst kurz vor dem Servieren Dill und Leinöl darüber verteilen.

Rote Bete Bei 150 – 175° C backen oder mit Haut kochen.

Gekochte, cremige rote Bete

Zubereitung: 15 Minuten | Kochzeit: 60-75 Minuten

3 rote Bete, gekocht und geschnitten
1 EL frischer Schnittlauch, fein geschnippelt
Petersilie, fein gehackt
6 EL Joghurt
2 EL Zwiebeln, fein gehackt

Die gekochte und geschnittene rote Bete zusammen mit dem Joghurt, Schnittlauch und Zwiebeln in einen Topf geben und schonend erhitzen. In eine Servierschale füllen und mit der gehackten Petersilie garnieren.

Rote Bete mit Meerrettich

Zubereitung: 10 Minuten | Kochzeit: 1-1 1/2 Stunden | Für 2-4 Personen

6 rote Bete
2 TL Meerrettich
Joghurt
Schnittlauch

Die rote Bete kochen, bis sie zart ist. Die Haut entfernen und in Viertel schneiden. Joghurt und Meerrettich verrühren und über die rote Bete geben. Mit dem gehackten Schnittlauch garnieren und sofort servieren.

Arabischer Albtraum

Zubereitung: 15 Minuten | Kochzeit: 40 Minuten | Für 2 Personen

Tomaten
Roter (oder grüner) Paprika, entkernt
Kräuter
Zwiebeln
Knoblauch, zerdrückt
Leinöl

Die Tomaten kurz mit kochendem Wasser überbrühen und danach häuten. Tomaten, Zwiebeln und Paprika in Scheiben schneiden und geschichtet in einer ofenfesten Form anrichten. Mit dem zerdrückten Knoblauch und den Kräutern bestreuen. Langsam garen, danach abkühlen lassen und kalt servieren. Kurz vor dem Servieren mit etwas Leinöl beträufeln. Ein seltsamer Name für ein köstliches Gericht!

Schmorkohl

Zubereitung: 15 Minuten | Backzeit: 1 Stunde | Für 2 Personen

1 Pfund Grünkohl oder Wirsing
120 g Zwiebeln
Dillsamen
120 g Karotten
2 Stängel Staudensellerie

Den Kohl in Viertel zerteilen. Den Strunk, Kern und sämtliche verfärbten oder welken Blätter entfernen. Den Kohl in einem Topf mit etwas Wasser 10 Minuten kochen. Die Karotten, Zwiebeln und Sellerie würfeln und in eine große ofenfeste Form mit sehr wenig Wasser geben. Den Kohl darauf legen. Mit Dillsamen bestreuen. Abgedeckt für ca. eine Stunde bei 180° C backen – oder zumindest so lange, bis das Gemüse gar ist.

Tomaten-Kohl-Auflauf

Zubereitung: 15 Minuten | Kochzeit: 35 Minuten | Für 2 Personen

1 kleiner Weißkohlkopf
1 süßlicher Apfel
Joghurt
Petersilie, gehackt
1 Zwiebel
4 große Tomaten, gehäutet
Brotkrumen

Den Kohl schonend in wenig Wasser kochen, bis er gar, aber noch knackig ist. Zwiebel, Apfel und gehäutete Tomaten klein schneiden und schonend kochen, bis daraus ein dickes Püree geworden ist. Den Kohl zerkleinern und unter das Püree geben. Alles in eine Auflaufform füllen. Den Joghurt mit den Brotkrumen vermengen und über dem Gemüse verteilen. Die Form kurz in den Ofen oder Grill geben, damit die Oberfläche schön braun wird. Zum Schluss mit der gehackten Petersilie bestreuen und sofort servieren.

Blumenkohl

Zubereitung: 10 Minuten | Kochzeit: 45 Minuten

Blumenkohl
2-3 Tomaten

Den Blumenkohl in Röschen brechen. Die in Stücke geschnittenen Tomaten dazugeben. Beides auf kleiner Flamme zusammen für ca. 45 Minuten (oder bis es zart ist) dünsten.

Brokkoli

In einer abgedeckten Auflaufform bei niedriger Temperatur (150° C) mit Zwiebeln oder etwas Gemüsebrühe 1-2 Stunden backen.
Mit Tomatensauce servieren.

Brokkoli, grüne Bohnen und Birnen

Zubereitung: 5 Minuten | Kochzeit: 20 Minuten | Für 2 Personen

Brokkoli
Grüne Bohnen
2 Birnen

Dressing: Zitronensaft (oder Apfelessig), Leinöl

Brokkoli und Bohnen mit wenig Wasser schonend garen und abkühlen lassen. Die Birnen schälen und klein schneiden. In eine Schale zusammen mit dem Brokkoli und den Bohnen geben. Das Dressing darüber verteilen und vorsichtig umrühren. Mit einer Backkartoffel und einem gemischten grünen Salat servieren.

Brokkoli und Kräuter

Zubereitung: 20 Minuten | Kochzeit: 25 Minuten | Für 2 Personen

2 Köpfe Brokkoli
4-6 Knoblauchzehen
1/4 TL Dill
1/2 Zwiebel, in Scheiben geschnitten
1/2 Tasse Gemüsebrühe

Die Stiele des Brokkoli schälen. Knoblauch und Zwiebeln in einen Topf geben und so lange dünsten, bis die Zwiebeln durchsichtig werden. Den klein geschnittenen Brokkoli (Kopf und Stiel) dazugeben, ebenso Brühe und Dill. Auf kleiner Flamme kochen, bis der Brokkoli gar ist.

Geschmorter Fenchel mit Orangen-Tomatensauce

Zubereitung: 10 Minuten | Kochzeit: 30 Minuten | Für 2 Personen

1 mittlere Fenchelknolle
1 1/2 Pfund Tomaten
1 EL Tomatenmark
Saft einer halben Orange
Kräuter
Fenchelkraut oder grüne Fenchelspitzen (von der Knolle)

Den Fenchel vierteln und den Strunk entfernen. Schonend für 8-10 Minuten garen. In der Zwischenzeit die gehäuteten Tomaten zu einer breiigen Masse kochen. Tomatenmark, Orangensaft und Kräuter dazugeben. Den Fenchel in die Tomatensauce legen und abgedeckt für 12-15 Minuten kochen. Mit Fenchelkraut oder -spitzen garniert servieren.

Festlicher Brokkoli (oder festliche grüne Bohnen)

Zubereitung: 25 Minuten | Kochzeit: 30 Minuten | Für 2-3 Personen

1 großer Brokkolikopf (oder 3 1/2 Tassen geschnittene grüne Bohnen)
1 kleine Zwiebel, gewürfelt
1 Knoblauchzehe, gehackt
1 mittlere rote oder gelbe Paprika, in Streifen geschnitten
2 TL Zitronensaft (optional)
1/4 TL getrocknetes Dillkraut (oder 1 TL frischen Dill)

Wählen Sie einen frischen, dunkelgrünen Brokkoli, der nichts Gelbes enthält. Den Strunk schälen und den Brokkoli in Spieße schneiden. Zwiebeln und Knoblauch in einen Topf geben. Zudecken und bei niedriger Flamme dünsten, bis beides zart ist. Brokkoli und Paprikastreifen erst während der letzten 15 Minuten dazugeben. Den Zitronensaft erst unmittelbar vor dem Servieren darüber verteilen (wird der Zitronensaft schon während des Kochens dazugegeben, verfärbt sich der Brokkoli). Das Gemüse mit Dill bestreuen und servieren.

Gefüllte Mangoldrollen

Zubereitung: 40 Minuten | Kochzeit: 30 Minuten

1/2 Zwiebel, in Scheiben geschnitten
6 mittlere Kartoffeln
4 Karotten
3 große Knoblauchzehen, zerhackt
1 Bund Mangold

Die Zwiebeln und Kartoffeln kochen. In einem anderen Topf Karotten und Knoblauch kochen. Wenn beides gar ist, Karotten und Kartoffeln jeweils getrennt pürieren (Pürierstab oder Mixer). Am Schluss zusammen mischen. Die Mangoldblätter in sehr heißes Wasser geben und darauf achten, dass sie nicht verkochen. Die Blätter in der Mitte teilen und den harten Stiel entfernen. Das Kartoffel-Karottenpüree in die Mitte des Blattes geben und vorsichtig rollen. Auf einem Tablett anrichten und mit Tomatensauce (Tomaten, Zwiebeln, Knoblauch und eine kleine Kartoffel, gekocht und püriert) servieren.

Karotten-Tomaten-Auflauf

Zubereitung: 15 Minuten | Backzeit: 1 Stunde | Für 2 Personen

250 g Tomaten
1/2 EL gehackten frischen Salbei (oder 1/2 TL getrockneten Salbei)
2 mittlere Zwiebeln
1 Pfund Karotten

Die Tomaten in Scheiben schneiden und eine Lage davon auf den Boden der Auflaufform legen. Etwas Salbei darüber verteilen. Die Zwiebeln in feine Scheiben schneiden und als zweite Lage auf die Tomaten legen. Etwas Salbei darüber streuen. Die Karotten in feine Scheiben schneiden und als dritte Lage auf die Tomaten legen. Mit einer weiteren Schicht Tomaten abschließen und den restlichen Salbei darüber verteilen. Die Auflaufform in den Ofen geben und bei 180° C für 1 Stunde backen, bis die Karotten zart sind. Mit einem grünen Salat und einer Ofenkartoffel servieren.

Gekochte Süßkartoffel mit Rote-Bete-Salat

Zubereitung: 10 Minuten | Kochzeit: 30 Minuten | Für 2 Personen

1 große (oder 2 kleine) Süßkartoffeln
Ein paar gekochte rote Bete, in Scheiben geschnitten
Rucolasalat (oder andere Salatblätter)

Dressing: Joghurt, Zitronensaft, Leinöl, Dillkraut, getrocknet oder frisch

Die Süßkartoffeln schonend mit Schale kochen, bis sie gar sind. Abkühlen lassen. In Scheiben schneiden und abwechselnd mit der roten Bete (überlappend) auf einer Platte mit Rucola oder Salatblättern anrichten.
Das Dressing darüber verteilen und sofort servieren.

Sämiger Kohl

Zubereitung: 10 Minuten | Kochzeit: 30 Minuten | Für 2 Personen

Weißkohl
1 kleine Zwiebel
2 EL Joghurt
1 TL getrocknete Dillspitzen, gehackt (oder zerstoßene Dillsamen)

Den Kohl raspeln und die Zwiebeln hacken. Etwas Wasser zum Kochen dazugeben. Wenn Kohl und Zwiebeln gar und zart sind, den Joghurt mit den Dillspitzen (oder Samen) darüber verteilen.

Karotten und Honig

Zubereitung: 10 Minuten | Kochzeit: 30 Minuten | Für 1-2 Personen

Karotten
Gemüsebrühe
1/2 TL Honig

Karotten putzen und in Scheiben schneiden. Nicht schälen oder abschaben, nur gut waschen. Für ca. 30 Minuten in wenig Gemüsebrühe dünsten, bis sie weich sind. In den letzten 5-10 Minuten des Dämpfens für den Geschmack etwas Honig dazugeben.

Karotten-Lauch-Auflauf

Zubereitung: 10 Minuten | Backzeit: 1-2 Stunden | Für 2-4 Personen

1 Pfund Karotten
4 oder 5 kleine Lauchstangen
2 mittlere Orangen
Handvoll Rosinen

Die Karotten würfeln oder in Scheiben schneiden. Den Lauch in Scheiben schneiden. Zusammen mit den Rosinen in eine ofenfeste Form geben. Auf der mittleren Schiene des Ofens bei 170° C für 1-2 Stunden backen, bis es gar ist. Bei Bedarf können Sie den Orangensaft mit Maisstärke zur Sauce andicken (Bio-Maisstärke kann gelegentlich verwendet werden). Mit einer Ofenkartoffel servieren.

Blumenkohl mit Karottensauce

Zubereitung: 20 Minuten | Garzeit: 50 Minuten

1 kleiner Blumenkohl
3 Karotten
Leinöl

Den Blumenkohl in Röschen brechen oder schneiden und in eine Backform mit etwas Wasser bei 120° C für 40 Minuten backen, bis das Gemüse weich ist. Das überschüssige Wasser abschütten. Zur gleichen Zeit die Karotten mit genügend Wasser auf kleiner Flamme dünsten, bis sie gar sind. Die Karotten im Mixer mit dem Leinöl pürieren. Die Karottensauce über den gegarten Blumenkohl geben und vor dem Servieren für 5-10 Minuten in den warmen Ofen stellen (ca. 120-150° C, beim Reinstellen den Ofen ausschalten).

Butternut-Kürbis (püriert)

Zubereitung: 10 Minuten | Kochzeit: 35 Minuten | Für 2 Personen

Butternut-Kürbis
1 kleine Zwiebel
Joghurt

Den Kürbis schälen und entkernen. Zusammen mit der Zwiebel in eine Pfanne geben. Da Butternut-Kürbis zu den wässrigen Gemüsen zählt, kommt man evtl. ohne Wasser aus. Köcheln lassen, bis alles gar ist. Alles stampfen oder pürieren und genug Joghurt dazugeben, damit es schön sämig ist.

Mais

Zubereitung: 5 Minuten

Mais kann in der Schale (umgebende Blätter) und in Folie eingewickelt gebacken werden. Im Ofen bei niedriger Temperatur (150° C) ca. 1 Stunde backen. Wenn die Hülse entfernt wurde, dann in kochendes Wasser legen und für ca. 7 Minuten kochen.

Gebackener Maiskolben – als Vorspeise oder Beilage

Zubereitung: 5 Minuten | Backzeit: 1 Stunde | Für 1-2 Personen

1 oder 2 Maiskolben
Leinöl
Petersilie, fein gehackt

Den Maiskolben in der Schale (umgebende Blätter) lassen und in Backfolie einwickeln. Bei 180° C für ca. 1 Stunde backen. Wenn er gar ist, die Blätter abschälen und abkühlen lassen. Etwas Leinöl mit Petersilie darüber geben.

Mais mit Orangensaft

Zubereitung: 10 Minuten

Die äußeren Blätter von 2 Maiskolben entfernen. Maiskörner herunterschaben und in eine ofenfeste Form mit Deckel geben. Bei 120° C ungefähr 25-30 Minuten backen, bis der Mais zart ist. Den Bratensaft abgießen und 1 Glas Orangensaft dazugeben. Vor dem Servieren 5-10 Minuten ziehen lassen.

Maisbrei

Zubereitung: 20 Minuten | Backzeit: 90 Minuten | Für 2-3 Personen

3 Maiskolben
1 grüne Paprika, in Scheiben geschnitten

Die Blätter am Maiskolben entfernen und die Maiskörner herunterschaben. Die Körner von zwei Maiskolben in den Mixer geben und pürieren. Die Körner des dritten Maiskolbens ganz lassen und mit dem pürierten Maisbrei vermischen. In eine ofenfeste Form geben. Die geschnittene Paprika darüber verteilen und bei 90-120° C im Ofen 90 Minuten backen.

Mais mit gemischtem Gemüse

Zubereitung: 15 Minuten | Backzeit: 1 Stunde | Für 2 Personen

2 Maiskolben
3 Stängel Staudensellerie
2 Karotten
2 Kürbis-Zucchini

Die äußeren Blätter vom Maiskolben entfernen. Maiskörner herunterschaben. Das andere Gemüse in kleine Stücke schneiden. Den Mais und das Gemüse in eine ofenfeste Form geben. Bei 95° C für 1 Stunde backen.

Pürierte grüne Bohnen

Zubereitung: 5 Minuten | Kochzeit: 15 Minuten | Für 2 Personen

300 g ganze grüne Bohnen
Joghurt
60 g Zwiebeln, fein gewürfelt

Die Bohnen in wenig Wasser schonend kochen. Kurz bevor sie gar sind, den Joghurt auf kleiner Flamme mit den gehackten Zwiebeln erhitzen. Die Bohnen in eine angewärmte Servierschale geben und das Joghurtdressing darüber verteilen.

Gebackene Auberginen

Zubereitung: 15 Minuten | Backzeit: 2 Stunden | Für 2 Personen

Gemüsebrühe
1 Zwiebel, gehackt
1 Aubergine, in Scheiben geschnitten
2 Tomaten, gehäutet und in Scheiben geschnitten

Geben Sie etwas Gemüsebrühe auf den Boden einer ofenfesten Form mit Deckel. Die klein geschnittene Zwiebel, Aubergine und Tomaten in Schichten darüber legen. Abdecken und bei niedriger Temperatur (150° C) für 2 Stunden backen.

Auberginen-Fächer

Zubereitung: 15 Minuten | Garzeit: 45 Minuten | Für 2 Personen

1 große Zwiebel
1 große Tomate (reif, aber noch fest)
1 kleine Knoblauchzehe, gehackt
1 große Aubergine
Thymian und Majoran

Die Zwiebeln in Ringe schneiden und schonend in einem Topf mit dickem Boden garen. In der Zwischenzeit die anderen Zutaten vorbereiten. Die Aubergine in 4 oder 5 längliche Scheiben schneiden und ca. 2 cm vor jedem Ende aufhören. Die Tomaten in doppelt so viele Scheiben schneiden, wie es Schnitte in der Aubergine gibt. Die Aubergine auf den Zwiebeln wie einen Fächer anordnen und die Zwischenräume zwischen den Einschnitten mit den Tomatenscheiben füllen. Mit Kräutern und gehacktem Knoblauch beträufeln. Zudecken und schonend auf dem Herd garen oder langsam bei niedriger Temperatur (150° C) backen, bis die Auberginen weich sind.

Auberginensalat

Zubereitung: 15 Minuten | Backzeit: 1 Stunde | Für 2 Personen

1 Aubergine
Petersilie
1 1/2 EL Essig
1 kleine Zwiebel
2 Tomaten
Etwas Leinöl

Die Aubergine ca. 1 Stunde bei 180° C backen, danach klein schneiden. Zwiebel und Petersilie hacken und die Tomaten in Scheiben schneiden. Mit der gebackenen Aubergine vermischen und Essig und Leinöl hinzugeben.

Geschmorte Aubergine

Zubereitung: 20 Minuten | Kochzeit: 30 Minuten | Für 2 Personen

1 Aubergine, in Würfel geschnitten
2 Zwiebeln, gehackt
3 Tomaten, gehäutet und klein geschnitten

Alle Zutaten in einen Schmortopf geben. Für ca. 30 Minuten schmoren, bis alles weich ist. Kein Wasser dazugeben.

Originelle Knoblauch-Kartoffeln

Zubereitung: 5 Minuten | Backzeit: 1,5-2 Stunden

Kartoffeln
Leinöl
Knoblauch, zerdrückt

Die Kartoffeln nicht ganz bis zum Boden in Scheiben schneiden (wie einen Fächer) und in eine ofenfeste Form geben, bei der nur der Boden mit Wasser bedeckt ist. Auf der oberen Schiene des Ofens bei 170° C für 1,5-2 Stunden garen (oder bei 180° C für 1 Stunde). Das Leinöl und den zerdrückten Knoblauch vermengen. Die Kartoffeln auf eine Servierplatte geben. Wenn sie leicht abgekühlt sind, das Dressing in die Spalten verteilen und sofort servieren.

Bohnensalat mit grünen Buschbohnen

Zubereitung: 5 Minuten | Kochzeit: 20 Minuten | Für 2 Personen

Grüne Busch- oder Schnittbohnen
Leinöl
Petersilie
Kleine Zwiebel, gehackt
Apfelessig (oder Zitronensaft)
Schnittlauch

Die Bohnen mit wenig Wasser kochen, bis sie gerade beginnen, weich zu werden. Das Kochwasser abschütten und die gehackte Zwiebel dazugeben. Alles in eine Schüssel geben und Leinöl und Apfelessig (oder Zitronensaft) wie auch die Kräuter darüber verteilen. Servieren.

Röstkartoffeln nach Gerson-Art

Zubereitung: 5 Minuten | Backzeit: 1 Stunde

1 Kartoffel, im Ofen gegart

Die Kartoffel der Länge nach halbieren oder vierteln, wenn sie sehr groß sein sollte. An der Schnittstelle kreuzweise mit einem Messer einritzen. In eine Auflaufform mit wenig Wasser geben, so dass nur der Boden bedeckt ist. Zudecken und im heißen Ofen bei 200 – 220° C für 1 Stunde backen. Vor dem Servieren den Deckel der Form entfernen und leicht braun werden lassen.

Fenchel-Schmaus

Zubereitung: 15 Minuten | Backzeit: 1-2 Stunden | Für 2 Personen

1 Fenchelknolle
1 große Tomate, in 0,5 cm dünne Scheiben geschnitten
2-3 Knoblauchzehen, geschält und dünn geschnitten

Strunk und Stängel des Fenchels entfernen. Die Knolle der Länge nach halbieren, so dass man zwei flache Hälften erhält. Unter fließendem Wasser abwaschen, um Sand zu entfernen. In eine ofenfeste Form mit der Schnittfläche nach oben legen. Die beiden Schnittflächen mit den Tomatenvierteln bedecken. Darauf den Knoblauch geben. Das Gericht bedecken und 1-2 Stunden bei 120° C backen. Mit einer Ofenkartoffel und einem Salat aus geraspelten Karotten (angerichtet auf einem Salatbett) servieren.

Grüne Mangoldrollen

Zubereitung: 45 Minuten | Kochzeit: 2 Stunden

4 grüne Mangoldblätter
2 Karotten
1/2 Kopf Brokkoli
1/4 Kopf Blumenkohl
2 kleine Zucchini-Kürbisse
1 Maiskolben (die Maiskörner abtrennen)
1/2 Tasse ungekochten Reis

Sauce: 1 1/2 Tomaten, 2 Knoblauchzehen

Die Mangoldblätter so lange in heißes Wasser einlegen, bis sie sich biegen lassen. Den Brokkoli, Blumenkohl, Kürbis und Mais in kleine Stücke schneiden und in einen Topf mit etwas Wasser geben. Bei geringer Hitze kochen lassen. Wenn das Gemüse gar ist, das Wasser abgießen. Die Tomaten und den Knoblauch im Mixer zu einer Sauce pürieren. Diese Sauce über das Gemüse und den ungekochten Reis geben. Einen Teil der Gemüse-Reismischung jeweils in die Mitte des Mangoldblattes legen und aufrollen. Die gefüllten Mangoldblätter in eine ofenfeste Form mit Deckel geben und im Ofen bei 120° C für 1-1,5 Stunden backen.

Gemüsekuchen nach Gerson

Zubereitung: 30 Minuten | Backzeit: 2 1/2 Stunden | Für 2-3 Personen

Belag: 1 Pfund Kartoffeln, 350 g Selleriewurzel (oder Süßkartoffel bzw. Zwiebeln)

Die Kartoffeln und das andere Gemüse schälen und in kleine Stücke schneiden. Wasser hinzugeben – jedoch nur bis zur Hälfte oder zwei Drittel der Höhe, die das Gemüse im Topf einnimmt. Kurz aufkochen und danach auf kleiner Flamme weiter köcheln lassen. Schonend garen, bis das Wasser verkocht und das Gemüse weich ist. Zerstampfen oder pürieren. Wenn noch etwas Wasser im Topf zurückgeblieben ist, kann es unter den Gemüsebrei gerührt werden.

Boden:
1 kleine Zwiebel (oder wenige Schalotten)
2 Knoblauchzehen, zerdrückt
250 g Karotten, in Scheiben, gewürfelt oder geraspelt (aber nicht zu groß gewürfelt)
250 g Zucchini, halbiert und in Scheiben, nicht zu dünn
250 g Lauch, geputzt und in Scheiben
2 Tomaten, gehäutet und klein geschnitten
1-2 EL gehackte Petersilie
Kräuter für den Geschmack
60 g Brotkrumen

Das Gemüse vorbereiten und in der angegebenen Reihenfolge in einen Topf geben. Alles sehr schonend garen, der Garvorgang kann gut 1-1,5 Stunden dauern. In der Zwischenzeit den Belag und die Brotkrumen vorbereiten. Sobald das Gemüse gar ist, die Brotkrumen darunter rühren und die Mischung in eine Auflaufform geben. Den pürierten Kartoffelbrei (s. Belag) darauf geben. Zur Dekoration mit einer Gabel ein Muster in den Kartoffelbrei ziehen. Bei 180° C für 45-60 Minuten backen. Unter die Auflaufform eine Backfolie legen, falls etwas überlaufen sollte. Mit grünem Gemüse oder Salat servieren.

Variationen: Die Zutaten des Kuchens können nach Belieben verändert werden. Je nach Saison kann man grüne Bohnen, Erbsen und/oder Mais hinzufügen. Auch Topinambur eignet sich gut. Man kann den Lauch auch aus der Füllung herauslassen und ihn stattdessen püriert zum Belag dazugeben – anstelle der Süßkartoffeln, Zwiebeln oder der Selleriewurzel.

Fruchtiger Rotkohl

Zubereitung: 10 Minuten (Ohne Einweichen) | Kochzeit: 15 Minuten | Für 2 Personen

120 g Rosinen
120 g getrocknete Aprikosen, klein geschnitten
1 kleiner Rotkohl
2 süßliche Äpfel, entkernt und klein geschnitten
Apfelessig
Etwas Zucker

Die Rosinen und Aprikosen einweichen (entweder über Nacht in kaltem Wasser einweichen oder mit kochendem Wasser übergießen und einige Stunden ziehen lassen, bis sie sich voll gesogen haben). Den Rotkohl raspeln und in etwas Wasser dünsten, bis er weicher geworden ist. Rosinen, klein geschnittene Aprikosen und die entkernten, klein geschnittenen Äpfel dazugeben. Alles in Apfelessig schwenken, der zuvor mit etwas Wasser und Zucker angereichert wurde. Den Rotkohl in eine Schüssel geben und mit einer Backkartoffel servieren.

Annas Kartoffeln

Zubereitung: 20 Minuten | Backzeit: 1-1,5 Stunden | Für 2 Personen

Zwiebel, gekocht
Joghurt
1 Pfund Kartoffeln
Petersilie, fein gehackt
Knoblauch, zerdrückt

Die Zwiebel in einer zugedeckten Pfanne bei sehr geringer Temperatur für ungefähr 1 Stunde anschwitzen. Eine Obstkuchen- oder Quicheform (Durchmesser 25 cm; Mindesthöhe 2,5 cm) verwenden. Auf den Boden der Form eine Schicht der geschwitzten Zwiebeln legen. Mit etwas Wasser besprühen, damit es nicht anbackt. Die Kartoffeln in sehr dünne Scheiben schneiden und auf die Zwiebelschicht legen. Etwas zerdrückten Knoblauch und Joghurt darüber geben. Zwei weitere Schichten auffüllen und auch diese mit Knoblauch und Joghurt bedecken. Jede Schicht etwas andrücken, damit sich die Kartoffeln ohne Zwischenraum überlappen. Das Gericht abdecken (z. B. mit dem Boden einer etwas größeren Kuchenform). Für 1-1,5 Stunden bei 180° C backen – oder solange, bis die Kartoffeln weich sind, wenn man mit dem Messer hineinsticht. Die Kartoffeln während des Garens überprüfen – wenn sie zu trocken sind, noch etwas Joghurt darüber geben. Das Kartoffelgericht zum Servieren auf einen größeren Teller stürzen und mit fein gehackter Petersilie bestreuen.

Grüne Bohnen in Honig und Tomatensauce

Zubereitung: 15 Minuten | Kochzeit: 20 Minuten | Für 2 Personen

1 Pfund dünne grüne Bohnen

Sauce: 1 mittlere Zwiebel, gehackt, 2 Knoblauchzehen, zerdrückt, 1 Pfund Tomaten, grob gehackt, 1 TL Honig, Kräuter

Die Enden der Bohnen abschneiden. Die Bohnen so lange kochen, bis sie gar, aber noch knackig sind. Abtropfen lassen. Für die Sauce die Zwiebeln hacken und den Knoblauch zerdrücken. Beides zusammen in dem Bohnenwasser kochen. Sobald die Zwiebel weich ist, die grob gehackten Tomaten dazugeben und zum Kochen bringen. Langsam köcheln lassen, bis die Sauce ziemlich sämig ist. Honig und Kräuter einrühren. Die Bohnen dazugeben und abkühlen lassen. Bei Raumtemperatur servieren.

Hokkaido-Kürbis mit Gemüse

Zubereitung: 15 Minuten | Garzeit: 30 Minuten | Für 2-4 Personen

1 Hokkaido-Kürbis
1 EL Wasser
1 kleine Süßkartoffel, gekocht
1 kleine Zucchini, gekocht
1 rote (oder grüne) Paprika, gekocht
1 Tomate, geschält
Zwiebel- oder Knoblauchpulver
Frische Kräuter

Den Hokkaido-Kürbis halbieren. Dafür am besten ein sehr scharfes, langes Schneidemesser verwenden. Die Kerne entfernen, die Kürbishälften dabei intakt lassen. Die beiden Hälften aufrecht stehend in einer ofenfesten Form mit etwas Wasser garen. Abdecken und bei 150-175° C für ca. 30 Minuten backen, bis der Kürbis gar ist (mit dem Messer testen). Wenn in der Form noch genug Platz ist, können auch die anderen Gemüse zusammen mit dem Kürbis gegart werden. Andernfalls das Gemüse auf dieselbe Art in einer zweiten Form garen oder sie schonend auf dem Herd in einer Pfanne dünsten. Das gekochte Gemüse in die Kürbishälften füllen und mit dem Zwiebel- bzw. Knoblauchpulver oder frischen Kräutern bestreuen. Mit einem farbenfrohen gemischten Salat servieren.

Kartoffel-Lauch-Auflauf

Zubereitung: 15 Minuten | Backzeit: 40 Minuten | Für 2 Personen

1 Pfund Kartoffeln
1 kleine Lauchstange
Gemahlene Haferflocken (reguläre Haferflocken kurz im Mixer mahlen)

Die ganzen Kartoffeln mit Schale ankochen, bis sie durch und durch heiß sind und gerade beginnen, weich zu werden. Den Lauch in dünne Streifen schneiden (dabei nur die weißen Stücke verwenden). Die Kartoffeln schälen und grob raspeln. Mit dem Lauch vermischen. Alles in eine flache Backform geben, die am Boden mit den gemahlenen Haferflocken ausgelegt wurde, um Festkleben zu vermeiden. Auf der obersten Schiene im Ofen bei 180° C backen, bis die Oberfläche leicht braun ist (Nicht zu lange im Ofen lassen, da es sonst trocken wird). Entweder mit gekochtem Gemüse oder einem grünen Salat mit Tomaten servieren.

Pastinaken und Süßkartoffeln

Zubereitung: 10 Minuten | Backzeit: 40 Minuten | Für 2-4 Personen

1 Pfund Pastinaken
Zweig frischer Rosmarin
1 Pfund Süßkartoffeln

Die Pastinaken und Süßkartoffeln ungeschält in Keile schneiden. (Die Haut dran lassen). Beides in eine Backform geben, bei der gerade der Boden mit Wasser bedeckt ist. Den Rosmarinzweig darüber legen. Abdecken und bei mittlerer Hitze (170° C) backen, bis es gar ist. Mit einer Ofenkartoffel servieren.

Kartoffeln auf französische Art

Zubereitung: 5 Minuten | Backzeit: 40 Minuten

Neue Kartoffeln
Frische Rosmarinzweige
Tomaten
Knoblauch

Die Kartoffeln (neue Ernte) zusammen mit den Tomaten, dem Rosmarin und reichlich Knoblauch in einer ofenfesten Form mit Deckel bei 150-175° C backen. Mit Zitronenspalten und einem grünen Salat servieren.

Glasierte rote Bete

Zubereitung: 25 Minuten | Kochzeit: 90 Minuten | Für 6-8 Personen

9 große rote Bete

Die rote Bete schrubben und in 5-8 cm Wasser für 1-1,5 Stunden kochen, bis sie weich geworden sind. Wenn nötig, mehr Wasser hinzufügen. In kaltem Wasser schälen. In Scheiben oder mundgerechte Stücke schneiden.

Glasur: 2/3 Tasse frischer Orangensaft, 1 TL Maisstärke, 1,5 TL Apfelessig, 1 TL Honig (oder Zucker)

Die Zutaten für die Glasur verrühren. Auf kleiner Flamme zu einer dickflüssigen Masse einkochen. Die rote Bete dazugeben und gut umrühren.

Variation: Anstelle des Orangensaftes eine halbe Tasse Apfelsaft und 3 TL Zitronensaft verwenden.

Karotten-Kartoffelpüree-Auflauf

Zubereitung: 10 Minuten | Kochzeit: 1 Stunde

Karotten Kartoffeln

Die Karotten und Kartoffeln schonend garen, bis sie gerade weich werden. Pürieren und in eine ofenfeste flache Form schichten. Mit diagonalen Gabelstreifen dekorieren und im vorgeheizten Ofen bei 200-220° C braun werden lassen.

Kartoffelbrei

Zubereitung: 20 Minuten | Kochzeit: 40 Minuten

Kartoffeln 1 kleine Zwiebel Joghurt

Die Kartoffeln schälen und würfeln. In einer Pfanne mit der Zwiebel und genügend Wasser zum Kochen bringen. Auf kleiner Flamme weiterköcheln lassen, bis beides gar und das Wasser verkocht ist. Soviel Joghurt dazugeben, dass es sämig wird.

Glasierte Karotten und Steckrüben mit Knoblauch

Zubereitung: 10 Minuten | Kochzeit: 30 Minuten | Für 2 Personen

250 g Karotten
250 g Steckrübe

Dressing: 1 EL Zitronensaft, 1 Knoblauchzehe, zerdrückt, Leinöl

Die Karotten und Steckrüben schonend garen. In dünne Scheiben schneiden und in eine Servierschale geben. Das Dressing darüber verteilen und mit Koriander oder Dill garnieren.

Glasierte Karotten mit Kräutern und Zitrone

Zubereitung: 5 Minuten | Kochzeit: 30 Minuten | Für 2 Personen

1 Pfund Karotten
1 TL Zucker
Etwas Wasser
1 EL Zitronensaft
Minze
Rosmarin
Petersilie
Leinöl

Die Karotten im Ganzen schonend kochen. Wenn sie anfangen, weich zu werden, aus dem Topf nehmen und in 5 cm lange Stücke schneiden. Die Karotten mit etwas Wasser und dem Zucker zurück in den Topf geben. Solange erhitzen, bis der Zucker aufgelöst, das Wasser verkocht und die Karotten gar sind. Zitronensaft und Kräuter dazugeben und für weitere 2 Minuten erhitzen. In eine vorgewärmte Servierschale geben, das Leinöl darüber verteilen und sofort servieren.

Kartoffeln nach Lyoner Art

Zubereitung: 5 Minuten | Backzeit: 1-1,5 Stunden | Für 2 Personen

1 Pfund Kartoffeln
1 große Zwiebel
2 EL Wasser
Leinöl
Knoblauch, zerdrückt

Kartoffeln und Zwiebel in dicke Scheiben schneiden. Die Kartoffelscheiben in einer ofenfesten Form so anrichten, dass zwischen jeder Kartoffelscheibe eine Zwiebelscheibe liegt. Etwas Wasser dazu gießen. Im Ofen bei 150-175° C backen, bis alles gar und die Oberfläche leicht angebräunt ist. Leicht abkühlen lassen und dann das Leinöl und den zerdrückten Knoblauch darüber geben. Sofort servieren.

Grüne Paprika

Zubereitung: 10 Minuten | Kochzeit: 30 Minuten | Für 2-3 Personen

2-4 grüne Paprika, in Scheiben geschnitten
2-4 Zwiebeln, in Scheiben geschnitten

In einem fest verschlossenen Topf auf kleiner Flamme für ungefähr 30 Minuten schmoren. Kein Wasser dazugeben.

Glasierte Karotten mit Orangen

Zubereitung: 5 Minuten | Kochzeit: 30 Minuten | Für 2 Personen

1 Pfund Karotten
Saft einer 1/2 Orange
1 EL Zucker
Leinöl

Die Karotten schonend im Ganzen garen. Sobald sie beginnen, weich zu werden, aus dem Topf nehmen und in ca. 5 cm lange Stücke schneiden. Die Karotten dann zusammen mit dem Orangensaft und dem Zucker wieder in den Topf geben. Erhitzen, bis sich der Zucker aufgelöst hat und der Orangensaft absorbiert wurde. Auf einen Servierteller legen, das Leinöl darüber verteilen und servieren.

Gegrillte Aubergine

Zubereitung: 10 Minuten | Kochzeit: 20 Minuten | Für 1 Person

1 Aubergine
Petersilie, gehackt
Knoblauch
Zitronen- oder Limonensaft

Die Aubergine in längliche Scheiben schneiden. Eine vorzugsweise gezahnte/geriffelte Grillpfanne erhitzen. Sobald die Pfanne heiß ist, die Temperatur herunterschalten und die Auberginenscheiben auf die geriffelte Fläche legen und langsam garen. Die Scheiben umdrehen und von der anderen Seite garen. Vor dem Servieren Knoblauch und gehackte Petersilie auf die Scheiben streuen und Zitronen- oder Limonensaft darüber träufeln. Serviert mit neuen Kartoffeln ist dies ein guter Hauptgang zu Mittag.
Variationen: Sie können das Gericht auch mit großen Paprikastücken, einer halben Zwiebel oder Zucchini (der Länge nach aufgeschnitten) zubereiten.

Lauch (oder Zucchini) auf griechische Art

Zubereitung: 10 Minuten | Kochzeit: 30 Minuten | Für 2 Personen

1 Pfund Lauch (oder Zucchini)
Saft einer Zitrone
Thymian
3 Tomaten, geschnitten (optional)
Lorbeerblatt
Koriandersamen

Den Lauch (oder die Zucchini) in 2,5 cm große Stücke schneiden. Zusammen mit den geschnittenen Tomaten (falls verwendet), Zitronensaft, Lorbeerblatt, Thymian und Koriandersamen schonend garen. Heiß oder kalt servieren.

Limabohnen mit Zucchini

Zubereitung: 15 Minuten | Kochzeit: 20 Minuten | Für 1-2 Personen

1 große Zwiebel
1/2 Tasse Gemüsebrühe
3 Tassen Zucchini
1/2 TL Maisstärke
1 Knoblauchzehe
1 Tasse frische Limabohnen
4 mittlere Tomaten
4 Zweige frische Petersilie
Prise Thymian (oder Salbei, oder eine Prise getrocknete Petersilie)

Alle Zutaten mit Ausnahme der Kräuter vermengen und 15 Minuten bei geringer Hitze köcheln lassen, bis das Gemüse weich ist. Die Maisstärke mit etwas Wasser anrühren und damit das Gemüse andicken. Die Kräuter erst kurz vor dem Servieren dazugeben.

Ofengebräunte Kartoffeln

Zubereitung: 5-10 Minuten

Kartoffeln

Die Kartoffeln wie Pommes frites in schmale Streifen oder längliche Scheiben schneiden. Auf einem Backblech im Ofen bräunen. Wenn man sie lange genug im Ofen lässt, werden sie bei erstaunlich niedriger Temperatur (150° C) braun. Je nach Sorte werden die Kartoffeln sehr schnell braun und können sich bei hohen Temperaturen (220° C) aufblähen. Man kann sie auch über dem Grill bräunen, sollte sie aber dabei beobachten, damit sie nicht anbrennen. Dieses Gericht ist als gelegentlicher Genuss gedacht!

Kartoffelpüree nach Gerson-Art

Zubereitung: 10 Minuten | Kochzeit: 35 Minuten

Kartoffeln, geschält und in Stücke geschnitten
Zwiebel, geschält und fein gewürfelt

Kartoffeln und Zwiebeln in einen Topf geben. Gerade soviel Wasser hinzufügen, dass das Gemüse zur Hälfte bedeckt ist. Zudecken, kurz aufkochen lassen und auf kleiner Flamme weiter köcheln lassen, bis die Kartoffeln gar sind (der Großteil des Kochwassers wird wahrscheinlich verkocht sein). Die Kartoffeln und Zwiebeln pürieren und dabei etwas (oder alles) des verbleibenden Kochwassers verwenden. Ist das Püree jetzt noch zu trocken, dann mit etwas Brühe ergänzen.

Variation: Nach Belieben fein gehackte Kräuter hinzufügen. Petersilie eignet sich sehr gut, aber auch Dill oder Minze passen dazu.

Paprika wie im Piemont

Zubereitung: 10 Minuten | Backzeit: 1 Stunde | Für 2 Personen

2 Tomaten
2 rote Paprika
2 Knoblauchzehen, in dünne Scheiben geschnitten
Kräuter

Die Tomaten häuten (zuvor kurz mit kochendem Wasser übergießen). Die Paprika halbieren und Kerne, nicht aber Stiele entfernen. Die Paprika mit der Haut nach unten in eine Backform/ofenfeste Form legen. Jede Paprikahälfte mit einigen Knoblauchscheiben und einer halben gehäuteten Tomate füllen. Zugedeckt bei 180° C für ca. 1 Stunde backen, bis die Paprika weich und süß ist. Kräuter darüber streuen. Heiß oder kalt servieren.

Petersilienkartoffeln

Kartoffeln   Petersilie, gehackt   Leinöl

Die Kartoffeln mit Schale kochen, bis sie gar sind. Danach pellen und in der gehackten Petersilie wälzen, nachdem man sie leicht mit Leinöl eingepinselt hat.

Kartoffelpüree mit Mangold

Zubereitung: 15 Minuten | Kochzeit: 25 Minuten | Für 4 Personen

1 Bund grünen (oder roten) Mangold
4-5 EL Wasser (oder Gemüsebrühe)
3 große (oder 4 mittlere) Kartoffeln
200-250 g Joghurt

Den Mangold zerkleinern und in eine Pfanne geben. Wasser (oder Brühe) dazugeben und kurz aufkochen, danach auf kleiner Flamme weiter köcheln lassen. In der Zwischenzeit die Kartoffeln schälen, würfeln und oben auf den Mangold legen. So lange ziehen lassen, bis die Kartoffeln weich und gar sind. Das verbleibende Wasser abgießen und Joghurt dazugeben. Alles vermischen. Je nach Bedarf noch mehr Joghurt verwenden – das Püree sollte nicht zu trocken sein.

Variation: Dasselbe Gericht kann auch gut mit Grünkohl zubereitet werden. Dabei sollten die Stängel der Blätter entfernt werden, bevor man den Grünkohl zerkleinert und in die Pfanne gibt.

Gefüllte gemischte Gemüse

Zubereitung: 25 Minuten | Backzeit: 30 Minuten | Für 2-4 Personen

1 Zucchini
1 Aubergine
2 kleine Zwiebeln, gehackt
Knoblauch, zerdrückt
Majoran
1 grüne (oder rote) Paprika
Gemüsebrühe

Die Zucchini und Aubergine halbieren. Das Fruchtfleisch vorsichtig aus der Aubergine schaben (eine Halbschale stehen lassen). Das Auberginenmus mit den Zwiebeln, dem zerdrückten Knoblauch und Majoran kochen. Die Paprika halbieren und entkernen. Die Auberginen-, Zucchini- und Paprikahälften mit der Mischung füllen und in eine flache Auflaufform geben, die am Boden mit Zwiebelringen belegt ist. Bei 150-175° C backen, bis die Paprika gar ist. Falls das Gericht zu trocken sein sollte, etwas Brühe hinzufügen.
Mit Tomatensauce servieren.

Kartoffel und Selleriewurzel nach Lyoner Art

Zubereitung: 15 Minuten | Backzeit: 1,5 -2 Stunden | Für 2 Personen

1 kleine bis mittlere Zwiebel
1 kleine bis mittlere Selleriewurzel, geschrubbt (wenn notwendig schälen)
1 mittlere Kartoffel, geschrubbt

Alle Zutaten in dünne Scheiben schneiden. In einer schmalen Auflaufform in Schichten (Zwiebel, Selleriewurzel, Kartoffel) anordnen. Nur sehr wenig Wasser dazugeben. Bei 170° C 1,5-2 Stunden backen. Die oberste Schicht sollte knusprig und die unteren Schichten sollten weich sein. Mit grünem Gemüse nach Wahl oder einem Salat servieren.

Kartoffelkuchen

Zubereitung: 25 Minuten | Garzeit: 30 Minuten | Für 2-4 Personen

1 Pfund Kartoffeln
1 grüne Paprika
1 große Karotte
1 Stängel Staudensellerie
Gemahlene Haferflocken (im Mixer mahlen)

Die Kartoffeln mit Haut so lange kochen, bis sie innen heiß sind und gerade erst weich werden. Im Mixer pürieren (dadurch ist die Haut kein Problem mehr). Die Karotte in dünne streichholzförmige Stücke schneiden. Paprika und Sellerie fein hacken/häckseln. Alles unter das Kartoffelpüree geben und daraus kleine Kuchen formen. In den gemahlenen Haferflocken wälzen und auf dem Backblech bei 170° C backen. Damit nichts kleben bleibt, auch das Backblech mit den gemahlenen Haferflocken bestreuen.

Schnelle Ofenkartoffel

Zubereitung: 5 Minuten | Backzeit: 1 Stunde

Kartoffeln
Leinöl

Die Kartoffeln der Länge nach halbieren. In die Schnittflächen diagonale, sich überkreuzende Linien einritzen (wie ein Gitternetz). Die Kartoffeln werden in der Hälfte der Zeit (ungefähr 50 Minuten) im Ofen bei 150-175° C gar. Wenn sie etwas abgekühlt sind, kann die Oberfläche mit Leinöl beträufelt werden.

Kartoffeln und Karotten nach westfälischer Art

Zubereitung: 10 Minuten | Kochzeit: 35 Minuten | Für 4 Personen

6-8 kleine (oder 4-5 große) Karotten
1 große Zwiebel
3 mittlere (oder 2 große) Kartoffeln
3-4 EL Gemüsebrühe

Die Karotten in Scheiben schneiden. Kartoffeln und Zwiebel schälen und in Scheiben schneiden. Alles zusammen mit Brühe in die Pfanne geben. Auf kleiner Flamme köcheln, bis es gar ist. Wenn nötig, noch etwas Brühe dazugeben. Am Schluss sollte die ganze Flüssigkeit verkocht sein.

Schnelle Tomaten und Zucchini

Zubereitung: 5 Minuten | Kochzeit: 30 Minuten | Für 2 Personen

2 mittlere Tomaten
1/4 -1/2 TL Zucker (optional)
1 Knoblauchzehe, zerdrückt
1 mittlere Zucchini

Die Tomaten in Scheiben schneiden und damit den Boden einer Pfanne bedecken. Zerdrückten Knoblauch und je nach Bedarf Zucker darüber geben. Die in Scheiben geschnittenen Zucchini darauf legen. Auf kleiner Flamme garen. Wenn die Tomaten zu kochen beginnen, umrühren, abdecken und für 20 Minuten köcheln lassen.

Knusprige Kartoffelscheiben

Zubereitung: 5 Minuten | Backzeit: 45-50 Minuten

Kartoffel, im Ofen gegart

Die Kartoffel in 1 cm dicke längliche Scheiben schneiden. Auf ein Backblech legen und mit hoher Temperatur (220° C) backen, bis sie sich aufblähen/aufplustern (to puff). Umdrehen und bei etwas niedrigerer Temperatur (165° C) mit leicht geöffnetem Backofen (Kochlöffel dazwischen stecken) für weitere 20 Minuten backen. Die Scheiben plustern sich auf und werden knusprig und schmackhaft, fast so wie Pommes frites. Sie sind servierfertig, wenn sie auf beiden Seiten glänzend braun sind.
Dieses Gericht ist grenzwertig und sollte daher nur gelegentlich verspeist werden.

Überbackene Kartoffeln (mit Joghurt)

Zubereitung: 15 Minuten | Backzeit: 1-1,5 Stunden | Für 2 Personen

1 Pfund Kartoffeln
1 Knoblauchzehe
1 kleine Zwiebel
Joghurt

Die Kartoffeln schonend garen, bis sie gerade gar, aber noch fest sind. In dünne Scheiben schneiden. Die Zwiebel und den Knoblauch sehr fein hacken. Zuerst die Kartoffelscheiben in eine Auflaufform geben. Danach die Zwiebeln und den Knoblauch obenauf legen. Den Joghurt darauf verteilen und bei 180° C für 1-1,5 Stunden garen, bis alles gut durch ist und die Oberfläche sich leicht bräunt.

Überbackene Kartoffeln (ohne Joghurt)

Zubereitung: 15 Minuten | Backzeit: 1-2 Stunden

1 Zwiebel
Tomate, in Scheiben geschnitten
Kartoffeln
Majoran und/oder Thymian

Die in Scheiben geschnittene Zwiebel auf den Boden einer gläsernen Auflaufform legen. Kartoffeln in Scheiben schneiden und als zweite Schicht auf die Zwiebeln legen. Es folgt eine Lage mit geschnittenen Tomaten, auf die eine weitere Schicht mit geschnittenen oder gehackten Zwiebeln kommt. Zum Schluss Majoran und/oder Thymian darüber streuen und bei niedrigen Temperaturen (150° C) für 1-2 Stunden backen, bis alles gar ist.

Spinat

Zubereitung: 10 Minuten | Kochzeit: 20 Minuten

Spinat
Zwiebeln, gehackt

Den Spinat putzen und 3-4 Mal waschen. Auf den Boden eines fest verschließbaren Topfes eine Schicht der gehackten Zwiebeln legen, den Spinat darüber geben. Kein Wasser hinzufügen. Auf kleiner Flamme dünsten, bis der Spinat zusammenfällt. Überschüssigen Saft abgießen. Klein geschnitten mit einer Zitronenscheibe servieren.

Rotkohl-Apfel-Auflauf

Zubereitung: 15 Minuten | Backzeit: 90 Minuten | Für 2 Personen

Mittelgroßer Rotkohl
Saft einer Orange
Ahornsirup
Äpfel (säuerliche oder Kochäpfel)
Apfelessig

Den Rotkohl raspeln und die Äpfel klein schneiden. Schichten von Rotkohl und Äpfeln in eine Auflaufform geben. Orangensaft, Apfelessig und Ahornsirup vermengen und darüber verteilen. Mit einem fest schließenden Deckel abdecken und für ca. 90 Minuten bei 180° C backen, bis es weich ist. Umrühren und servieren. Der Auflauf wird fast noch besser, wenn man ihn als Rest aufwärmt!

Gefüllte Aubergine

Zubereitung: 20 Minuten | Kochzeit: 1 Stunde | Für 2 Personen

1 Aubergine
1 mittlere Zwiebel
1 EL frische Petersilie, gehackt
120 g Tomaten
1 Knoblauchzehe, zerdrückt

Die Aubergine im Ganzen in einen großen Topf geben und kochendes Wasser dazuschütten, so dass die Aubergine vollständig bedeckt ist. Für 10 Minuten stehen lassen, danach in kaltem Wasser abschrecken. In der Zwischenzeit in einem anderen Topf die Tomaten für 5 Minuten kochen. Die Tomaten durch ein Sieb drücken und die verbliebene Haut auf die Seite stellen. Die abgekühlten Auberginen der Länge nach halbieren. Das Fruchtfleisch ausschöpfen, dabei eine 1,2 cm dicke äußere Schicht stehen lassen. Das Fruchtfleisch der Aubergine klein schneiden und zur Seite stellen. Die Auberginenhälften in eine flache Auflaufform geben, bei der gerade der Boden mit Wasser bedeckt ist, damit nichts anbackt. Für 30 Minuten bei 180° C backen. Die klein geschnittene Zwiebel und den zerdrückten Knoblauch kurz in Wasser anbraten, bis beides weich ist. Die Petersilie zusammen mit dem durchgesiebten Tomatenmus und dem ausgeschabten Auberginenfruchtfleisch einrühren und 20 Minuten bei moderater Hitze kochen lassen, bis es dickflüssig wird. Diese Mischung in die abgekühlten Auberginenhälften füllen. Bis zum Servieren im Ofen warm halten, oder abkühlen lassen und kalt servieren.

Würziger Auflauf süßsauer

Zubereitung: 20 Minuten | Backzeit: 1,5 – 2 Stunden | Für 2 Personen

1 großer (oder 2 kleine) säuerliche Kochäpfel
Ein paar Stücke Lauch
1 kleine Zwiebel
1 kleine Süßkartoffel
1 kleine Pastinake
Lorbeerblatt
1 Tomate
1 große Knoblauchzehe
Thymian
1 kleine Zucchini, in Scheiben geschnitten

Den Apfel schälen und in Scheiben schneiden. Die Hälfte der Scheiben auf den Boden einer Auflaufform legen. Den geschnittenen Lauch über den Äpfeln verteilen. Die geschälte Zwiebel in Scheiben schneiden und als weitere Lage darüber geben. Die nächste Schicht bildet die in Scheiben geschnittene Süßkartoffel, wobei sich hier die Kartoffelstücke mit den übrigen Apfelscheiben abwechseln. Ein Lorbeerblatt in die Mitte des Auflaufs legen. Die Tomate häuten, in Scheiben schneiden und als weitere Lage dazugeben. Den Knoblauch zerdrücken und mit dem Thymian über die Tomaten verteilen. Als Letztes folgt eine Schicht in Scheiben geschnittene Zucchini.
Abdecken und bei 180° C im Ofen 1,5-2 Stunden backen.

Sautierte Süßkartoffeln

Zubereitung: 15 Minuten | Kochzeit: 20 Minuten | Für 2-4 Personen

4 mittlere Süßkartoffeln
Etwas Zucker
Saft einer Orange
Leinöl

Die Süßkartoffeln mit Haut kochen, bis sie gerade weich werden. Abkühlen lassen und in Würfel schneiden. Orangensaft und Zucker in eine Pfanne geben und die Süßkartoffeln dazu tun. Vorsichtig erhitzen, aber nicht kochen lassen. In eine Servierschüssel füllen und leicht abkühlen lassen. Das Leinöl darüber verteilen und kurz umrühren. Mit frischer Petersilie (oder Schnittlauch) garnieren und mit einem grünen Salat kombinieren. Sofort servieren.

Spinat (oder Mangold) mit Tomatensauce

Zubereitung: 15 Minuten | Kochzeit: 15 Minuten

Spinat (oder Mangold)
Frischer Rosmarinzweig
Zitronengras
Piment (optional)

Den Spinat (oder Mangold) mit Zitronengras und Rosmarinzweig kochen. Vorher die Spinat- oder Mangoldstängel dünn abschneiden. Nach Bedarf eine Messerspitze Piment dazugeben. Die Blätter kochen. Mit Tomatensauce servieren.

Rotkohl

Zubereitung: 25 Minuten | Kochzeit: 1 Stunde | Für 2-3 Personen

1/2 Rotkohl, fein geschnitten
3 große Zwiebeln, gehackt
Etwas Gemüsebrühe
1 TL Zucker
3 TL Essig
2 Lorbeerblätter
3 Äpfel, geschält und entkernt

Kohl, Essig, Zwiebeln, Lorbeerblätter und Gemüsebrühe in einen Topf geben. Auf niedriger Flamme für ungefähr 1 Stunde dünsten. Nach 30 Minuten Äpfel und Zucker dazugeben.

Mangold-Röllchen

Zubereitung: 10 Minuten | Kochzeit: 30 Minuten

Rote Mangoldblätter
Zuckerschoten
Brokkoli
Karotten (sehr dünne, kurze Stäbchen)
Frühlingszwiebeln
Spargel
Stiele von rotem Mangold

Die Mangoldblätter zunächst einmal beiseite lassen. Die Frühlingszwiebeln, Zuckerschoten, Spargel, Brokkoli, Karotten und Mangoldstiele in sehr wenig Wasser garen und dann klein schneiden. Die Mangoldblätter blanchieren (mit kochendem Wasser übergießen), mit der Gemüsemischung füllen und zu kleinen Päckchen formen. Nur kurz im Ofen für ein paar Minuten bei 150-175° C erhitzen. Heiß oder kalt servieren.

Salat von gebackenen Zucchini und Paprika

Zubereitung: 10 Minuten | Backzeit: 30 Minuten | Für 2 Personen

1 Pfund kleine Zucchini
Joghurt
2 rote Paprika
3 EL Minze, grob gehackt

Dressing: 2 EL Zitronensaft, 2 Knoblauchzehen, zerdrückt, Leinöl

Die Zucchini an den Enden säubern und der Länge nach halbieren. Die Paprika entkernen und in Viertel schneiden. Zucchini und Paprika mit der Haut nach oben auf ein Backblech legen, den Joghurt darüber geben. Im Ofen bei 170° C für ungefähr 30 Minuten backen. Wenn beides gar und weich ist, abkühlen lassen und in ca. 2 cm breite längliche Streifen schneiden. Auf einen Servierteller füllen und das Dressing mit der gehackten Minze darüber verteilen. Mit ein bisschen Hüttenkäse (ungesalzen, mager oder fettfrei) servieren.

Winterlicher Gemüseauflauf

Zubereitung: 20 Minuten | Backzeit: 2 Stunden | Für 2 Personen

Süßkartoffel
Steckrübe
Selleriestangen
Tomaten
Lorbeerblätter
Frische Petersilie, gehackt
Pastinake
Selleriewurzel
Fenchelknolle
Rosenkohl
Wasser (oder Gemüsebrühe)

Das Gemüse (mit Ausnahme des Rosenkohls und der Petersilie) in Scheiben schneiden, würfeln oder anders klein schneiden. Alles zusammen mit den Lorbeerblättern in eine große Auflaufform geben. Damit es nicht anbackt, wenig Wasser (oder Brühe) dazugeben. Abdecken und langsam bei 170° C für 1,5 Stunden garen. Den Rosenkohl putzen, halbieren und dazugeben – für eine weitere 30 Minuten backen. Direkt vor dem Servieren frisch gehackte Petersilie darüber streuen.

Zucchini mit Knoblauch und Petersilie

Zubereitung: 15 Minuten | Kochzeit: 35 Minuten | Für 2 Personen

1 Pfund Zucchini
2 Knoblauchzehen
Leinöl
3 EL Petersilie
Saft einer Zitrone

Die Enden der Zucchinis entfernen und im Ganzen kochen. Während die Zucchini kocht, die Petersilie hacken und den Knoblauch zerdrücken. Beides mit Zitronensaft und Leinöl vermengen und in eine Servierschüssel geben. Die gekochten Zucchinis entweder der Länge nach halbieren (bei kleinen Zucchinis) oder in dicke Scheiben schneiden (bei größeren Zucchinis). Die noch warmen Zucchini in die Servierschüssel geben und mit dem Dressing verrühren. Sofort servieren. Am besten schmeckt es mit einer gebackenen Paprika, einer Ofenkartoffel und einem grünen Salat.

Zucchini-Kartoffel-Auflauf

Zubereitung: 20 Minuten | Backzeit: 90 Minuten | Für 2 Personen

1 Pfund Zucchini
2 mittlere Zwiebeln
300 g Joghurt
1 Pfund Kartoffeln
2 Knoblauchzehen
Frische Petersilie, gehackt

Die Zucchini, Kartoffeln und Zwiebeln in feine Scheiben schneiden. In eine Auflaufform abwechselnd Schichten mit Zucchini, Kartoffeln und Zwiebeln legen. Auf jede Lage etwas zerdrückten Knoblauch geben. Im Ofen bei 150-175° C für ca. 90 Minuten garen. In der Zwischenzeit die andere Knoblauchzehe zerdrücken und unter den Joghurt rühren. Wenn das Gericht gar ist, aus dem Ofen nehmen und die Joghurtmixtur darüber verteilen. Zum Schluss die frisch gehackte Petersilie darüber geben und sofort servieren.

Zucchini mit Minze

Zubereitung: 10 Minuten | Garzeit: 30 Minuten | Für 2 Personen

4 kleine Zucchini
2 EL Wasser
2 EL Apfelessig
2 EL gehackte Minze

Die Zucchinis schonend kochen, bis sie gerade gar, aber noch fest sind. Beide Enden entfernen. Danach diagonal in dünne Scheiben schneiden und in eine kleine Auflaufform füllen. Den Apfelessig mit Wasser und gehackter Minze verrühren und über die geschnittenen Zucchini geben. Im Ofen bei 150° C nochmal kurz backen, bis alles durchgewärmt ist. Abkühlen lassen und mit einer Ofenkartoffel und einem grünen Salat servieren.

Gefüllte Paprika

Zubereitung: 10 Minuten | Backzeit: 50 Minuten | Für 1 Person

Rote (oder grüne) Paprika
Reste aus gemischtem, klein geschnittenem Gemüse
Tomaten, in Scheiben geschnitten

Die Paprika halbieren und von den Kernen befreien. Die nach oben offenen Hälften in eine ofenfeste Form geben und mit den kleingeschnittenen Gemüseresten füllen. Tomatenscheiben oben drauf legen. Für 40-50 Minuten bei 180° C backen, bis die Paprika weich ist. Mit Brokkoli oder einem anderen grünen Gemüse servieren.
Variation: Als Abwechslung zur Ofenkartoffel mit den „Knusprigen Kartoffelscheiben" (s. S. 318) servieren.

Kartoffelsalat

Zubereitung: 10 Minuten | Kochzeit: 20 Minuten | Für 2 Personen

1 Pfund neue kleine Kartoffeln
Großen Zweig frische Minze
1 EL frische Petersilie

Dressing: 120 g Joghurt, Etwas Leinöl, 2 Knoblauchzehen, zerdrückt

Die Kartoffeln schrubben und in einen Topf mit wenig Wasser geben. Schonend auf kleiner Flamme garen, bis sie gekocht, aber noch fest sind. Die noch heißen Kartoffeln pellen, klein schneiden und in eine warme Schüssel legen. Das Dressing darüber verteilen und mit frisch gehackter Minze und Petersilie garnieren.

Gemüsepfanne

Zubereitung: 20 Minuten | Kochzeit: 1 Stunde

Zwiebeln
Lauch
Zucchinis
Karotten
Tomaten
Kartoffeln
Paprikaschoten

Hierfür eignet sich eine schwere Pfanne mit fest verschließbarem Deckel. Den Boden der Pfanne mit je einer Schicht Zwiebeln, Tomaten oder Lauch (oder allen dreien) bedecken. Danach die entweder in Scheiben geschnittenen, gehackten oder gewürfelten Gemüsesorten in Schichten darüber geben, bis die Pfanne drei viertel voll ist. Wenn nötig, ein wenig Wasser dazugeben. Für 45 Minuten – oder solange, bis es gar ist – auf kleiner Flamme köcheln.

Ratatouille

Zubereitung: 15 Minuten | Backzeit: 1 Stunde | Für 2-4 Personen

250 g Zwiebeln
250 g Auberginen
1 Knoblauchzehe
Majoran
250 g grüne/rote/gelbe Paprika
4 Tomaten
2 TL Apfelessig

Die Zwiebeln in Scheiben schneiden und in eine ofenfeste Form legen. Die Paprika entkernen, in dünne Streifen schneiden und dazugeben. Die Auberginen der Länge nach in Viertel und danach jedes Viertel in dünne Scheiben (ca. 0,5 cm) schneiden. Die Tomaten klein schneiden. Den Knoblauch sehr fein hacken. Auberginen, Tomaten und Knoblauch zusammen mit dem Apfelessig in die Form geben. Alles mit Majoran bestreuen. Im Ofen sehr schonend bei 170° C backen, bis es durchgegart ist. Das Gericht kann auch in einem Topf auf dem Herd zubereitet werden.

Wurzelgemüse-Rösti

Zubereitung: 10 Minuten | Backzeit: 1 Stunde | Für 2 Personen

1 kleine Zwiebel
125 g Karotten
Dill
250 g Kartoffeln
125 g Steckrübe

Die Zwiebeln in dünne Scheiben schneiden und in wenig Wasser anschwitzen. In der Zwischenzeit schonend die Kartoffeln, Karotten und Steckrübe nicht zu weich kochen. Gut abtropfen und abkühlen lassen. Das abgekühlte Gemüse anschließend grob in eine Schüssel raspeln. Die gedünstete Zwiebel mit dem Dill verrühren. Die Mischung in eine ofenfeste Form geben und für eine halbe Stunde bei 180° C auf der oberen Schiene backen. Das Rösti sollte gar und oben leicht gebräunt sein. Sofort servieren.

Süßkartoffel-Apfel-Auflauf

Zubereitung: 15 Minuten | Garzeit: 1 Stunde | Für 2 Personen

250 g Süßkartoffeln
2 Äpfel, in Scheiben geschnitten
Etwas Wasser
Etwas Zucker
Piment (optional)

Die Süßkartoffeln schonend mit Schale garen, bis sie gerade weich werden. Abkühlen lassen. In Scheiben schneiden und in eine ofenfeste Form legen – immer eine Lage Süßkartoffeln und dann eine Lage Äpfel. Über jede Lage etwas Wasser spritzen und auch etwas Zucker verteilen (sowie Piment, wenn es verwendet wird). Für 20 Minuten abgedeckt bei 150-175° C backen. Dann den Deckel entfernen und für weitere 10 Minuten ohne Deckel backen. Als Hauptgericht mit einem Salat servieren (wenn es ohne Piment zubereitet wurde), oder als Dessert (wenn Piment dazugegeben wurde).

Gefüllter Kürbis

Zubereitung: 30 Minuten (Ohne Einweichen)
Backzeit: 90 Minuten | Für 4-6 Personen

3-4 Eichelkürbisse
1/2 Tasse Zwiebeln, gewürfelt
1/2 Tasse Sellerie, gewürfelt
1/2 Tasse Karotten, gewürfelt
1 1/4Tassen gekochten braunen Reis
1/2 Tasse gesprossene Linsen
1/4Tasse Rosinen (oder gehackte Trockenpflaumen), eingeweicht und abgegossen
3 TL frische Petersilie, fein gehackt
1/2 TL geriebener Salbei
1/2 TL Thymian
1 große Knoblauchzehe, zerdrückt

Rosinen (oder gehackte Trockenpflaumen) einweichen – entweder über Nacht in kaltem Wasser einweichen oder mit heißem Wasser übergießen und abgedeckt für ein paar Stunden ziehen lassen, bis sie sich vollgesogen haben. Den Kürbis der Länge nach durchschneiden und Kerne entfernen. Die eingeweichten Rosinen (oder Trockenpflaumen) auf die beiden Kürbishälften verteilen. Die anderen Zutaten mischen und damit die Kürbishälften füllen. Abdecken und bei 150-165° C für 90 Minuten backen, bis der Kürbis weich ist. Schmeckt köstlich mit Karottensauce (s. „Blumenkohl mit Karottensauce, S. 301).

Variation: Für eine sehr leckere milde Würze 6-8 ganze Knoblauchzehen verwenden. Zerdrückt man den Knoblauch, dann werden die strengen aromatischen Öle freigesetzt, verwendet man ihn ganz, entsteht ein köstlich milder Geschmack.

Desserts

Gekochtes Apfelmus

Zubereitung: 10 Minuten | Kochzeit: 15-20 Minuten | Für 2 Personen

3 mittlere Äpfel, geschält, entkernt und zerkleinert
Honig (oder Zucker), nach Bedarf

Die Apfelstücke in den Topf geben und zur Hälfte mit kaltem Wasser auffüllen. Honig (oder Zucker) nach Bedarf für den Geschmack dazugeben. 15 Minuten oder so lange kochen, bis die Äpfel weich sind. Im Mixer pürieren.

Rohes Apfelmus

Zubereitung: 10 Minuten

3 mittlere Äpfel, geschält, entkernt und zerkleinert
Honig (oder Zucker), nach Bedarf

Die Äpfel durch den Zerkleinerer der Saftpresse geben. Für den Geschmack Honig (oder Zucker) dazugeben

Apfel-Süßkartoffel-Nachspeise

Zubereitung: 20 Minuten | Kochzeit: 30 Minuten | Für 2-3 Personen

1 Süßkartoffel, gekocht, geschält und in Scheiben geschnitten
1 Apfel, roh, geschält und in Scheiben geschnitten
1 TL Rosinen
1/2 Tasse Brotkrumen
1 TL Zucker
1/2 Tasse Orangensaft
3 TL Joghurt

Die Scheiben Süßkartoffel zusammen mit den Apfelscheiben und Rosinen in eine Backform geben und darauf Brotkrumen, Zucker und Orangensaft verteilen. Bei 175° C für 30 Minuten backen.
Am besten heiß mit Joghurt servieren.

Apfelgewürzkuchen

1/4 Tasse Honig (oder Ahornsirup)
1 Tasse frisches Apfelmus
1,5 Tassen Hafermehl
3/4 Tasse Zucker
Prise Piment
Prise Muskat/Muskatnuss
1/4 TL Koriander, gemahlen
2 Tassen Rosinen (oder klein geschnittene Datteln)

Streusel für den Belag: 2/3 Tasse Haferflocken, 1/3 Tasse Ahornsirup (oder Honig), Prise Piment, Prise Muskat

Das Apfelmus mit den Mehlsorten und dem Honig (oder Ahornsirup) vermischen. Zucker, Piment, Muskat und Koriander zusammen sieben. Rosinen (oder Datteln) dazugeben. Die trockenen und die flüssigen Zutaten vermischen. Alles in eine beschichtete rechteckige Backform füllen. Für den Belag die Haferflocken kurz in den Mixer geben, um sie etwas feiner zu mahlen. Die Gewürze mit dem Hafer mischen. Mit reichlich Ahornsirup (oder Honig) vermengen – die Mischung sollte krümelig sein. Den fertigen Belag auf dem Teig verteilen. Für 40 Minuten bei 165° C backen – oder solange, bis der Kuchentest ergibt, dass der Kuchen gar ist. Mit einem Löffel frischem Apfelmus oder Joghurt servieren.

Früchtemischung

Zubereitung: 5 Minuten | Kochzeit: 13-15 Minute | Für 3 Personen

3 Tassen frische Kirschen und Aprikosen, halbiert, entkernt und klein geschnitten
2 Tassen Wasser
1/2 Tasse Zucker
2 TL Maisstärke, in 1/3 Tasse kaltem Wasser aufgelöst

Die Früchte mit Wasser und Zucker in einen flachen Topf geben. Für 10 Minuten schonend auf kleiner Flamme kochen. Die Maisstärke einrühren und weitere 3 Minuten kochen. Abkühlen lassen und servieren.

Gebackene Banane

Zubereitung: 5 Minuten | Kochzeit: 10 Minuten | Für 1 Person

1 Banane
Zitronensaft
1 TL Zucker

Die ungeschälte Banane der Länge nach halbieren. Etwas Zucker und einige Tropfen Zitronensaft darüber geben. In der Pfanne mit der Schale auf kleiner Flamme 10 Minuten garen. Heiß servieren.

Geschmorte Kirschen

Zubereitung: 10 Minuten | Kochzeit: 12 Minuten | Für 2 Personen

1/2 Pfund Kirschen, entsteint
2 TL kaltes Wasser
1 TL Kartoffelstärke
2 TL Zucker (nach Bedarf)

Die Kirschen in einen flachen Topf geben und mit Wasser bedecken. 10 Minuten auf kleiner Flamme kochen. Die zuvor in wenig Wasser aufgelöste Kartoffelstärke in die kochenden Kirschen einrühren. Weitere 2 Minuten kochen. Abkühlen lassen und servieren. (Kirschen sind sehr gesund und sollten am besten roh gegessen werden).

Pflaumen-Bananen-Creme

Zubereitung: 10 Minuten (Ohne Einweichen) | Kochzeit: 10 Minuten | Für 2 Personen

1 Tasse getrocknete Pflaumen
Saft einer 1/2 Zitrone
2 kleine Bananen, zerdrückt
1 TL Zucker

Die Pflaumen einweichen – entweder über Nacht in kaltem Wasser einweichen oder mit kochendem Wasser übergießen und für einige Stunden abgedeckt ziehen lassen, bis sie sich voll gesogen haben. 10 Minuten kochen. Die anderen Zutaten unterrühren, cremig schlagen und für 1 Stunde in den Kühlschrank stellen. Kann in Scheiben serviert werden, die mit gesüßtem Joghurt dekoriert wurden.

Pflaumen und Aprikosen (getrocknet)

Zubereitung: 5 Minuten (Ohne Einweichen) | Kochzeit: 15 Minuten | Für 2 Personen

1/2 Pfund Pflaumen 1/2 Pfund Aprikosen 1/3 Tasse Gerste

Die Pflaumen und Aprikosen einweichen – entweder über Nacht in kaltem Wasser einweichen oder mit kochendem Wasser übergießen und für einige Stunden abgedeckt ziehen lassen, bis sie sich voll gesogen haben. Alle Zutaten mit dem Einweichwasser ca. 10 Minuten kochen lassen, bis die Gerste gar ist. Abkühlen lassen und servieren.

Pfirsiche

Zubereitung: 15 Minuten | Kochzeit: 10 Minuten | Für 1-2 Personen

1/2 Pfund Pfirsiche, gehäutet 2 TL Zucker

Die Pfirsiche für eine 1/2 Minute in kochendes Wasser tauchen, danach abtropfen lassen und die Haut abpellen. Halbieren und Steine entfernen. In einen Topf geben, mit Wasser auffüllen, so dass die Früchte zur Hälfte bedeckt sind. Abdecken und 10 Minuten köcheln lassen. Abkühlen lassen und Zucker darüber streuen. Gekühlt servieren.

Glasierte Birnenhälften

Zubereitung: 15 Minuten | Backzeit: 15 Minuten | Für 4 Personen

4-5 reife Birnen 125 ml Wasser
4 EL Honig (oder biologischer Vollrohrzucker)

Birnen halbieren und entkernen. Wasser und Honig (oder Sucanat®) gut verrühren. Die Birnenhälften auf ein Backblech legen und die Zuckermixtur darüber verteilen. Langsam bei 120° C backen, bis die Birnen gar sind. Bei Bedarf noch etwas Saft darüber geben.

Haferflockenkuchen

Zubereitung: 20 Minuten | Backzeit: 45 Minuten | Für 6 Personen

4 Tassen Hafermehl (getrocknete Haferflocken)
2 Karotten, geraspelt
Honig und Rosinen (je nach Wunsch)

Die Zutaten vermengen und in eine Backform geben. Im Ofen ohne Abdeckung 45 Minuten bei 120° C backen. Mit Joghurt servieren.

Pflaumen

Zubereitung: 10 Minuten | Kochzeit: 15 Minuten | Für 1 Person

1/2 Pfund Pflaumen
2 TL Zucker

Die Pflaumen halbieren und entkernen (können auch im Ganzen verarbeitet werden). In einen Topf geben und mit Wasser bedecken. 15 Minuten kochen. Abkühlen lassen und den Zucker darüber streuen. Gekühlt servieren.

Johannisbeeren

Zubereitung: 5 Minuten | Für 1-2 Personen

1/2 Pfund rote Johannisbeeren
3 TL Zucker
Joghurt

Die Johannisbeeren gut waschen, bevor sie von den Stielen gelöst werden. In eine Schüssel geben, zuckern und servieren. Mit Zucker gesüßter Naturjoghurt eignet sich gut als Sauce.

Birnen

Zubereitung: 5 Minuten | Kochzeit: 20 Minuten | Für 1 Person

1 große Birne, geschält, entkernt und halbiert
1 TL Zucker

Die Birnenhälften in einen Topf geben, mit Wasser auffüllen, so dass die Früchte zur Hälfte bedeckt sind. Zucker darüber streuen und 20 Minuten kochen lassen.

Auflistung der Rezepte

Autorenverzeichnis

Stichwortverzeichnis

Adressen und Hilfsmittel für die Gerson-Therapie

Wolfgang Gerz, Arzt

Gerson Institut

1572 Second Avenue	San Diego, CA 92101	info@gerson.org
Tel: 001-619-685-5353	Fax: 001-619-685-5363	www.gerson.org

Internationale Kontakte

Italien	Margaret Straus Associazione.Gerson@gmail.com
Singapur	Therapeuolife Education Day Centre (EDC) Tel: 0065-9002 7443 und 0065-9777 8394 Fax: 0065-726616, jervinlim@therapeuolife.com www.therapeuolife.com

England
Hier gibt es seit vielen Jahren eine sehr aktive Selbsthilfegruppe.
Gerson Support Group UK (GSG), P.O. Box 406, Esher, Surrey KT10 9UL
Tel: 0044-1372-464557, enquiries@gersonsupportgroup.org.uk
www.gersonsupportgroup.org.uk

Die folgenden Adressen stammen von dieser Webseite und sollten immer im Vergleich zu deutschen Angeboten mit berücksichtigt werden:
Gerson Supplies and Medications
Stephen Richards, Healing Naturally Ltd, The Old Shop, Cross Street
Holt, Norfolk NR 25 6HZ, Tel/Fax: 0044-845-370 3123
stephen@healingnaturally.co.uk, www.healingnaturally.co.uk

Juicers, presses and water distillers
Wholistic Research Company, Unit 1, Five House Farm, Sandon Road
Therfield, Royston, Herts. SG8 9RE
Tel: 0044-1763-284910, Fax: 0044-1763-287467
info@wholisticresearch.com, www.wholisticresearch.com

Reverse Osmosis Water Filter Supply and Installation
Len Timbrell, Earthly Goods, 8 Field Close, Grafham, Huntingdon
Cambridgeshire PE28 OAY, Tel/Fax: 0044-1480-812004

Gerson Coffee
Coffee Plant, Tel: 0044-20 8453 1144, order@coffee.uk.com

Einlaufgeräte

Hier gibt es eine Vielzahl von Geräten in Deutschland, die man entweder direkt oder über die Apotheke beziehen kann, z. B.:

Fa. Büttner-Frank — www.buettner-frank.de
PZN 3146684 oder 317403 1 (Reise-Irrigator)

Irrigator Fa. PARAM GmbH — www.param.de
PZN 02690109, dazu möglichst einen hellen Schlauch bestellen.

Juicer (Entsafter)

Das anerkannt beste Gerät ist der Norwalk Juicer, der leider direkt in USA bestellt werden muss. Achtung: bei der Bestellung auf europäische Ausführung mit 220 V achten!

www.norwalkjuicers.com

Weitere anerkannt gute Juicer sind:
Champion — www.champion-juicer.de
Green Star — www.greenstarelite.de

Hier gibt es verschiedene Modelle: Der ***Green Star Elite*** ist die neueste Version und der erste Entsafter mit einer dreistufigen Entsaftungstechnik, die aus Pürieren, Mischen und Pressen besteht. Zuerst zermahlen die Jumbo-Presswalzen (aus robustem Edelstahl) das Obst und Gemüse in feines Mus. Bei der zweiten Stufe werden die pürierten Obst- und Gemüsebestandteile auf den Kunststoff-Schneckengängen weiter transportiert und dabei weiter zerkleinert. Im letzten Bereich der Walzen wird die Pulpe durch ein sehr feines Sieb gepresst. Auf diesem Weg gelangen Flüssigkeit und gesunde Nährstoffe sehr effektiv in den Saft.

Eine sehr gute Kontaktadresse mit gutem Service ist die **Firma Keimling GmbH**:

Deutschland	Zum Fruchthof 7a, 21614 Buxtehude, Tel. 04161-51160 naturkost@keimling.de, www.keimling.de
Österreich	Deggendorferstr. 5, 4030 Linz, Tel. 01-3191262 naturkost@keimling.at, www.keimling.at
Schweiz	Fürstenlandstr. 96, 9014 St. Gallen, Tel. 0800-534654 naturkost@keimling.ch, www.keimling.ch

Kaffee

Hier gibt es eine Vielzahl von Angeboten; entscheidend ist: der Kaffee muss biologisch sein und mild bis mittel geröstet.
Unser Praxis-Kaffee: GEPA (eine Fair Trade-Firma), www.gepa.de

Medikamente für die Gerson-Therapie

Diese sind zum Teil rezeptpflichtig – wie z. B. alle Schilddrüsen-Hormonpräparate – in der Mehrheit aber ohne Rezept über die Apotheke erhältlich. Problem: die meisten Apotheken sind nicht engagiert genug, um für entsprechend schwierige Patientenfälle Spezialrezepturen, US-Präparate usw. herzustellen bzw. zu besorgen.

In München haben wir mit der Klösterl-Apotheke über viele Jahre eine ideale Kooperation entwickelt, die sozusagen als „Gold-Standard" zu empfehlen ist.

Klösterl-Apotheke
Waltherstr. 32
80337 München
Tel: 089-543432-11
Fax: 089-543432-77
info@kloesterl.de
www.kloesterl-apotheke.de

Eine weitere gute Bezugsquelle ist die Firma SHM Schliengener Heilmittelvertrieb GmbH (Ansprechpartner Apotheker Hans Jörg Hirschhäuser):
Eisenbahnstrasse 2
79418 Schliengen
Tel: 07635-812343
Fax: 07635-812344
info@shm-schliengen.info
www.shm-schliengen.info/Kontakt.html

Stationäre Behandlungsmöglichkeiten

Gerson-Klinik in Mexico

Clinica Nutricion y Vida, Playas de Tijuana, Mexico
Die Klinik ist mit dem Auto etwa 30 Minuten von San Diego entfernt;
die Anmeldung erfolgt über das Gerson Institut (s. oben).

The Gerson Health Centre, Dobogoko, Ungarn

Dank der Initiative von Beata Bishop entstand das europäische Gerson-Zentrum in Ungarn unter der Leitung der zertifizierten Gerson-Therapeutin Dr. Melania Nagy:

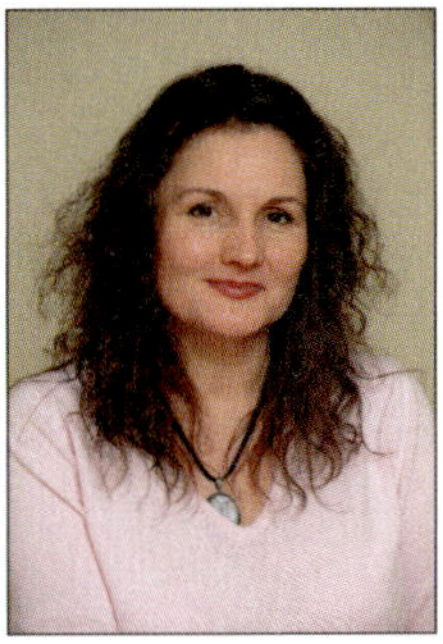

Dr. Melania Nagy
Certified Gerson Therapist

Tel: 0036-30-6426 341
info@gerson.hu
http://gersontherapy.eu

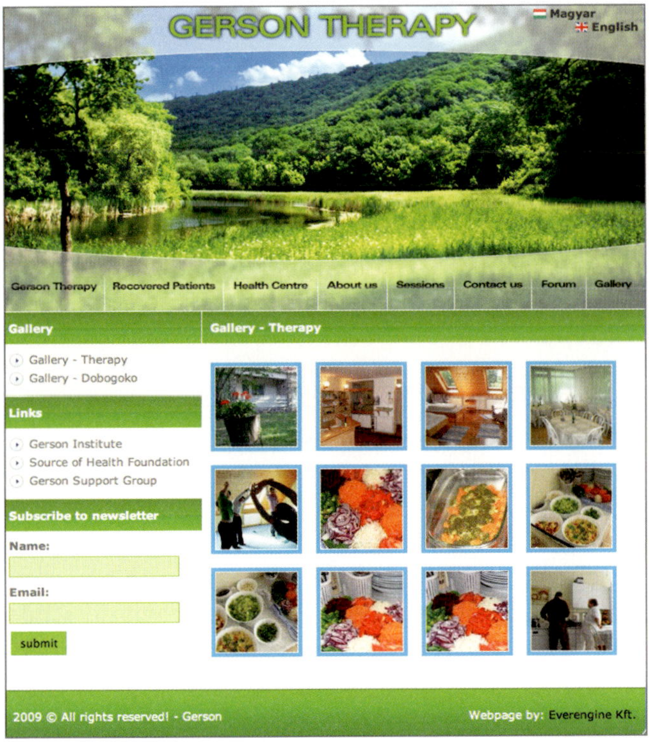

Laboranalytik und Gerson-Therapie

Wolfgang Gerz, Arzt

In Absprache mit den beiden Autorinnen wurde auf die Übersetzung des Kapitels 26 der Originalversion „Gerson Laboratory Tests Explained" verzichtet. Die wichtigsten Gründe hierfür waren:

1. Es gibt keine spezifischen Tests für die Gerson-Therapie.
2. Je nach Erkrankung und klinischer Fragestellung sind unterschiedliche Labortests sinnvoll; dies alles aufzuführen würde den Rahmen dieses Buches sprengen.
3. Die Bereitschaft und Fähigkeit von Ärzten und Heilpraktikern in den deutschsprachigen Ländern, eine komplementärmedizinische Behandlung wie z. B. die Gerson-Therapie zu begleiten, ist deutlich höher ausgeprägt als in den USA – weshalb es den meisten PatientInnen hier auch deutlich leichter fallen wird, sich auch in Bezug auf Laboruntersuchungen eine alternative Meinung einzuholen.
4. Seit Dr. Gersons Tod im Jahre 1959 sind viele neue Labortests hinzugekommen, und die Frage, welcher dieser Tests für die optimale Durchführung der Gerson-Therapie sinnvoll und nötig sind, ist in ständiger Diskussion. Deshalb sollte sich der interessierte Patient einen Behandler seines Vertrauens suchen, dessen Wissen sowohl in Bezug auf konventionelle wie auch zusätzliche neue Laborverfahren auf der Höhe der Zeit ist.
5. Insbesondere die Fragen von Tumor-Antikörperbestimmungen (z. B. PSA oder CEA etc.) oder Rezeptor- bzw. Sensitivitätsbestimmungen (z. B. bei Brustkrebszellen) sind hochspezifisch und sollten Spezialisten vorbehalten bleiben.
6. Bei den üblichen modernen Laborausdrucken ist der Normalwertbereich angegeben, sodass jeder selbst bewerten kann, ob der gemessene Wert zu hoch oder niedrig oder eben normal ist.

Dr. Gerson selbst war ja nicht nur ein genialer Arzt, sondern auch ein unermüdlicher Forscher, der sich bis zuletzt auf dem Gipfel des medizinischen Wissens seiner Zeit befand. Wir müssen uns also heute immer fragen:
„Was hätte Dr. Gerson in Bezug auf diesen oder jenen Wert oder dieses oder jenes neue Untersuchungsverfahren gemacht?"

Diese Frage kann trefflich diskutiert werden, bleibt aber letztlich nie sicher zu beantworten.

Ich gehe deshalb nachfolgend v.a. auf die Untersuchungen ein, die im Verlauf der Gerson-Therapie Probleme bei der Beurteilung geben können – bei denen aber entweder von Gerson selbst klare Angaben existieren oder das heutige Wissen in Verbindung mit dem gesunden Menschenverstand die Antwort höchstwahrscheinlich richtig erscheinen lassen.

Folgende Untersuchungen sollten zumindest zu Beginn einer Gerson-Therapie immer erhoben werden:

- Großes Blutbild und Klinische Chemie
- Schilddrüsentests (TSH, fT3, fT4, axilläre Basaltemperatur)
- Tumormarker (falls sinnvoll)
- Urinstatus

Zusätzliche Werte wie Selen, Vitamin D und andere sind zu empfehlen.

Alle Untersuchungsbefunde sind immer im Gesamtkontext und v.a. im Zusammenhang mit der klinischen Symptomatik zu bewerten!

a) Serumwerte für Natrium, Kalium und Chlorid (Na, K und Cl)
Gerson-Ziel ist ja der tiefgreifende Austausch von Na gegen K in der Zelle und die Reduktion von Cl. Insofern ist also ein Abfall der Werte von Na und Cl als positiv zu beurteilen – und das eigentliche Problem die Tatsache, dass der Serumwert von K eine Stellgröße ist. Dies bedeutet: der Körper wird keine große Überschreitung des Kaliumwertes im Serum zulassen (dies wäre tödlich!) – genauso wie auch ein stark erniedrigter Wert von K im Serum nicht lange toleriert wird. Die Regulation der Serumwerte von Na und K erfolgt im Wesentlichen durch die Nieren.
Zusätzliche Informationen liefert die Urinanalyse und die Bestimmung der Mineralstoffe im Vollblut (s. unten).
In Krisensituationen, z.B. bei sehr großem Zellzerfall oder Nierenversagen, können vorübergehend K und Na stark abfallen oder ansteigen, was durch Freisetzung der Mineralstoffe aus den Zellen in das Serum hinein erklärbar ist.

Gerson selbst hat immer wieder darauf hingewiesen, dass aus Einzelmessungen gerade in Bezug auf Kalium meist keinerlei Aussage möglich ist, sondern nur der Verlauf – d.h. also wiederholte Bestimmungen im Zusammenhang mit dem klinischen Verlauf.

b) Vollblut-Mineralstoffanalyse

Diese ergibt oft in Bezug auf viele Mineralstoffe ein besseres Bild als die Serumuntersuchung, v. a. was Kalium, Natrium, Magnesium, Calcium, Zink und Selen anbelangt. Gerade bei Tumorpatienten können aber auch hier Probleme bei der Beurteilung auftreten.

Zur Verteilung der Mineralstoffe zwischen Serum und Blutzellen (mengenmäßig v. a. Erythrozyten = rote Blutkörperchen) siehe die nachfolgende Abbildung!

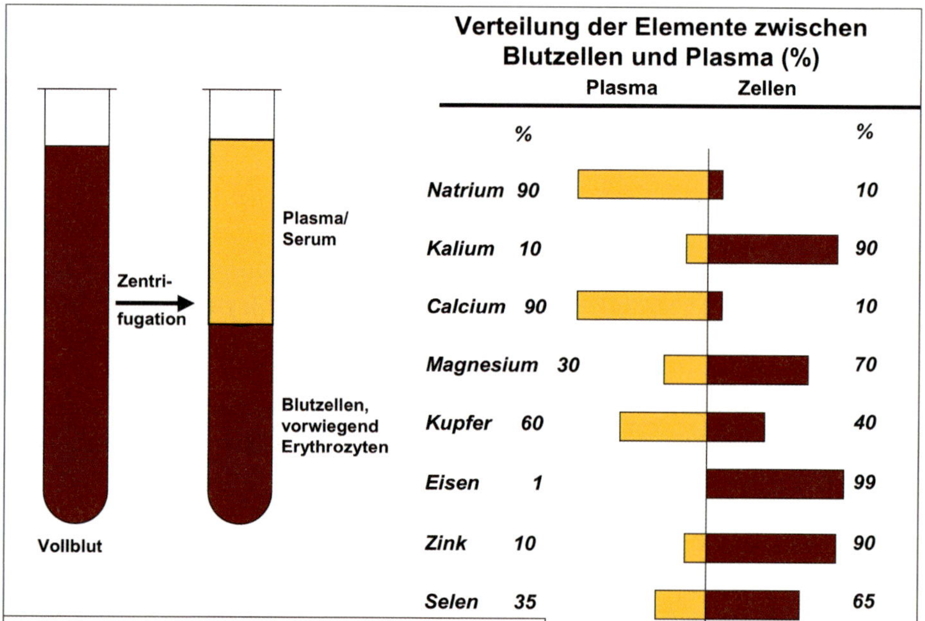

Mit freundlicher Genehmigung des Labors Dr. Bayer, Stuttgart

c) Urinwerte für Natrium und Kalium

Gerade zu Beginn der Gerson-Therapie kommt es zu einer massiv erhöhten Ausscheidung von Natrium im Urin – als gewünschte Folge der hohen Kaliumzufuhr. Sind dagegen die Kaliumwerte im Urin hoch, dann ist eventuell an eine Reduzierung der Kaliumzufuhr zu denken!

d) Tumormarker

Diese können, müssen aber nicht positiv sein. Waren sie bei Entdeckung des Tumors positiv, dann können sie bei der Verlaufsbeurteilung sinnvoll sein. Sie steigen aber oft bei erfolgreicher Gerson-Therapie vorübergehend an, was nicht einem Fortschreiten des Tumors, sondern seinem Abbau zuzuschreiben ist (s. z. B. den Fall Peter S./Prostatakrebs auf S. 253).

e) Schilddrüse (SD)

Die Optimierung von Jod (durch Gabe von Lugol in 1/2 Stärke) und SD-Funktion ist von zentraler Wichtigkeit. Hier kann der Patient selbst viel beitragen durch die Messung der axillären Temperatur früh morgens (nach Dr. Barnes). Von Laborseite her wird heute nicht mehr die Messung des Grundumsatzes wie zu Gersons Zeiten durchgeführt, sondern die Bestimmung des TSH-Wertes. Hier gilt: niedriger TSH-Wert zeigt hohe SD-Funktion an – umgekehrt ist bei höherem TSH-Wert die SD-Funktion zu verbessern! Gerade in Bezug auf die SD-Diagnostik hat sich in den letzten Jahren viel getan, was bei den meisten Hausärzten, aber leider auch Laborchefs noch nicht angekommen ist.

Wichtig: ab TSH-Werten über 2.0 sollte an eine SD-Unterfunktion gedacht werden (Gerz/Schlett, 2010)!

Für die Gerson-Therapie muss unterschieden werden zwischen Krebs und anderen chronischen Erkrankungen: während bei letzteren je nach Fall viele Aspekte zu bedenken sind und immer häufiger eine Autoimmunthyreoiditis (Hashimoto!) auszuschließen ist, muss im Prinzip bei allen bösartigen Erkrankungen das Jod sehr hoch gefahren werden – und die Frage ist dann, wie viel SD-Hormon dazu gegeben werden muss, um auch eine hohe SD-Funktion zu garantieren. Denn: hochdosierte Jodgabe kann die SD-Funktion unterdrücken!

Die Kunst während der Gerson-Therapie ist also die gleichzeitige hoch dosierte Jodgabe bei Einstellung einer möglichst hohen SD-Funktion!

f) Leberwerte

Die Bestimmung der verschiedenen Leberwerte zu Beginn und während der Therapie ist unerlässlich. Erhöhte Werte zu Beginn sollten sich durch die Therapie schnell bessern; besonders wichtig ist hier der Kaffee-Einlauf. Bessern sich die Werte nicht relativ schnell und sind insbesondere die Bilirubin-Werte erhöht, muss unbedingt eine genaue radiologische und internistische Untersuchung erfolgen, ob ein Abflusshindernis in Leber, Galle oder Gallengängen besteht.

Steigen die Leberwerte während der Therapie an, so kann dies nur vorübergehend sein und somit Zeichen einer Heilreaktion. Ist der Anstieg dauerhaft bzw. zunehmend, muss ein Abflusshindernis oder Tumorwachstum ausgeschlossen werden!

g) Nierenwerte

Auch diese sind zu Beginn und während der Therapie unerlässlich. Sollte eine stärkere Einschränkung der Nierenfunktion bestehen, muss die Therapie abgemildert werden.

h) Einzelmessungen von Nährstoff-Substanzen

Diese sind, wenn organisatorisch und finanziell möglich, durchaus vor Beginn und während der Therapie sinnvoll. Hier ist insbesondere an folgende Elemente zu denken:

- Vitamin D

  Hierzu ist in den letzten 15 Jahren sehr viel geforscht worden und die Wichtigkeit zur Therapie und Prophylaxe vieler chronischer Erkrankungen klar geworden – siehe Literatur!
- Vitamin A

  Dies wurde von Gerson hoch dosiert durch den Lebersaft zugeführt, der jetzt nicht mehr zur Verfügung steht.
- CoQ10

  Von dieser „Notfall-Hilfssubstanz" sind die Normal-, Prophylaxe- und therapeutischen Bereiche bekannt. Ziel ist natürlich mindestens das Erreichen des Prophylaxebereiches. Da CoQ10 relativ teuer ist, in stark unterschiedlicher Qualität angeboten wird und riesige Unterschiede zwischen einzelnen Patienten in Bezug auf Aufnahme, Verstoffwechslung usw. bestehen, lohnt sich letztlich die Laboruntersuchung nach etwa vier Wochen Therapie.
- Selen

  Sollte in den therapeutischen Optimalbereich gebracht werden (ca. 130-160 µg/l); auch hier gibt es große Unterschiede zwischen einzelnen Patienten in Bezug auf Aufnahme, Verstoffwechslung usw.
- Fettsäure-Status

  Kann während der Therapie bei bösartigen Erkrankungen sinnvoll sein und ist v. a. bei entzündlichen Erkrankungen schon vor Therapiebeginn eigentlich unerlässlich (Ω–3 und Ω–6 !).

i) Östrogenstoffwechsel

Bei Frauen sollte bei entsprechenden Fragestellungen zumindest der Östronwert bestimmt werden; noch besser das Abbauverhältnis der Östrogene im Urin (2/16-OH-Östrogen-Ratio).

Beide können auf ein erhöhtes Risiko aus dem Östrogenstoffwechsel hinweisen; die Optimierung ist primäres Therapieziel und entsprechende Maßnahmen inkl. eventuell phytotherapeutische Präparate sind dann unbedingt sinnvoll!

Wolfgang Gerz, Arzt
Alte Rathausstr. 1, 83209 Prien
Tel. 08051-9616616, Fax: 08051-9657318
office@praxisgerz.de

Literatur

Bleys J et al. Serum selenium levels and all-cause, cancer and cardiovascular mortality among US adults. Arch.Intern.Med. 168, 404-410, 2008

Chen TC, Holick MF. Vitamin D and prostate cancer prevention and treatment. Trends Endocrinol Metab 2003; 14:423-30

Duffield-Lillico AJ et al. Selenium supplementation, baseline plasma selenium status and incidence of prostate cancer: an analysis of the complete treatment period of the nutritional prevention of cancer trial. BJU International 91, 608-612, 2003

Gerz W, Schlett S. Ganzheitliche Therapie bei Störungen der Schilddrüsenfunktion. München, 2010. Bezug über www.akse.de oder Klösterl-Apotheke www.kloesterl.de

Gerz W. Vitamin D – Neue Entwicklungen und AK. 2006. www.akse.de

Grant WB. An estimate of premature cancer mortality in the U.S. due to inadequate doses of solar UVB radiation. Cancer 2002;94:1867-75

Hertz N, Lister RE. Improved survival in patients with end-stage cancer treated with coenzyme Q10 and other antioxidants: A pilot study. J.Int.Med.Res. 37, 1961-1971, 2009

Holick MF. Vitamin D: importance in the prevention of cancers, type 1 diabetes, heart disease,and osteoporosis; AM J CLIN NUTR 2004;79:362-71

Holick MF. Sunlight and vitamin D for bone health and prevention of autoimmune diseases, cancers and cardiovascular disease. AM J CLIN NUTR 2004; 80 (SUPPL): 1678S-88S

Holick MF, Jenkins M. Schützendes Sonnenlicht. Die heilsamen Kräfte der Sonne. Haug Verlag, Stuttgart 2005. Bezug über www.akse.de

Premkumar VG et al. Effect of coenzyme Q10, riboflavin and niacin on serum CEA and CA15-3 levels in breast cancer patients undergoing tamoxifen therapy. Biol.Pharm. Bull. 30, 367-370, 2007

Weitere Literatur und DVD

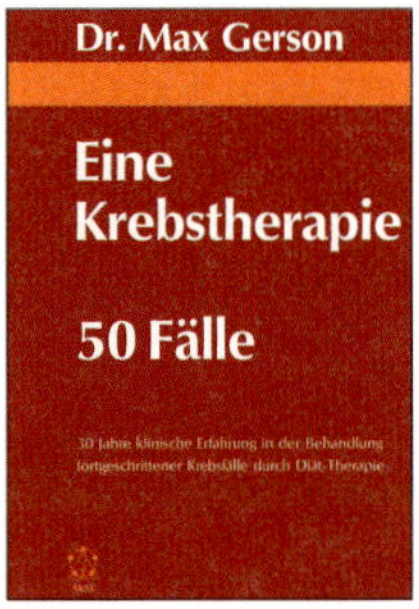

Max Gerson
Eine Krebstherapie – 50 Fälle
30 Jahre klinische Erfahrung in der Behandlung fortgeschrittener Krebsfälle durch Diät-Therapie
AKSE, 2010

Dr. Gersons bahnbrechendes Grundlagenwerk zu seiner Krebstherapie, die aus über 35 Jahre währenden klinischen Erfahrungen entwickelt wurde.

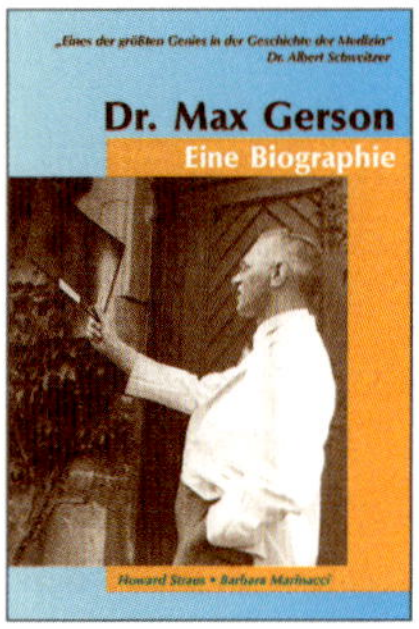

Howard Strauss, Barbara Marinacci
Dr. Max Gerson – eine Biographie
AKSE, 2008

Die offizielle Biographie von Dr. Max Gerson – Beschreibung seines Lebens und der verschlungenen Entwicklung seiner Therapie, der Flucht vor dem Holocaust sowie des Kampfes gegen die etablierte amerikanische Medizin.

Johanna Budwig
- **ÖL-EIWEISS-KOST**. Sensei Verlag, 9. Aufl. 2010
  Das klassische Buch von der „Erfinderin" der optimalen Nutzung von Leinöl für therapeutische Zwecke – mit 166 wohlschmeckenden Rezepten.
- **KREBS. Das Problem und die Lösung**. Sensei Verlag, 10. Aufl., 2008

Mieg Rosemarie
Krankheitsherd Zähne. Trias, 2010
Wie sich kranke Zähne auf den ganzen Körper auswirken.
Mit vielen eindrücklichen Fallbeispielen.

Carmen Kannengießer
Zahnmedizin ist Medizin. Zur Ganzheitlichkeit der Zahnmedizin
AKSE, 2009

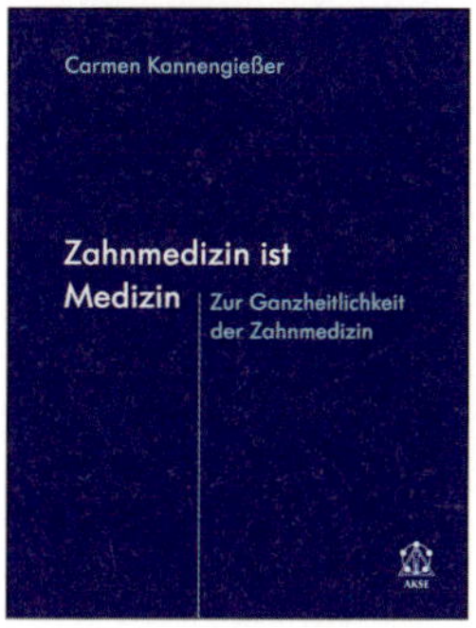

Basierend auf den Grundlagen der Anatomie und Physiologie des Mund- und Kopfbereiches sowie der Regulation des Grundsystems nach Pischinger/Heine hat Dr. med. M. Sc. Carmen Kannengießer ihre Masterarbeit „Zahnärztliche Funktionsanalyse und -therapie mit Computerunterstützung" geschrieben – und dabei an Hand von 30 komplett dokumentierten Fällen nachgewiesen, wie sich chronische allgemeinmedizinische Probleme durch gründliche Zahnheilkunde und komplementärmedizinische Begleittherapie kausal lösen lassen.

Englisch

Charlotte Gerson: Healing Booklets

Es handelt sich um eine Serie von neun Broschüren. Die ersten acht beinhalten eine etaillierte Beschreibung der Ursachen für die Krebsentstehung; kurze Zusammenfassung der Gerson-Therapie; wie und warum heilt die Gerson-Therapie; gut ein Dutzend Geschichten von genesenen Patienten. Die neunte Broschüre behandelt das Thema „Autoimmunerkrankungen" Bezug über www.akse.de.

- Healing Breast Cancer the Gerson Way
- Healing Prostate and Testicular Cancer the Gerson Way
- Healing Ovarian and Female Organ Cancer the Gerson Way
- Healing Colon, Liver and Pancreas Cancer the Gerson Way
- Healing Lung Cancer & Respiratory Diseases the Gerson Way
- Healing Lymphoma the Gerson Way
- Healing Melanoma the Gerson Way
- Healing Brain and Kidney Cancer the Gerson Way
- Healing „Auto-immune" Diseases the Gerson Way

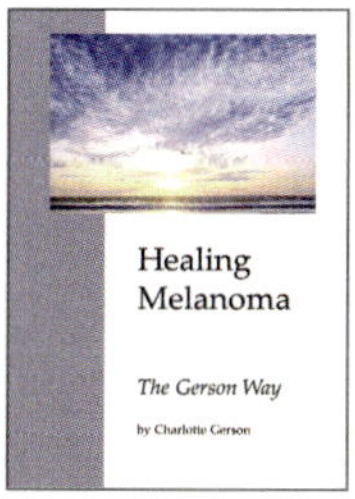

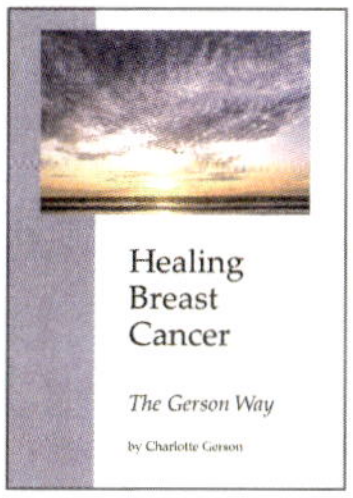

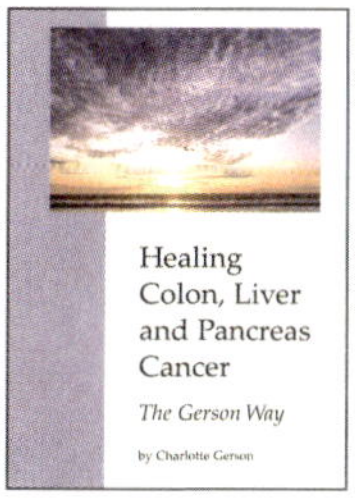

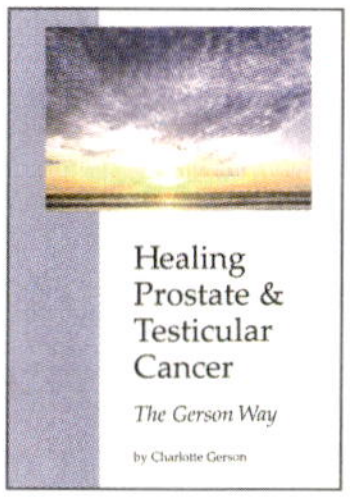

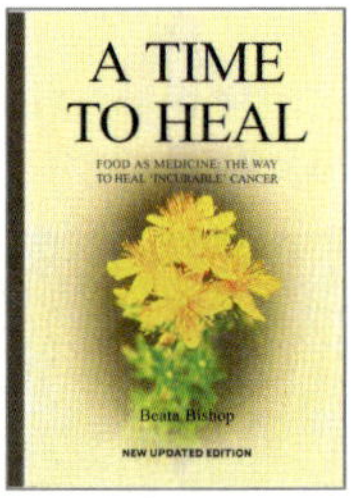

Beata Bishop
A Time to Heal. 2005. Amazon UK
Die Psychotherapeutin Beata Bishop beschreibt ihren eigenen Sieg über ein metastasierendes Melanom (Stadium IV) mittels der Gerson-Therapie vor über 25 Jahren! Sehr menschlich, mit tiefen Einsichten und herrlich trockenem britischen Humor.

Giuliano Dego
Doctor Max. 1997. www.gerson.org
Diese Novelle mit biographischen Zügen ist eine weitgehend fiktionale Geschichte, die auf dem Leben und den Erfahrungen der medizinischen Koryphäe Dr. Max Gerson basiert. Der Autor dieses Buches, Dr. Dego, zählt zu den führenden Dichtern Italiens und recherchierte Jahrzehnte an diesem Werk, für das er den Italian National Paperback Book Prize gewann.

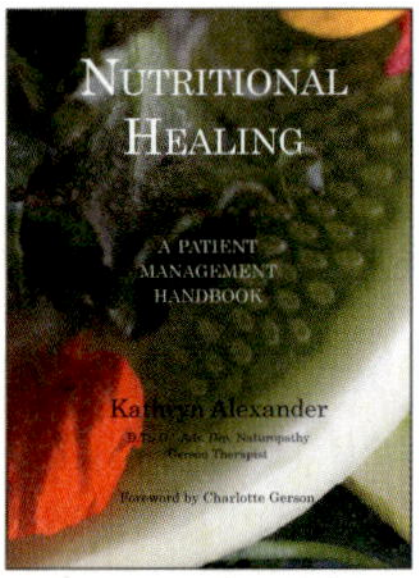

Kathryn Alexander

- **Nutritional Healing. A Patient Management Handbook.**
  Das vom Gerson-Institut verwendete Handbuch zur Laborbeurteilung während der Gerson-Therapie – für Therapeuten unbedingt zu empfehlen! Erhältlich in elektronischer Form via: www.kathrynalexander.com.au. In gedruckter Form via: AKSE, Wörthsee; www.akse.de

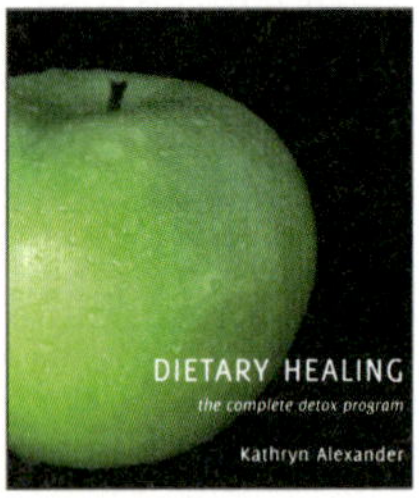

- **Dietary Healing – The Complete Detox Program**
  Auf der Grundlage der Konzepte von Dr. Gerson erklärt die Autorin, wie und warum Ernährung als Therapieform wirkt, und wie man sie verbinden kann mit den Regeln der TCM. Die Gesetze der natürlichen Heilung werden ebenso besprochen wie das Vorgehen bei Heilkrisen. Ausführlicher Rezept- und Menüplan.
  Erhältlich über www.kathrynalexander.com.au
  und www.akse.de

S. J. Haught
Censured for Curing Cancer: The American Experience of Dr. Max Gerson Gerson Institute, 1991
Ein investigativer Reporter, der auszog, um Dr. Gerson als Krebs-Scharlatan zu enthüllen und erkannte, wer die wahren Scharlatane sind.

Ralph W. Moss

- **The Cancer Industry. Unraveling the Politics.** New York, Paragon House, 1989
  Eine Enthüllungsgeschichte der von Geld und Macht beherrschten Politik, die die Industrie antreibt, die Patienten zu „behandeln" und zu Opfern werden zu lassen.
- **Questioning Chemotherapy**. Brooklyn: Equinox Press, 2000
  Eine Analyse der Praktiken und Resultate der Chemotherapie, und die Gründe hinter dem großflächigen Einsatz trotz miserabler Erfolgsbilanz.

Carolyn Dean, MD

Death by Modern Medicine. Belleville, Ontario: Matrix Vérité, 2005

Dr. Dean sammelte akribisch staatliche Statistiken und Daten der medizinischen Fachliteratur. Sie veröffentlichte diese Informationen, um aufzuzeigen, dass der Killer Nr. 1 in den USA ... unser medizinisches System ist.

T. Colin Campbell and Thomas M. Campbell II

The China Study: Startling Implications for Diet, Weight Loss and Longterm Health. Dallas: BenBella Books, 2005

Einer der weltweit führenden Ernährungswissenschaftler legt seine schlüssig begründete, durch Experimente bestätigte Argumentation zur Vermeidung von tierischen Produkten dar – dem weltweiten Karzinogen Nr. 1.

Michael Gearin-Tosh

Living Proof: A Medical Mutiny. London: Simon & Schuster UK, Ltd., 2002

Ein Oxford-Professor steht dem sicheren Tod gegenüber, wegen eines multiplen Myeloms oder der allopathischen Behandlungsmethoden. Er entscheidet sich stattdessen für die Gerson-Therapie, in Kombination mit chinesischen Atem- und Meditationsübungen – und überlebt seine Prognose um mehr als zehn Jahre. Geistreich, eindringlich und lesenswert.

John Yiamouyiannis

Fluoride. The Aging Factor. Delaware, OH: Health Action Press, 1993

Umfangreiche Recherche der unterdrückten Literatur über die Fluoridierung von Wasser, Vitaminen, Zahncreme und bei medizinischen Behandlungen. Abschreckende, lebenswichtige Information, um Ihre Gesundheit und die Ihrer Lieben zu schützen.

Christopher Bryson

The Fluoride Deception. Seven Stories, Press New York/London, 2004

Unglaubliche Hintergrundinformationen zum leidigen Thema Fluor!

Udo Erasmus
Fats that Heal, Fats that Kill. 1993
Das maßgebliche Buch über Fette und Öle, und deren Strukturen, Quellen, Anwendungen und Wirkungen auf die menschliche Gesundheit und Physiologie. Exzellente Referenz.

George Meinig
The Root Canal Cover-Up. Ojai, CA: Bion Publishing, 1994
Der Spezialist für Wurzelbehandlungen und Mitbegründer der American Association of Endontists schreibt über die gewaltigen negativen Auswirkungen von Wurzelbehandlungen auf die menschliche Gesundheit. Ein Muss!

DVD

Stephen Kroschel

- **The Gerson Miracle.** Haines, AK: Kroschel Films, 2004
  Gewinner der Goldenen Palme 2004 als „Bester Film" beim Beverly Hills Film Festival.

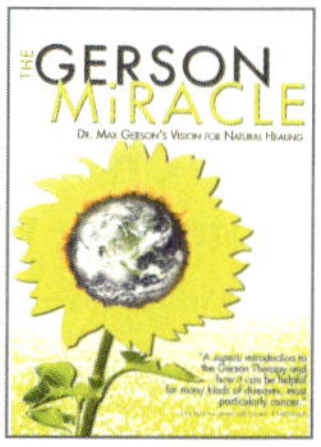

- **Dying to Have Known.** Haines, AK: Kroschel Films, 2006
  Dokumentarfilm in Spielfilmlänge, rühmend ausgelobt und erwähnt beim New York International Independent Film and Video Festival 2006.
  Enthält u.a. Interviews mit Patienten und Unterstützern der Therapie – inkl. zwei japanischen Medizinprofessoren, von denen einer mit Hilfe der Gerson-Therapie einen Dickdarm- und Leberkrebs mehr als 16 Jahre überlebt hat.

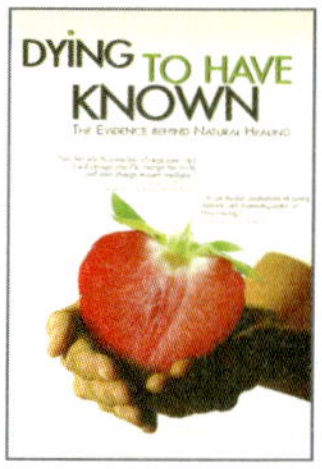

- **The Beautiful Truth.** 2008
  Kroschels erster Dokumentarfilm in Spielfilmlänge.
  Ein Teenager reist quer durchs Land, um die Erfolge einer natürlichen Krebstherapie zu recherchieren, die auf Ernährung basiert. Er lernt, dass diese Therapie, die mutig den vom medizinischen Establishment angepriesenen Behandlungsmethoden widerspricht, seit mehr als einem halben Jahrhundert existiert.

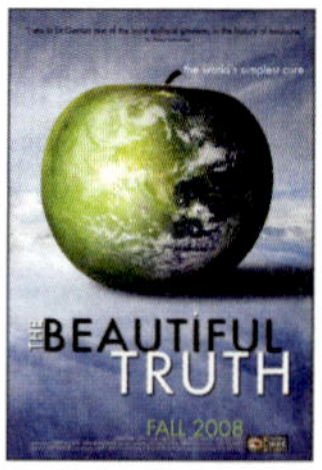

Alle DVDs sind erhältlich in englischer Sprache über Gerson Health Media oder das Gerson-Institut in San Diego (www.gerson.org).

Item	*Qty.*	*Price*	*Extended*
BOOKS			
Healing the Gerson Way: Defeating Cancer and Other Chronic Diseases	____	$29.95	____
Defeating Obesity, Diabetes and High Blood Pressure: The Metabolic Syndrome	____	$21.95	____
Defeating Arthritis, Bone and Joint Diseases	____	$21.95	____
Dr. Max Gerson: Healing the Hopeless, Second Edition	____	$27.95	____
A Time to Heal	____	$12.95	____
DVDs			
The Gerson Miracle	____	$19.95	____
Dying to Have Known	____	$19.95	____
The Beautiful Truth	____	$19.95	____
BOOKLETS			
Healing Breast Cancer the Gerson Way	____	$4.95	____
Healing Prostate and Testicular Cancer the Gerson Way	____	$4.95	____
Healing Ovarian and Female Organ Cancer the Gerson Way	____	$4.95	____
Healing Colon, Liver and Pancreas Cancer the Gerson Way	____	$4.95	____
Healing Lung Cancer & Respiratory Diseases the Gerson Way	____	$4.95	____
Healing Lymphoma the Gerson Way	____	$4.95	____
Healing Melanoma the Gerson Way	____	$4.95	____
Healing Brain and Kidney Cancer the Gerson Way	____	$4.95	____
Healing "Auto-immune" Diseases the Gerson Way	____	$4.95	____
Subtotal			____
* Shipping/handling			____
9% sales tax (California residents only)			____
Total			____

* *U.S. only shipping charge of $4 per book, $2 per DVD and $1 per booklet. This is an estimated shipping/handling charge. Actual charge will be calculated by Gerson Health Media. Federal Express charges extra for next-day deliveries for orders placed on Friday.*

Personal checks and major credit cards accepted.

Name ______________________________

Address ______________________________

City/State/Zip ______________________________

Credit Card Number ______________________________ Exp. Date__________

Gerson Health Media
316 Mid Valley Center #230, Carmel, CA 93923
(831) 625-3565 hdstraus@sbcglobal.net